LES

EAUX MINÉRALES

DE LA FRANCE

ÉTUDES CHIMIQUES ET GÉOLOGIQUES

ENTREPRISES CONFORMÉMENT AU VŒU ÉMIS

PAR L'ACADÉMIE DE MÉDECINE

SOUS LES AUSPICES DU

COMITÉ CONSULTATIF D'HYGIÈNE PUBLIQUE DE FRANCE

PAR

E. JACQUOT ⨉

Inspecteur général des Mines.
Membre du Comité d'hygiène.

ET

WILLM

Professeur de chimie à la Faculté
des sciences de Lille.

PARIS

LIBRAIRIE POLYTECHNIQUE, BAUDRY ET Cⁱᵉ, ÉDITEURS

15, RUE DES SAINTS-PÈRES, 15

MAISON A LIÈGE, RUE DES DOMINICAINS, 7

1894

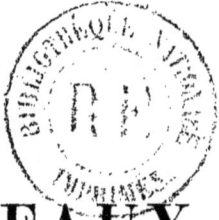

EAUX MINÉRALES

DE LA FRANCE

LES
EAUX MINÉRALES
DE LA FRANCE

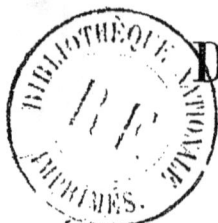

ÉTUDES CHIMIQUES ET GÉOLOGIQUES.

ENTREPRISES CONFORMÉMENT AU VŒU ÉMIS

PAR L'ACADÉMIE DE MÉDECINE

SOUS LES AUSPICES DU

COMITÉ CONSULTATIF D'HYGIÈNE PUBLIQUE DE FRANCE

PAR

E. JACQUOT   ET   **WILLM**

Inspecteur général des Mines,   Professeur de chimie à la Faculté
Membre du Comité d'hygiène.   des sciences de Lille.

PARIS

LIBRAIRIE POLYTECHNIQUE, BAUDRY ET Cⁱᵉ, ÉDITEURS

15, RUE DES SAINTS-PÈRES, 15

MAISON A LIÈGE, RUE DES DOMINICAINS, 7

1894

INTRODUCTION

La connaissance de la composition chimique des eaux a toujours été considérée comme une des bases essentielles de leurs applications à l'hygiène, à la thérapeutique, à l'agriculture et à l'industrie.

Dans l'historique des tentatives faites pour obtenir ce résultat, le court passage de Dumas au Ministère de l'agriculture et du commerce, en 1849, constitue une date mémorable. C'est en effet à cette époque qu'il faut faire remonter l'initiative prise par l'illustre savant et qui a abouti, quelques années plus tard, à la publication de l'*Annuaire des Eaux de la France*. Les bases principales en ont été posées dans une lettre adressée le 19 novembre au secrétaire perpétuel de l'Académie de médecine. Le concours de la Société nationale et centrale d'agriculture, très intéressée dans la question, y était également réclamé. La publication de l'*Annuaire* a donc été faite sous la direction d'une commission mixte, composée de membres de l'Académie de médecine et de la Société d'agriculture, Charles Sainte-Claire Deville y remplissant les fonctions de secrétaire. La première partie de l'ouvrage consacrée aux eaux douces a paru en 1851 et celle qui concerne les eaux minérales en 1854[1].

[1] Un volume grand in-4°, Paris, Imprimerie Impériale, Gide et Baudry, éditeurs.

Avant son apparition, la revision de cette importante publication a été posée en principe par son promoteur. Après avoir défini, dans sa lettre de novembre, la nature des recherches à entreprendre, Dumas ajoutait en effet :

« Je souhaiterais également que l'Académie, toujours au double point de vue agricole et médical, s'appliquât à mettre en lumière tous les principes de nature à éclairer l'opinion sur ces matières ; dans ma pensée, un ouvrage de cette nature devrait servir de base à une suite de vérifications ou d'*analyses nouvelles,* afin que l'*Annuaire* dont la publication serait confiée à l'Académie fût constamment au niveau de la science. »

L'Académie de médecine n'a pas perdu de vue la mission qui lui était confiée. Dans un des rapports qu'elle adresse annuellement au Ministre du commerce sur le service médical des eaux minérales elle a exprimé le vœu que l'administration fasse publier un Supplément à l'*Annuaire des Eaux de la France*, en ce qui concerne les eaux minérales [1].

Transmis par le Ministre au comité consultatif d'hygiène publique de France, le vœu y a été, dans la séance du 23 novembre 1874, l'objet d'un accueil favorable et empressé.

Tel est donc le point de départ de la revision de la partie de l'*Annuaire* de 1851-1854 consacrée aux eaux minérales. Quant au but à atteindre, il a paru qu'il devait surtout consister à reprendre, avec les méthodes perfectionnées dues aux progrès de la chimie, et autant que possible avec le même opérateur, les analyses des sources de toutes les stations présentant quelque importance. En 1874, Wurtz présidait la commission des eaux minérales du comité et c'est sous son habile direction que les bases du travail ont été arrêtées.

En 1874, comme en 1849, l'œuvre projetée a donc eu la bonne

---

[1] Rapport général à M. le Ministre de l'agriculture et du commerce sur le service médical des eaux minérales de la France, pendant les années 1870-71, fait au nom de la commission permanente des eaux minérales de l'Académie nationale de médecine, par M. A. Gubler, membre de l'Académie. Paris, 1873, Masson, éditeur.

fortune d'être patronnée par deux des plus éminents chimistes du siècle. Il n'est que juste de rappeler la part considérable qu'ils y ont prise.

Le travail de revision de l'*Annuaire*, commencé dans le courant de 1877, a porté en premier lieu sur les sources d'Aix-les-Bains, de Marlioz et de Challes. Depuis cette époque déjà éloignée, aucune année ne s'est écoulée sans apporter son contingent à l'œuvre en cours de préparation.

En 1882, la commission des eaux minérales du comité, ayant à formuler un programme pour la poursuite des études, leur a imprimé une direction méthodique, en concentrant successivement sur chacune des grandes divisions naturelles de la France les efforts qui avaient été jusque-là un peu trop disséminés. C'est ainsi que la chaîne des Pyrénées, puis celle des Alpes, ont été étudiées de proche en proche, en commençant par une de leurs extrémités.

Il faut également faire remonter à cette époque l'introduction, dans les recherches entreprises, de la notion du gisement des eaux minérales. L'objet de cette innovation a été de mettre en évidence le lien qui, dans chacune des grandes divisions étudiées, rattache entre elles, non seulement les eaux de composition identique, mais encore celles qui n'offrent quelquefois, sous ce rapport, que de lointaines analogies. On en a tiré de bons résultats synthétiques au point de vue de la classification d'un très grand nombre de sources.

Sous la présidence de M. Brouardel la commission des eaux minérales du comité consultatif d'hygiène a été régulièrement réunie chaque année soit pour arrêter les études à entreprendre, soit pour en apprécier les résultats.

En 1891, après quatorze années d'études poursuivies sans interruption, le travail de revision de l'*Annuaire* a paru être assez avancé pour que l'on puisse en prévoir la publication à bref délai. On a donc employé cette année et la suivante à combler quelques lacunes qui existaient encore dans les Montagnes du Centre, et dans la région des Alpes située aux pieds du Mont-Ventoux. On a pu alors mettre en œuvre les matériaux recueillis.

L'ordre adopté en dernier lieu pour la poursuite des études est celui qui a prévalu pour la publication. Il s'est en quelque sorte imposé. Les divers massifs montagneux qui accidentent le sol de la France sont, en effet au point de vue hydrominéral, autant de régions naturelles parfaitement définies. Il a paru qu'il convenait de les décrire séparément, en y maintenant à leurs places, les divers groupes de sources qu'ils renferment. C'est là l'ordre naturel et rationnel, bien préférable, à notre sens, à celui qu'a suivi l'*Annuaire* de 1854 en rapprochant des sources empruntées à des régions quelquefois fort éloignées et en opérant des assimilations souvent très contestables.

Pour les régions très étendues, comme le sont, par exemple, les Montagnes du Centre, on a jugé à propos d'introduire des subdivisions destinées à maintenir, dans la description des divers groupes de sources, un ordre indispensable. Ces subdivisions ont été en général empruntées aux anciennes provinces, bien préférables sous ce rapport aux départements, à raison de l'homogénéité de la constitution de leurs sols.

A partir de 1878, les résultats obtenus à la suite de la revision de l'*Annuaire* entreprise par les soins du Comité consultatif d'hygiène publique ont été régulièrement publiés, chaque année, dans le recueil de ses travaux.

Toute la partie analytique de la revision appartient à M. Willm, qui a satisfait à l'un des désidérata de l'entreprise, en occupant jusqu'à la fin le poste que Wurtz lui avait confié à son début.

Pour satisfaire à un vœu que nous avons trouvé formulé dans le recueil des rapports annuels de l'Académie de médecine, les résultats des analyses exécutées, en vue de la revision, ont été présentés sous la forme groupée, qui peut seule en faciliter la lecture.

Ces résultats constituent manifestement la partie essentielle de la publication et sa raison d'être. Aussi y tient-elle la plus grande place.

Il a paru toutefois qu'il y avait un intérêt sérieux à profiter de la revision de l'*Annuaire* pour compléter la publication en recensant, à cette occasion, les richesses hydrominérales de la France. De nombreuses recherches ont donc été entreprises tant dans les archives du bureau de l'hygiène au Ministère de l'intérieur, que dans les divers recueils consacrés à la publication des travaux de chimie pratique pour présenter un inventaire complet de ces richesses. Il importait toutefois de maintenir, entre les deux catégories de documents de provenance très différente, une distinction propre à prévenir toute confusion. Ce résultat a été obtenu au moyen d'une modification dans les caractères employés ; le petit texte, très reconnaissable, s'appliquant exclusivement aux sources d'eaux minérales étrangères à la revision.

Dans la description d'une contrée aussi étendue que l'est la France, une carte est un document essentiel auquel rien ne peut suppléer. Telle est son utilité qu'elle figurait déjà parmi les éléments prévus de la publication de 1854 ; mais l'engagement pris à cet égard par la commission mixte n'a pas été tenu. La carte qui accompagne notre texte n'est autre chose qu'une réduction de la grande carte hydrominérale qui a figuré à l'Exposition universelle de 1889 dans le pavillon affecté à l'hygiène. Elle donne une bonne vue d'ensemble des divers groupes hydrominéraux répartis sur notre territoire et, malgré l'exiguïté de son échelle, elle permet de saisir beaucoup de détails qui sont signalés, à leurs places, dans le cours du volume.

Le texte descriptif et la carte sont d'accord pour faire ressortir la richesse hydrominérale de la France. Celle-ci tient en Europe un des premiers rangs, tant par le nombre que par la composition variée de ses eaux. Toutes les catégories y sont en effet représentées, à l'exception toutefois des eaux purgatives ; mais peut-être n'est-ce là qu'une lacune destinée à être comblée dans un avenir prochain. Ce résultat obtenu, la France, au point de vue hydrominéral, n'aurait plus rien à demander à l'étranger. C'est la conclusion qui ressort avec le plus d'évidence de nos études communes. Puisse-t-elle réagir contre la tendance trop répandue qui consiste à passer la frontière pour aller chercher bien loin ce que l'on trouverait dans nos Montagnes du Centre, nos Vosges, nos Alpes, nos Pyrénées et même dans quelques groupes de notre plaine tels que ceux de Contrexéville-Vittel et d'Evian, toutes contrées admirablement dotées et qui jouissent d'une réputation bien acquise.

E. J.

Paris, 9 juin 1894.

ERRATA

Pages	Lignes du haut	Lignes du bas	Au lieu de :	Lire :
7	21		s'offrent	offrent
15		14	Gréoulx	Gréoux
48	13		huit	sept
	26		VIII. Le Bocage vendéen	à supprimer. (Voir les explications données dans la note de la page 486.)
74		14	après	à supprimer
76		10	du silice	de silice
95	11		è 0^{gr},0842	à 0^{gr},0042
119	1		Hautes-Vignes	Longues-Vignes
129	1		Medague	Medagues
149		1	granit	granite
155	1		Grandeyrol	Grandeyrolles
184		6	20 000 hectolitres	1 000 hectolitres
192		2	Silvanès	Sylvanès
197	9		id.	id.
231		8	dix	six
237	11		mummulitique	nummulitique
245	7		phériphérie	périphérie
257		15	8,0464	0,0464
272	10		Monestier de Briançon	Monetier de Briançon
281	Figure 15		Mollusse	Mollasse
305		4	été	était
329		10	commune de Dorres	commune de Villeneuve
339	10		Hautes-Pyrénées	Basses-Pyrénées
342	22		Indépendantes	Indépendante
423		3	Seintein	Sentein.

EAUX MINÉRALES

DE LA FRANCE

PREMIÈRE PARTIE

GÉNÉRALITÉS

CHAPITRE PREMIER

GENÈSE, COMPOSITION, GISEMENT ET CLASSIFICATION DES EAUX MINÉRALES
PLACE QU'ELLES OCCUPENT DANS LA SÉRIE DES PHÉNOMÈNES CONTEMPORAINS
CORPS SIMPLES QU'ELLES RENFERMENT

Définition. — Les eaux minérales et les eaux douces ont une communauté d'origine manifeste. Elles proviennent en effet de l'action qu'exercent les précipitations atmosphériques sur les roches en s'infiltrant dans l'intérieur du sol. Il n'est pas dès lors toujours possible d'établir entre les unes et les autres une démarcation rationnelle. Toutefois la difficulté n'existe pas pour les eaux minérales qui sont en même temps thermales. Elles se distinguent, par cela même et d'une manière très nette, des eaux douces qui, à leurs points d'émergence, possèdent une température voisine de la moyenne du lieu où on les rencontre. Il y a là une base de délimitation d'autant plus précieuse qu'elle correspond à une différence essentielle dans le gisement des eaux.

En s'infiltrant dans les assises perméables pour y former des nappes souvent fort étendues qui s'épanchent sous forme de sources d'eau douce au contact des couches imperméables, les précipitations atmosphériques suivent une marche constamment *descendante*. Ces sources ont leurs réservoirs dans les parties peu profondes du sol.

Les sources thermo-minérales prennent naissance, au contraire, à des profondeurs considérables qui sont en rapport avec leur température. Les eaux qui les alimentent y descendent à l'aide de la perméabilité du sol ou des dislocations de l'écorce terrestre et, après s'être minéralisées, elles remontent au jour par des accidents de même nature. Dans la dernière partie de leur trajet souterrain leur marche est donc *ascendante*.

La quantité des principes fixes que renferment les eaux minérales est très variable. Elle descend à $0^{gr},17$ par litre dans quelques eaux sulfurées sodiques et elle peut s'élever à 360 grammes pour celles qui proviennent de la dissolution des bancs de sel gemme. Il faut en conclure que si, par leur minéralisation minima, les eaux minérales se rapprochent des eaux douces, elles s'en éloignent au contraire beaucoup par leur maximum. Si on les envisage sous ce rapport dans leur ensemble, on est amené à reconnaître qu'en dehors de quelques rares exceptions elles se différencient assez des eaux douces pour mériter leur qualification.

Dans la plupart des cas la nature des éléments minéralisateurs est également très propre à établir une distinction entre les eaux thermo-minérales et les eaux douces. Les premières, provenant en effet le plus souvent de la décomposition des roches cristallophylliennes, renferment une forte proportion de bases alcalines. En dehors des régions à sol granitoïde, les bases terreuses dominent au contraire dans les secondes. C'est la conséquence de la différence qui existe entre les milieux dans lesquels elles s'élaborent.

Enfin on peut remarquer que les eaux minérales tiennent assez fréquemment en dissolution une proportion considérable de principes gazeux, surtout d'acide carbonique, qui n'existe jamais au même degré dans les eaux douces. On trouve encore là une différence spécifique qui ne manque pas d'importance.

Dans la montagne où la plupart des sources thermo-minérales sont concentrées, on n'éprouve donc aucun embarras pour tracer la limite qui les sépare des eaux douces.

Il n'en est plus de même lorsqu'on descend dans la plaine. Si on en retranche quelques régions qui, se trouvant dans la dépendance des massifs montagneux voisins, renferment encore des eaux chaudes, les eaux minérales que l'on rencontre dans la plaine sont, comme celles d'eau douce, à la température moyenne du lieu. Par leur gisement et leur mode de formation, elles ne se distinguent plus de ces dernières.

Sous le rapport de la composition il y a en outre passage graduel des unes aux autres, de telle sorte qu'il est impossible d'établir entre elles une délimitation qui satisfasse l'esprit.

La conclusion qui découle naturellement de ces considérations, est qu'entre les eaux donces et les eaux minérales envisagées dans leur ensemble il n'y a en réalité d'autre démarcation que celle qui est tirée de l'emploi de ces dernières dans la thérapeutique. C'est pourquoi quelques auteurs, et entre autres Chevreul, leur ont appliqué avec raison la qualification d'*eaux médicinales*.

Ces principes posés, on voit comment dans un intérêt général d'hygiène, l'administration publique a été amenée à intervenir pour réglementer l'exploitation des eaux minérales. Aux termes de l'ordonnance royale du 18 juin 1823 qui les régit, toute entreprise ayant pour objet de livrer ou d'administrer au public de pareilles eaux demeure soumise à une autorisation préalable [1]. L'usage a prévalu de réclamer à cet égard l'avis de l'Académie de médecine dans les attributions de laquelle les eaux minérales sont placées. L'analyse chimique prescrite par l'article 2 de l'ordonnance de 1823 constitue l'élément principal d'information. De l'ensemble de ces dispositions il résulte que c'est l'arrêté ministériel portant autorisation d'exploiter une source qui la classe définitivement parmi les eaux minérales.

Richesse hydrominérale de la France. Carte figurative. — La France tient sans conteste en Europe le premier rang pour sa richesse en eaux minérales. Cette situation privilégiée est due tant au nombre qu'à la variété de celles qu'elle possède. Quelques-unes d'entre elles ont une réputation acquise très étendue. Vichy et Aix-les-Bains sont à cet égard hors de pair. On peut ensuite citer, comme étant en état de figurer partout avec

[1] Indépendamment de l'ordonnance de 1823, la législation relative aux eaux minérales comprend :

1° Le décret du gouvernement provisoire pour la conservation des sources d'eaux minérales du 8 mars 1848 ; la circulaire du ministre de l'agriculture et du commerce du 30 du même mois et celle du 15 octobre 1855 ;

2° La loi sur la conservation et l'aménagement des sources d'eaux minérales du 14 juillet 1856 ;

3° Le décret impérial du 3 septembre même année contenant le règlement d'administration publique exigé par le premier paragraphe de l'article 19 de la loi précitée et la circulaire du ministre de l'agriculture, du commerce et des travaux publics du 22 septembre ;

4° Le décret du 18 janvier 1860 portant règlement d'administration publique sur les établissements d'eaux minérales naturelles et la circulaire du 29 février suivant ;

5° Enfin la loi du 12 février 1883 portant modification de celle du 14 juillet 1856 sur les établissements d'eaux minérales naturelles.

une place très honorable : dans les Montagnes du Centre, le Mont-Dore, la Bourboule, Néris, Royat, Bourbon-l'Archambault, Vals et Chatel-Guyon ; dans les Vosges, Plombières, Bourbonne et Luxeuil ; dans les Alpes, Uriage, Challes, Salins-Moutiers et Brides ; dans les Pyrénées, Eaux-Bonnes, Cauterets, Barèges, Bagnères-de-Luchon, Ax, Saint-Sauveur, Amélie-les-Bains, Bagnères-de-Bigorre, Capvern, Dax et Salies-de-Béarn ; enfin dans la plaine : Enghien, Contrexeville, Vittel et Evian.

Le recensement de la richesse hydro-minérale de la France est un document intéressant à divers points de vue. Il a été l'objet de quelques publications officielles. Parmi les plus anciennes, il convient de signaler celle qui a été entreprise par Carrère sur le vœu de l'Académie de médecine et qui a paru en 1785 sous le titre de *Catalogue raisonné* accompagné d'une *Notice de toutes les eaux minérales du Royaume*.

L'*Annuaire des eaux de la France pour 1851-1854* rédigé par une commission spéciale sur l'initiative prise en 1849 par J.-B. Dumas, alors ministre de l'agriculture et du commerce, renferme également des renseignements statistiques assez complets sur les sources minérales exploitées à cette époque.

Dans les cinquante dernières années, l'administration des mines qui a constamment considéré ces sources comme constituant un des éléments de la richesse minérale de la France, les a fait entrer dans le cadre de ses travaux statistiques. A quatre reprises, en 1841, 1844, 1889 et 1892, elle leur a donné une place dans ses publications. Celle de 1844 intitulée : *Description physique des sources minérales connues en France* avait signalé l'existence de 864 sources. Le recensement de 1883 publié à part sous le titre de *Statistique détaillée des sources minérales exploitées ou autorisées en France et en Algérie au 1ᵉʳ juillet* 1882 a donné pour le territoire métropolitain 1 102 sources. En comparant ces deux dernières publications, on reconnaît qu'elles sont bien loin d'être concordantes. Dans la statistique de 1883, on a en effet jugé à propos d'éliminer une centaine de sources ferrugineuses qui figuraient sur celle de 1844. Il faut en conclure que l'écart déjà considérable existant entre les résultats obtenus devrait être majoré d'un pareil nombre et ne serait pas inférieur à 340 sources[1]. La comparaison est donc très

___

[1] Il est manifeste que ce chiffre élevé est bien supérieur au nombre des sources découvertes ou nouvellement exploitées dans l'intervalle compris entre 1844 et 1883.

propre à mettre en évidence les difficultés inhérentes à la production
d'une statistique exacte des eaux minérales sur un territoire aussi
étendu que l'est celui de la France. En prenant pour point de départ
celle de 1883 et en apportant à quelques-uns des résultats qui y
figurent des rectifications basées sur la connaissance des lieux, on est
amené à admettre qu'en nombre rond on y compte entre 1 200 et 1 300
sources d'eaux minérales. Mais il faut remarquer que, dans ce nombre,
on n'a pas compris beaucoup de sources ferrugineuses qui sont utilisées sans autorisation. Leur recensement présenterait de grandes
difficultés et n'a jamais été entrepris.

Donner, à l'aide d'une carte, une représentation graphique de la
richesse hydro-minérale de la France était le meilleur moyen de la
mettre en pleine évidence. Qu'on la considère dans son ensemble ou
dans ses détails, rien ne pouvait suppléer à un pareil document. L'entreprise a été l'objet d'une tentative à l'occasion de l'Exposition universelle de 1889 et la carte au $\frac{1}{1\,745\,000^e}$ annexée au volume n'est autre
chose qu'une réduction de celle qui a figuré à cette Exposition dans le
pavillon des Eaux minérales.

Pour faire ressortir autant que possible l'hydrographie minérale, le
figuré géographique y a été réduit à son minimum. Il ne comprend
que les principaux cours d'eaux, la limite des départements et leurs
chefs-lieux. A défaut du relief, les massifs montagneux, gisement
habituel des sources thermo-minérales, y sont indiqués par leurs noms
et par les altitudes de leurs principaux sommets. Enfin on a tenu à
mettre chaque groupe de sources à sa place exacte, afin que les
relations de position fussent très apparentes.

Pour dresser la carte on a eu principalement recours à la statistique
de 1883. Elle a paru, en effet, présenter les meilleures garanties au
point de vue du dépouillement du registre contenant les autorisations
d'exploitation, lequel est tenu d'ailleurs avec beaucoup de soin par
l'administration de l'hygiène. La carte a été mise au courant par l'ad-
jonction des sources minérales autorisées dans l'intervalle écoulé depuis
1883. On a également jugé à propos de la compléter, en y faisant
figurer, par quelques jalons, les principales nappes d'eaux ferrugineuses.
En résumé, on a cherché à faire de la carte un tableau aussi fidèle que
possible de la richesse de la France en eaux minérales.

Il est à peine nécessaire d'ajouter qu'à raison de l'exiguité de l'échelle,
sur les points où elles émergent, les sources des diverses caté-

gories ne sont représentées que par les groupes qu'elles forment. Ainsi celui de Vals n'a pas moins de 90 sources. Celui d'Ax dans la vallée de l'Ariège possède 55 sources réparties entre quatre établissements. Plombières en compte 46, les Graus d'Olette 42, Bagnères-de-Bigorre avec les bains du Salut 40, Saint-Yorre 35, Chaudesaigues 25, Cauterets 24, Luchon 23, Amélie 24, Châteauneuf 23. Viennent ensuite treize centres balnéaires ayant entre 20 et 10 sources; ce sont par ordre d'importance : Evaux, Châtel-Guyon, Luxeuil, Le Vernet, Enghien, Saint-Galmier, Bains, Vichy, Meyras, et Barèges.

Classification. — La classification des eaux minérales qui constitue une des raisons d'être de la carte sur laquelle elles sont figurées, n'offre pas moins de difficultés que leur définition. Comme il est facile de le prévoir, la complexité de leur composition est le principal obstacle que l'on rencontre à leur répartition en groupes naturels, distincts. Une autre difficulté est tirée de l'ignorance où l'on se trouve du rôle que jouent les diverses substances qui entrent dans leur constitution. Il peut arriver en effet que telle de ces substances, considérée comme accessoire à raison de la proportion minime pour laquelle elle figure dans le résidu fixe total, soit en réalité douée de propriétés actives qui la placent au premier rang. De là résulte une hésitation bien naturelle sur le point de départ à choisir. Toutefois, dans l'état actuel de la science hydro-minérale, toute classification ne peut reposer que sur les éléments qui dominent dans l'eau et qui tendent à la caractériser.

L'analyse chimique fait connaître ces éléments. Elle présente dès lors une base d'appréciation d'autant plus précieuse qu'avec les progrès apportés dans ces derniers temps à ses méthodes elle arrive à des résultats extrêmement précis. Elle tient donc, sans contredit, la première place dans les considérations à invoquer à l'appui d'une classification méthodique et rationnelle des eaux minérales.

On peut se proposer d'y faire également intervenir le point de vue géologique ou le gisement. A cet égard quelques explications sont nécessaires pour caractériser ce qu'il faut entendre par le gisement d'une source thermo-minérale. L'habitude a prévalu de le signaler par les roches dont on constate la présence au point d'émergence de la source. Or, si une pareille indication suffit pour déterminer le gisement d'une source d'eau douce ou d'une source minérale froide, elle est complètement insignifiante pour une source thermale dont le réservoir est placé à une profondeur considérable. La recherche du gisement d'une pareille source est un problème compliqué qui peut être défini de la manière suivante : *les inductions que l'on peut tirer des résultats d'une analyse exacte, combinés avec la connaissance de la constitution géologique du sol de la région pour définir l'origine de la source, expliquer sa minéralisation et la suivre dans son trajet souterrain.* Envisagée sous ce point de vue, l'étude du gisement peut être très utile pour la classification des eaux minérales. Si elle ne saurait se passer de l'analyse qui lui sert de guide, il ne faudrait pas en conclure qu'elle fait double emploi avec le point de vue chimique. En recherchant le mode de formation des sources et en établissant ainsi un lien entre celles qui se trouvent sous ce rapport dans les mêmes conditions, elle effectue une véritable synthèse. Comme on le reconnaîtra plus loin, cette synthèse a pour objet de rapprocher des sources qui, sous le rapport de la composition ne présentent que de simples analogies. Il n'est donc pas sans intérêt de faire concourir le gisement à la classification des eaux minérales. Par suite de cette intervention elle acquiert une base plus large et qui semble inattaquable. On peut remarquer, en effet, que si la chimie et la géologie partant de points de vue différents, avec des méthodes d'investigation qui n'ont aucune analogie, arrivent à des résultats identiques, ceux-ci s'offrent manifestement le critérium de la vérité.

En étudiant avec attention la composition et le gisement des eaux minérales on est amené à reconnaître que leurs éléments constitutifs ont une double origine. Les uns y sont introduits par voie de simple dissolution ; les autres résultent au contraire de la décomposition des roches ambiantes. Dans ce dernier cas, qui est de beaucoup plus fréquent, l'élément acide ou électro-négatif joue manifestement le rôle actif. Il doit en conséquence servir de base à l'établissement des grandes divisions à introduire dans la classification des eaux minérales.

En partant de ce principe, on constate que les acides dérivés du carbone, du soufre et du chlore sont seuls assez abondants dans les eaux minérales pour qu'on puisse les considérer comme en faisant partie intégrante essentielle. De là résulte une première division en trois grandes catégories correspondant respectivement à l'acide carbonique, aux acides sulfhydrique et sulfurique, enfin à l'acide chlorhydrique. D'un autre côté, les bases associées à l'élément acide permettent d'introduire dans chacune de ces catégories des divisions secondaires. Elles sont tantôt alcalines avec prédominance constante de la soude, tantôt terreuses, chaux, magnésie, etc. On peut donc former le tableau symétrique suivant qui présente, sous une forme sommaire, la classification des eaux minérales telle qu'elle résulte des principes posés.

	BASES ALCALINES	BASES TERREUSES
Acide dérivé du carbone	Bicarbonatées sodiques.	Bicarbonatées à bases terreuses.
Acides dérivés du soufre.	Sulfurées sodiques.	Sulfureuses calciques accidentelles.
	Sulfatées sodiques.	Sulfatées calciques et magnésiennes.
Acide dérivé du chlore .	Chlorurées sodiques.	(Manque.)

Si on ajoute à ce tableau les eaux ferrugineuses de toute nature qui sont classées d'après leur élément basique, on reconnaîtra qu'il est conforme aux divisions introduites sur la carte hydrominérale. Il convient de le justifier, en passant en revue chacune de ces divisions et en l'étudiant tant sous le rapport de sa composition qu'au point de vue de son gisement.

Composition et gisement des sources bicarbonatées sodiques. — Indépendamment du bicarbonate de sodium qui y domine et les caractérise, les sources de cette catégorie renferment d'une manière constante une certaine proportion de chlorures et de sulfates alcalins. On y trouve accessoirement des bicarbonates de potassium, de calcium et de magnésium. Enfin elles tiennent toutes en dissolution une proportion considérable d'acide carbonique qu'elles abandonnent en partie, quand elles arrivent au jour, en produisant un bouillonnement tumultueux dans leurs bassins de réception.

Au point de vue du gisement, ces sources forment une famille très compacte. Elles sont en effet constamment dans la dépendance des terrains d'origine volcanique. On les rencontre principalement dans les régions des Montagnes du Centre où ces terrains sont développés : le Bourbonnais, le Beaujolais, le Forez, l'Auvergne, le Cantal, le Vivarais, le Vélay, les Cévennes et la Montagne Noire. Au contraire, le plateau granitique ou gneissique du Limousin n'a pas d'eaux thermales. Le contraste qui existe à cet égard entre ces deux grandes divisions de la France centrale est bien propre à faire ressortir l'influence exercée par les volcans éteints sur la production des sources bicarbonatées sodiques. Sur les autres points de la France où elles sont isolées la relation n'est pas moins évidente, et il est presque toujours facile de signaler la présence des roches volcaniques dont elles dépendent.

L'étude du mode de formation des eaux bicarbonatées sodiques ne présente pas de grandes difficultés. On peut remarquer, en effet, que les trois acides qui font partie intégrante essentielle de leur minéralisation, sont précisément ceux dont on constate l'existence comme résultats ultimes des émanations volcaniques. Or les terrains de cette nature si développés dans la partie orientale des Montagnes du Centre ne remontent pas au delà de l'époque tertiaire miocène. Quelques-uns se sont même épanchés postérieurement au creusement des vallées. Il est dès lors logique d'admettre que l'action volcanique se continue à une profondeur qui n'est pas très considérable. Ainsi s'explique l'énorme production d'acide carbonique qui accompagne la venue au jour des sources de cette catégorie. Le sol en est pour ainsi dire saturé et ses manifestations dans la région sont aussi nombreuses que variées. Elles s'accusent sur beaucoup de points par des dégagements gazeux qui ne permettent pas d'y établir des caves. Les mines de plomb argentifères de Pontgibaud dans la vallée de la Sioule ne peuvent être exploitées qu'à l'aide de puissants ventilateurs.

Dans des mémoires qui remontent à une cinquantaine d'années, Alexandre Brongniart a établi que la roche kaolinique de laquelle on extrait le kaolin par le lavage provenait de la décomposition des feldspaths propres aux roches granitoïdes[1]. Ebelmen a repris le problème et l'a généralisé. D'analyses nombreuses exécutées sur des roches basaltiques et trappéennes, ne renfermant que de faibles proportions d'alcalis, cet ingénieur éminent a conclu que l'altération s'étendait à toute la famille des silicates[2].

Sous l'influence des agents atmosphériques tous les alcalis et une

---

[1] *Memoire sur la nature, le gisement, l'origine et l'emploi des kaolins*, par MM. Brongniart et Malaguti. (*Archives du muséum*, 1839-1841.)
Traité des arts céramiques considérés dans leur histoire, leur pratique et leur théorie, par Alex. Brongniart, membre de l'Institut, 1845.
[2] *Recherches sur les produits de la décomposition des espèces minérales de la famille des silicates*, par Ebelmen, ingénieur des mines. (*Annales des mines* 4ᵉ série, t. VII, 1845 et suivants.)

proportion considérable de la silice sont entraînés avec une partie de la chaux et de la magnésie. L'alumine au contraire se concentre dans le résidu de la décomposition avec une portion de la silice et en fixant une certaine quantité d'eau. Le produit final de l'altération n'est autre que le silicate d'alumine hydraté si répandu à la surface du globe sous le nom d'argile.

En se basant sur la présence constante de roches ferrugineuses dans les exploitations de kaolin, Brongniart avait été amené à penser que les courants électriques résultant du contact de ces roches hétérogènes étaient la cause déterminante de leur altération. Mais Fournet en a donné une explication plus en rapport avec la généralité du phéno-mène et par conséquent plus satisfaisante, en faisant intervenir l'eau atmosphérique qui est constamment chargée d'une faible proportion d'acide carbonique[1]. Il est parfaitement établi que telle est la cause de l'altération constatée dans toutes les roches cristallophylliennes superfi-cielles. A fortiori doit-on admettre que l'eau qui, à l'aide des disloca-tions de l'écorce terrestre, pénètre dans l'intérieur du sol des régions volcaniques, y trouvant un réservoir constamment renouvelé et inépui-sable d'acide carbonique exerce sur les roches ambiantes une action dissolvante d'une extrême énergie. Les sources bicarbonatées sodiques n'ont pas d'autre origine que cette action.

Vichy, le Mont-Dore, Vals, Chaudesaignes sont, dans le plateau cen-tral, les sources qui peuvent être considérées comme le type des eaux de cette catégorie.

Sources chloro-bicarbonatées sodiques. — Dans quelques sources des Montagnes du Centre, le chlorure de sodium existe avec assez d'abon-dance pour être comparable à l'ensemble des carbonates alcalins et ter-reux. On a jugé à propos de signaler sur la carte hydrominérale par une double teinte, ces sources mixtes qui jouissent de propriétés spé-ciales. Au point de vue du gisement et de leur mode de formation, elles ne diffèrent en aucune façon des précédentes. Comme exemples de sources chloro-bicarbonatées sodiques, on peut citer la Bourboule, Bourbon-l'Archambault, Néris, Royat et Saint-Nectaire.

Sources ferro-bicarbonatées sodiques. — Comme on l'explique plus loin, toutes les eaux ferrugineuses ont été représentées sur la carte par

---

[1] Fournet. *Annales de chimie et de physique*, t. LV.

une teinte uniforme, malgré la diversité de leur composition. Pour maintenir l'unité de la grande famille des eaux bicarbonatées sodiques, il a paru qu'il convenait de faire une exception à la règle pour celles d'entre elles qui renferment une faible proportion de bicarbonate ferreux. On les a donc simplement barrées de la teinte propre aux eaux ferrugineuses. De là une seconde subdivision dans cette nombreuse catégorie.

Composition et gisement des sources bicarbonatées à bases terreuses. — Les sources bicarbonatées à bases terreuses forment une famille naturelle parallèle à la précédente. Elles n'en diffèrent que par la prédominance du calcium et du magnésium au sodium dans l'élément bicarbonaté. Tout ce qui a été dit plus haut du gisement et du mode de formation des eaux bicarbonatées sodiques s'applique également aux sources à bases terreuses. Il convient toutefois de faire remarquer que, comme il fallait s'y attendre, elles sourdent constamment à la limite des massifs cristallophylliens et des terrains sédimentaires.

Saint-Galmier est le type des sources bicarbonatées calciques et magnésiennes. Il y a beaucoup d'eaux dites de table dans cette catégorie.

Sources chloro-bicarbonatées, ferro-bicarbonatées à bases terreuses. — Elles forment, à la suite des précédentes, deux sous-groupes fondés sur les raisons qui ont déterminé à en introduire de semblables dans la catégorie des bicarbonatées sodiques.

Composition et gisement des sources sulfurées sodiques. — Dans la classification des eaux minérales, il n'y a pas de catégorie mieux définie que celle qui comprend les sources sulfurées sodiques. Elles sont en effet rapprochées par une foule de caractères communs, température élevée, minéralisation faible, ne s'éloignant guère de $0^{gr},25$ par litre et atteignant rarement $0^{gr},35$, constance des éléments constitutifs essentiels, lesquels comprennent, avec le sulfure de sodium, l'hyposulfite, le sulfate et le chlorure de la même base, en outre une forte proportion de silice, enfin présence de la matière organique connue sous le nom de Barégine ou de Glairine.

Sur le territoire continental de la France les eaux sulfurées sodiques sont presque toutes concentrées dans l'intérieur de la chaîne des Pyrénées. Elles en occupent la partie centrale à la limite des roches cristallo-

phylliennes et des terrains paléozoïques. Telles sont les sources de Cauterets dans la vallée de Saint-Savin, celles de Saint-Sauveur et de
Barèges dans les vallées de Lavedan et du Bastan, Bagnères-de-Luchon
sur la Pique, Ax dans la vallée de l'Ariège, Carcannières et Escouloubre dans celle de l'Aude. Vers l'extrémité orientale de la chaîne,
les Graus d'Olette, Canaveilles, le Vernet, Molitg, Nossa, Amélie-les-
Bains et la Preste, échelonnés dans les vallées de la Têt et du Tech,
forment une sorte de ceinture semi-circulaire autour du massif du
Canigou. Enfin sur le revers méridional des Pyrénées les Escaldas
constituent le premier anneau d'un groupe qui s'étend dans l'Andorran
et en Espagne parallèlement à celui qui occupe le revers septentrional
de la chaîne.

Des renseignements que l'on possède sur la Corse on peut inférer
que les sources thermominérales disséminées dans la partie cristallo-
phyllienne ou occidentale de l'île appartiennent également à la catégorie des eaux sulfurées sodiques. Parmi les plus connues, on peut citer
Guagno, Guittera et Piétrapola.

On a fait, mais sans parvenir à des résultats bien satisfaisants, beaucoup d'hypothèses sur la genèse des sources sulfurées sodiques. Il est
bien difficile d'admettre qu'elles proviennent, comme on l'a proposé,
d'une action réductrice exercée sur le sulfate de sodium, ce sel ne se
prêtant guère, par suite de sa stabilité, à une pareille action. M. Fremy
a admis la formation d'un sulfure de silicium par l'action du sulfure de
carbone sur la silice. Le sulfure de sodium et la silice, qui forment les
éléments constitutifs essentiels des eaux sulfurées, proviendraient de
l'action de ce corps sur les silicates dissous dans l'eau. C'est une réaction analogue à celle qu'avait proposée Dumas pour expliquer la présence de l'acide sulfurique et de l'acide borique dans les Lagoni de la
Toscane. Mais ces réactions sont trop compliquées pour être naturelles.
Elles ne font d'ailleurs que déplacer la difficulté en exigeant l'intervention de corps dont l'existence est très problématique.

L'ingénieur Durocher, qui a fait de bonnes études géologiques sur
les Pyrénées, a admis l'existence à la séparation des terrains granitiques et paléozoïques de dépôts de contact de monosulfure de sodium
analogues aux gîtes de sulfures et d'arséniosulfures de fer, de zinc et de
cuivre qui occupent cette position dans l'intérieur de la chaîne [1]. A

---

[1] *Observations sur le gisement et l'origine des eaux sulfureuses pyrénéennes*, par M. J. Durocher. (*Bulletin de la société géologique de France*), 2ᵉ série, t. X, 1852-53, p. 425.

l'instar des eaux chlorurées sodiques, les eaux sulfurées dériveraient de ces dépôts par voie de simple dissolution. Ce mode de formation soulève de graves objections. En effet, indépendamment de la difficulté d'admettre l'existence, au contact du granite, de gîtes d'une substance aussi combustible et aussi oxydable que l'est le sulfure de sodium, on s'expliquerait mal, dans l'hypothèse d'une dissolution, la minéralisation extrêmement faible des eaux sulfurées.

Il y a toutefois une idée dans l'assimilation que Durocher a faite des sources sulfurées sodiques aux gîtes minéraux des Pyrénées. La question ne saurait bien évidemment être traitée d'une manière incidente, car elle comporte un exposé aussi complet que possible des circonstances de gisement de ces sources, qui trouvera naturellement sa place dans la description de la chaîne.

Eaux chloro-sulfurées sodiques. — Toutes les eaux sulfurées sodiques renferment une proportion de chlorure de sodium assez faible, qui est néanmoins comparable à celle du sulfure. Dans quelques sources de cette catégorie le chlorure devient prépondérant et la minéralisation en est augmentée au point de s'élever au double de la moyenne. De là la nécessité d'introduire dans la famille des eaux sulfurées sodiques une subdivision à l'instar de ce qui a été fait pour les sources bicarbonatées.

Dans les Pyrénées on compte trois groupes de sources chloro-sulfurées sodiques, savoir : Eaux-Bonnes, les sources situées au fond de la vallée de Castelloubon, sur le territoire de la commune de Gazost, enfin la source de Labassère à la naissance du vallon de l'Ossouet. Ces sources occupent, dans la chaîne, des positions très remarquables. Le premier groupe est situé à l'extrémité occidentale et au nord de la bande que forment les sulfurées sodiques, franches dans la partie centrale de la montagne. Quant aux sources de Gazost et de Labassère, elles émergent dans des positions symétriques sur le flanc septentrional du Pic du Midi. Elles occupent en réalité une place intermédiaire entre Barèges et Bagnères-de-Bigorre, c'est-à-dire entre les représentants des deux grandes catégories de sources que renferme la région pyrénéenne.

La présence du chlorure de sodium en quantité notable dans les sources des Eaux-Bonnes s'explique par l'existence au col de Lurdé, vers 2 000 mètres d'altitude d'un petit bassin triasique, accompagné de pointements d'ophite [1]. Cette disposition du trias dans les cols de la chaîne est très fréquente et elle se reproduit sans doute aux abords des sources de Labassère et Gazost.

Eaux sulfureuses dégénérées. — Dans son mémoire sur les sulfureuses des Pyrénées Anglada a appliqué la dénomination d'*eaux dégénérées* aux sources de cette catégorie dont les sulfures sont transformés en hyposulfites et même en sulfates par l'action de l'oxygène de l'air. Il a paru qu'il convenait de maintenir cette division pour caractériser les sources qui ont subi un commencement d'oxydation. Elle ne s'applique en réalité qu'à un très petit nombre d'eaux minérales, notamment à celles qui alimentent l'établissement d'Aix-les-Bains. Celles-ci renferment entre 0^{gr},0089 et 0^{gr},0095 d'hyposulfite de sodium par litre d'eau [2].

Composition et gisement des sources sulfureuses calciques, accidentelles. — Par suite des nécessités de la classification, les sources sulfurées calciques auxquelles Fontan a appliqué la qualification d'accidentelles se trouvent rapprochées des eaux sulfurées sodiques. Il ne faudrait pas en conclure qu'il y a entre ces deux catégories d'autres affinités que la présence du principe sulfureux. A quelque point de vue qu'on les compare, le constraste est en effet manifeste.

Les eaux sulfurées sodiques sont presque constamment à une tem-

[1] *Recueil des travaux du comité consultatif d'hygiène publique de France*, t. XV, 1886, p. 467.
Notice géologique sur les Eaux-Bonnes.

[2] La reconnaissance de ce petit groupe n'implique en aucune façon de notre part une adhésion aux conséquences que Charles Sainte-Claire Deville a tirées de la théorie d'Anglada. On lit à ce sujet dans l'*Annuaire des eaux de la France*, page 324 :
« Il semblerait d'abord bien naturel de séparer nettement au point de vue thérapeutique les eaux qui contiennent un sulfure de celles qui ne contiennent que des sulfates, mais les précieux travaux d'Anglada ont surabondamment démontré qu'entre les premières et certaines catégories des autres il y avait un passage insensible, et qu'en définitive l'action de l'air suffisait pour amener la dégénérescence complète du sulfure alcalin et sa transformation en sulfate. Comment alors ne pas admettre avec lui cette réaction préalable dans certaines eaux pyrénéennes qui par leur gisement et par tous leurs autres caractères se rapprochent parfaitement des eaux sulfureuses proprement dites? »
Dans le tableau de la page 327, les Pyrénées, les Alpes, la Corse et les plaines du midi, notamment Saint-Gervais dans la Haute-Savoie et Préchacq, près Dax, sont cités comme possédant des sources sulfatées, correspondant aux sources sulfureuses dégénérées d'Anglada. Il n'y a donc pas d'équivoque possible. Or, tant au point de vue de la composition que du gisement, il y a un abîme entre les eaux sulfureuses des Pyrénées et les sources citées. Les sulfates de ces dernières proviennent par voie de simple dissolution des roches de la formation triasique, comme on le verra plus loin.
La théorie d'Anglada, ainsi étendue, conduit donc à une conséquence manifestement erronée.

pérature élevée, tandis que les eaux sulfurées calciques sont le plus souvent froides.

Les premières prennent naissance au centre des massifs montagneux; les secondes appartiennent pour la plupart à la plaine.

Les unes constituent une famille naturelle parfaitement définie; le sulfate de chaux que renferment originairement les autres est emprunté aux terrains les plus variés.

Enfin les eaux sulfurées sodiques sont produites dans des laboratoires mystérieux, avec des conditions de température et de pression dont on ne peut se faire qu'une idée très vague; tandis que la réaction à laquelle les sources sulfurées calciques doivent leur existence est constamment peu profonde, assez souvent superficielle, toujours facile à découvrir. La composition de ces dernières est en rapport avec la constitution des terrains d'où elles dérivent. Quand elles proviennent du terrain triasique, comme cela arrive assez fréquemment, le sulfure de calcium qui les caractérise est associé à des sels de magnésium et à une certaine proportion de chlorure de sodium; si elles dérivent au contraire des terrains tertiaires, leur composition est beaucoup plus simple.

L'agent réducteur désoxygénant qui donne naissance aux eaux sulfureuses calciques, est très variable. Dans la plupart des cas, la réaction est produite par une matière bitumineuse, imprégnant les assises que la source séléniteuse doit traverser pour arriver au jour. Le terrain de lias, qui recouvre la formation triasique, remplit notamment ces conditions. Aussi les eaux qui proviennent de cette formation sont-elles assez fréquemment sulfureuses, comme on le voit à Allevard, à Digne, à Gréoulx. Dans quelques cas, la réaction purement superficielle est due au passage de l'eau minérale à travers un dépôt tourbeux ou chargé de matières organiques. C'est ce qui arrive notamment à Enghien et à Pierrefonds.

La réaction qui donne naissance aux eaux sulfurées calciques est tellement accidentelle qu'il y a telle station où un seul griffon sulfureux se fait jour au milieu de sources sulfatées calciques franches. On constate aussi à cet égard des alternatives. De pareilles sources deviennent accidentellement sulfureuses; puis elles reprennent leur composition initiale. C'est pourquoi on a été amené à ne pas toujours tenir compte d'une réaction aussi fugitive.

Composition et gisement des sources sulfatées sodiques. — Les sources

fortement thermales de Plombières peuvent être considérées comme
constituant le type de cette catégorie. Elles sont caractérisées par une
minéralisation faible qui ne dépasse guère un tiers de gramme par
litre. La soude est la base de beaucoup dominante. Elle y est combi-
née aux acides sulfurique, silicique et carbonique. Il y a en outre une
assez forte proportion de silice en excès. Les eaux de Plombières doivent
à cette circonstance d'avoir été classées comme *silicatées sodiques*;
mais la prédominance du sulfate de sodium s'oppose au maintien de
cette désignation. Il faut remarquer d'ailleurs que l'acide sulfurique
joue seul un rôle important dans les réactions auxquelles ces eaux
doivent leur existence.

La classe des eaux sulfatées sodiques est très réduite. Elle ne comprend dans la partie méridionale des Vosges que trois groupes de
sources exploitées, ceux de Plombières de Bains et de Luxeuil. On y
trouve également les sources de Chaude-Fontaine, de la Chaudeau et
des Fontaines-Chaudes. Elles ont la même composition que celles de
Plombières auxquelles elles forment cortège. Elles établissent en même
temps un trait d'union entre les montagnes des Vosges et certaines
sources minérales qui en dépendent, quoiqu'elles en soient assez
éloignées, notamment Bourbonne-les-Bains. Pour cette double raison,
on a jugé à propos de les faire figurer sur la carte hydrominérale,
quoiqu'elles ne soient pas utilisées.

En dehors des Vosges on ne voit guère que les sources d'Evaux
situées dans la partie nord des Montagnes du Centre, et celles de
Bagnoles de l'Orne, à l'ouest d'Alençon, qui puissent être rattachées
par leur composition aux eaux sulfatées sodiques. Elles diffèrent, il est
vrai, de celles du groupe de Plombières par une minéralisation plus
forte et plus complexe ; mais la prédominance du sulfate de sodium est
un trait commun qui établit entre elles un lien manifeste.

Les unes et les autres dérivent des terrains cristallophylliens. Les
sources de Plombières émergent d'un granite amphibolique.

**Composition et gisement des sources sulfatées calciques et magné-
siennes, et des eaux chlorurées sodiques, rôle joué par le système
triasique dans la genèse de ces sources.** — Les deux grandes catégories
de sources salines classées sous les rubriques de sulfatées calciques et
magnésiennes et de chlorurées sodiques ont une communauté d'origine
tellement étroite qu'on ne saurait les envisager séparément. Sous le

rapport de la composition elles ont quelques points de contact. En effet les premières renferment presque constamment une certaine quantité de chlorure de sodium. D'un autre côté, l'analyse chimique décèle, le plus souvent dans les secondes, la présence d'une faible proportion de sulfate de calcium et de sels de magnésium. Le gisement explique ces affinités, en montrant que les unes et les autres dérivent du système triasique soit par voie de simple dissolution, soit au moyen de réactions chimiques peu compliquées.

Dans la genèse des eaux minérales, il n'y a pas de fait mieux établi que le lien qui rattache au trias les sources sulfatées calciques magnésiennes et les eaux chlorurées sodiques disséminées en grand nombre dans les Vosges, les Alpes, le Jura, les Pyrénées et la plaine. Il convient de le mettre en pleine évidence par l'étude de l'hydrographie souterraine de cette formation [1].

Le trias affleure à sa place sur de nombreux points du territoire français entre le système permien auquel il est superposé et l'infralias qui le recouvre. On le rencontre à la périphérie des Montagnes du Centre, dans les Alpes de la Savoie et du Dauphiné, dans le Jura, et en Provence, sur le versant septentrional des Maures et de l'Esterel, enfin dans les Pyrénées et la plaine étendue à leurs pieds. Toutefois la formation n'acquiert nulle part un développement comparable à celui qu'elle possède sur le revers occidental des Vosges. Aussi la Lorraine peut-elle être considérée comme la terre classique du trias et la région qui offre les conditions les plus favorables pour l'étude de sa constitution géologique et hydrographique.

Comme son nom l'indique, le système triasique comprend trois termes qui, en allant du plus ancien au plus récent, se présentent dans l'ordre suivant :

1° Le terrain de grès bigarré auquel on a réuni, dans ces derniers temps, le grès des Vosges ;

2° Le muschelkalk, comprenant trois étages assez distincts : l'inférieur argileux et marneux, le moyen presque exclusivement calcaire, le supérieur presque entièrement dolomitique ;

3° Enfin les marnes irisées ou le keuper qui se divisent assez natu-

---

[1] Cette conclusion, qui est capitale pour l'hydrologie minérale de la France, a été formulée pour la première fois dans la Notice géologique jointe au Compte rendu de la revision de l'Annuaire relatif aux eaux de Saint-Gervais (Haute-Savoie), Salins-Moutiers et Brides (Savoie), Allevard, Uriage et La Motte (Isère). Elle est résultée, comme un corollaire, tant des analyses exécutées par M. Willm que de l'étude du sol. (*Recueil des Travaux du comité consultatif d'hygiène publique de France*, t. XIX, 1889.)

rellement en deux étages symétriques formés de marnes magnésiennes, versicolores, et couronnés chacun par une série de petites assises de calcaire dolomitique. A l'étage inférieur appartient le grès keupérien qui joue un rôle important dans l'hydrographie souterraine de la région.

La figure 1 représente la disposition habituelle des trois étages du trias dans les plaines de la Lorraine :

Le premier étage exclusivement composé de grès ou de sable quart-zeux n'a que des sources d'eau douce remarquables pour la faiblesse de leurs degrés hydrotimétriques. Ce sont celles que l'on rencontre dans le fond de toutes les vallées des Basses Vosges entre Sarrebourg

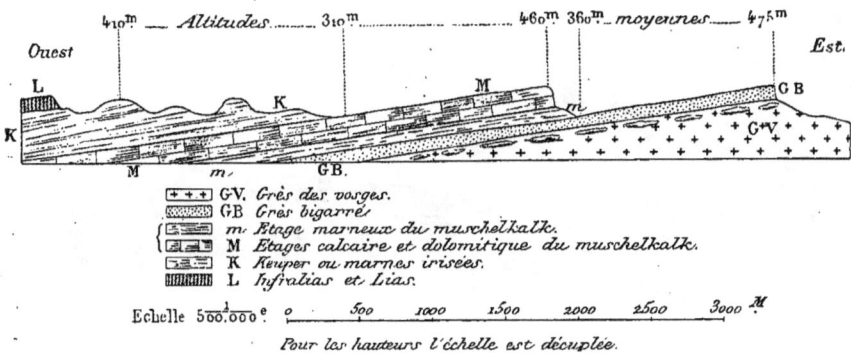

Fig. 1.

et Saverne, et de Bitche à Niederbronn. Cet étage ne joue donc aucun rôle dans la formation des eaux minérales.

Le terrain de muschelkalk présente déjà des conditions plus favo-rables à la production de pareilles eaux. On y trouve, en effet, deux assises qui, sans avoir sous ce rapport, une très grande importance, méritent néanmoins de fixer l'attention.

On sait que les gîtes de sel gemme exploités dans la Souabe ainsi qu'à Sarralbe et à Saltzbronn sur les bords de la Sarre au sud de Sarre-guemines, appartiennent à l'assise de grosses glaises versicolores placées à la base du muschelkalk. C'est également à ce niveau qu'il faut rapporter la petite source salée de Rilchingen située dans la boucle que forme la Blièse au nord de cette ville et l'eau chlorurée et sulfa-tée calcique exploitée sur les bords de la Moselle à Basse-Kontz près Sierck. Enfin des déductions géologiques vérifiées par l'analyse ont parfaitement établi qu'il fallait placer au même niveau l'eau minérale artésienne qui a été rencontrée, vers la profondeur de 400 mètres, dans le sondage de Mondorff, village frontière du grand-duché du Luxembourg.

D'un autre côté, la petite nappe subartésienne qui donne naissance aux sources sulfatées calciques et magnésiennes, exploitées à Contrexéville, Vittel, Martigny, etc., appartient manifestement à l'étage des gros bancs de dolomie avec gypse et marnes vertes qui forment le couronnement du muschelkalk dans la plaine à l'ouest d'Epinal.

Sur la figure 2 on a figuré la coupe du terrain de muschelkalk avec ses trois étages et la place occupée par ses deux nappes hydrominérales.

Comme on peut le remarquer, les sources minérales, qui ont leur gisement dans ce terrain, ne constituent que deux petits groupes dans

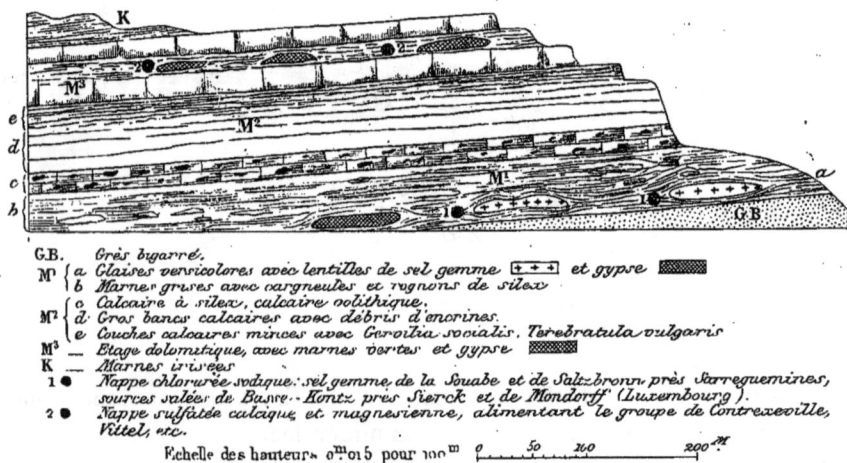

G.B. — Grès bigarré.
M¹ { a Glaises versicolores avec lentilles de sel gemme ⊞ et gypse ▓
     { b Marnes grises avec cargneules et rognons de silex
M² { c Calcaire à silex, calcaire oolithique.
     { d Gros bancs calcaires avec débris d'encrines.
     { e Couches calcaires minces avec Gervilia socialis. Terebratula vulgaris
M³ — Étage dolomitique, avec marnes vertes et gypse ▓
K — Marnes irisées
1 ● Nappe chlorurée sodique: sel gemme, de la Souabe et de Saltzbronn près Sarreguemines, sources salées de Basse-Kontz près Sierck et de Mondorff (Luxembourg).
2 ● Nappe sulfatée calcique et magnésienne, alimentant le groupe de Contrexeville, Vittel, etc.

Échelle des hauteurs 0ᵐ015 pour 100ᵐ   0   50   100   200ᵐ

Fig. 2.

la région nord-est de la France et dans les pays annexés. Il n'en est pas de même pour celles qui prennent naissance dans les marnes irisées. On les rencontre en si grand nombre dans les contrées où ce terrain affleure qu'il peut être considéré comme l'*agent minéralisateur par excellence du système triasique*.

Il faut d'abord rapporter aux marnes irisées toutes les eaux chlorurées sodiques fortes, utilisées dans les établissements thermaux et y comprendre même tous les gîtes exploités pour la fabrication du sel sur le territoire français. Dès 1827, le rapprochement a été établi par la comparaison des terrains entre les gisements du Jura et ceux de la Lorraine[1].

---

[1] *Note sur le gisement du sel gemme dans le département du Jura*, par M. J. Levallois, ingénieur en chef des mines. (*Annales des mines*, 2ᵉ série.)

Depuis lors, il a été étendu à la France entière. Aucun doute ne peut être actuellement élevé sur l'identité de position et d'âge qui les rattache aux gîtes de sel exploités de toute antiquité, dans la vallée de la Seille à Dieuze, Vic et Moyenvic, ceux récemment découverts dans la vallée de la Meurthe, au sud-est de Nancy ; Gouhenans, Montmorot et Salins dans le Jura, Salins-Moutiers dans la Tarentaise, les sources de la Sals dans les Corbières, enfin Saliès du Salat, Salies de Béarn, les gisements des environs de Dax et de Bayonne dans la plaine étendue sur le revers septentrional des Pyrénées. Comme le montre la coupe de la figure 3, tous ces gîtes appartiennent à l'étage inférieur des marnes irisées. Ils forment en réalité sur toute l'étendue du territoire *un horizon géologique parfaitement défini*.

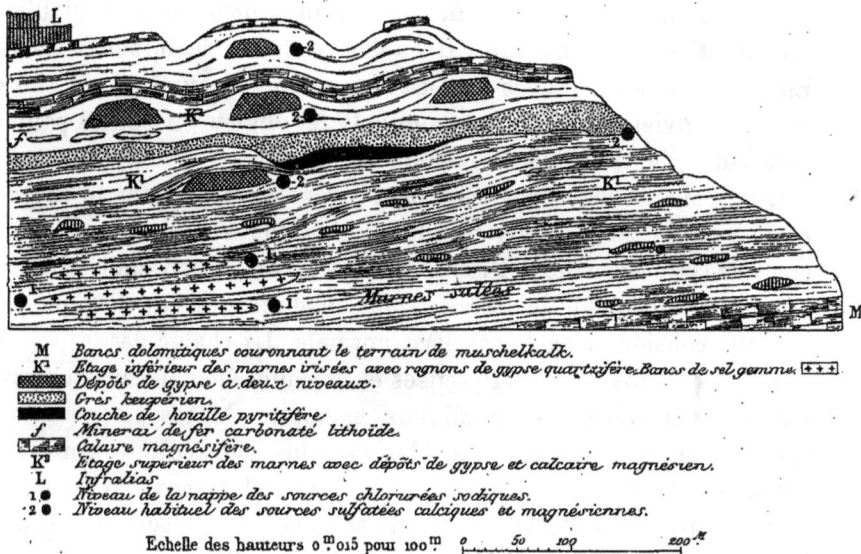

M	Bancs dolomitiques couronnant le terrain de muschelkalk.
K³	Étage inférieur des marnes irisées avec rognons de gypse quartzifère. Bancs de sel gemme.
	Dépôts de gypse à deux niveaux.
	Grès keupérien.
	Couche de houille pyritifère.
f	Minerai de fer carbonaté lithoïde.
	Calcaire magnésifère.
K²	Étage supérieur des marnes avec dépôts de gypse et calcaire magnésien.
L	Infralias.
1●	Niveau de la nappe des sources chlorurées sodiques.
2●	Niveau habituel des sources sulfatées calciques et magnésiennes.

Echelle des hauteurs 0^m,015 pour 100^m   0   50   100   200^m

Fig. 3.

La relation qui fait dériver des marnes irisées la plupart des sources sulfatées calciques et magnésiennes n'est pas moins bien établie que pour les chlorurées sodiques. Le sulfate de chaux provient de la dissolution soit des nombreux dépôts de gypse ou d'anhydrite que ce terrain renferme, soit des marnes qui sont constamment gypseuses. Quant aux sels de magnésie, il faut remarquer que, s'ils ne s'y montrent que très rarement, en nature, ils proviennent de la décomposition des pyrites très abondantes à certains niveaux, notamment dans le grès, et

de l'action exercée sur les roches ambiantes qui sont toutes magnésifères.

Remarquons que les sources de cette catégorie sont beaucoup plus
nombreuses que les chlorurées sodiques. C'est la conséquence de la
composition du terrain de marnes irisées. Les gîtes de sel n'y forment
en effet que de simples lentilles, séparées par de grandes lacunes, tandis que les éléments des sources sulfatées calciques et magnésiennes font
partie intégrante essentielle des roches qui entrent dans la constitution de ce terrain.

Dans le sud de la France, le système triasique est fréquemment
accompagné de roches éruptives, basiques : ophites des Pyrénées,
variolites de la Durance et du Drac qui modifient sa composition en
métamorphosant les assises ambiantes. Au contact de ces roches, on
trouve des brèches de friction. Les calcaires deviennent cristallins et
sont transformés en marbres. Il y a de gros bancs de dolomies grenues.
Enfin aux roches éruptives sont associés des minéraux variés parmi lesquels il convient de citer l'arragonite, le fer oligiste en petites paillettes
spéculaires, la pyrite de fer, le quartz cristallisé en longues aiguilles.

L'extrême diffusion des sources dérivées du trias dans le sud de la
France est en rapport avec les allures singulières que présente le gisement de cette formation. Rien n'est plus commun, en effet, que de la
rencontrer au milieu de terrains plus modernes, à des distances souvent très considérables de sa place normale. La chaîne des Alpes occidentales, la Provence, les Pyrénées et la plaine étendue sur leur revers
septentrional offrent de nombreux exemples de ces gisements anomaux. L'un des plus remarquables est sans contredit le pointement
keupérien de Dax. Il est en effet à 60 kilomètres environ au nord de
Saint-Jean-Pied-de-Port où se trouve sa place, et à la lisière des grandes
Landes, c'est-à-dire au contact de sables de l'époque pliocène. Ces
réapparitions fréquentes du système triasique ne peuvent s'expliquer qu'à
l'aide des dislocations de l'écorce terrestre. Elles présentent dès lors la
double condition propre à la formation des sources thermominérales :
d'une part des accidents qui permettent aux eaux atmosphériques de
descendre à de grandes profondeurs, de l'autre des roches anomales
et facilement solubles, tels que le sel gemme, l'anhydrite et le gypse.

Il n'est pas hors de propos de faire remarquer avec quelle facilité on
explique la minéralisation et la genèse des deux grandes catégories de
sources auxquelles la carte a appliqué la qualification de *triasiques*.

Les caractères par lesquels le système de ce nom se différencient si profondément des autres membres de la série sédimentaire n'ont pas échappé aux auteurs de la carte géologique de la France. Dans le chapitre VIII [1], consacré à la description du trias, ils la font ressortir en termes excellents que nous croyons devoir reproduire.

« Les masses de sel gemme et de gypse des Alpes et des Pyrénées sont généralement accompagnées de masses de dolomies qui dans les Alpes prennent le nom de *Cargneules*. De plus, les marnes qui les avoisinent sont bariolées des mêmes couleurs que les marnes irisées, quoiqu'elles appartiennent à des formations toutes différentes [2] et que leurs couleurs habituelles soient grises ou noirâtres.

« Les masses de sel gemme et de gypse des Alpes et des Pyrénées proviennent de phénomènes souterrains. L'origine de celles des Pyrénées est étroitement liée à l'éruption des *ophites*.

« La conclusion naturelle à tirer de ces rapprochements est que, dans la masse d'eau qui a déposé les marnes irisées, il s'est passé des phénomènes analogues par quelques-uns de leurs résultats à ceux qui ont accompagné les éruptions d'*ophites*.

« Quelle a été la nature précise de ces phénomènes? C'est ce qu'il ne serait peut-être pas aisé de dire aujourd'hui.

---

[1] *Explication de la carte géologique de la France*, rédigée par MM. Dufrénoy et Elie de Beaumont, inspecteurs généraux des mines, t. II, 1848, p. 94 et suiv.

[2] En lisant ce passage il faut se reporter à l'année 1848 et ne pas perdre de vue que dans le relevé des terrains exécuté pour la confection de la carte au $\frac{1}{500000^e}$ l'existence du système triasique, constatée dans toute la France septentrionale et la Provence, a été méconnue dans les Alpes et les Pyrénées.

Dans cette dernière région, un seul des trois membres du trias, le grès bigarré, a été décrit par Dufrénoy. La présence du muschelkalk y est passée sous silence. Quant aux marnes irisées, il est difficile de les reconnaître dans la description qu'en donne le *Mémoire* de cet auteur *sur la relation des ophites, des gypses et des sources salées des Pyrénées et sur l'époque à laquelle remonte leur apparition. (Annales des mines, 3e série, t. II, 1832 et Mémoires pour servir à la description géologique de la France.)* Les vues systématiques et complètement erronées, développées par Dufrénoy dans ce mémoire, n'ont eu d'autre effet que de retarder pendant cinquante années la reconnaissance du système triasique complet dans le sud-ouest de la France.

Telle est néanmoins la puissance de la vérité que, comme on peut le remarquer, elle éclate déjà dans les pages empruntées à l'explication de la carte géologique de la France. C'est en vain, en effet, que les auteurs de ces pages rapportent à *des formations toutes différentes* du *keuper*, les masses de sel gemme et de gypse des Alpes et des Pyrénées, ainsi que les marnes bariolées qui les accompagnent. On n'aperçoit nulle part les différences qu'ils signalent. En fait, de toutes les formations géologiques comprises dans la série sédimentaire, le trias est celle qui, sur toute l'étendue du territoire français, conserve le mieux ses caractères lithologiques si singuliers et sa disposition d'ensemble. C'est pourquoi les sources minérales qui en proviennent ont un cachet d'origine indélébile, qu'elles appartiennent aux Vosges, aux Alpes, aux Pyrénées ou à la plaine.

« On sait que, dans les fissures des volcans en activité, il se dépose
du sel marin, du gypse, du peroxyde de fer. La production de ces
substances n'est donc pas absolument étrangère aux feux souterrains :
mais l'analogie entre les phénomènes volcaniques actuels et les phénomènes éruptifs des époques antérieures est probablement fort incomplète.
Nous ne voyons se produire sous nos yeux ni anhydrite ni dolomie.
Le dépôt d'une couche de sel gemme au fond d'une grande masse d'eau
est aussi un *phénomène singulier*. »

Après avoir constaté que les circonstances qui ont imprimé au trias
des caractères si remarquables n'étaient pas essentiellement contraires à
la vie animale et végétale, ils ajoutent :

« Tels sont les faits curieux et en partie *énigmatiques* dont l'interprétation serait nécessaire pour parvenir à une théorie complète de la
formation du trias dans les plaines de la Lorraine. »

La conséquence à tirer de ce rapprochement est que les sources
salines, chlorurées sodiques et sulfatées calciques qui dérivent des
marnes irisées ne sont pas sans relation avec les phénomènes éruptifs
qui ont accompagné la formation de ce terrain. Elles ne font en effet
que dissoudre des roches solubles accumulées par les *feux souterrains*
de l'époque keupérienne. Au point de vue de leur mode de formation
elles ont donc une certaine analogie avec les sources bicarbonatées
sodiques et calciques des volcans éteints des Montagnes du Centre. Elles
n'en diffèrent en réalité que par l'âge des phénomènes éruptifs auxquels
elles doivent leur existence.

Sources chloro-sulfatées calciques et magnésiennes. — Les eaux
chlorurées sodiques ne comportent pas de subdivisions. Le chlorure de
sodium y est dans la plupart des cas en telle proportion qu'il constitue
presque exclusivement l'élément minéralisateur. On y trouve presque
toujours, mais à faible dose, du bromure de sodium et du sulfate de
calcium et de magnésium.

A l'exception des eaux sulfatées calciques et magnésiennes qui
prennent naissance dans les dolomies du muschelkalk, les sources de
cette catégorie renferment le plus souvent une certaine proportion de
chlorure de sodium. Elles l'empruntent aux marnes placées sur l'horizon
des dépôts de sel gemme qui sont toujours salifères. Il peut même
arriver que le chlorure y forme l'élément constitutif dominant. Pour
tenir compte de cette modification, on a figuré sur la carte des sources

mixtes correspondant à une subdivision des eaux sulfatées calciques et magnésiennes.

. D'un autre côté il ne faut pas perdre de vue que beaucoup de sources sulfureuses accidentelles ne sont autre chose que des eaux appartenant originairement à cette catégorie. C'est pourquoi il y a également des *eaux chloro-sulfurées calciques.*

Composition et gisement des eaux ferrugineuses. — Le fer sous forme de minéraux variés, tous très altérables : fer sulfuré ou pyrite, fer oxydé, hydroxyde, fer carbonaté, fer phosphaté, etc., est tellement répandu dans la nature qu'il y a peu d'eaux qui n'en renferment quelques traces. La qualification de ferrugineuses s'applique à celles dans lesquelles la proportion d'oxyde de fer est suffisante pour produire des effets thérapeutiques.

La composition des sources de cette catégorie est variable et dans la dépendance des minéraux d'où elles proviennent. Les eaux bicarbonatées ferreuses qui résultent de l'action exercée par les précipitations atmosphériques sur les oxydes, hydrates et carbonates, sont de beaucoup les plus répandues. En se décomposant, les pyrites donnent des eaux sulfatées. Enfin il faut encore distinguer les eaux ferrugineuses crénatées, ainsi nommées de l'acide crénique découvert par Berzelius dans les eaux de Porla (Suède).

Dans l'énumération des eaux ferrugineuses, il ne faut pas perdre de vue que quelques-unes d'entre elles résultent de l'action exercée par des griffons d'eau thermale sur les roches ferrifères ambiantes. Dans ce cas, leur composition peut être assez complexe.

La carte hydrominérale a réuni, sous une même notation, toutes les eaux minérales ferrugineuses sans distinction d'origine et de composition. On n'a fait qu'une seule exception à cette règle pour les bicarbonatées sodiques ou calciques contenant du fer, en vue de ne pas détruire le lien qui les rattache à leurs congénères des Montagnes du Centre.

Le gisement des eaux ferrugineuses est très variable. On en trouve, en effet, dans tous les terrains, depuis les plus anciens jusqu'aux plus récents. Celles qui appartiennent au plateau central sont en relation avec les roches volcaniques, trachytes, basaltes, etc. On en rencontre dans les terrains cristallins : granites, gneiss, micaschistes, schistes talqueux, etc. Dans la série sédimentaire elles forment, à l'instar des eaux douces, des nappes à des niveaux déterminés. Enfin il n'est pas rare de voir de pareilles eaux sourdre à la base des terrasses diluviennes. Les sources appartenant à cette catégorie sont donc innombrables. Sur la carte on n'a figuré que les plus connues. Quant aux nappes qu'elles forment, elles ne sont indiquées que par de simples jalons.

Il convient de résumer les considérations auxquelles a donné lieu l'étude de la composition et du gisement des eaux minérales françaises. Comme on a pu le remarquer, elles tendent à développer la classification sommaire en grandes catégories, telle qu'elle figure à la page (8) en introduisant dans la plupart d'entre elles un certain nombre de subdivisions, correspondant à des *sources mixtes*. Ces sources ont pu être représentées sur la carte hydrominérale au moyen d'une double teinte. Le tableau suivant résume les principales divisions adoptées, c'est également la légende développée de la carte.

TABLEAU DE LA CLASSIFICATION DES EAUX MINÉRALES FRANÇAISES
D'APRÈS LEUR COMPOSITION ET LEUR GISEMENT

Eaux	Bicarbonatées.	A base de soude.	Bicarbonatées sodiques. Chloro-bicarbonatées sodiques. Ferro-bicarbonatées sodiques.
		A bases terreuses.	Bicarbonatées à bases terreuses. Chloro-bicarbonatées à bases terreuses. Ferro-bicarbonatées à bases terreuses.
	Sulfurées.	A base de soude.	Sulfurées sodiques. Chloro-sulfurées sodiques.
		A base de chaux.	Sulfurées calciques accidentelles. Chloro-sulfurées calciques.
		»	Sulfureuses dégénérées.
	Sulfatées.	A base de soude.	Sulfatées sodiques.
		A bases terreuses.	Sulfatées calciques et magnésiennes. Chloro-sulfatées calciques.
	Chlorurées.	A base de soude.	Chlorurées sodiques.
	Carbonatées, sulfatées, crénatées.	A base d'oxyde de fer.	Ferrugineuses de toutes catégories, en dehors de celles du plateau central.

En parcourant le tableau, on ne manquera pas de remarquer qu'il justifie pleinement l'appréciation portée sur la variété des eaux minérales françaises. Toutes les catégories y sont représentées, à l'exception toutefois des eaux contenant une suffisante proportion de sels de magnésie pour être franchement purgatives. C'est une lacune évidente ; mais il n'est nullement prouvé qu'elle ne puisse pas être comblée par des recherches convenablement dirigées. Il y a déjà à cet égard dans le midi de la France quelques indices sur lesquels il y aura lieu de revenir à l'occasion de la description des Alpes et des Pyrénées.

Généralités sur le gisement des sources thermo-minérales dans leurs rapports avec les dislocations de l'écorce terrestre. — Pour compléter la description du gisement des sources thermo-minérales, il faut l'envisager au point de vue des dislocations de l'écorce terrestre auxquelles elles doivent leur existence. En se reportant à la définition de ces sources, on reconnaît qu'elles comportent toutes la présence à leur point d'émergence d'une de ces fissures étendues et profondes avec rejet connues sous le nom de *failles*, et pouvant leur servir de cheminée dans leur cours ascendant. La relation qui rattache l'existence des sources chaudes aux failles est donc évidente. Aussi se trouve-t-elle constamment vérifiée par les études géologiques entreprises dans les régions où sourdent de pareilles sources. S'il existe encore à cet égard quelques lacunes, il ne faut y voir qu'un défaut d'équilibre dans les résultats acquis par la science. Il est notoire que la reconnaissance des grands accidents de l'écorce terrestre est très arriérée par rapport à la détermination de la composition des terrains et de leur âge.

Il n'est même pas rare de rencontrer des failles aux abords des sources d'eau minérale ayant la température moyenne du lieu où elles sourdent. On est dès lors amené à les considérer comme étant originairement thermales et devant leur refroidissement soit à leur faible débit, soit à leur séjour prolongé dans des cavités voisines de la surface du sol.

Les eaux atmosphériques qui pénètrent dans les parties profondes de l'écorce terrestre pour y donner naissance aux sources thermales peuvent y descendre à l'aide de la perméabilité des roches ou de leur état fissuré. Il est toutefois assez logique de supposer que, pour y parvenir, elles empruntent le plus souvent des accidents de même nature que ceux dont on constate l'existence aux points d'émergence des sources.

Celles-ci ont d'ailleurs, dans quelques cas, des débits tellement élevés que, pour les expliquer, on est conduit à admettre l'intervention de rivières passant sur des failles et y perdant une partie de leur eau.

A l'aide de ces données, on peut reconstituer l'appareil souterrain qui donne naissance aux sources thermo-minérales. Il est comparable à un siphon renversé dans une des branches duquel les précipitations atmosphériques descendent. Après s'être minéralisées, elles remontent dans la branche opposée à raison de la diminution de pesanteur spécifique due à leur thermalité. Dans la plupart des cas, la différence d'altitude entre les orifices d'entrée et de sortie joue également un rôle dans l'ascension de l'eau minérale. Les sources de cette nature ne sont donc en réalité que *des fontaines artésiennes naturelles, circulant dans des*

COUPE PAR UN PLAN NORD-SUD DU GISEMENT DES SOURCES DE RENNES-LES-BAINS DANS LES CORBIÈRES

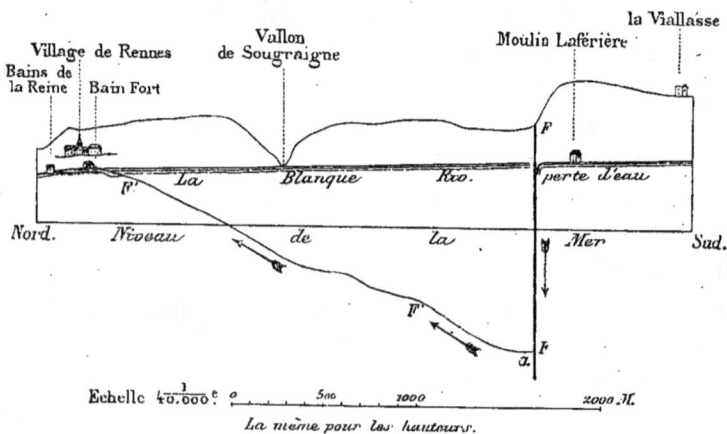

Fig. 4.

F F, faille. — *F' F'*, accident secondaire.

canaux à section réduite. C'est en cela qu'elles se différencient des fontaines artésiennes d'eau douce qui forment des nappes toujours fort étendues dans l'intérieur de l'écorce terrestre et qui sont d'ailleurs constamment *artificielles.*

Quand on examine avec attention la situation des points d'émergence des sources thermo-minérales par rapport aux failles, on reconnaît qu'ils ne coïncident pas toujours avec leurs traces à la surface du sol. Cette disposition excentrique est même assez fréquente. Il faut en rechercher l'explication dans l'étude détaillée des accidents produits par les failles.

Celles-ci s'étendent le plus souvent en ligne droite sur des espaces considérables qui peuvent atteindre plusieurs centaines de kilomètres. Comme le montre la figure 5, elles sont presque constamment signalées

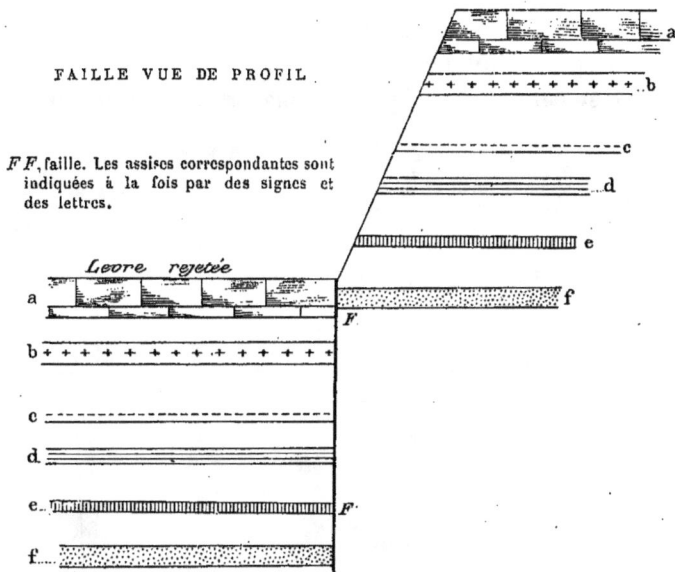

FAILLE VUE DE PROFIL.

F F, faille. Les assises correspondantes sont indiquées à la fois par des signes et des lettres.

Fig. 5.

sur leur parcours par les reliefs abrupts qu'elles produisent dans l'orographie du sol de la contrée.

L'observation [1] montre que leur amplitude est très variable ou autrement que les assises correspondantes sont rejetées de quantités fort inégales. En se reportant à la figure 6, on reconnaît que les terrains

[1] Il n'est pas hors de propos de signaler l'origine des résultats des études de failles auxquelles le présent alinéa se réfère. Ils s'appliquent aux accidents qui s'étendent dans la direction est 30° nord sur le revers méridional du Hundsruck entre le Rhin et la Moselle, c'est-à-dire sur une étendue de 200 à 250 kilomètres. Le bassin houiller de la Sarre et les terrains qui lui sont superposés dans la direction de l'ouest, en sont affectés. Il y a donc là un champ d'observation suffisamment vaste pour que les résultats recueillis aient une valeur propre, indéniable.

Ils ont été exposés en premier lieu dans un mémoire intitulé : *Etudes géologiques sur le Pays Messin*, ou nouvelles recherches sur le prolongement du bassin de la Sarre au-dessous de la partie centrale du département de la Moselle. (*Annales des mines*, t. XI, 5° série, 1855. Carte géologique à l'échelle du $\frac{1}{80,000}$, annexée dans le tome suivant.)

Les études des failles de la région nord-est de la France et des pays circonvoisins se trouvent reproduites à l'article : *Structure du sol*, dans la description géologique et minéralogique du département de la Moselle, par M. E. Jacquot, avec la coopération de M. O. Terquem et Barré. Un volume grand in-8°, Paris, 1868.

appartenant à la lèvre rejetée de la faille se sont effondrés sur des étendues plus ou moins considérables en tournant autour d'une charnière restée fixe. Cette dernière correspond au point où le dérangement est nul et la faille indistincte. Pour d'autres, elle atteint au contraire son maximum de rejet. Entre les deux l'écart des assises correspondantes est proportionnel à la distance qui les sépare de la charnière.

Cette disposition très fréquente dans les failles a une conséquence qu'il

FAILLE VUE DE FACE

(1) EN COUPE   (2) EN PLAN

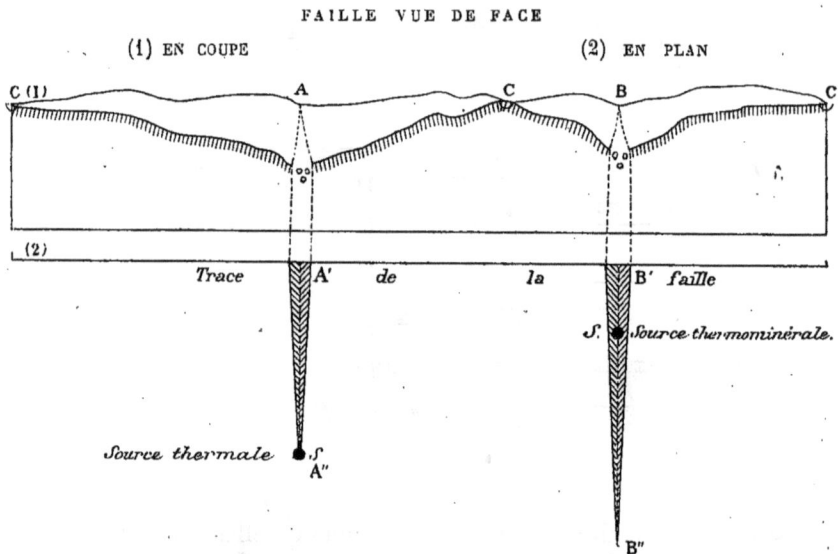

Fig. 6.

C,C,C, charnières fixes autour desquelles les portions de terrain C A, C B se sont affaissées. — — — | Arcs de cercles décrits par les lèvres rejetées de la faille. — A'A", B' B", plis de terrain correspondant aux accidents latéraux de la faille.

importe de faire ressortir. Elle est corrélative d'accidents secondaires se produisant sur les points où la faille atteint sa plus grande amplitude et qui s'étendent latéralement à une distance plus ou moins considérable de sa trace. En effet, deux portions de terrains ayant joué séparément autour de charnières restées fixes, il arrivera que, quelque faible que soit leur écartement, les assises correspondantes ne pourront se raccorder. C'est la conséquence de ce qu'elles ont dû conserver chacune leur longueur.

Théoriquement, les accidents secondaires doivent être dirigés normalement aux failles principales dont ils ne sont que des ramifications. L'observation montre que telle est en effet leur orientation.

Rien n'est plus commun que de rencontrer des sources thermominé-

2

rales sur la trace de pareils accidents secondaires, dans des positions excentriques aux grandes failles. On n'éprouve aucun embarras pour les expliquer. La faille et l'accident latéral présentent, en effet, les conditions requises à la pénétration des eaux atmosphériques dans l'intérieur du sol et à leur ascension sous forme d'eau chaude. Le siphon renversé est ici très apparent [1].

Place qu'occupent les sources thermominérales parmi les phénomènes naturels contemporains. Théorie d'Elie de Beaumont sur les émanations volcaniques et métallifères. — Dans son savant Mémoire sur les émanations volcaniques et métallifères [2], Elie de Beaumont a parfaitement assigné la place qu'occupent les sources thermominérales parmi les phénomènes de l'époque actuelle. Il n'est pas sans intérêt de les envisager sous ce point de vue et d'extraire des volumineux développements du Mémoire ce qu'ils renferment d'essentiel pour la théorie de la formation des eaux minérales.

« Les éruptions volcaniques, conséquence de l'activité de l'immense foyer intérieur que renferme le globe terrestre, amènent à la surface d'une part des roches en fusion, de l'autre des matières volatilisées ou entraînées à l'état moléculaire, des gaz, de la vapeur d'eau et des sels.

« On peut donc distinguer deux classes de produits volcaniques, ceux qui sont *volcaniques à la manière des laves* et ceux qui sont *volcaniques à la manière du soufre, du sel ammoniac*, etc.

« A toutes les époques de l'histoire du globe, les phénomènes éruptifs ont donné des produits appartenant à ces deux classes, mais la nature des uns et des autres a varié avec le temps. »

« Si on remonte le cours des périodes géologiques, on voit les matières *volcaniques à la manière des laves* devenir de plus en plus riches en silice. »

« On voit en même temps les matières *volcaniques à la manière du soufre* devenir de plus en plus variées.

[1] Rien n'est plus propre à mettre en évidence les relations qui rattachent les sources minérales aux dislocations de l'écorce terrestre que de figurer le gisement de quelques-unes d'entre elles. Aussi dans les notions géologiques afférentes à chacune des régions naturelles entre lesquelles la France peut être divisée, au point de vue hydrominéral, on trouvera, soit en plans, soit en coupes, quelques exemples de gisements de sources empruntés à ceux qui sont les plus connus et les mieux étudiés.

[2] *Note sur les émanations volcaniques et métallifères*, par M. E. de Beaumont. (*Bulletin de la société géologique de France*, t. IV, 2ᵉ série, 1846-47.)

« L'ensemble de ces produits est ce qu'Elie de Beaumont désigne sous le nom d'*émanations volcaniques et métallifères*, parce que la plupart des filons s'y rapportent. »

« Dans l'état actuel de la nature, les deux classes de produits sont presque complètement distinctes. Mais, à l'origine des choses, elles l'étaient beaucoup moins. »

« On est conduit à concevoir qu'au moment où la surface du globe terrestre en fusion a commencé à se refroidir, les différents corps simples s'y trouvaient répandus sans ordre déterminé. Tout semble avoir été confondu dans ce *chaos primitif* où les premières masses granitiques ont pris naissance ; mais peu à peu les matières éruptives à la manière des laves sont devenues moins siliceuses, et les émanations volcaniques à la manière du soufre qui, à l'origine, renfermaient presque tous les corps simples, sont devenues de plus en plus pauvres. »

« C'est la marche graduelle de ces phénomènes chimiques naturels que le Mémoire a pour objet d'étudier. »

Dans ses recherches sur la partie théorique de la géologie[1] de la Bèche a signalé ce fait extrêmement remarquable que parmi les 59 corps simples connus[2] 16 seulement se trouvaient répandus en quantité appréciable à la surface du globe. Cette observation constitue le point de départ du Mémoire sur les émanations métalliques et métallifères. Il se trouve résumé en un tableau de la distribution des corps simples dans la nature, lequel comprend douze colonnes. On a jugé à propos de le reproduire en n'en conservant que les dix colonnes qui sont seules nécessaires pour l'intelligence du mémoire.

---

[1] De la Bèche. *Recherches sur la partie théorique de la géologie*, traduction française par M. de Collegno, p. 16.

[2] Tel était du moins le nombre des corps simples connus en 1846, époque à laquelle remonte la publication du Mémoire d'Elie de Beaumont. S'il a été porté à 71, il ne faut pas perdre de vue que les 12 nouveaux corps découverts depuis lors ne se rencontrent qu'à l'état infinitésimal dans des minéraux qui ne sont pas même très communs, de telle sorte que le rôle qu'ils jouent dans la nature inorganique est complètement insignifiant, pour ne pas dire nul. Ils ne sauraient donc modifier en aucune façon les conclusions tirées par l'auteur du Mémoire des rapprochements qu'il a opérés entre les divers corps simples qui peuvent être considérés comme constituant essentiellement le globe terrestre.

TABLEAU DE LA DISTRIBUTION DES CORPS SIMPLES DANS LA NATURE

	1 CORPS les plus répandus à la surface du globe	2 ROCHES volcaniques actuelles	3 ROCHES volcaniques anciennes	4 ROCHES BASIQUES	5 GRANITES	6 FILONS STANNIFÈRES	7 FILONS ORDINAIRES et Géodes	8 SOURCES MINÉRALES	9 ÉMANATIONS volcaniques	10 CORPS ORGANIQUES
1 Potassium	*	*	*	*	*	*	*	*	*	*
2 Sodium	*	*	*	*	*	*	*	*	*	*
3 Lithium					*	*		*		
4 Barium							*	*		
5 Strontium							*	*		
6 Calcium	*	*	*	*	*	*	*	*	*	*
7 Magnésium	*	*	*	*	*	*	*	*		*
8 Yttrium					*	*				
9 Glucinium					*	*	*			
10 Aluminium	*	*	*	*	*	*	*	*	*	*
11 Zirconium					*	*				
12 Thorium					*					
13 Cerium					*	*				
14 Lanthane					*	*				
15 Didyme					*	*				
16 Urane					*	*	*			
17 Manganèse	*	*	*	*	*	*	*	*	*	*
18 Fer	*	*	*	*	*	*	*	*	*	*
19 Nickel						*	*		*	
20 Cobalt				*	*	*	*			
21 Zinc				*	*	*	*			
22 Cadmium						*	*			
23 Étain					*	*	*			
24 Plomb				*	*	*	*		*	
25 Bismuth				*	*	*	*			
26 Cuivre				*	*	*	*	*?	*	
27 Mercure						*	*			
28 Argent				*	*	*	*			
29 Palladium				*	*?	*	*			
30 Rhodium				*						
31 Ruthenium				*						
32 Iridium				*						
33 Platine				*			*			
34 Osmium				*						
35 Or				*	*	*	*			*
36 Hydrogène	*	*	*	*	*	*	*	*	*	*
37 Silicium	*	*	*	*	*	*	*	*	*	*
38 Carbone	*				*	*	*	*	*	*
39 Bore					*	*	*	*		
40 Titane		*	*	*	*	*	*			
41 Tantale					*	*				
42 Niobium					*	*				
43 Pelopium					*	*				
44 Tungstène					*	*				
45 Molybdène					*	*	*			
46 Vanadium					*	*	*			
47 Chrome				*	*	*	*			
48 Tellure						*	*			
49 Antimoine						*	*			
50 Arsenic				*	*	*	*	*	*	
51 Phosphore	*		*	*	*	*	*	*		*
52 Azote	*						*	*	*	*
53 Selenium						*	*		*	
54 Soufre	*	*	*	*	*	*	*	*	*	*
55 Oxygène	*	*	*	*	*	*	*	*	*	*
56 Iode							*	*		*
57 Brome							*	*		
58 Chlore	*	*	*	*	*	*	*	*	*	*
59 Fluor	*	*	*	*	*	*	*	*		*
	16	14	15	30	42	48	45	24	19	16

A l'inspection du tableau, on est de suite amené à opérer un rapprochement entre les émanations des volcans actuels et les eaux minérales. La liste afférente aux premières ne contient, il est vrai, que 19 corps simples, tandis que celle qui concerne les secondes en renferme 24. Mais on est fondé à penser que cette différence tient à ce que les produits des émanations volcaniques n'ont pas été l'objet d'analyses aussi multipliées et aussi soignées que celles auxquelles les eaux minérales ont été soumises.

Les vapeurs qui se dégagent, soit des fissures des cratères, soit des laves en voie de refroidissement, se résolvent en des filets d'eau chaude chargés de sels et présentant la plus grande analogie avec les sources thermo-minérales. Un grand nombre de ces dernières paraissent d'ailleurs n'avoir pas d'autre origine ; elles résultent d'une distillation ou d'une sublimation naturelle. D'un autre côté, il y a beaucoup d'affinités entre les dépôts auxquels les unes et les autres donnent naissance. A tous les points de vue le rapprochement s'impose donc et on peut admettre que les deux listes seront identiques, lorsqu'elles seront complétées.

L'analogie entre les eaux minérales et les filons concrétionnés, dont les gîtes de plomb argentifère constituent le type, n'est pas moins évidente. Ces derniers sont concentrés, comme les sources thermales dans les régions dont le sol a été disloqué. Leur formation comporte l'existence de fentes dont le remplissage est dû à des actions chimiques très énergiques. Les substances qu'ils renferment forment des bandes symétriques corrélatives d'un dépôt lent, effectué par circulation d'eau ou de vapeurs. C'est également à une pareille circulation dans des fissures extrèmement déliées qu'il faut recourir pour expliquer la présence assez fréquente de la matière du filon dans les roches ambiantes, sous forme de nids ou de simples mouches. D'un autre côté, la composition de la matière concrétionnée des filons de cette catégorie est bien d'accord avec leur mode de formation. On peut remarquer en effet que les métaux y sont beaucoup moins fréquemment unis à l'oxygène qu'à des corps simples auxquels on a donné le nom de minéralisateurs, tels que le soufre, l'arsenic, le phosphore, le tellure, le chlore et qui peuvent donner lieu à des combinaisons volatiles.

En poussant plus loin la comparaison, on trouve encore un autre motif de rapprochement entre les sources thermo-minérales et les filons concrétionnés. On sait que les substances métalliques contenues dans ces derniers se sont assez fréquemment épanchées dans les terrains sédimentaires voisins et telle est notamment l'origine de beaucoup de gîtes de minerais variés, exploités dans la formation permienne. Les sources minérales, surtout lorsqu'elles sont chargées d'acide carbonique, ont également une tendance à envahir les assises perméables ou les couches calcaires situées aux abords de leurs canaux et à s'y étaler, de façon à y former des nappes souvent fort étendues.

En résumé, tant sous le rapport de la thermalité qu'au point de vue des actions chimiques, les sources minérales ne sont que les représentants affaiblis de celles qui, au cours des périodes géologiques, ont donné naissance aux filons concrétionnés.

D'après Elie de Beaumont, il conviendrait de distinguer deux espèces de sources thermales. Les unes, comme les geysers, émaneraient de roches éruptives qui ne seraient pas encore refroidies, tandis que les autres ne devraient leur chaleur qu'au phénomène général de la haute température de l'intérieur de la terre. Dans les groupes qu'elles forment, il y aurait donc lieu d'effectuer un départ entre les sources thermales principales et d'autres sources moins chaudes. Les premières pourraient être considérées comme des volcans privés de la faculté d'émettre aucun autre produit que des émanations gazeuses arrivant à la surface condensées en eau minérale. Quant aux secondes, elles seraient comparables à des *puits artésiens naturels*, produits, à l'aide des dislocations du terrain, par la descente des eaux superficielles et leur retour ascensionnel à la surface du sol. Leur température serait empruntée soit au foyer même des sources principales, soit à l'accroissement de la chaleur intérieure [1].

---

[1] Nous croyons devoir faire des réserves expresses au sujet de cette répartition des sources thermo-minérales en deux catégories ayant des origines essentiellement distinctes, nous estimons qu'elle n'est nullement fondée.

Dans les groupes sous lesquels elles se présentent fréquemment, les sources minérales offrent sans doute, sous le rapport de la thermalité, des différences considérables qui peuvent aller du simple au double et dépasser même cette proportion. Ces différences proviennent de causes diverses et par exemple de la faiblesse du débit de certains griffons ou de leur mélange avec les eaux douces superficielles. Dans les deux cas, l'abaissement de température constaté est donc purement accidentel.

Quand on étudie avec attention les groupes assez souvent très nombreux que forment les sources thermales, on reconnaît qu'il est impossible d'y établir des démarcations rationnelles. Si la composition varie en effet de l'une à l'autre, c'est plutôt dans la proportion des éléments minéralisateurs que dans leur nature.

D'un autre côté, l'intervention des eaux atmosphériques dans la genèse des sources thermales est partout très apparente. Quand on voit, comme cela a lieu dans les Pyrénées aux Graus d'Olette et à Ax, le produit de certains groupes se déverser dans la Têt et dans l'Ariège sous forme de véritables torrents d'eau chaude, on comprend que ce n'est là

En continuant de commenter le tableau, l'auteur du mémoire fait remarquer que l'on est parvenu à reproduire de toutes pièces dans les fourneaux les silicates qui entrent presque uniquement dans la constitution des roches basiques et de celles des volcans anciens et actuels, placées dans les colonnes 2, 3 et 4. Il en conclut que l'action de la chaleur a seule joué un rôle dans la formation de ces roches. On n'éprouve donc aucune difficulté à l'expliquer.

Il n'en est plus de même pour les granites qui occupent la colonne 5. Ce sont des roches acidifères qui se distinguent essentiellement des autres roches éruptives, en ce que la silice s'y trouve en proportion beaucoup plus considérable. En effet, elle sature non seulement les feldspaths qui entrent dans la composition des granites ; mais elle y est encore en excès à l'état libre. La colonne afférente à ces roches renferme 42 corps simples, soit qu'ils entrent dans la composition de leurs éléments constitutifs, soit qu'ils fassent partie intégrante des minéraux qui y sont disséminés.

L'origine éruptive des granites n'est pas douteuse. On en trouve la preuve dans les fragments de roches préexistantes qui y sont empâtés et dans les ramifications qui s'en détachent sous forme de colonnes irrégulières ou de filons. Toutefois leur genèse est un problème qui présente un côté mystérieux. Bien que l'action de la chaleur ait été prépondérante dans la cristallisation des granites, l'eau paraît y avoir joué un rôle considérable.

Les gîtes stannifères de la colonne 6 qui renferment 48 corps simples tiennent d'extrêmement près au granite, tant par la ressemblance qui existe entre eux sous le rapport de ces corps que par leur mode de formation. Ils constituent le cortège habituel de certaines masses granitiques ; ils n'en sont que des émanations.

On est donc amené à établir une gradation dans la richesse en corps simples des diverses classes de roches ou de gîtes représentés sur le tableau.

---

qu'une restitution faite à ces rivières, de dérivations empruntées à leurs bassins hydrographiques.

L'intervention des précipitations atmosphériques ou des cours d'eau à titre de dissolvant ne fait pas obstacle à la reconnaissance de l'action chimique comme cause minéralisatrice essentielle et primordiale de certaines eaux thermales. En traitant de leur gisement, nous avons constamment eu recours à cette action. Ainsi les sources bicarbonatées sodiques ou calciques du plateau central ont, avec les volcans éteints, une relation tellement étroite qu'on pourrait sans inconvénient leur appliquer la qualification de *sources volcaniques*. D'un autre côté, les sources sulfurées sodiques des Pyrénées ne font que reproduire, avec d'autres éléments, les phénomènes qui ont présidé à la formation des gîtes métalliques de la région.

Elle est à son maximum dans les granites et les gîtes staunifères, c'est-à-dire dans les roches cristallines les plus anciennes dont la coagulation s'est opérée à la surface de grandes masses de matières fondues qui ont formé la première enveloppe du globe et dans leurs émanations les plus immédiates.

Les filons concrétionnés, qui résultent d'émanations de masses moins siliceuses et situées plus profondement dans l'intérieur du globe, se placent en seconde ligne.

Viennent ensuite les eaux minérales qui sont une continuation de ces phénomènes d'émanations.

Enfin au quatrième rang se placent les émananations des volcans qui sont un peu plus pauvres que les eaux minérales, et qui ont du reste une grande ressemblance avec elles.

Dans les conclusions de son mémoire, Elie de Beaumont a traité avec une grande hauteur de vues la question de l'harmonie qui règne dans la nature. Il y montre l'affaiblissement progressif, à la surface du globe, des phénomènes chimiques dont les eaux minérales ne sont en définitive que la résultante. Il convient de citer *in extenso*, pour ne pas en affaiblir l'effet, les deux pages magistrales dans lesquelles il a exposé ses idées.

« Quelle qu'ait été, dit-il, la nature des premiers phénomènes géologiques, une grande partie des corps simples ont été alors séquestrés, de manière à ne plus reparaître ailleurs, et ce fait seul indique un changement graduel dans la marche des phénomènes géologiques...

« La série des phénomènes dont le globe terrestre porte les traces a donc eu *un commencement* que la science nous permet d'entrevoir. Le globe, semblable en cela aux êtres organisés, a eu sa jeunesse et il a sensiblement vieilli. Si, dans les intervalles des grandes commotions dynamiques qui produisent les chaînes de montagnes et qui tuent alors des myriades d'êtres organisés sans détruire complètement toutes les espèces, il conserve encore les mêmes organes de mouvement et de changement qu'à son origine, ces organes ne conservent plus la même vivacité d'action, ne sont plus alimentés par des substances aussi énergiques.

« Il est évident que les plus intenses de ces phénomènes chimiques dont la nature minérale est le produit ont dû avoir lieu, pour la plupart, antérieurement à l'existence des êtres organisés ; et cela seul démontre que le globe terrestre a passé par une série de phénomènes divers et successifs, qu'il y a eu un développement de la nature inorganique·

C'est au milieu de ce développement de la nature inorganique qu'a eu lieu le développement de la nature organique, tel qu'il nous est indiqué par l'apparition successive des différentes classes des êtres organisés.

« Cette marche graduée, suivant une progression décroissante des phénomènes chimiques, est une des merveilles de la nature, une des parties les plus remarquables de l'ordre général de l'univers. Le globe terrestre était destiné aux êtres organisés qui ont peuplé sa surface et l'ordonnance générale des phénomènes inorganiques, dont il a été successivement le théâtre, était intimement liée au plan général de la nature organique. Les substances des éruptions et des émanations ont été, avec le temps, restreintes presque uniquement aux corps simples qui devaient être constamment restitués à la surface du globe, pour qu'aucune de ses parties ne manquât des matières dont les êtres organisés devaient se composer, et les corps simples qui, par leur nature, auraient pu exercer une action délétère sur les êtres organisés, ou qui devaient rester étrangers à leur composition ont été retirés, en grande partie, de la circulation dès les premiers âges du monde.

« L'affaiblissement graduel des agents chimiques qui ont agi à la surface du globe, comparé à l'ordre suivant lequel y ont apparu les différentes classes d'êtres organisés, laisse apercevoir dans l'histoire de la nature un plan aussi harmonieux que celui qu'on admire dans la constitution de chaque être en particulier. Les organisations les plus complexes et les plus frêles ont paru seulement après que les principes qui auraient pu leur nuire ont été presque complètement fixés ou réduits à des proportions inoffensives. L'homme, dont le développement physique et intellectuel exige des ménagements plus délicats encore que celui de tous les êtres qu'il domine et dont il couronne la série, a paru le dernier, lorsque l'action habituelle des foyers intérieurs du globe sur sa surface était réduite à son minimum d'énergie, lorsque la terre était devenue propre à le recevoir par la fixation presque complète de tous les principes délétères ou du moins par la réduction de leur émission aux quantités minimes qui, dans les eaux minérales, servent au soulagement de ses infirmités et à la prolongation de son existence. »

Corps simples contenus dans les eaux minérales françaises. — La liste des corps simples contenus dans les eaux minérales françaises, telle qu'elle résulte des analyses entreprises pour la revision de l'Annuaire de 1851-54 ne diffère pas sensiblement de celle qui figure dans le tableau annexé à la note d'Elie de Beaumont. L'énumération de ces corps fait partie intégrante essentielle des généralités. Toutefois elle perdrait beaucoup de son intérêt, si on n'y joignait un commentaire sur le rôle joué dans la nature par le corps signalé et si on n'en expliquait, autant que possible, la provenance dans l'eau minérale [1].

Dans l'énumération, on a suivi à peu près l'ordre du tableau de la page (32) qui est celui que Berzelius a adopté pour la classification des corps simples en commençant par les plus électro-positifs.

1. Potassium. — Il existe à l'état de carbonate, de sulfate ou de chlorure dans un grand nombre d'eaux minérales prenant naissance dans les terrains cristallophylliens ou à leurs abords ; mais il est constamment subordonné au sodium.

2. Sodium. — Le sodium est de beaucoup le métal le plus abondant dans les eaux minérales. Il forme en effet l'élément basique constitutif de quatre des plus grandes catégories entre lesquelles elles ont été divisées, savoir : les bicarbonatées, les sulfurées, les sulfatées et les chlorurées sodiques.

L'énorme prédominance du sodium sur le potassium est un des faits les plus caractéristiques et les plus intéressants de l'hydrologie minérale. Dans les roches cristallophylliennes les plus répandues à la surface du globe, notamment dans les granites, on peut admettre que, l'orthose étant potassique et l'oligoclase surtout sodique, les deux métaux sont en proportions à peu près égales. Dans les Montagnes du Centre on explique assez bien comment l'équilibre se trouve rompu au profit

---

[1] Nous n'ignorons pas les tentatives qui ont été faites, dans ces derniers temps, pour étendre la liste des corps simples contenus dans les eaux minérales des Pyrénées et du plateau central et les découvertes dont elles auraient été suivies. Sans prétendre que cette liste soit décidément arrêtée et qu'on ne puisse pas rencontrer dans les sources thermales, à l'état de simples traces, quelques métaux et surtout ceux des filons concrétionnés, ce qui serait en contradiction avec les relations établies plus haut entre ces deux classes de gîtes minéraux, nous estimons qu'aucune de ces découvertes n'a été établie scientifiquement par suite de l'incompétence de leurs auteurs. Quelques-unes d'entre elles ont d'ailleurs été infirmées après coup.

Il n'est pas hors de propos de signaler un autre abus. Dans certain traité où les eaux minérales et les eaux douces ont été décrites sous un titre commun la liste des corps simples afférents aux premières a été démesurément étendue. Elle comprend en effet les quatre cinquièmes de ceux qui sont connus. On n'est arrivé à ce résultat qu'en considérant comme acquises toutes les découvertes contestées et en attribuant même aux eaux minérales des corps simples rencontrés dans les eaux de galeries de mines métalliques en exploitation qui n'ont, avec celles-ci, aucune analogie.

du sodium par suite de sa prédominance dans les roches volcaniques. On en voit également l'origine dans les eaux de provenance triasique. Pour le surplus, on en est réduit aux conjectures. Le fait n'a pas échappé à Elie de Beaumont. Dans sa note sur les émanations volcaniques, il l'a expliqué par la facilité avec laquelle les silicates sodiques sont décomposés par les eaux thermales et à la résistance qu'opposent les silicates de potasse, à cause des affinités plus fortes de cette base pour les acides.

On pourrait en donner une autre explication et remarquer par exemple que les sources sulfurées sodiques ont leur réservoir à 2 000 ou 2 500 mètres au-dessous du sol. Or, il serait téméraire d'arguer des observations faites sur les roches superficielles pour déterminer la nature de celles qui se trouvent à de pareilles profondeurs. Rien ne s'oppose au contraire à ce qu'on y admette l'existence de roches silicatées sodiques plus denses que le granite et n'ayant pas d'affleurements apparents. Une pareille hypothèse serait conforme aux lois qui régissent la répartition des matériaux dans l'intérieur de l'écorce solide du globe.

3. Lithium. — Depuis 1824, époque à laquelle Berzelius a signalé la présence du lithium dans l'eau de Carlsbad, on l'a rencontré dans un grand nombre d'eaux minérales. Il existe notamment dans toutes celles des Montagnes du Centre et dans les eaux sulfurées sodiques des Pyrénées. On ne l'y rencontre qu'en très faible quantité. C'est la conséquence de la proportion minime pour laquelle il entre dans la composition des feldspaths et des micas qui constituent son gisement habituel.

4 et 5. Rubidium et Césium. — Découverts par MM. Bunsen et Kirchoff au moyen de la méthode d'analyse spectrale dans un certain nombre d'eaux minérales allemandes, ces deux métaux alcalins ont également été reconnus dans quelques eaux françaises, notamment dans celles de Vichy et de Bourbonne. La présence du rubidium a été également constatée dans l'eau chlorurée sodique de Salies de Béarn.

6. Calcium. — C'est un des corps les plus répandus dans la nature. A l'état de carbonate il joue un rôle considérable dans les formations sédimentaires. On l'y rencontre également sous forme de sulfate anhydre ou d'anhydrite et de sulfate hydraté ou de gypse. Enfin il entre dans la composition d'un grand nombre de silicates. Aussi on ne trouve guère d'eaux qui n'en renferment une certaine proportion. A l'état de bicarbonate et presque constamment associé à la magnésie, il constitue une famille de sources minérales en relation avec les terrains volcaniques. Il forme en outre partie intégrante principale d'une autre grande famille, celle des sulfatées calciques et magnésiennes qui dérive du trias. Enfin c'est encore l'élément essentiel des sulfureuses, calciques accidentelles.

Les sources bicarbonatées calciques donnent assez fréquemment lieu à d'abondants dépôts, tantôt sous forme de carbonate de chaux, tantôt sous celle d'arragonite.

7. Strontium. — Dans quelques eaux minérales il accompagne le calcium, mais constamment en très faible proportion. On a constaté sa présence dans celles de Vichy, de Cambo et de Saint-Christau.

8. Baryum. — On a trouvé des traces de sulfate de baryum dans les concrétions calcaires formées par les sources du Boulou (Pyrénées-Orientales).

9. Magnésium. — Il est constamment associé au calcium dans les eaux minérales triasiques. On le rencontre également dans quelques autres sources et en particulier dans les bicarbonatées à bases terreuses du plateau central. Il est à l'état de carbonate, de sulfate ou de chlorure.

Sans être aussi abondant que le calcium dans l'écorce terrestre, le magnésium s'y trouve plus répandu qu'on serait disposé à le croire. En dehors des dolomies, combinaison atome à atome des deux carbonates, on constate sa présence dans un grand nombre de calcaires et de marnes. Le sulfate de magnésium ou epsomite est un minéral assez rare. Dans les eaux minérales, il résulte soit de la réaction signalée par Mitcherlisch du sulfate de chaux en dissolution sur le carbonate de magnésie, soit plutôt de celle produite par la décomposition des pyrites de fer très abondantes à certains niveaux dans les marnes irisées.

10. Glucinium. — On en a trouvé de faibles traces dans l'eau du Boulou.

11. Zinc. — L'eau minérale de Cransac qui provient, comme on sait, d'une mine de houille en ignition, contient des traces de zinc.

12. Cuivre. — Le cuivre, signalé sous une forme dubitative dans le tableau annexé à la note d'Elie de Beaumont, a été formellement reconnu, mais à l'état de simples traces dans un assez grand nombre d'eaux minérales, notamment dans celle de Bourbon-l'Archambault, de Luchon, d'Aulus, de Saint-Christau. On l'a également rencontré dans le dépôt formé par les eaux ferrugineuses de Luxeuil.

13. Fer. — On le trouve si fréquemment dans la nature sous forme de minéraux divers, oxydes, hydrates, carbonates, phosphates, sulfures, qu'on n'éprouve aucune difficulté à expliquer sa présence dans un très grand nombre d'eaux minérales. Il y constitue une famille très étendue et assez bien définie dans laquelle on a fait entrer les combinaisons qu'il forme avec les acides carbonique, sulfurique, crénique, apocrénique, etc.

14. Manganèse. — La présence du manganèse est signalée dans un si grand nombre d'eaux minérales qu'on ne saurait les citer sans dresser des listes interminables. Il n'y existe jamais qu'en faible proportion. Les gîtes de manganèse ne sont pas rares dans la nature. Ce métal est, en outre, presque constamment associé au fer dans ses gisements.

15. Nickel. — On a reconnu le nickel dans l'eau de Cransac en quantité suffisante pour qu'on ait pu le doser.

16. Aluminium. — Quoique l'alumine entre dans la composition d'un grand nombre de silicates propres aux terrains cristallophylliens et qu'on la rencontre sous forme d'argile constituant de puissants dépôts dans les formations sédimentaires, on ne la retrouve que bien rarement et en faible proportion dans les sources thermales. Les expériences d'Ebelmen sur la décomposition des silicates dont il a été rendu compte expliquent très bien cette antinomie. L'alumine n'existe en quantité appréciable que dans les eaux sulfatées ferrugineuses ou calciques qui proviennent de la décomposition des pyrites. Elle ne joue donc qu'un rôle très secondaire dans l'hydrologie minérale.

17. Silicium — L'acide silicique se trouve, assez souvent avec abondance, soit sous forme de silicate, soit à l'état libre, dans les sources

thermales qui émergent des terrains cristallophylliens. C'est la conséquence de la présence de cet acide comme élément constitutif essentiel
des roches qui leur sont propres et de la décomposition qu'elles éprou-
vent sous l'influence de l'eau chargée d'acide carbonique. La solubilité
dans l'eau de la silice à l'état d'hydrate explique pourquoi on la rencontre dans toutes les sources sulfurées sodiques où elle forme quelquefois le tiers de la minéralisation totale.

18. Carbone. — A l'état d'acide carbonique, c'est l'élément électro-
négatif de deux des grandes familles auxquelles a donné lieu la classification des eaux minérales de la France, les bicarbonatées sodiques et
les bicarbonatées à bases terreuses. Le carbone est très répandu dans la
nature. Toutefois, c'est comme résultat ultime des émanations volcaniques qu'il joue surtout un rôle dans l'hydrologie minérale. En dehors
des sources thermales du plateau central, il entre à l'état de bicarbonate
calcique ou magnésique dans la composition de beaucoup d'eaux minérales. Il n'y joue plus qu'un rôle secondaire et en quelque sorte banal,
analogue à celui qui lui est propre dans les eaux douces.

Certaines sources minérales des environs d'Alais qui traversent des
couches chargées d'asphalte, en renferment assez pour en exhaler l'odeur
caractéristique. Quelques eaux de la région du Puy près Clermont-
Ferrand sont également bitumineuses.

19. Bore. — Le bore à l'état d'acide borique se trouve dans un grand
nombre d'eaux minérales du plateau central et des Pyrénées ; il n'y est
qu'en très faible proportion.

L'acide borique que l'on extrait des Suffionis et des Lagonis de la
Toscane est un produit volcanique. Il peut également provenir de la
décomposition de certains silicates qui renferment du bore, notamment
de la tourmaline. Si on remarque que ce minéral se trouve en cristaux
souvent fort volumineux dans les pointements de granulite situés aux
abords de tous les points d'émergence des eaux sulfurées sodiques, on
ne sera pas éloigné de penser que telle est l'origine de l'acide borique
qui leur est constamment associé.

20. Phosphore. — Le phosphore est un des corps les plus répandus
dans l'écorce terrestre. On le rencontre en effet dans presque tous les
terrains depuis les plus anciens jusqu'aux plus modernes et, d'après

l'époque toute récente de sa découverte dans les assises supérieures de la craie, on est fondé à penser que tous ses gisements ne sont pas encore connus.

A l'état d'apatite, combinaison de phosphate et de fluochlorure de calcium, on le trouve en cristaux dans le granite, les schistes anciens et les terrains volcaniques. Sous la forme de phosphate tricalcique et de fer phosphaté, il est disséminé à certains niveaux dans les formations sédimentaires. D'un autre côté, les débris des anciens organismes accumulés dans ces formations sont bien loin de constituer une quantité de phosphate calcique négligeable. Enfin il constitue encore des gîtes d'allure sidérolithique, en remplissant des poches indépendantes des terrains ambiants, comme on le voit sur les plateaux jurassiques du Quercy. La nature s'est donc montrée prodigue en répandant avec profusion dans l'écorce terrestre le phosphore, élément indispensable au développement de la vie végétale et animale.

Le phosphate tricalcique étant soluble dans l'eau chargée d'acide carbonique, on en trouve des traces dans la plupart des sources d'eau douce. Les analyses effectuées pour la revision de l'*Annuaire* ont montré qu'il était également très répandu dans les eaux minérales, mais constamment en faible proportion.

21. Arsenic. — Depuis 1851, époque à laquelle Thenard a découvert l'arsenic dans les eaux de la Bourboule, on a signalé sa présence dans un grand nombre de sources thermales. La plupart des eaux du plateau central et des Pyrénées ainsi que Plombières en renferment une faible proportion. Les eaux très chaudes de la Bourboule sont celles qui en contiennent le plus : on y trouve par litre $0^{gr},006$ d'arsenic à l'état d'arséniate de sodium. Si ce corps n'est pas toujours en proportion dosable dans les eaux ferrugineuses, on en rencontre presque toujours des traces dans le dépôt d'oxyde hydraté qu'elles abandonnent en venant au jour.

L'arsenic se présente habituellement associé à divers métaux dans les filons sous forme de sulfures, d'arseniures ou sulfoarséniures. C'est également un produit des émanations volcaniques.

22. Azote. — L'azote existe à l'état gazeux dans quelques sources minérales, notamment dans les eaux sulfurées sodiques des Pyrénées. On a également constaté sa présence dans quelques eaux sous forme, soit d'acide azotique, soit d'ammoniaque. Il n'y existe à cet état qu'en très faible proportion.

23. Soufre. — Le soufre joue un rôle très considérable dans la constitution des eaux minérales. C'est en effet l'élément électro-négatif de quatre des grandes familles que la classification y a fait reconnaître, savoir : les sulfurées sodiques, les sulfureuses calciques accidentelles, les sulfatées sodiques, enfin les sulfatées calciques et magnésiennes. Les bicarbonatées sodiques du plateau central renferment toujours en outre une certaine proportion de sulfate de sodium. Dans les sources de cette catégorie l'acide sulfurique a une origine manifestement volcanique. Les sulfurées et les sulfatées sodiques sont élaborées dans des réservoirs profonds et avec des conditions de température et de pression qui ne permettent guère de faire autre chose que des conjectures sur leur genèse. Quant aux eaux sulfatées calciques et magnésiennes qui sont toutes triasiques, il est au contraire très facile d'assigner leur origine. Elles dérivent des roches de ce terrain par voie de simple dissolution. Il est à peine nécessaire de rappeler que les sources sulfureuses accidentelles ne sont qu'une dégénérescence des sulfatées calciques.

24. Chlore. — Il constitue l'élément électro-négatif de la catégorie des sources chlorurées sodiques très nombreuses dans les plaines de la Lorraine, le Jura, les Alpes et la région pyrénéenne. En se reportant aux développements donnés à l'occasion de la formation de cette grande famille, on reconnaîtra que l'origine du chlorure de sodium provient dans tous les cas de la dissolution des gîtes de sel gemme qui constituent sur toute l'étendue du territoire français *un horizon* parfaitement défini. C'est également la provenance que nous avons assignée au chlorure de sodium en excès sur la dose normale dans certaines sources sulfurées sodiques des Pyrénées (Eaux-Bonnes).

Quant au chlorure de sodium constamment associé aux sources bicarbonatées sodiques et calciques du plateau central, il a une origine manifestement volcanique comme celles des bicarbonates. S'il leur est d'habitude subordonné, on a vu que, dans quelques cas, il leur fait équilibre, de façon à motiver la création d'une subdivision distincte.

25. Brome. — Il accompagne constamment le chlore dans les eaux chlorurées sodiques qui proviennent de la formation triasique et il a la même provenance.

26. Iode. — Dans les eaux minérales l'iode est constamment associé au chlore et au brome ses congénères. On a, en outre, constaté sa présence dans un grand nombre d'eaux ayant une autre provenance. D'un autre côté, rien n'est plus commun que de rencontrer ce corps dans les eaux douces. Il est donc très répandu, mais habituellement en très faible proportion. Le rôle de ce corps dans les eaux minérales est en résumé conforme à celui qu'il joue dans la nature.

27. Fluor. — Le fluor, corps aux affinités tellement énergiques qu'on n'est parvenu à l'isoler que dans ces derniers temps, se rencontre surtout dans la nature à l'état de fluorure de calcium ou de spath-fluor. C'est principalement un minéral de filons ; mais il se trouve aussi disséminé dans quelques dolomies de formation ancienne. On a constaté la présence de petites quantités de fluor dans quelques eaux minérales, notamment dans celles de Bourbon-l'Archambault et de Plombières.

28. Hydrogène. — La présence de l'hydrogène dans les eaux minérales ne comporte qu'une simple mention. Il importe de rappeler qu'il s'y trouve dans quelques cas à l'état d'hydrogène sulfuré ou acide sulfhydrique.

29. Oxygène. — Comme pour le corps précédent, une simple mention suffit [1].

La constitution élémentaire des eaux minérales françaises a été résumée dans le tableau suivant, qui a été dressé par M. Willm :

[1] Aux trente corps simples reconnus dans les eaux minérales françaises à la suite de la revision de l'*Annuaire*, il conviendrait de joindre le cobalt qui accompagne presque constamment le nickel. Il a d'ailleurs été constaté dans une analyse de l'eau ferrugineuse de Sentein (Ariège) qui figure à sa place dans la description hydrominérale des Pyrénées. D'un autre côté, Poggiale a signalé la présence du cobalt dans le dépôt abandonné par l'eau ferrugineuse d'Orezza (Corse). Enfin, en analysant les eaux des fosses des ardoisières abandonnées des environs d'Angers, Le Châtelier a reconnu qu'elles renfermaient de faibles proportions des sulfates de nickel et de cobalt. (*Mémoire sur l'emploi des eaux corrosives pour l'alimentation des chaudières à vapeur* (*Annales des mines*), t. XX, 3ª série, 1841. Dans les trois cas, le cobalt provient vraisemblablement de la décomposition de pyrites de fer. Au point de vue géologique, l'eau des fosses des ardoisières d'Angers peut être rapprochée de celle qui alimente les sources de quelques parties de l'Anjou et de Sentein ; elles proviennent l'une et l'autre de schistes appartenant à la formation silurienne.

TABLEAU RÉSUMÉ DES ÉLÉMENTS QUI SE RENCONTRENT DANS LES EAUX MINÉRALES

Oxygène. — Hydrogène.

Éléments électro-négatifs
ou acides.

Éléments électro-positifs
ou basiques.

Éléments fondamentaux.

Azote (gazeux).	Calcium.
Chlore (chlorures).	Magnésium.
Soufre (hydrogène sulfuré; sulfures; sulfates; hyposulfites).	Sodium.
	Potassium.
Carbone (acide carbonique et carbonates).	Fer.
Silicium (silice et silicates).	

Éléments assez fréquents, mais peu abondants.

Brome (bromures).	Strontium.
Iode (iodures).	Manganèse.
Fluor (fluorures).	Lithium.
Azote (azotates; ammoniaque).	Rubidium.
Bore (borates).	Cuivre.
Phosphore (phosphates).	
Arsenic (arséniates, sulfarséniates).	

Éléments ne se rencontrant que rarement.

	Aluminium.
On a encore signalé l'argent, l'antimoine, le plomb, le bismuth, l'étain, le mercure, mais il convient de faire accompagner ces noms d'un point de doute.	Baryum.
	Nickel.
	Cobalt.
	Glucinium.
	Zinc, cadmium.
	Cesium.

CHAPITRE II

Répartition des sources minérales à la surface du territoire. — La carte met en pleine lumière la répartition très inégale des sources minérales à la surface de la France. Celles d'entre elles qui sont thermales sont surtout concentrées dans les massifs montagneux. C'est la conséquence des dislocations auxquelles le sol y a été soumis et de l'amplitude qu'elles y ont acquise. Au point de vue de l'hydrologie, il faut tenir compte de l'extension latérale de [ces sortes d'accidents. On est ainsi conduit à rattacher aux divers districts montagneux des sources qui en sont quelquefois très éloignées. Celles de Bourbonne, par exemple, sont dans la dépendance manifeste des Vosges, quoiqu'elles se trouvent à 50 kilomètres à l'ouest du pied de ces montagnes. On ne pourrait pas davantage distraire de la région pyrénéenne le groupe important des sources de Dax, malgré la distance de 70 kilomètres qui sépare cette ville de l'axe de la chaîne. Le plateau central peut également revendiquer des sources qui n'en font pas ostensiblement partie. La description hydrominérale de chacun des districts montagneux fournira une occasion naturelle d'établir ces relations. Provisoirement il suffit de les signaler d'une manière générale.

De l'inspection de la carte découle une autre conséquence importante au point de vue du gisement des diverses catégories de sources classées d'après leur composition : c'est qu'à part les eaux ferrugineuses dont le gisement est variable, elles ont une tendance manifeste à se grouper de manière à former des *régions naturelles parfaitement définies*. On peut remarquer en effet que les Montagnes du Centre sont le gisement de prédilection des eaux bicarbonatées sodiques et calciques. Les sources thermales de la haute chaîne alpine dérivent toutes du terrain triasique. Les eaux sulfatées sodiques sont principalement reléguées, dans la partie méridionale des Vosges. Dans les Pyrénées les sources thermales appartiennent, il est vrai, à deux catégories bien distinctes : les eaux sulfurées sodiques et les eaux sulfatées calciques magnésiennes ; mais on peut remarquer qu'elles sont nettement séparées par les places qu'elles y occupent. Les premières se trouvent en effet réunies dans la partie centrale et élevée de la chaîne, à proximité de son axe, tandis que les secondes sont disposées le long de la ligne qui sépare la montagne de la plaine.

Sur la carte, les sources thermominérales ont été en conséquence réparties entre huit districts montagneux distincts, cinq principaux et les trois derniers secondaires, puisqu'ils ne renferment chacun qu'une source. Ce sont :

I. Les Montagnes du Centre comprenant le Morvan, le Bourbonnais, le Beaujolais, le Forez, l'Auvergne, le Cantal, le Velay, le Vivarais, les Cévennes et la Montagne Noire ;

II. Les Vosges ;

III. Les Alpes de la Savoie, du Dauphiné et de la Provence ;

IV. Les Pyrénées auxquelles il faut réunir les Corbières et les collines du Béarn, de la Chalosse et de l'Armagnac ;

V. L'Ile de Corse ;

VI. L'Ardenne ;

VII. Le Bocage normand ;

VIII. Le Bocage vendéen ;

IX. La plaine, avec ses sources froides appartenant presque toutes aux trois catégories des eaux sulfatées calciques et magnésiennes, sulfureuses accidentelles et ferrugineuses, forme un groupe à part.

Les 1 200 sources minérales recensées sont très inégalement réparties entre ces neuf groupes, comme le montre le tableau suivant :

	Nombre de sources
Montagnes du Centre.	416
Pyrénées.	360
Vosges.	92
Alpes.	49
Ile de Corse	15
Les trois districts montagneux secondaires.	7
Groupe de la plaine.	261

Le Jura français, quoiqu'il forme un district montagneux d'une certaine importance et qu'il soit accidenté par de nombreuses failles, n'a pas de sources thermo-minérales. On y trouve quelques sources chlorurées sodiques froides en relation avec le terrain keuperien. Deux d'entre elles, Salins et Lons-le-Saulnier, sont utilisées dans des établissements balnéaires.

Dans le Jura, les failles ont eu surtout pour effet de déterminer la formation de sources d'eau douce extrêmement puissantes, car c'est encore là une des manifestations de ces sortes d'accidents [1].

Il n'est pas hors de propos de faire remarquer l'inégalité considérable qui existe, sous le rapport de la répartition de la richesse hydrominérale, entre les départements de l'est et du sud d'une part et de l'autre ceux du nord et de l'ouest. Une ligne droite tirée de Nancy sur Bayonne divise diagonalement la France en deux parties très sensiblement égales sous le rapport de l'étendue superficielle. Au point de vue de la répartition des sources minérales le contraste est au contraire frappant. Au nord de la ligne on ne trouve en effet que les sept sources thermales appartenant aux districts montagneux secondaires, avec quelques sources ferrugineuses, tandis que le territoire situé au sud renferme la presque totalité de la richesse hydrominérale de la France. Un partage aussi inégal ne saurait être fortuit. Il faut en rechercher la cause dans la constitution du sol de la France occidentale.

En dehors des plaines qui la recouvrent en grande partie, elle possède, dans les presqu'îles de Bretagne et du Cotentin, un vaste bassin cristallophyllien flanqué de terrains paléozoïques qui, débordant vers le sud et l'est, englobe la Vendée, l'Anjou et le bas Maine. Les conditions tirées de la nature du sol et propres à la formation des sources thermo-minérales semblent donc se trouver réunies dans ce bassin. Une seule fait toutefois défaut et elle est essentielle. L'étude que M. Charles Barrois à faite de la région pour l'exécution de la carte géologique détaillée de la France, l'a amené à reconnaître que : « C'est à divers plissements du sol remontant aux périodes primitives et paléozoïques qu'il convient de rapporter l'origine et la structure du vieux massif breton. Rien n'est rare en Bretagne comme des failles à rejets verti-

---

[1] Dans le Jura argovien, sur le prolongement oriental de la chaîne, on rencontre les deux établissements de Schinznach et de Baden qui exploitent des sources thermales. Ils sont situés dans les vallées de l'Aar et de la Limmat. La source utilisée à Schinznach est sulfurée calcique, accidentelle ; le chlorure de sodium domine dans celles de Baden. Ce petit groupe hydro-minéral dérive du terrain triasique qui est très développé dans le Jura.

caux ; ce sont des accidents qui ne jouent aucun rôle dans l'orogénie du pays. La Bretagne est un massif de plissements et non *un champ de fractures*[1].

C'est donc principalement à la rareté des failles qu'il faut attribuer la pauvreté de la région occidentale de la France en sources minérales.

Une autre considération tendant au même but est tirée de l'absence du système triasique, minéralisateur d'un si grand nombre de sources. En fait, toutes les assises qui ont été décrites par Dufrénoy comme appartenant à ce terrain aux environs de Carentan dans le Cotentin, n'en reproduisent nullement le facies si caractéristique et elles ont dû être rangées dans la formation permienne[2]. On ne les voit pas davantage affleurer à l'Est du massif breton.

Dans le contraste qui existe sous le rapport de la richesse hydro-minérale entre les deux grandes divisions de la France, objet de la comparaison, il est impossible de ne pas voir une excellente vérification à postériori des conditions orogéniques essentielles du gisement des sources thermales.

Généralités sur la thermalité des eaux minérales. — La revision de l'*Annuaire des eaux minérales de la France* a fourni une occasion naturelle de les étudier au point de vue de leur thermalité. Les résultats obtenus sous ce rapport sont destinés à prendre place dans les descriptions relatives à chaque groupe de sources. Il y a toutefois quelque intérêt à les envisager d'une manière générale.

On sait que dans une même station la température de l'eau minérale varie quelquefois d'une manière très notable d'une source à l'autre. Ces différences proviennent le plus souvent du refroidissement que quelques sources subissent près de leur point d'émergence, lorsque leurs débits sont faibles. Elles peuvent également résulter du mélange de l'eau minérale avec des eaux douces superficielles. La température maxima observée dans un groupe de sources est manifestement celle qui le caractérise et qu'il convient de mettre en évidence. Elle permet d'évaluer au moins approximativement la profondeur à laquelle les sources ont leurs réservoirs, d'après la loi assez bien établie de l'ac-

---

[1] Exposition universelle à Paris en 1889. *Notice sur les modèles, dessins, etc., réunis par le Ministère des travaux publics*, 1re partie. Carte géologique détaillée de la France. Paris, Imprimerie nationale, 1889.

[2] E. Jacquot, observations inédites, voir à ce sujet la carte géologique au $\frac{1}{1\,000\,000^e}$, publiée en 1888.

croissement de température qui est, en nombre rond, de 3° C. par chaque centaine de mètres.

On a jugé à propos de dresser, dans chacun des groupes entre lesquels les sources se trouvent réparties, un tableau comprenant, dans un ordre décroissant, celles dont la température maxima dépasse 40° C.

I. — MONTAGNES DU CENTRE

Chaudesaigues	81°C.
Bourbon-Lancy	56,5
Saint-Laurent	53,5
Bourboule	53,4
Evaux	53
Néris	52,8
Bourbon-l'Archambault	51,4
Balaruc	48
Lamalou le Bas ou l'Ancien	46,6
Vichy	45
Mont-Dore	45
Bagnols	41

II. — VOSGES

Plombières	68°C.
Bourbonne-les-Bains	65,5
Luxeuil	52,5
Bains	48

III. — ALPES

La Motte	58°,6
Aix-les-Bains	44,6
Digne	43

III. — PYRÉNÉES

(Sources sulfurées sodiques.)

Graus d'Olette, Cascade	79°,4
Ax, Rossignol supérieur	77,6
Canaveilles	68
Bagnères-de-Luchon, Bayen	64,5
Amélie	62
Le Vernet	61
Carcanières. Régine	58,7
Cauterets	52
Escouloubre	49

Barèges 44,5
La Preste. 44
Las Escaldas 42,3

(*Sources sulfatées calciques ou chlorurées.*)

Dax . . . : 61
Préchacq. 52
Bagnères-de-Bigorre 51
Rennes. 51

V. — ILE DE CORSE

Pietrapola . . . . 58°C.
Saint-Antoine-de-Guagno 55
Olmeto. 45

Le tableau comprend en résumé 38 stations. Elles se répartissent de la manière suivante entre les régions naturelles distinguées : 12 dans les Montagnes du Centre, 4 dans les Vosges, 3 dans les Alpes, 16 dans les Pyrénées et 3 en Corse.

Débits. — Les débits des sources minérales jouent un rôle tellement important dans leur exploitation qu'on a été conduit à en faire l'évaluation au moyen de jaugeages exécutés avec soin. S'il y a à cet égard quelques lacunes, elles ne s'appliquent le plus souvent qu'à des sources sans notoriété. Les renseignements sur cet objet sont donc abondants et en général assez précis. La statistique publiée en 1883 par l'administration des mines les a enregistrés, en plaçant en regard de chaque source son débit dans une colonne spéciale. On a pu en conséquence totaliser les résultats et établir ainsi approximativement le débit des sources exploitées en France. En nombre rond, il est de 47 000 litres à la minute, soit environ 680 000 hectolitres par vingt-quatre heures. Ce chiffre représente presque exactement la centième partie du débit de la Seine à l'étiage dans la traversée de Paris.

Une des propriétés inhérentes aux failles est de donner naissance à des sources volumineuses. Il faut donc s'attendre à en trouver de pareilles parmi les thermo-minérales et il n'est pas sans intérêt de les mettre en évidence. C'est pourquoi on a disposé, sous forme de tableaux, en les répartissant par régions naturelles, toutes les stations dans lesquelles le débit des sources dépasse 5 000 hectolitres par jour ; ce qui représente environ 1 500 bains. Elles sont au nombre de 24 et elles comprennent 311 sources donnant par jour 343 700 hectolitres, soit approximativement la moitié du volume afférent à la France entière.

MONTAGNES DU CENTRE

NOMS DES STATIONS	Nombre de sources	Débits [1] hectolitres	
Sail-lès-Château-Morand	1	11 500	
Châteauneuf	22	11 200	
Bourboule	7	10 600	
Néris	1	10 100	
Châtel-Guyon	17	9 000	
Chaudesaigues	25	6 300	
Totaux	73	58 700	58 700

VOSGES

Plombières	45	6 400	6 400

ALPES

Salins-Moutiers	1	35 000	
Aix-les-Bains	2	30 300	
Gréoux	1	17 300	
Totaux	4	82 600	82 600

PYRÉNÉES

Bagnères-de-Bigorre	26	22 700	
Les Graus d'Olette	42	22 000	
Dax	8	21 000	
Saint-Christau	3	18 500	
Capvern (Hount-Caoute)	1	17 400	
Rennes-les-Bains	3	16 500	
Ax	55	13 300	
Cauterets	22	13 000	
Amélie	7	12 000	
Les Escaldas	2	11 600	
Ussat	3	8 200	
Alet	4	5 800	
Totaux	176	182 000	182 000

AUTRES MASSIFS MONTAGNEUX

Saint-Amand	5	5 800	5 800

LA PLAINE

Les Fumades	8	8 200	8 200
Totaux généraux	311		343 700

[1] Les chiffres adoptés pour mesurer les débits sont ceux qui figurent dans les tableaux de la statistique de 1883. Ils ont paru présenter la plus grande garantie d'exactitude et de sincérité.

En comparant les tableaux des groupes de sources les plus remarquables, soit par leur température, soit par leur volume, on reconnaît que les têtes des premiers sont en général occupées par les stations également signalées par l'abondance de leurs eaux. Les tableaux ont en réalité treize termes communs. Le rapprochement peut toutefois être poussé plus loin. Il convient de faire remarquer en effet que Bourbon-Lancy, Saint-Laurent, Evaux, Bourbon-l'Archambault, Lamalou-le-Bas, le Mont-Dore, Bourbonne, Luxeuil, La Motte et Bagnères-de-Luchon possèdent des sources dont le débit est compris entre 3 000 et 4 500 hecto-litres par vingt-quatre heures. D'un autre côté la température des sources de Sail-lès-Château-Morand, de Châteauneuf, de Chatel-Guyon, de Salins-Moutiers de Gréoux et d'Ussat s'étendent de 30 à 40° C. Il en résulte que, sur les 49 groupes de sources minérales signalés dans les tableaux, il y en a en réalité 39 qui sont remarquables à la fois par leur volume et par leur température.

CHAPITRE III

Importance du point de vue économique. — Dans la description des eaux minérales de la France, le point de vue économique ne saurait être passé sous silence. Ces eaux sont, en effet, un des éléments de la richesse nationale et, pour les contrées où elles sourdent, une fortune sans cesse grandissante. A ce titre elles méritent de fixer l'attention.

Etablissements hydro-minéraux. — A l'occasion de la publication de la *Statistique détaillée des sources minérales exploitées ou autorisées en France, au 1er juillet 1892,* les ingénieurs des mines ont procédé à un nouveau recensement des établissements dans lesquels elles sont utilisées. Les renseignements recueillis à ce sujet offrent toutes garanties d'exactitude. Il en résulte qu'à cette époque, il y avait en France 350 établissements affectés à l'exploitation des eaux minérales. Dans ce nombre 251 étaient pourvus d'installations pour bains et comprenaient 6 155 baignoires et 388 piscines, sans compter les salles destinées à divers modes de médication interne et externe, tels que buvettes, inhalation de gaz et de vapeur, douches générales et locales, étuves, applications de boues, etc. Il suffit de citer ces chiffres pour donner une idée de l'importance qu'ont prise, dans ces derniers temps, les stations thermales. En les passant en revue, nous aurons l'occasion de revenir plus amplement sur les progrès qui ont été réalisés dans chacune d'elles.

Fréquentation. — Le nombre des malades qui se rendent aux eaux pour y recouvrer la santé, ou pour en obtenir un soulagement, est un des renseignements les plus difficiles à obtenir. Les listes des étrangers qui fréquentent les stations hydro-minérales, ne peuvent bien évidemment fournir à cet égard que des indications vagues. Elles recensent indifféremment, en effet, non seulement les malades, mais encore les personnes qui les accompagnent et les nombreux visiteurs que leurs seuls plaisirs attirent dans les villes d'eau. De là une confusion telle qu'il est presque impossible de dégager des listes afférentes à chaque station l'inconnue, c'est-à-dire le nombre réel des malades qui y ont été traités. La tendance générale est de l'exagérer. Aussi ne peut-on obtenir autre chose qu'une évaluation approximative.

Dans son rapport sur l'exposition de 1889, M. Jéramec a donné le chiffre de 300 000 malades comme représentant la fréquentation actuelle des établissements thermaux de la France. Sous l'influence du développement de la fortune publique et des facilités de la locomotion, elle aurait décuplé dans le courant des soixante dernières années.

En nous appropriant ce renseignement, nous devons faire remarquer que, par sa situation de président du syndicat des établissements thermaux, M. Jéramec est plus que personne en mesure d'avoir une appréciation motivée sur les résultats de leur exploitation.

Numéraire mis en circulation. — Le numéraire mis en circulation dans les stations hydro-minérales par le séjour qu'y font les malades est un renseignement présentant au moins autant d'intérêt que le précédent. Il en découle d'ailleurs de la façon la plus simple puisque, pour l'obtenir, il suffit de rechercher le second facteur qui n'est autre que la dépense faite par les malades pendant la durée de la saison. Elle varie naturellement dans des proportions fort étendues suivant les stations.

Ayant à produire le renseignement dans un de ces rapports administratifs que les médecins inspecteurs adressaient autrefois au ministre, l'un d'eux, par une série de déductions assez logiques et en admettant notamment que tout malade payant était accompagné de deux personnes, en avait conclu qu'on pouvait évaluer à 1 500 francs sa dépense pour une durée de quinze jours. Le chiffre s'appliquait à une des stations les plus importantes des Pyrénées, et il pouvait être accepté pour les établissements similaires de la chaîne et des autres régions. Mais pour en déduire une moyenne, il ne faut pas perdre de vue qu'à côté de ces stations qualifiées à bon droit de luxe, parce qu'elles ne sont abordables qu'à une clientèle spéciale, il en existe une foule d'autres beaucoup plus modestes. On ne se fait pas généralement une juste idée des différences considérables qu'elles présentent sous ce rapport. Il y a telle d'entre elles où le prix d'un bain descend à 0, 30, linge compris. Il faut donc bien reconnaître et proclamer qu'il y a en France des eaux minérales à la portée de toutes les bourses. C'est surtout dans le sud-ouest que l'on trouve ces stations principalement fréquentées par les populations rurales et qui mériteraient la dénomination d'économiques par opposition à celles qui sont plus en vue.

Dans son rapport sur l'exposition de 1889, M. Jéramec évalue à cent millions de francs le numéraire laissé dans les stations par les malades. C'est le tribut qu'ils payent à la contrée en frais de toute sorte, séjour, traitement, etc. Cette appréciation qui correspond à une moyenne d'environ 350 francs est d'accord avec les considérations précédentes et elle nous paraît bien motivée. Elle ne s'applique toutefois qu'aux malades et à leur compagnie. Pour tenir compte du flot de touristes qui envahit les villes d'eau pendant la saison, il faudrait au moins la doubler.

Expéditions d'eaux minérales en bouteilles. Exportations. Importations. —Les expéditions d'eaux minérales en bouteilles forment une partie importante du revenu des établissements. Pour quelques-uns d'entre eux ces expéditions constituent même à peu près l'unique objet de leur exploitation. Celle-ci est très fructueuse, car elle n'entraîne que des frais presque insignifiants.

Dans le mémoire sur les stations d'eaux minérales de la France [1], les expéditions de ces sortes d'eaux pour l'ensemble des stations ont été évaluées en 1881 à 30 millions de bouteilles, ayant, au taux moyen de 0 fr. 38, une valeur de 11 400 000 francs. D'après le rapport de M. Jéramec sur l'exposition de 1889, elles atteindraient actuellement 45 millions de bouteilles sur lesquelles il y aurait 18 millions ou les 2/3 d'eaux médicinales. Elles auraient donc augmenté de 50 p. 100 dans l'intervalle des dix dernières années.

Les régions volcaniques du Beaujolais, du Forez, de l'Auvergne et du Vivarais sont celles qui produisent la presque totalité des eaux acidulées, peu minéralisées, vulgairement connues sous le nom d'eaux de table. C'est un commerce qui, à l'aide d'une publicité bien entendue

[1] *Recueil des travaux du comité consultatif d'hygiène publique pour l'année* 1885.

a pris un développement considérable non seulement à l'intérieur, mais encore à l'étranger où ses produits sont très appréciés. Dans la plupart des stations qui se livrent à ce genre d'exploitation, l'embouteillage est incessant, et telle est la renommée attachée à certaines sources qu'on emploie des expédients pour leur faire rendre tout ce qu'elles peuvent donner. On s'attache également à leur conserver leur gaz acide carbonique en produisant l'obturation des orifices des sources par des procédés souvent fort ingénieux.

Malgré son développement, le commerce des eaux de table est bien loin d'avoir pris toute l'extension dont il est susceptible. Dans les contrées citées il y a, en effet, encore beaucoup de sources inexploitées, faute d'accès aux voies de transport économiques. On peut donc admettre que, dans la partie orientale du Plateau Central, les ressources en eaux de table sont pour ainsi dire presque indéfinies et inépuisables.

Dans le trafic général de la France, les exportations et les importations d'eaux minérales ne jouent qu'un rôle très secondaire. D'une part en effet, à raison de la faiblesse de leur volume et de leur poids, les bouteilles d'eaux de cette nature ne constituent pas pour notre marine un élément de fret bien sérieux, de l'autre la valeur est fort peu élevée. Toutefois, comme le trafic s'étend au monde entier, il porte le nom de la France dans les régions les plus reculées.

Si on envisage les exportations d'eaux minérales, on reconnaît que, dans ces derniers temps elles n'ont cessé de progresser à l'exception toutefois des années 1888 et 1889, où il y a eu ralentissement assez marqué. De l'inspection du tableau dressé par M. Jéramec dans son rapport sur l'exposition de 1889 avec les éléments empruntés à la statistique de l'administration des douanes, il résulte que, de 1878 à 1882, les exportations passent de 2 326 800 à 3 980 000 bouteilles et ont gagné 70 p. 100[1]. Le chiffre afférent à 1883 est de 3 960 000 bouteilles presque égal à celui de l'année précédente. En le prenant pour point de départ d'une nouvelle période quinquennale et en le comparant à l'exportation de l'année 1887 qui est de 5 314 000 bouteilles, on reconnaît que le gain est de 34 p. 100. En 1890, les exportations se sont

[1] Dans le tableau du commerce de la France, les résultats des exportations d'eaux minérales sont exprimés en kilogrammes, verre compris. Pour les rendre plus facilement appréciables on a jugé à propos de les transformer en bouteilles, en admettant pour le poids du verre le chiffre de 800 grammes.

élevées à 5 585 000 bouteilles. On peut admettre qu'elles ont une valeur de 1 675 500 francs [1].

L'examen détaillé du tableau dans les treize dernières années (de 1878 à 1890) montre que, parmi les pays importateurs, la Belgique tient aujourd'hui le premier rang avec 886 000 bouteilles et que ce chiffre est presque quadruple de celui de 1878. L'Algérie se place en seconde ligne avec 777 000 bouteilles et une progression équivalente. Viennent ensuite l'Angleterre dont l'importation est de 644 000 bouteilles, soit un peu plus du double de celle de 1878 et l'Espagne qui figure dans le tableau pour 528 000 bouteilles soit le sextuple du chiffre afférent à 1878. L'Italie qui tenait en 1886 le premier rang est descendue au cinquième. L'Egypte a également primé en 1882 tous les pays importateurs ; mais elle est tombée l'année suivante au neuvième rang, et elle occupe actuellement le dixième, au-dessous de la Roumanie. Ces variations brusques s'expliquent par des événements auxquels il suffit de faire allusion.

Voici comment se répartit entre les pays importateurs le chiffre de 5 585 000 bouteilles afférent à l'année 1890.

1° Belgique.	886 000	bouteilles.
2° Algérie	777 000	—
3° Angleterre.	644 000	—
4° Espagne.	528 000	—
5° Italie	372 000	—
6° Suisse.	317 000	—
7° Allemagne.	286 000	—
8° États-Unis (Océan Atlantique). .	217 000	—
9° Roumanie	207 000	—
10° Égypte.	180 000	—
11° Turquie	148 000	—
12° République Argentine	143 000	—
13° Brésil	91 000	—
14° Russie.	90 000	—
15° Tunisie	59 000	—
16° Grèce	51 000	—
17° Autres pays	589 000	—
Total	5 585 000	bouteilles.

[1] Les eaux minérales exportées sont évaluées dans le tableau du commerce à 0 fr. 10 par kilogramme brut. Ce chiffre est notoirement au-dessous de la réalité. Ce serait peut-être faire une exagération en sens inverse que de prendre pour base d'appréciation la moyenne de 38 centimes par bouteille à laquelle nous ont conduit nos évaluations. On peut en effet

Comme il fallait s'y attendre eu égard à la richesse de la France en eaux minérales, les importations ne représentent que les deux cinquièmes des exportations. Elles s'élèvent exceptionnellement en 1890 à 2 230 000 bouteilles. Dans ce nombre, les expéditions de l'Autriche-Hongrie figurent pour 1 351 000 et celles de l'Allemagne pour 423 000 bouteilles, de telle sorte que réunies elles représentent près de 80 p. 100 de l'importation totale. En voyant la part élevée que l'Autriche-Hongrie a dans le commerce d'importation, on est amené à penser qu'elle s'applique principalement aux eaux purgatives qui font à peu près défaut en France. Après l'Autriche et l'Allemagne on ne peut guère citer, parmi les pays importateurs, que la Suisse, l'Espagne et l'Angleterre qui figurent respectivement dans la colonne afférente à 1890 pour 194, 134 et 73 mille bouteilles.

Le tableau tiré du rapport de M. Jéramec auquel ces renseignements sont empruntés présente d'ailleurs dans ses totaux des écarts brusques assez difficiles à expliquer. Ainsi dans l'intervalle compris entre 1878 et 1881, on voit les expéditions de provenance étrangère s'élever de 1 132 000 à 1 890 000 bouteilles pour descendre en 1886 à 1 640 000 puis tomber brusquement en 1887 à 948 000. Dans le cours des trois dernières années, elles se sont relevées rapidement de façon à atteindre le chiffre plus haut cité.

Ce qui se dégage le plus nettement du tableau, c'est la défaveur marquée qui s'attache aux eaux de provenance allemande. Les importations qui s'élevaient en 1881 à 1 250 000 bouteilles sont tombées en 1890 au tiers de ce chiffre.

En revanche, la progression est très sensible pour les eaux d'Autriche. En effet, antérieurement à 1880, elles étaient à peine représentées dans le tableau, et cette année même elles n'y figurent que pour 162 000 bouteilles. Mais l'année suivante on constate que l'importation a doublé et on peut remarquer qu'elle a presque décuplé dans l'intervalle compris entre 1880 et 1890. C'est à la progression rapide des provenances autrichiennes qu'est surtout due l'augmentation constatée dans les importations de ces dernières années. L'Espagne qui ne figure sur le tableau que depuis 1887, a également contribué à ce résultat, mais pour une faible part.

admettre que les eaux de table, beaucoup moins chères que les eaux médicinales, entrent pour une part prépondérante dans les exportations. Mais on est fondé à penser qu'on tient un compte suffisant de cette circonstance, en abaissant à 30 centimes le prix de la bouteille.

CHAPITRE IV

Période antérieure à l'occupation romaine. — Les sources minérales réparties en si grand nombre sur le territoire de la Gaule ont-elles été utilisées avant l'occupation romaine? Telle est la première question qui se pose naturellement au début de cette recherche.

Dans la note qu'il a publiée sur les travaux exécutés en 1874 pour la réfection des thermes de Bourbonne[1], M. l'ingénieur Rigaud s'est cru autorisé à la résoudre affirmativement. Il a motivé sa manière de voir sur la rencontre de quelques éclats de silex dus au travail de l'homme trouvés parmi les monnaies qui ont été retirées du curage du puisard romain. Il lui a paru qu'il était peu vraisemblable de considérer ces silex comme ayant été jetés dans la source à titre d'*ex-voto*, comme cela a eu lieu pour les monnaies. De la discussion à laquelle il s'est livré sur leur origine, il a été amené à admettre qu'ils provenaient très probablement d'un gisement préhistorique placé à la base des alluvions du ruisseau de Borne qui arrose la vallée où sont situées les sources thermales. Mais en examinant avec attention les circonstances relatives à la rencontre des silex du puisard romain, on est conduit à élever quelques doutes sur la légitimité de cette conclusion.

L'étude des monuments épigraphiques ne laisse au contraire subsister aucun doute sur l'usage que les premiers habitants de la Gaule ont fait des eaux minérales. Telle est au moins la conclusion que l'on peut tirer accessoirement d'une savante dissertation publiée dans la *Revue archéologique* par M. Chabouillet, conservateur du département des

---

[1] *Notice sur les travaux exécutés à Bourbonne*, par M. Rigaud, ingénieur des mines (*Annales des mines*), 7ᵉ série, t. XVII, 1880.

médailles et antiques [1] à la bibliothèque nationale à l'occasion du don fait par l'Etat à cet établissement d'un lot d'antiquités mises à jour par les travaux dont il vient d'être question. Ce lot contenant six inscriptions relatives à Borvo et à Damona, l'auteur a jugé à propos de réunir pour les comparer tous les textes épigraphiques se rapportant aux mêmes divinités.

Sans le suivre dans les développements qu'il a donnés à sa Notice, nous nous proposons d'en extraire ce qu'elle renferme d'essentiel pour le but que nous poursuivons.

L'une des inscriptions recueillies est gravée sur un fragment d'autel en pierre qui a 65 centimètres de hauteur sur 38 de largeur au-dessus du socle et se trouve actuellement encastré dans la salle des jeux de l'établissement de Bourbonne. La transcription qu'en a faite M. Chabouillet d'après une empreinte en plâtre prise sur l'original porte :

> BORVONI·ſ..
> MONAE·C·IA
> TINIVS RO
> MANVS·IN
> G·PRO·SALV
> E·COCILLAE
> FIE·EX·VOTO

Qu'il faut lire : *Borvoni et Damonæ, C. Latinius, Romanus, Lingo pro salute Cocillæ filiæ, Ex-voto.*

L'inscription de la salle des jeux de l'établissement de Bourbonne est un véritable monument. C'est en effet sur cette inscription que, dès 1750, Dunod [2], après s'être rendu sur les lieux pour l'apprécier *de visu*, a reconnu que : « Borvoni était un mot celtique composé de deux autres : *berw*, chaud, ardent, bouillant, et *von*, fontaine. Bervon, fontaine chaude, nom qui convient parfaitement à celle de Bourbonne, la plus chaude qu'il y ait dans le royaume. »

Dunod ajoute un peu plus loin : « C'est donc au temps auquel les Celtes ont peuplé la Gaule qu'on doit rapporter l'usage des eaux de Bourbonne. »

---

[1] *Notice sur les inscriptions et les antiquités provenant de Bourbonne-les-Bains,* extrait de la *Revue archéologique,* janvier, février, mars 1880 et mai 1881.

[2] F.I. Dunod. *Histoire de l'église, ville et diocèse de Besançon.* Besançon, 1750, in-4° — Passage transcrit dans *Bibliotheca borvoniensis,* par le Dr Bougard, 1865.

Au cours de sa dissertation, M. Chabouillet a trouvé dans le *Diction-naire de la langue française de Littré* une confirmation rassurante de la découverte de l'étymologie de Borvo. L'éminent linguiste dit, en effet, à l'article : *Bourbe*, que ce mot est en bas-breton, bourbou[1], bour-bonnen, ampoule, ébullition ; il ajoute : « kymri, *berw*, bouillonne-ment. » Puis il continue ainsi : « Le radical est celtique, car on le trouve dans la langue des Gaulois : *Borvo* ou *Bormo*, nom gaulois de Bourbon-l'Archambault, à cause des eaux qui y bouillonnent. La *bourbe* est donc, étymologiquement, une boue telle qu'on y fait bouillonner l'eau en la foulant.

En regardant de près on est porté à croire que le radical celtique *berw* ou *borv* est très voisin du radical *bullire*[2].

Une inscription, trouvée en 1833 à Bourbonne, dans les décombres d'une maison incendiée, et publiée par Berger de Xivrey, a permis de faire une assimilation intéressante et d'établir, avec assez de vraisem-blance, l'individualité du dieu Borvo. Elle est ainsi libellée.

DEO · APOL

LINI · BORVoN

ET · DAMONÆ

C · DAMINIVS

FEROX · CIVIS

LINGONVS · EX

VOTO

Deo Apollini Borvoni et Damonæ, C. Daminius Ferox, Civis lingonus, Ex-voto.

---

[1] Il y a *bourbou*, mais n'est-ce pas une coquille pour *bourbon*? M. Chabouillet serait disposé à le croire d'après une citation du *Glossaire gaulois* de M. de Belloquet où il y a : bourbon, bourbonner.

[2] Les boues paraissent avoir joué un certain rôle dans le traitement anciennement suivi à Bourbonne. Dans le chapitre XXVI de son *Traité historique des eaux et bains de Plom-bières, de Bourbonne, de Luxeuil et de Bains*, consacré à l'exposé du système de M. Charles de Besançon : *Quæstiones medicæ circa thermas borbonnicas*, le R. P. Dom Calmet, abbé de Senones, dit : « On y prend les bains, on y boit les eaux, on se sert même des boues ou du sédiment qui se trouve dans les bains, pour plusieurs incommodités, surtout celles qui affectent les nerfs. » Et le savant bénédictin ajoute : « Il y a apparence que le nom de Bour-bonne lui vient de l'ancien nom *Borba* dérivé du grec βόρβορος, de la boue. »

D'un autre côté, Diderot qui a fait une cure à cette station en 1770 et qui a résumé ses impressions dans une longue lettre adressée à Mlle Voland sous le titre de *Voyage à Bour-bonne* cite : Bourbonne-les-Bains et Bourbonne-les-Boues dont il faut sans doute rétablir le texte, comme le propose M. Chabouillet : Bourbonne les Bains ou les boues, car il n'y en pas deux.

Comme le fait remarquer M. Chabouillet, avant la découverte de 1833 on n'avait aucune raison d'assimiler Borvo à Apollon, tandis que, depuis cette époque, on a du tenir compte de cette association. Mais comment faut-il lire ce texte ? *Deo Apollini, Borvoni et Damonæ,* ou *Deo Apollini-Borvoni et Damonæ.* M. Chabouillet penche, il est vrai, avec quelque hésitation pour la seconde hypothèse. Dans la mythologie gauloise c'est donc Apollon sous la forme de *Borvo* qui aurait été le dieu tutélaire des sources thermales.

Quelle que soit l'opinion que l'on adopte, les noms de trois stations de la région, Bourbonne, Bourbon-Lancy et Bourbon-l'Archambault ont manifestement une origine commune qui n'est autre que le dieu gaulois Borvo. Le nom de la province qui comprend la dernière station s'en déduit également, ainsi que celui de la branche des Capétiens qui en a pris le titre[1].

Parmi les monuments épigraphiques relatifs à Borvo que possède le cabinet des Antiques à la Bibliothèque Nationale, un des mieux conservés est celui qui a été trouvé le 7 janvier 1875 dans la vase avoisinant le puisard romain. C'est un autel en pierre de 56 centimètres de hauteur sur 24 de largeur au couronnement. Nous en donnons la reproduction d'après un dessin emprunté à la notice de M. Chabouillet.

Période gallo-romaine. — A partir de l'occupation de la Gaule par les Romains, l'histoire des stations thermales sort du domaine des hypothèses basées sur l'interprétation de quelques inscriptions pour acquérir tout à coup une étonnante précision. Les nombreux monuments élevés par leurs soins et dans lesquels elle est écrite en caractères ineffaçables permettent en effet de suppléer aux textes qui font défaut. On sait que les Romains ont couvert le sol de la Gaule d'un immense réseau de magnifiques voies de communication dont on a pu dresser des cartes exactes, car il a résisté en partie à l'action destructive du temps. On peut encore signaler les travaux qu'ils ont entrepris pour doter d'eau potable toutes les grandes agglomérations urbaines.

---

[1] Dans les *Etudes sur les eaux minérales de Plombières,* publiées en 1862 par M. Jutier et Lefort, nous trouvons une note qui corrobore pleinement la conclusion relative à l'usage que les Celtes ont fait des eaux minérales. Nous jugeons à propos de la reproduire :

« Les eaux de Plombières étaient fréquentées par les Celtes avant l'époque gallo-romaine ; au moins quelques débris de colliers, de verroteries, de boucles d'oreilles que nous avons découverts, ont été reconnus par M. A. Delacroix comme d'origine purement celtique et tout à fait analogues à ceux qui se trouvent dans les tumulus de l'antique Alesia, aujourd'hui Alaise près de Besançon.

Ils y ont fait preuve d'un instinct tellement merveilleux que, dans les nombreux projets de même nature mis à exécution dans le cours du xixᵉ siècle, on n'a eu le plus souvent rien de mieux à faire que de suivre leurs indications. Les aqueducs qui conduisaient les eaux de

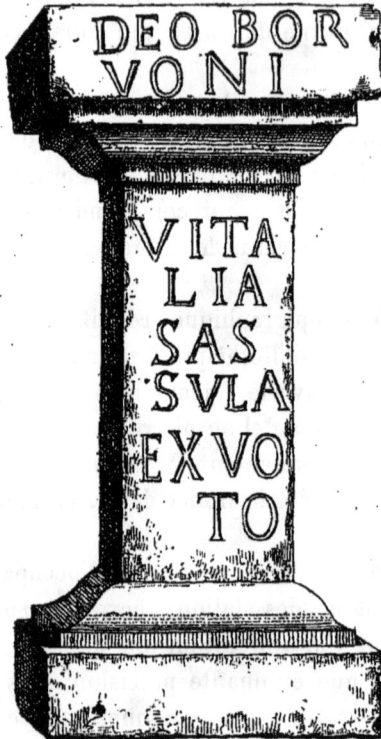

DEO BOR
VONI

VITA
LIA
SAS
SVLA
EXVO
TO

Fig. 7.

sources aux principales cités de la Gaule, sont encore en partie debout et à juste titre classés parmi les monuments historiques.

Les travaux entrepris par les Romains dans le domaine hydrominéral, sans être aussi apparents, ne sont pas moins remarquables. Dans toutes les stations thermales du Plateau Central, des Vosges, des Alpes, des Pyrénées, on trouve des traces certaines de leur prise de possession, captages, monuments épigraphiques, médailles, monnaies, etc. Il n'y a que de très rares exceptions à cette règle, et encore faut-il reconnaître qu'elles s'appliquent pour la plupart à des sources chaudes obtenues par la voie du forage à une époque qui n'est pas très reculée.

L'étymologie est également très probante. Beaucoup de villes d'eaux telles qu'Aix en Provence (*Aquæ Sextiæ*), Aix en Savoie (*Aquæ Domitiæ*) ont conservé dans leurs dénominations la trace de l'occupation romaine.

Il en est de même de Dax dont l'enceinte aujourd'hui en partie démolie pour permettre à la ville de s'étendre, constituait un des plus curieux monuments datant de cette époque. Elle a porté successivement les noms d'Acqs, de Dacqs, d'où on a fait Dax. La dénomination d'Ax, appliquée à une des stations des Pyrénées a manifestement la même provenance. D'un autre côté il est facile de reconnaître dans les noms de Sail ou de Salt appliqués à quelques-uns des établissements du Forez et du Beaujolais le radical latin : *salire, saltum* (jaillir, jaillissant).

Les travaux de réfection entrepris dans quelques stations, en pénétrant dans la profondeur, ont mis à jour les constructions romaines. Ils ont donc permis de se rendre compte de leur disposition.

Les thermes romains consistaient essentiellement en grandes piscines dans lesquelles le bain était pris en commun et en étuves disposées aux abords d'une vaste salle ou d'une cour entourée de galeries et pouvant servir de promenoir. Ils étaient construits avec le plus grand luxe. On n'employait en effet dans le gros œuvre que des pierres de choix sans avoir égard à l'éloignement des carrières d'où elles étaient tirées. L'Italie, la Grèce et même l'Egypte étaient mises à contribution pour fournir les marbres et les autres matériaux de prix qui entraient dans la décoration de ces édifices somptueux.

A titre de spécimen d'un therme romain, nous reproduisons dans la figure 8 le plan général de celui de Bourbonne, tel qu'il a pu être reconstitué à la suite des fouilles nécessitées par la réfection de 1874.

Dans les travaux de captage des sources thermales, les Romains ont fait preuve de beaucoup d'habileté. Ils savaient parfaitement que, pour accroître leurs débits, il convenait d'abaisser autant que possible leurs points d'émergence. C'est pourquoi on trouve souvent dans les vallées leurs constructions en contre-bas du sol naturel. Les procédés qu'ils ont employés dans les diverses régions de la Gaule pour protéger les sources thermales contre l'envahissement des eaux douces superficielles ont peu varié. Ils se rapportent presque tous à un type commun qui a consisté à déblayer le terrain jusqu'à la rencontre de la roche vive, à reconnaître ainsi les sources, puis à étendre, à la surface de l'aire qu'elles occupent, un épais radier de béton en laissant leurs seuls orifices libres.

Pour écarter tout danger, ils ont construit dans quelques cas des aqueducs
en vue d'écouler les eaux douces à la rivière la plus voisine et c'est

PLAN GÉNÉRAL DES THERMES ROMAINS DE BOURBONNE REPORTÉS
SUR LE PLAN DES ÉTABLISSEMENTS MODERNES

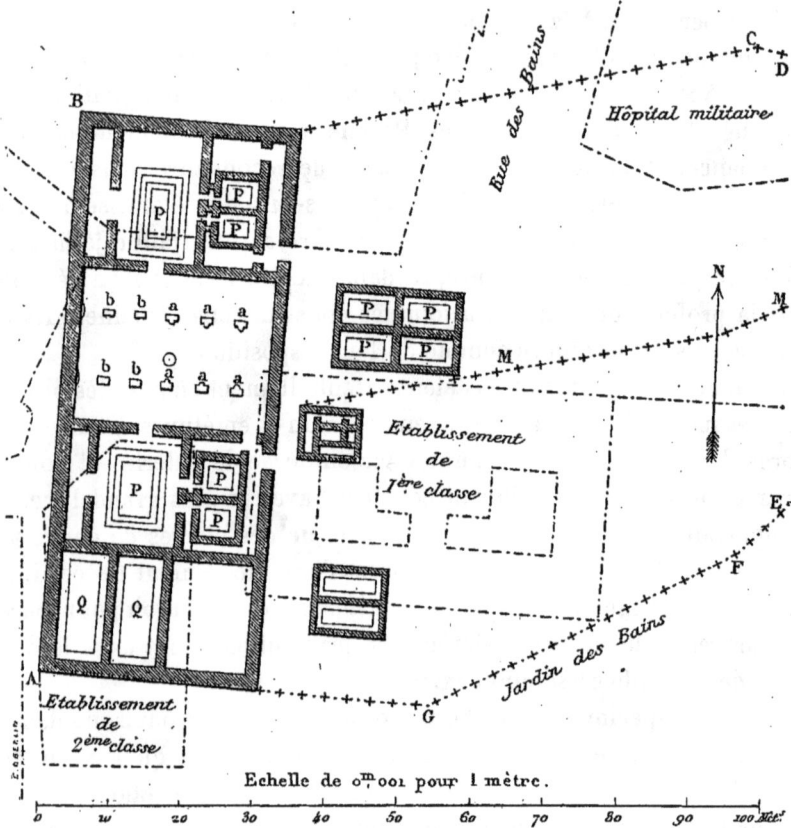

Echelle de 0ᵐ001 pour 1 mètre.

Limites des constructions modernes
+--+--+--+ A B C D E F G Mur d'enceinte souterrain romain
+--+--+--+ M M Aqueduc central romain
a a a......Pilastres unis de la grande salle romaine
b b........Colonnes cannelées
P P........Piscines romaines
Q Q........Etuves romaines

Fig. 8.

notamment ce qu'ils ont fait à Bourbonne où il y a une galerie de trois
kilomètres de longueur qui partant du vallon de Borne aboutit à l'Apance.

En résumé, la période gallo-romaine tient une place très remarquable dans l'historique de l'emploi des eaux minérales. C'est une ère pleine de grandeur, caractérisée par la mise en valeur de toutes les sources thermales alors connues et dans des conditions certainement comparables à celles que nous avons sous les yeux.

Moyen âge. — Les magnifiques thermes élevés par les Romains ne devaient pas survivre à la chute de l'Empire. A la suite de l'invasion des Barbares, on constate en effet leur destruction. On peut même en fixer approximativement l'époque. Dans sa notice sur les travaux effectués en 1874 à Bourbonne, M. Rigaud remarque que la monnaie la plus récente des 5 000 pièces jetées dans le puisard romain à titre d'offrandes aux dieux et recueillies dans le curage que l'on a fait alors est une pièce de Honorius datant à peu près de l'an 405, époque des dernières victoires de Stilicon. Il en a conclu fort judicieusement qu'il fallait faire remonter aux premières années du ve siècle la destruction des thermes. Il convient d'ajouter que la région située au pied des Vosges où ils sont situés a dû être une des premières envahies.

Les documents font ensuite complètement défaut pendant cinq ou six siècles. La restauration par Charlemagne des thermes de la ville impériale d'Aix-la-Chapelle est le seul fait authentique dont il soit fait mention pendant cette longue période. On est assez généralement disposé à admettre que les sources minérales furent complètement délaissées. La vérité est qu'on ne possède aucun renseignement à l'appui de cette manière de voir, et que ce n'est qu'une simple conjecture.

On rapporte, aux croisades (1096-1270) et à la nécessité de combattre les maladies importées de l'Orient, la renaissance des eaux minérales en France. Elle aurait coïncidé à peu près avec l'institution des maladreries et aurait présenté également le caractère d'œuvre d'assistance publique aux classes pauvres. On signale, en effet, la fondation d'un certain nombre d'hôpitaux, comme annexes aux stations thermales. Quoique l'on possède peu de documents sur ces temps reculés, on y fait remonter la reprise de quelques-uns des établissements des Pyrénées, Cauterets (Saint-Savin), Luchon, le Vernet (Saint-Michel) et Rennes.

Renaissance. — Après la guerre de Cent ans, à l'avènement des Valois, la fréquentation des établissements thermaux facilitée par la construc-

tion des voies postales due à Louis XI s'accentue. Elle est d'ailleurs
mise à la mode par l'exemple que donnent ces princes. Les stations où
ils se rendent de préférence et qui jouissent à cette époque de la
faveur publique sont : Bourbon-l'Archambault, Bourbon-Lancy, Vichy,
Pougues et, dans les Pyrénées, les Eaux-Chaudes mises en évidence par
le séjour qu'y fait Marguerite de Navarre et Bagnères-de-Bigorre. Les
blessés de Marignan sont traités aux Eaux-Bonnes et ainsi s'établit leur
réputation d'eaux d'arquebusades.

D'un autre côté, c'est aux xv° et xvi° siècles qu'il faut faire remonter
les premières publications sur les eaux minérales françaises.

De 1600 à 1800. — Leur vogue grandit rapidement à partir du commencement du xvii° siècle. En même temps elles attirent pour la
première fois l'attention des pouvoirs publics. Par ses édits et lettres
patentes de mai 1603, Henri IV institue des surintendants et des inten-
dants généraux chargés de la haute surveillance des eaux, bains et
fontaines minérales du royaume. Dès cette époque, une modification
importante se produit dans le mode d'administration des eaux ; les
cabinets avec baignoires se substituent peu à peu au bain commun dans
des piscines dont l'usage a persisté depuis la domination romaine.
Enfin à l'année 1670 se rapporte un fait considérable : les eaux minérales appellent l'attention de l'Académie des sciences qui charge deux
de ses membres, Duclos et Bourdelin, d'en faire l'analyse [1]. Eu égard
à l'état embryonnaire des connaissances chimiques et des procédés
d'analyse au milieu du xvii° siècle la résolution de l'Académie ne
pouvait produire que des résultats fort incomplets. Mais elle a été le
point de départ d'une série de missions qui se sont succédées dans le
courant du siècle suivant et qui constituent autant de dates mémo-
rables de l'histoire des eaux minérales. La plus importante de ces
missions est celle qui a été confiée en 1773 à Venel, l'éminent professeur de la faculté de médecine de Montpellier, en vue d'étudier, avec
le concours du chimiste Bayen et des ingénieurs en chef Moisset et
Lomet, les améliorations des eaux et des bains dans les provinces de
Languedoc et de Guyenne. On lui doit des analyses des eaux de Luchon
très remarquables pour l'époque et les travaux hydrauliques exécutés à

---

[1] Observations particulières des sels et des terres des Eaux minérales qui ont été examinées en l'Académie royale des sciences, ès années 1670-1671, *Mémoires*, t. IV.

Barèges. Il y a lieu de rappeler à cette occasion le *Catalogue raisonné,*
accompagné d'une notice de toutes les eaux minérales du Royaume,
par Carrère, ouvrage précédemment cité, et dont la publication faite
en 1785 doit être rapportée à l'initiative prise par l'Académie de
médecine.

Les recherches récemment entreprises aux abords immédiats de la
source Saint-Léger-de-Pougues pour en reconnaître le captage ont

Fac-similé d'une plaque trouvée le 2 novembre 1891 au griffon
de la SOURCE SAINT-LÉGER, A POUGUES

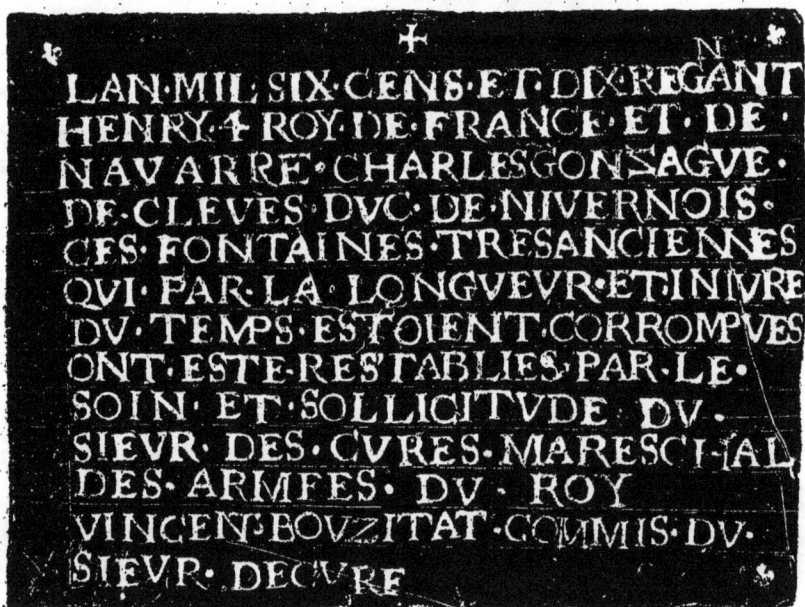

Fig. 9.

amené la découverte d'une plaque commémorative de celui qui a été
exécuté d'une façon très remarquable vers la profondeur de 8 mètres
dans la dernière année du règne de Henri IV. Ce monument du commencement du xviie siècle nous a paru présenter assez d'intérêt pour
être reproduit (fig. 9).

XIXᵉ siècle. — A aucune époque, les progrès réalisés dans le domaine
hydrominéral n'ont été aussi considérables qu'au cours du siècle qui
va finir. Sous quelque aspect qu'on envisage en effet ce domaine :
législation, aménagement des sources en vue d'augmenter leurs débits

et de les isoler des eaux douces ambiantes, appropriation plus conforme à leur destination des constructions dans lesquelles elles sont utilisées, facilités d'accès, recherches scientifiques sur la composition et le gisement des eaux, sans compter les nombreuses séries d'observations médicales recueillies, on constate des améliorations capitales dont on trace avec plaisir le tableau, tant il est satisfaisant.

En accordant aux sources minérales une protection efficace obtenue, non sans peine, au prix de quelques restrictions apportées au droit de propriété, la loi du 14 juillet 1856 a reconnu qu'elles constituaient une richesse nationale extrèmement précieuse. On a déjà obtenu de son application quelques résultats dont il y a lieu de s'applaudir.

L'étude du gisement des sources thermales ayant conduit à les assimiler aux gîtes minéraux et à les considérer comme *des filons d'eau*, on en a déduit des conséquences très rationnelles et très pratiques au point de vue de leur aménagement. C'est en effet à cette conception qu'il faut rapporter les travaux de recherches entrepris en 1837 par Jules François de Neufchâteau sur les sources de Luchon.

Les travaux de captage inventés par cet ingénieur éminent ont été appliqués depuis lors à un très grand nombre de stations. Les ressources thermales en ont été augmentées dans des proportions considérables; en même temps elles ont été protégées contre le mélange des eaux froides superficielles. En hydrologie minérale, il y a peu de progrès aussi considérable que celui qui a été réalisé par cette application de l'art des mines au captage des sources thermales.

La plupart des constructions dans lesquelles les sources sont utilisées ne remontent pas au delà du xixᵉ siècle. Sans en faire un examen détaillé, qui serait superflu, il suffira de citer :

Dans les Montagnes du Centre, Vichy, le Mont-Dore, Bourbon-l'Archambault, Royat, Sail-les-Bains, Saint-Honoré et celles de deux stations, dont la contrée déjà si bien dotée s'est enrichie à une époque peu éloignée : la Bourboule et Vals ;

Dans les Vosges, Plombières, Bourbonne et Luxeuil ;

Dans les Alpes, Aix-les-Bains, Marlioz et Uriage ;

Enfin, dans les Pyrénées, Cauterets, Luchon, les Eaux-Chaudes, les Eaux-Bonnes, Bagnères-de-Bigorre, Capvern, Audinac et les thermes militaires d'Amélie.

Dans la seconde moitié du siècle, les chemins de fer, en facilitant l'accès des villes d'eau, en ont augmenté la fréquentation dans des proportions très considérables. Les installations sont dès lors devenues insuffisantes et il a fallu les mettre en rapport avec les nouveaux besoins.

L'État, qui est propriétaire de sept établissements thermaux très importants et qui a des hôpitaux militaires dans deux autres stations, a largement contribué pour sa part aux progrès réalisés. Il peut revendiquer en effet la construction des thermes de Plombières, de Bourbonne et de Bourbon-l'Archambault qui ne remontent pas au delà de la seconde moitié du siècle. On ne saurait omettre de signaler l'annexe qui a doublé les installations de l'établissement d'Aix, édifié par le gouvernement sarde à la veille de l'annexion de la Savoie.

Dans un autre ordre d'idées, au point de vue des données scientifiques acquises sur les eaux minérales, le XIX° siècle est séparé par un abîme de ceux qui l'ont précédé. A son début, en effet, l'analyse chimique récemment régénérée par les belles découvertes de Lavoisier ne possède pas encore les méthodes et la précision nécessaires pour déterminer les éléments complexes des eaux minérales. Il faut même reconnaître que ces méthodes n'ont pas été improvisées et qu'elles sont le fruit d'essais successifs et d'une expérience qui n'a guère été complétée que dans les cinquante dernières années. Quant à la question du gisement des sources minérales, elle n'est même pas posée, car la géologie, la dernière venue des sciences naturelles est une fille dont le XIX° siècle peut revendiquer la paternité. Il faut donc mettre à son actif toutes les connaissances acquises sur ces intéressantes manifestations de l'enveloppe solide du globe.

CHAPITRE V

Nous croyons utile de donner ici un aperçu sommaire des conditions dans lesquelles ont été faites, en général, les déterminations de quelques principes qui entrent dans la composition des eaux minérales, au cours des recherches entreprises depuis seize ans pour la revision de l'*Annuaire*.

Alcalinité. — Toutes les eaux, à de rares exceptions près (eaux sulfatées ferrugineuses) sont alcalines. Cette alcalinité est due le plus souvent aux carbonates alcalino-terreux dissous à la faveur d'un excès d'acide carbonique, aux carbonates alcalins, quelquefois à des silicates et, dans le cas des eaux sulfureuses, à des sulfures.

La détermination de l'alcalinité est très importante au point de vue de la constitution de l'eau à analyser, car elle contribue à connaître la teneur de l'eau en carbonates, etc., ou à la contrôler. Cette détermination a toujours été effectuée en sursaturant l'eau par un excès d'acide sulfurique titré (à 9^{gr},8 d'acide sulfurique par litre), en utilisant comme indicateur le tournesol d'orcine ; après avoir porté l'eau à l'ébullition, on déterminait l'excès d'acide par une solution équivalente de potasse Connaissant la quantité d'acide sulfurique employée pour un volume déterminé d'eau, quantité qui peut être exprimée en *équivalents* d'acide, on en déduit le nombre d'équivalents de sels de nature alcaline.

Le titrage alcalimétrique ne doit jamais être fait dans un vase en verre à raison de l'alcalinité de celui-ci qui rend le résultat plus qu'incertain, mais dans une capsule de porcelaine, ou mieux encore dans une capsule de platine dont l'emploi offre de plus l'avantage de faire saisir très nettement les changements de couleur.

Acide carbonique. — Le dosage de l'acide carbonique total a toujours été préparé sur place en traitant un volume d'eau déterminé par le chlorure de baryum ammoniacal. Le précipité était ultérieurement recueilli, lavé et traité par l'acide chlorhydrique pour dissoudre le carbonate de baryum ; le dosage, à l'état de sulfate, du baryum entré en dissolution sert à calculer l'acide carbonique correspondant. Mais on n'a pas ainsi la totalité de l'acide carbonique, une partie ayant été précipitée à l'état de carbonate de calcium ; il faut donc doser le calcium qui reste dissous après la précipitation du sulfate de baryum et pour cela précipiter la solution filtrée par l'ammoniaque, puis, après nouvelle filtration, par l'oxalate ammonique. L'acide carbonique correspondant au dosage du calcium est ajouté à celui déduit du sulfate de baryum.

Quant à l'acide carbonique combiné, il est déduit du dosage du calcium et du magnésium dans la partie insoluble du résidu de l'eau, ainsi que dans le cas des eaux bicarbonatées alcalines, de l'alcalinité de la partie soluble du résidu ou du poids du carbonate de baryum qu'elle peut fournir.

Acide sulfurique. — Dosage effectué directement sur l'eau aiguisée d'acide chlorhydrique pour les eaux riches en sulfates, après concentration pour les autres.

Silice. — Le dosage a été effectué après la précipitation de l'acide sulfurique, après, par évaporation de la liqueur filtrée à sec, calcination légère du résidu et reprise de celui-ci par l'acide chlorhydrique qui ne laisse que la silice. Celle-ci, après pesée, était traitée par l'acide fluorhydrique et l'acide sulfurique ; la solution ne doit pas laisser de résidu ; dans le cas contraire, le poids de celui-ci doit être déduit du poids de la silice brute. Les évaporations pour le dosage de la silice ont toujours eu lieu dans une *capsule de platine*.

L'évaporation de l'eau, sans addition d'acide, laisse un résidu dont la partie insoluble dans l'eau renferme la majeure partie de la silice, quelquefois la totalité.

Acide phosphorique. — Il existe dans presque toutes les eaux, mais toujours en très faible quantité. Sa recherche par le molybdate d'ammonium en solution nitrique est facile ; néanmoins l'acide arsénique offrant le même caractère, il peut y avoir confusion.

L'acide phosphorique se précipite avec l'hydrate ferrique lorsqu'on ajoute de l'ammoniaque à la solution chlorhydrique du résidu ; pour le doser, on le précipite par le chlorure de magnésium ammoniacal dans la solution chlorhydrique de l'hydrate ferrique additionnée d'acide tartrique.

On a souvent indiqué des doses considérables de phosphates dans les eaux minérales. Ainsi Bouquet, par exemple, dans les eaux de Vichy. Cette indication ne peut que reposer sur une erreur d'observation. Cet auteur indique notamment $0^{gr},070$ d'anhydride phosphorique dans l'eau de la Grande Grille, ce qui correspond à $0^{gr},153$ de phosphate tricalcique. Ce sel devrait accompagner l'hydrate ferrique dans l'eau additionnée d'acide chlorhydrique. Or le précipité ainsi obtenu, et purifié par une nouvelle précipitation, ne pèse que $0^{gr},0019$ et est formé exclusivement, ou peu s'en faut, d'hydrate ferrique. Au reste, les indications de Bouquet relatives à l'acide phosphorique dans les diverses sources de Vichy varient de $0^{m},070$ jusqu'à des traces, alors que sa teneur ne devrait varier que dans des limites assez étroites.

Acide arsénique. — C'est sous la forme d'arséniates que l'arsenic est contenu dans les eaux ; c'est au moins l'opinion générale, qui paraît justifiée. Son dosage a été fait par l'appareil de Marsh, soit en pesant l'arsenic, soit en transformant l'hydrogène arsénié dégagé en acide arsénique qu'on titre alors par l'acétate d'urane d'après la méthode recommandée par MM. Millot et Maquenne.

Dans les eaux bicarbonatées alcalines, l'arsenic est entièrement contenu à l'état d'arséniate de sodium, comme à la Bourboule.

Acide borique. — On le rencontre dans toutes les eaux du Plateau Central et dans les eaux thermales des Pyrénées. Sa recherche a été faite par la méthode de Rose : coloration brune du papier de curcuma par la solution du résidu dans l'acide chlorhydrique concentré ; la coloration brune vire en bleu au contact de l'ammoniaque. Quant au dosage de ce principe, il n'a pu être fait en raison du manque de méthodes précises, applicable à de faibles quantités de ce corps.

Acide azotique. — Recherche par l'indigo ou par la brucine. Dosage par transformation en ammoniaque et dosage de celle-ci soit colorimétriquement par le réactif de Nessler, soit par titrage après distillation et passage des vapeurs dans de l'acide sulfurique titré.

Chlore. Brome. Iode. — Le dosage du chlore a été fait par le procédé habituel ou, dans le cas d'eaux faiblement chlorurées, par la méthode volumétrique de M. Volhard, après concentration, à l'aide d'une solution titrée d'azotate d'argent, dont l'excès est ensuite déterminé par une solution équivalente de sulfocyanate d'ammonium en présence de sulfate ferrique ; la coloration rougeâtre du sulfocyanate ferrique, qui ne se produit qu'après précipitation complète de l'argent, indique le terme de l'opération dont les résultats sont très précis.

Pour le dosage du brome accompagnant le chlore, on a procédé par précipitation incomplète de l'eau (plusieurs litres concentrés à 100^{cc} environ) par l'azotate d'argent. Tout le brome se trouve dans les premières portions du précipité. On en détermine le poids par la perte éprouvée par la transformation du précipité en chlorure.

Pour rechercher simplement le brome, le précipité argentique partiel est réduit par le zinc pur en présence d'une petite quantité d'eau, et la solution a ensuite été soumise à l'épreuve ordinaire.

L'iode est rarement contenu dans les eaux en quantité dosable ; le dosage dans ce cas a été effectué soit par précipitation à l'aide du chlorure de thallium, soit par l'azotate de palladium.

Pour la recherche de l'iode on a suivi la marche préconisée par M. Chatin.

Fluor. — La recherche directe de cet élément sur le résidu de l'évaporation de l'eau est évidemment incertaine à raison de la présence d'une quantité de silice toujours supérieure à celle du fluorure de calcium qui peut exister dans l'eau. L'action de l'acide sulfurique doit donc fournir plutôt du fluorure de silicium que de l'acide fluorhydrique, et il serait certainement préférable de provoquer la formation de fluorure de silicium, par l'addition du silice au résidu, comme l'a proposé M. Ad. Carnot, et de recevoir ce fluorure de silicium dans une petite quantité d'eau, de manière à produire de la silice et de l'acide fluosilicique.

Le fluor a été recherché non dans le résidu brut, mais dans le précipité ammoniacal produit dans la solution chlorhydrique de ce résidu après élimination de la silice.

On a annoncé la présence de quantités relativement considérables de fluorure de calcium dans certaines eaux, notamment celles de Vichy, de Néris, de Bourbon-l'Archambault. Ce composé, qui est insoluble dans l'eau, mais soluble dans l'acide chlorhydrique et précipitable par l'ammoniaque accompagne donc l'hydrate ferrique le phosphate tricalcique, et l'alumine, s'il y en a. Ainsi on a annoncé dans l'eau de la Grande Grille à Vichy, d'une part une quantité de fluor correspondant à $0^{gr},0156$ de fluorure de calcium ; d'autre part $0^{gr},070$. d'anhydride phosphorique correspondant à $0^{gr},153$ de phosphate tricalcique. Or, le précipité produit par l'ammoniaque dans la solution chlorhydrique du résidu ne pèse que $0^{gr},0019$, et est à peu près exclusivement composé d'oxyde de fer.

Fer. — Il est toujours contenu dans les eaux à l'état de sel ferreux ; mais l'ammoniaque le précipite dans l'eau concentrée acide ou dans la solution chlorhydrique du résidu à l'état d'hydrate ferrique. Celui-ci peut entraîner de la magnésie, dans le cas d'insuffisance d'acide chlorhydrique et pendant la filtration la chaux qui est en dissolution se carbonate en partie. De là la nécessité de redissoudre le précipité dans l'acide chlorhydrique, de le précipiter de nouveau par l'ammoniaque ; cette opération doit quelquefois être renouvelée une seconde fois. S'il y avait de l'alumine, du phosphate ou du fluorure de calcium dans la liqueur, ces corps accompagneraient chaque fois l'hydrate ferrique, et c'est là qu'on devrait les rechercher par des opérations spéciales.

Manganèse. — Il a généralement été séparé du fer par l'excellente méthode de M. Beilstein : action de chlorate de potassium sur la solution nitrique du mélange d'oxydes, qui précipite le manganèse à l'état de peroxyde.

Alumine. — A souvent été indiquée à tort comme existant dans les eaux minérales en quantités relativement considérables. Cette indication est certainement due à un défaut d'observation ou, dans bien des cas, à ce que ce composé a été emprunté au vase dans lequel l'évaporation avait été effectuée.

Ce n'est guère que dans les rares eaux à caractère acide, comme l'eau de Cransac ou les eaux ferrugineuses acides de Rennes-les-Bains, que sa présence est indiscutable. Dans ces circonstances, l'alumine a été isolée en soumettant l'eau à l'action de l'hyposulfite de sodium, qui précipite l'alumine, tandis que le fer et le manganèse restent dissous.

Calcium. Magnésium. Métaux alcalins. — Après les dosages successifs du calcium et du magnésium, on a procédé à celui des alcalis, le plus généralement en précipitant d'abord la magnésie et l'acide sulfurique par une quantité calculée de baryte, puis isolant le baryum en excès et le calcium par le carbonate ammonique; après évaporation de la liqueur filtrée, on acidule le résidu par l'acide chlorhydrique, on évapore à sec, on chasse le sel ammoniac et on pèse le résidu de chlorures alcalins. Dans d'autres cas, après la séparation de la chaux, on ramenait à l'état de chlorures et les alcalis et la magnésie, puis on séparait cette dernière par le carbonate ammonique, d'après le procédé de Deville.

Pour le dosage du potassium, on traitait les chlorures alcalins pesés par une quantité convenable de chlorure de platine, pour obtenir le chloroplatinate qui, après lavage à fond par l'acool, était calciné ; du poids de platine restant on conclut celui du potassium.

Pour le lithium on préparait comme ci-dessus une quantité de chlorure provenant de plusieurs litres d'eau (de 4 à 10 litres) et on isolait le chlorure de lithium par l'acool fort, le résidu de l'évaporation de la solution alcoolique était ensuite repris par l'acool absolu et l'éther; enfin le chlorure restant après une nouvelle évaporation était transformé en sulfate qui était pesé. Pour vérifier la pureté du sulfate de lithium on y dosait l'acide sulfurique, ce qui permettait de calculer le poids atomique du métal; si celui-ci s'éloignait du nombre 7 par suite du mélange de chlorure de sodium, on se servait du nombre obtenu pour calculer le lithium réel. Il est important de séparer toute la magnésie, ce qui, pour les eaux très magnésiennes, peut se faire par le phosphate ammonique en quantité calculée pour ne précipiter que la magnésie ou même pour ne la précipiter qu'incomplètement, sauf à achever sa séparation par une autre méthode. Même avec un excès de phosphate ammonique en présence de sels ammoniacaux, la lithine n'est pas précipitée et peut être pesée ensuite à l'état de phosphate, d'après la méthode connue.

Enfin le *césium* et le *rubidium* étaient recherchés au spectroscope dans la précipitation partielle des chlorures alcalins par le chlorure de platine, le chloroplatinate de ces métaux étant beaucoup moins soluble que celui de potassium.

Degré sulfurométrique. — Cette détermination a toujours été faite sur place, au griffon même ou dans les cas où cela n'était pas possible dans son voisinage le plus immédiat. Le titrage était effectué à l'aide d'une solution de 12^{gr},7 ou de 1^{gr},27 d'iode par litre, suivant la richesse de l'eau en sulfures.

On a préféré généralement verser l'eau dans le vase contenant un volume déterminé de liqueur d'iode additionnée de 1 centimètre cube d'amidon, jusqu'à décoloration de l'iodure d'amidon ; on ramenait ensuite la couleur à l'aide de la solution faible d'iode, puis l'on jaugeait l'eau employée. Pour les eaux fortement thermales, on a opéré de même, mais en mélangeant préalablement l'iode avec un volume déterminé (250 centimètres cubes par exemple) d'eau non sulfureuse ; on peut ainsi effectuer le titrage sans attendre le refroidissement de l'eau et sans perte appréciable d'iode par volatilisation.

Après avoir ramené par le calcul au litre d'eau la quantité d'iode ajoutée, il faut en retrancher celle absorbée par les hyposulfites, quantité qu'on obtient après désulfuration de l'eau par le carbonate de plomb, qu'il faut laisser en contact avec l'eau pendant plusieurs heures au moins.

L'alcalinité de l'eau, indépendante de celle du sulfure, ne paraît pas avoir sur le titrage sulfurométrique l'influence qu'on lui a attribuée ; au reste cette alcalinité restant la même après désulfuration, l'erreur porterait sur l'hyposulfite et non sur le sulfure.

Résidu fixe. — Le résidu laissé par l'évaporation de l'eau (généralement 500 centimètres cubes) dans une capsule de platine tarée doit être séché au delà de 100°, quelquefois à 200°, dans les cas par exemple de la présence du sulfate de magnésie qui ne perd toute son eau de cristallisation qu'au-dessus même de cette température ; mais alors le carbonate de magnésium peut de son côté perdre une partie de l'acide carbonique et le chlorure de magnésium de l'acide chlorhydrique ; aussi la pesée du résidu laisse-t-elle presque toujours une certaine incertitude. En outre ce résidu renferme la matière organique de l'eau, dont le dosage précis est à peu près impossible. Pour en connaître approximativement le poids, on calcinait le résidu pesé, de manière à détruire la matière organique ; on faisait ensuite digérer le résidu avec du carbonate ammonique et après nouvelle évaporation et dessiccation à la même température, on procédait à une nouvelle pesée. La différence entre les deux pesées représente sensiblement le poids de la matière organique. Dans le cas des eaux salines magnésiennes, il convient pour obtenir un résultat un peu précis d'ajouter à l'eau que l'on évapore un poids connu de carbonate de sodium pur et sec, poids qui doit ensuite être retranché du résidu.

La pesée directe du résidu ne pouvant servir qu'approximativement au contrôle de l'analyse, il est préférable de convertir ce résidu en sulfates. Le poids du résidu sulfaté ne doit pas s'écarter beaucoup de celui qu'on obtient en transformant par le calcul les métaux en sulfate au poids desquels on ajoute celui de la silice et de l'oxyde ferrique. Pour certaines eaux comme les eaux sulfureuses, c'est même là le seul contrôle possible.

Constitution chimique des eaux minérales. Groupement des éléments. — L'analyse élémentaire d'une eau minérale ou autre conduit à une connaissance plus ou moins exacte des proportions dans lesquelles les divers éléments y sont contenus; mais ce n'est que par une discussion raisonnée des chiffres obtenus qu'on peut se rendre compte de la nature de l'eau et l'on doit en conséquence se livrer à des calculs plus ou moins compliqués qui, s'ils sont faciles pour le chimiste, ne le sont pas généralement pour le médecin et le public qui s'intéresse à la question. De là l'utilité indiscutable de représenter les résultats de l'analyse par un groupement rationnel. Nous ajouterons qu'il est indispensable de pouvoir faire un semblable groupement avec les résultats obtenus : un excédent d'acide, alcalinité comprise, ou de métaux indique forcément que l'un ou l'autre au moins des résultats est entaché d'erreur et qu'il faut se livrer à de nouvelles déterminations sur les éléments sur lesquels peuvent porter les doutes. Le fait même du groupement est donc un contrôle de l'analyse, et il est arrivé maintes fois que le chimiste n'a fourni que les résultats bruts de l'analyse par suite de l'impossibilité de les grouper.

Le groupement des éléments est évidemment hypothétique, car nous ne connaissons jusqu'à présent aucun moyen précis de savoir comment se partagent dans une solution les acides et les bases ou les radicaux acides et les métaux (suivant qu'on adopte la notation dualistique ou la notation unitaire). Ces éléments des sels sont sans doute en conflit permanent jusqu'à ce qu'une cause ou une autre détermine l'élimination de tel ou tel groupement salin, mais on ne peut tirer de cette élimination la conclusion ferme qu'il existait réellement en dissolution.

Si l'on dissout dans l'eau deux sels différents et par leur acide et par leur métal, il est aisé d'établir que la solution renferme en réalité quatre sels par suite de double décomposition partielle. Tous les acides se partagent tous les métaux et réciproquement. Mais les rapports suivant lesquels se font ces échanges nous échappent.

On ne retrouve pas forcément par l'ébullition ou par la concentration les sels tels qu'on les a mis en présence. Que l'on mélange des solutions de chlorure de magnésium et de bicarbonate de sodium, on obtiendra par l'ébullition du carbonate de magnésium. Une solution de bicarbonate de magnésium additionnée de sulfate de calcium en excès fournira par l'expulsion de l'acide carbonique un dépôt de carbonate calcique à peu près exempt de magnésie ; tel est le cas pour les eaux sulfatées calciques et magnésiennes.

Mais en voulant, par excès de logique, représenter la constitution d'une eau en faisant figurer dans ce tableau tous les sels dont on peut supposer l'existence dans l'eau, on tombe dans la confusion. Il est donc utile, en établissant ce groupement, qui est forcément hypothétique, de s'arrêter à certaines conventions très simples. La principale, et elle est généralement admise, est de faire figurer les sels qui ne sont tenus en dissolution qu'à la faveur d'un excès d'acide carbonique et qui se séparent lorsque celui-ci est expulsé ; ce sont les carbonates de calcium, de magnésium et ferreux (ce dernier, en s'oxydant, perd son acide carbonique et se dépose à l'état d'oxyde ferrique) ; en même temps se déposent certains sels insolubles dans l'eau pure, tels que phosphates et arséniates alcalino-terreux ou de fer, etc. (sauf dans le cas des eaux bicarbonatées alcalines), enfin la silice plus ou moins complètement.

Quant aux sels solubles séparés des précédents, qui ne sont guère que les sulfates et les chlorures, il convient en général d'unir les métaux les plus électro-positifs aux acides les plus électro-négatifs ; mais c'est là une convention à laquelle on peut déroger sans inconvénient. Quoique, comme il a été rappelé plus haut, les sels tenus en dissolution ne soient pas nécessairement ceux que l'eau a primitivement dissous, il est rationnel de grouper les acides et les métaux de manière à représenter les sels dont l'existence paraît le plus probable d'après le gisement ; ainsi on unira de préférence les métaux alcalins au chlore et le calcium à l'acide sulfurique.

Telles sont les règles générales, mais non absolues, qui ont présidé au groupement hypothétique des éléments dans les analyses effectuées pour la revision de l'*Annuaire*.

Eaux sulfurées ou sulfureuses. — La nature complexe de ces eaux nécessite quelques développements spéciaux.

On divise les eaux sulfurées, d'après Fontan, en *eaux sulfurées naturelles* ou *primitives* et *sulfurées accidentelles*. Les premières sourdent des terrains primitifs et sont généralement thermales et fort peu minéralisées. Les autres sont froides et salines et appartiennent aux terrains secondaires ou tertiaires ; elles sont minéralisées par du sulfure de calcium, résultant de la réduction du sulfate, ou par de l'hydrogène sulfuré produit lui-même par l'action de l'acide carbonique sur ce sulfure. Il faut ajouter à cette classe les eaux qui offrent par moment une faible odeur sulfureuse, mais qui néanmoins ne doivent pas être envisagées comme appartenant réellement aux eaux sulfureuses.

Les eaux sulfurées calciques sont caractérisées par la prédominance du sulfate calcique et par leur origine ; nous ne nous en occuperons pas davantage, voulant nous borner à quelques points concernant les eaux sulfurées sodiques qui en France appartiennent toutes, à une ou deux exceptions près, à la chaîne pyrénéenne.

La thermalité de ces eaux est quelquefois très élevée, jusqu'à 77-78° (Ax, Olette) ; leur minéralisation totale varie entre $0^{gr},25$ et $0^{gr},6$ et leur sulfuration varie de quelques milligrammes à $0^{gr},076$ de sulfure de sodium (Luchon). Outre le sulfure de sodium, elles renferment des sulfates, des hyposulfites, peu de chlorures, sauf aux Eaux-Bonnes, une quantité relativement considérable de silice. Le sodium l'emporte sur les autres métaux et le calcium y est très peu abondant. Enfin signalons la présence constante de l'acide borique dans ces eaux.

Les points essentiels à signaler dans les eaux sulfurées sodiques sont le degré de sulfuration et l'alcalinité. Celle-ci est due d'une part au principe sulfuré, d'autre part à des carbonates ou à des silicates.

Certains chimistes, entre autres Fontan, ont admis que le principe sulfuré de ces eaux est le sulfhydrate de sodium $NaHS$; d'autres, que c'est le sulfure Na^2S ; cette dernière opinion, soutenue par Anglada et plus tard par Filhol, est généralement admise. Mais les réactions sur lesquelles on s'est appuyé pour soutenir cette thèse ne sont pas suffisamment concluantes, car on n'a pas tenu suffisamment compte des principes alcalins accompagnant les sulfures et qui viennent beaucoup les compliquer. Les connaissances thermiques que l'on possède, grâce aux travaux de M. Berthelot et de M. Thomsen, sur la chaleur de formation des sulfures et sulfhydrates alcalins en dissolution établissent que la chaleur de formation du sulfure Na^2S par l'action de la soude $NaHO$ sur le sulfhydrate $NaHS$ est nulle ; que ces deux corps en solution ne réagissent par conséquent pas l'un sur l'autre et que, par suite, le sulfure en dissolution est dissocié en sulfhydrate et soude ; celle-ci, rencontrant de l'acide carbonique ou de la silice, s'y unirait alors. Dans ce cas, l'alcalinité due au sulfhydrate est deux fois moindre que si elle était due au sulfure.

La question n'est donc pas tranchée, et pour nous conformer à l'usage, nous avons conservé en général l'indication de la sulfuration en mono-sulfure Na²S.

L'ébullition d'une eau sulfureuse ne peut pas trancher la question, car une solution de sulfure aussi bien que celle du sulfhydrate perd ainsi de l'hydrogène sulfuré, ce que Filhol attribuait à l'action de la silice en présence ; en réalité, cela a lieu, et la décomposition est totale, en l'absence de silice ou d'acide carbonique, qui ne peuvent que faciliter cette décomposition.

L'alcalinité d'une eau sulfureuse indépendante de celle du sulfure, qui est donnée par le titrage sulfurométrique, est due à du silicate ou à du carbonate. Filhol l'attribuait principalement à du silicate, ayant pensé que ces eaux sont presque dépourvues d'acide carbonique, ce qui n'est pas le cas. Le résidu d'une eau sulfureuse est alcalin et fait efferves-cence avec les acides. On pourrait être tenté d'attribuer ce fait à l'action de l'acide carbonique de l'air, décomposant le silicate préexistant durant l'évaporation ; mais il est à remarquer que si l'on distille une eau sul-furée dans le vide, on observe le même phénomène ; le résidu est alors exempt de sulfure, celui-ci ayant été décomposé et son métal s'étant uni à l'acide carbonique des bicarbonates.

Nous considérons la donnée relative à l'alcalinité comme essentielle, car elle participe certainement à l'action thérapeutique de ces eaux où les acides faibles l'emportent souvent en quantité équivalente sur les acides forts ; aussi le ferons-nous ressortir d'une manière parti-culière.

Barégine. Glairine. Sulfuraires. — Les eaux sulfurées sont carac-térisées par une matière organique spéciale, dont l'origine et la nature sont encore loin d'être connues. En subissant le contact de l'air, cette matière se dépose, formant des amas plus ou moins considérables que l'on désigne sous les noms de barégine et de glairine ; c'est une subs-tance gélatineuse, translucide ou opaque. On ne la rencontre qu'à une certaine distance du point d'émergence des sources. Elle est tantôt d'un blanc plus ou moins grisâtre, tantôt colorée en vert foncé, en rouge, en brun et il n'est pas rare de trouver une même glairine offrant à la fois ces diverses colorations, dont la production paraît due à l'influence de la lumière. Certaines glairines sont noires et la coloration dans ces cas est due à du sulfure de fer; elle passe au jaune brun lorsqu'elle est exposée à l'air et privée de l'eau dans laquelle elle flotte.

La glairine vue au microscope offre une gangue muqueuse emprisonnant des sporules ovoïdes dans un état de germination plus ou moins avancé. Au point de vue chimique, elle constitue une matière azotée complexe, associée à des principes minéraux, principalement de la silice (gélatineuse), du soufre libre; on y rencontre aussi des traces d'iode et d'ammoniaque. La matière organique, abstraction faite des cendres renferme environ 48 p. 100 de carbone, 6 à 7 p. 100 d'hydrogène et 6 à 8 p. 100 d'azote, soit la moitié de l'azote contenu dans les matières protéiques dont elles sont donc très différentes par leur composition. Conservée dans des flacons, la glairine ne tarde pas à se putréfier et répand alors une odeur nauséabonde.

Les *sulfuraires* constituent une matière organisée, filamenteuse très ténue qui se dépose au sein de certaines eaux sulfurées où elles restent suspendues librement ou groupées autour d'un fragment de glairine ou d'un corps solide quelconque. Comme pour la glairine elle a besoin de l'air pour se développer. Elle est souvent colorée en noir par du sulfure de fer. Les sulfuraires sont des filaments cylindriques creux contenant des globules de distance en distance.

Altération des eaux sulfureuses au contact de l'air. — Cette altération due à l'oxydabilité du sulfure se manifeste de deux manières. Tantôt l'eau devient opalescente, quelquefois avec une teinte bleuâtre (eau bleue d'Ax), par suite de la mise en liberté de soufre très divisé. D'autres fois, l'eau reste limpide mais devient jaune en même temps qu'elle contracte une odeur sulfurée plus prononcée; il y a ici production d'un polysulfure : c'est ce que l'on observe à Barèges. La présence de l'acide carbonique et de la silice ne peut que faciliter ces altérations en fixant la soude. L'oxydation des eaux sulfureuses produit en outre des hyposulfites et des sulfates.

Dans certains cas, la sulfuration après avoir baissé par la conservation peut apparaître de nouveau, évidemment sous l'influence des genres de sulfuraires.

DEUXIÈME PARTIE

DESCRIPTION DES RÉGIONS HYDROMINÉRALES DE LA FRANCE

CHAPITRE VI

I. — LES MONTAGNES DU CENTRE

Limites et étendue des Montagnes du Centre. — Importance de ces montagnes au point de vue hydrominéral. — Par son étendue, par le nombre des sources thermales qu'il renferme, par la réputation qu'ont acquise quelques-unes d'entre elles, le groupe hydrominéral des Montagnes du Centre tient, sans conteste, en France la première place. C'est également celle qu'il doit occuper dans notre description.

Sous la dénomination de Montagnes du Centre, on désigne la contrée élevée, dominant tout ce qui l'entoure, commençant du côté de l'est sur les bords de la Saône et du Rhône, pour se terminer à l'ouest sur les rives de la Vienne, entre Montmorillon et Confolens, puis successivement vers Nontron, Brives, Figeac, Villefranche, Castres et Castelnaudary. Sous le parallèle de Lyon et de Limoges cette contrée n'a pas moins de 330 kilomètres de largeur. Elle est de forme grossièrement elliptique, avec deux appendices en saillie ; le Morvan au nord-est et la Montagne Noire au sud-ouest. Entre la pointe septentrionale de la première région et le pied méridional de la seconde, les Montagnes du Centre ont une longueur de 470 kilomètres. Elles occupent, en réalité, une superficie d'environ 91 000 kilomètres carrés formant 17 1/2 p. 100 ou un peu plus du 1/6 de la France continentale.

Cette contrée si étendue comprend un certain nombre de régions naturelles bien définies et indépendantes des circonscriptions politiques. A raison de l'exiguïté de l'échelle de la carte hydrominérale on n'a pu les désigner qu'en partie. Il importe donc de les faire connaître. Ce sont, en allant du nord vers le sud et de l'est vers l'ouest, le Morvan, le Beaujolais, le Forez, le Bourbonnais, la basse et la haute Auvergne correspondant à peu près aux départements du Puy-de-Dôme et du Cantal, le Vivarais, le Velay ou la région dont la ville du Puy forme le centre, le Gévaudan ou les Cévennes, le Rouergue, enfin la Montagne Noire. La Marche et le Limousin avec lesquels on a formé les départements de la Creuse, de la Haute-Vienne et de la Corrèze, appartiennent à la partie occidentale des Montagnes qui n'a pas d'eaux minérales.

Le fait le plus saillant qui ressort de l'inspection des Montagnes du Centre sur la carte hydrominérale, est l'uniformité de composition des sources qu'elles renferment. En effet, du Morvan à la Montagne Noire, en passant par l'Auvergne, et du Vivarais aux Cévennes et au Rouergue, à part quelques exceptions qui seront expliquées, les sources réparties dans les groupes figurés ressortissent toutes aux deux grandes familles des bicarbonatées sodiques et des bicarbonatées à bases terreuses, qui ont tant d'affinités et une communauté d'origine manifeste.

On peut remarquer que l'observation ne s'applique pas seulement aux 400 sources qui sont figurées sur la carte et qu'elle a une portée beaucoup plus étendue. Elle embrasse en effet le nombre très considérable de sources gazeuses répandues en Auvergne et dans les régions adjacentes qui n'ont pu y trouver place.

Il faut donc reconnaître que, malgré leur étendue et la quantité innombrable de sources qui y prennent naissance, les Montagnes du Centre constituent, au point de vue hydrominéral, une contrée naturelle parfaitement définie et très uniforme.

Rôle des Montagnes du Centre aux points de vue orographique, hydrographique, géologique et historique. — Sous quelque point de vue qu'on l'envisage, cette immense gibbosité de la France centrale joue un rôle prépondérant : c'est une île en relief que l'on peut opposer au bassin de Paris ou à l'Ile-de-France. L'émigration périodique de ses habitants en fait un pôle répulsif par contraste à l'attraction qu'exerce la capitale au pôle opposé.

C'est encore le réservoir de la plus grande partie des eaux qui arrosent la France. En effet, de nombreux cours d'eau descendent de ses vallées divergentes vers la Manche, l'Océan et la Méditerranée. Ce sont, vers le nord, l'Yonne qui, dans le bassin de la Seine, tient sans conteste la première place, à raison de la puissance de ses sources, la Loire, le plus grand des fleuves français, et ses principaux affluents : l'Allier, le Cher, l'Indre, la Creuse et la Vienne ; du côté de l'ouest, la Charente, la Dordogne grossie de la Vézère et les deux principaux affluents de la Garonne, le Lot et le Tarn doublé de l'Aveyron ; au sud, l'Orb, l'Hérault et le Gardon ; enfin à l'est l'Ardèche.

Il suffit de jeter les yeux sur une carte géologique pour reconnaître que la constitution du sol de la France est subordonnée à cette grande île exondée dès l'origine des temps et qu'elle en reproduit fidèlement tous les contours.

D'un autre côté, il est hors de doute qu'elle a exercé sur le cours de l'histoire une influence considérable en faisant pendant longtemps obstacle à la réunion de l'Aquitaine et de la Provence à la France du nord. Son rôle historique n'est pas moins mis en évidence par la résistance qu'a opposée l'*oppidum gaulois* de Gergovia à la conquête romaine.

Généralités sur l'orographie et la constitution géologique du sol de ces montagnes. — L'orographie des Montagnes du Centre est assez compliquée. La dénomination de plateau central qu'on leur applique généralement n'en donne qu'une idée assez fausse, à moins qu'on ne la restreigne à leur partie occidentale où il n'existe pas de roches volcaniques et, dans l'est, aux terrains anciens qui forment constamment leur soubassement. Ainsi privée de son revêtement de roches éruptives récentes, la France centrale peut être considérée comme un plateau incliné vers le nord ou plutôt vers le nord-ouest. Il atteint donc sa plus grande hauteur dans le coin sud-est ou dans les montagnes de la Lozère, altitude 1 702 mètres, et aux environs de Montmorillon il s'enfonce vers 250 mètres sous les plaines du nord. Cette tendance à s'abaisser vers le nord-ouest se retrouve dans les diverses régions naturelles entre lesquelles le plateau peut être divisé. Elle n'est nulle part plus apparente que dans le Limousin et la Marche. On voit, en effet, l'altitude du plateau qui dans sa partie centrale à Meymac atteint près de 1 000 mètres, descendre à 850 aux environs de Felletin et

d'Aubusson, puis à 700 près de Guéret et tomber à 350 mètres entre
Montluçon et La Châtre où il ne domine plus la plaine que d'une
centaine de mètres.

Grâce aux études dont elle a été l'objet dans ces dernières années, la
constitution géologique du sol des Montagnes du Centre est à peu près
fixée [1]. Il ne saurait entrer dans notre plan d'en faire un exposé détaillé
qui dépasserait de beaucoup l'espace dont nous pouvons disposer. Pour
l'objet que nous avons en vue, qui est manifestement de rattacher au sol
le gisement des sources minérales, il nous suffira d'en donner un
résumé très succinct. Dans le même but, il conviendra de passer rapidement en revue les roches cristallophylliennes et éruptives anciennes
qui constituent le soubassement du massif montagneux, pour étudier
avec plus de soin le revêtement volcanique de date relativement récente
et les dislocations du sol qui seuls présentent de l'intérêt au point de
vue hydrominéral.

Le soubassement des Montagnes du Centre est principalement formé
de gneiss, de micaschistes, de granites de divers âges, de diabases et
de diorites. Dans la Creuse, il y a des gîtes d'étain en relation avec une
granulite tourmalinifère en relief à la surface des plateaux granitiques.
Il ne faut pas omettre de signaler, dans le soubassement, la présence
d'assez nombreux filons concrétionnés, parmi lesquels figurent ceux
de Pontgibaud (Puy-de-Dôme) et de Vialas et Villefort (Lozère), actuellement encore exploités. Les filons de cette nature, n'étant que des
fentes remplies, servent en effet de cheminées à quelques-unes des
sources thermales de la France centrale, dans leur trajet ascendant.

Comme on ne rencontre à la surface du Plateau aucun dépôt paléozoïque antérieur au terrain carbonifère, on en a conclu avec raison
qu'il était émergé dès les temps les plus reculés.

La ceinture de terrains de transition disposée à sa périphérie est
en général assez étroite, sauf du côté du sud où elle prend un peu de
développement. On y constate la présence de tous les terrains sédi-

[1] Il n'est pas hors de propos de rappeler que ce résultat est principalement dû à l'exécution
de la carte géologique détaillée de la France. Entreprise dans le Plateau Central par régions
naturelles, avec les nouveaux moyens d'investigation dont on dispose, elle a permis de substituer aux idées systématiques, qui avaient jusqu'alors prévalu, les résultats de l'observation
et les conséquences immédiates qui en découlaient. Les géologues qui ont concouru à l'origine, à cette œuvre aussi ardue qu'intéressante, sont MM. Fouqué, Michel Lévy et
G. Fabre. Ils ont été suivis dans cette voie par MM. le Verrier, Termier, de Launay et
Bergeron. Les résultats acquis ont été résumés dans le discours lu par M. Fouqué dans la
séance publique annuelle des cinq Académies du 25 octobre 1890, document plein d'intérêt
auquel nous avons fait quelques emprunts.

mentaires de cette espèce dans leur ordre normal de succession, cambrien, silurien et dévonien.

L'époque carbonifère est au contraire largement représentée dans le Plateau. En consultant une carte géologique, on peut remarquer, en effet, qu'à son pourtour et dans ses échancrures, il est jalonné par une série de bassins houillers parmi lesquels on peut citer, au nord, Blanzy et le Creusot, à l'est, Saint-Etienne, au sud, Alais et Graissessac. Il est en outre traversé en écharpe par un plis dirigé N. N. E. qui, de Moulins, s'étend jusqu'à l'Aveyron et dans lequel les bassins de Noyans, de Commentry, de Saint-Eloi et de Décazeville sont disposés sous forme de chapelets. Enfin dans la vallée de l'Allier, aux environs de Brioude, on rencontre les bassins houillers de Brassac et de Langeac. Une partie considérable de la richesse houillère de la France se trouve ainsi concentrée dans l'intérieur du Plateau ou à ses abords. C'est la conséquence de la riche végétation qui l'a recouverte à l'époque carbonifère.

Au cours de cette même période, le Plateau a été le siège d'éruptions violentes, comparables à celles beaucoup plus récentes qui le caractérisent. De là ces porphyres variés, ces porphyrites à peu près identiques, aux laves des volcans modernes et ces tufs porphyriques si développés principalement vers l'est, dans le Morvan, le Beaujolais et le Forez. Ces roches volcaniques anciennes ne paraissent avoir exercé aucune influence sur la formation des sources minérales de la région. Les points d'émergence de quelques-unes d'entre elles coïncident assez souvent, il est vrai, avec la présence de ces roches, mais les dislocations du sol produites par leur apparition au jour suffisent sans doute à expliquer ce rapprochement.

Il faut mentionner simplement les périodes permienne, triasique, jurassique et crétacée, et constater qu'elles ont des représentants à la périphérie du Plateau, pour arriver à l'époque tertiaire qui a joué un rôle d'une certaine importance dans sa formation. Elle y a, en effet, accumulé de puissants dépôts lacustres de calcaires, de marnes et de sable qui, d'après leur faune, sont les équivalents de ceux de la Beauce dans le bassin de Paris et de l'Agenais en Aquitaine. La plaine de la Limagne et celles de Montbrison et de Roanne correspondent aux plus étendus de ces dépôts, mais il y en a un grand nombre d'autres aux environs de Brioude, du Puy, d'Issingeaux, d'Aurillac, de Saint-Flour, de Malzieu, etc. Les altitudes très diverses auxquelles on rencontre actuellement ces assises d'eau douce sont la conséquence d'affaissements produits postérieurement à leur formation. M. Fouqué a reconnu en effet que, « dans « un district très restreint on voit la même couche disposée en une série « de gradins dont l'altitude varie de 950 à 400 mètres. Il est à remar- « quer, ajoute-t-il, que ces affaissements sont surtout manifestes à la « partie périphérique du Plateau Central ou dans des régions qui, comme « la Limagne, correspondent à de larges découpures de ses bords ».

Les conséquences à tirer de ces affaissements pour la genèse des sources thermales ont à peine besoin d'être déduites, tant elles sont évidentes. Ils expliquent très bien par exemple l'existence de pareilles sources à la périphérie de la Limagne qui n'est autre chose qu'une plaine produite par effondrement.

La période volcanique récente a coïncidé en Auvergne avec l'asséche- ment des lacs. Des observations faites aux environs d'Aurillac per- mettent d'assigner à son début une date certaine. On y rencontre en effet sous une brèche andésitique quelques pointements peu étendus d'un basalte très dense, d'un noir foncé. Cette roche, qui ne paraît jouer qu'un rôle assez secondaire dans la constitution du sol de la région, appelle néanmoins l'attention, car d'une part elle repose sur le calcaire à *Helix Ramondi* et de l'autre elle est recouverte au Puy Courny par des sables feldspathiques dans lesquels on a trouvé des ossements apparte- nant aux genres *Dinotherium* et *Hipparion*. Les lacs ont donc pris fin avec la période oligocène et les premiers épanchements basaltiques peuvent être rapportés au début de l'époque miocène.

Les éruptions volcaniques se sont prolongées en Auvergne avec des alternatives d'activité et de repos jusqu'à la fin de la période quaternaire. Rien n'est plus commun, en effet, que de rencontrer des coulées de laves ayant épousé tous les contours du relief du sol, ou superposées aux gra- viers du fond des vallées. La parfaite conservation de certains cratères, vels que la coupe d'Aizac, et la Gravenne de Jaujac aux environs de Vals et de beaucoup de Puys dans la région de Clermont témoigne également de leur peu d'ancienneté. Comme dans tous les massifs montagneux d'une certaine importance, on trouve dans les vallées du Plateau Central des moraines qui attestent la présence d'anciens glaciers. D'après M. Fou- qué, l'activité volcanique n'a pas été suspendue pendant la période cor- respondante. La rencontre de quelques pointements basaltiques scoria- cés remplis de carbonate de chaux et de silicates hydratés, cristallisés, établit nettement en effet la présence d'un amas d'eau sur l'orifice même de certains évents volcaniques. En résumé, à part une interruption assez prolongée vers la fin de l'époque miocène, pendant laquelle le Plateau a été recouvert d'une riche végétation, l'activité volcanique embrasse la période de ce nom et les époques pliocène et quaternaire. Pendant ce long laps de temps elle a accumulé à la surface du soubassement gneissique ou granitique de la région une masse de produits éruptifs : laves, blocs projetés et ressoudés sous forme de brèches, bombes, pluie de lapilli et de cendres dont l'épaisseur s'élève sur certains points à plusieurs centaines de mètres. Le trachyte, la domite, l'andésite, le phonolithe et le basalte sont les roches qui dominent dans les produits de l'activité volcanique récente du Plateau.

Le basalte est de beaucoup la roche la plus répandue. Les observations faites dans la contrée ont permis d'y reconnaître cinq formations bien distinctes qui, en partant des plus anciennes, se présentent dans l'ordre suivant :

1° Basalte du Puy-Courny près d'Aurillac et du Carladès signalé plus haut comme appartenant aux premières éruptions du Cantal. Il est d'âge miocène.

2° Basalte porphyroïde à grands éléments, remarquable par l'abondance et le développement de ses cristaux de pyroxène. Le type de cette belle roche est à Thiézac, dans la vallée de la Cère et à Boignes dans celle de la Jourdane; mais on la rencontre en dehors du Cantal sur beaucoup d'autres points, notamment à Pardines et au Puy de Bessoles, à l'est du Mont-Dore, ainsi que dans le Vivarais (Suc de l'Arreilladou).

3° Basalte des plateaux. Il est très répandu dans cette position à la surface de la partie volcanique de la France centrale. Ses coulées très étendues et en lames généralement minces ont été produites par des bouches éruptives nombreuses encore actuellement reconnaissables à leurs cônes de scories. Dans le Cantal il recouvre le vaste plateau situé à l'ouest de Saint-Flour et qui est connu sous le nom très caractéristique de *Planèze*. Il constitue également le sommet du Plomb, ainsi que la plus grande partie du Cézallier qui relie ce volcan au Mont-Dore. Les plateaux du Velay et les Coirons au sud de Privas sont également recouverts par ce basalte qui est d'âge pliocène. Il affecte fréquemment la disposition colonnaire (orgues de Saint-Flour et de Murat).

4° Basalte des pentes. Sous le rapport de l'âge, il correspond aux vallées en voie de formation et dont le creusement, commencé pendant la période pliocène, a été parachevé à l'époque quaternaire. Ses coulées se montrent, à flancs de coteaux, coupées et profondément entaillées par suite de la continuation des érosions. Comme le précédent, il présente assez fréquemment des exemples très nets de division prismatique. La plupart des basaltes de Paulhaguet et de Vieille-Brioude, dans la vallée de l'Allier, sont de cette époque.

5° Basalte des fonds de vallées. Il forme à la surface des fonds de vallées des coulées scoriacées, minces et étroites, qui sont postérieures à toutes les autres éruptions.

En se reportant à l'époque peu éloignée à laquelle l'activité volcanique a cessé de se manifester à la surface, on est autorisé à penser qu'elle persiste dans la profondeur. On arrive à la même conclusion si on considère que, d'après des observations faites dans les mines de Pontgibaud, l'accroissement de température y est supérieur à la moyenne normale de 1° C. pour 30 mètres.

L'histoire géologique du Plateau Central met donc en pleine lumière la genèse des eaux minérales qu'on y rencontre. D'une part, en effet, elle établit que la contrée a été le théâtre de nombreuses dislocations, notamment à l'époque tertiaire. De l'autre, elle fait assister à la formation des sources en montrant que la masse énorme de sels solubles qu'elles entraînent n'est que la conséquence des émanations gazeuses, émises par les feux souterrains et de leur action sur les roches ambiantes. Il ne faut pas perdre de vue que, dans l'histoire du globe, l'extinction de ces feux à la surface ne date que d'hier, puisqu'elle ne remonte guère au delà de la période historique.

Répartition des sources des Montagnes du Centre en groupes naturels. — Les sources thermo-minérales du Plateau Central sont disséminées sur un si grand espace qu'il convient d'en former un certain nombre de groupes, ne fût-ce que pour mettre un peu d'ordre dans leur description.

Les régions naturelles entre lesquelles il peut être divisé, offrent d'ailleurs les moyens d'opérer une pareille répartition. L'Auvergne est même tellement étendue qu'on a jugé à propos d'y faire des coupures en établissant six groupes, dont trois, ceux de Vichy, de Sainte-Marguerite et des Puys correspondent à la partie basse de la région, tandis que les trois autres : Mont Dore, Cantal et montagne d'Aubrac s'appliquent à sa partie élevée. Le Plateau s'est ainsi trouvé divisé, au point de vue hydrominéral, en dix-sept groupes dont deux, ceux de

Condillac et de Balaruc, réunissent des sources situées en dehors de la région, mais qui s'y rattachent par leur gisement [1].

Dans la formation des groupes, il n'a pas paru utile de classer à part les bicarbonatées sodiques et les bicarbonatées calciques. Ces deux grandes catégories ont de telles affinités et il y a de l'une à l'autre de si nombreux passages qu'on a cru devoir les réunir. On remarquera qu'elles sont assez nettement séparées par la place qu'elles occupent. Ainsi, comme il fallait s'y attendre, en plein massif cristallophyllien on ne rencontre guère que des sources à base de soude, tandis que celles à bases terreuses émergent au contraire au contact des assises tertiaires d'où elles tirent leur chaux et leur magnésie, Châtel-Guyon et Saint-Galmier, deux types de ces dernières se trouvent, notamment, dans une pareille position.

1° MORVAN

Aucun groupe n'est mieux motivé que celui du Morvan. Cette petite région de roches cristallines qui s'avance, sous forme de coin vers le nord entre les formations sédimentaires de la Bourgogne et celles du Nivernais est, en effet, séparée du massif principal des Montagnes du Centre par la coupure permo-carbonifère dans laquelle passe le canal de ce nom. Elle a son point culminant : 902 mètres, au sud de Château-Chinon, tandis qu'à sa pointe septentrionale, aux environs d'Avallon, son altitude descend à 250 mètres.

Les sources de Saint-Honoré et de Bourbon-Lancy constituent essentiellement ce premier groupe. Elles émergent de failles très nettes déjà signalées par Ebray, puis figurées avec plus de précision sur la feuille géologique d'Autun et qui sont à la lisière occidentale du massif montagneux et de la plaine. Aux environs de Saint-Honoré, le calcaire à entroques de l'étage jurassique inférieur, recouvert par des graviers pliocènes, butte contre des orthophyres de l'époque carbonifère traversés par un faisceau de filons de microgranulite.

Ces sources présentent beaucoup d'analogie dans leur composition.

---

[1] Au sujet de ces groupes, il y a lieu de faire remarquer qu'en classant les sources par départements on aurait été conduit à introduire dans le Plateau un nombre presque équivalent de divisions, mais sans obtenir, tant s'en faut, autant d'homogénéité. En effet, il n'y a pas moins de seize circonscriptions administratives afférentes aux sources décrites sous la rubrique des Montagnes du Centre, savoir : Nièvre, Côte-D'or, Saône-et-Loire, Rhône, Allier, Creuse, Loire, Haute-Loire, Puy-de-Dôme, Cantal, Ardèche, Drôme, Lozère, Aveyron, Tarn et Hérault.

Ce sont déjà en effet des eaux volcaniques chloro-bicarbonatées calciques.

En 1890, on a retrouvé dans la vallée de l'Arroux, à 400 mètres au
nord du hameau de Maizières, dépendant de la commune de Magnien,
une source qui paraît avoir été exploitée à l'époque gallo-romaine. Elle
émerge au bord d'un dyke de microgranulite, au milieu de tufs por-
phyritiques de l'âge du culm et près de filons de porphyre à quartz globu-
laire. D'après M. l'ingénieur de Launay, la quantité anormale de lithium
qu'elle renferme, proviendrait du voisinage d'un massif important de
granulite à mica blanc.,

La source de Magnien, connue sous le nom de *Romaine*, occupe sur la
lisière orientale de Morvan, une position symétrique de celle que présente Saint-Honoré sur le revers opposé.

Au groupe du Morvan se rattachent les sources froides, chlorurées
sodiques et sulfatées calciques magnésiennes de Santenay, qui prennent
naissance à 3 kilomètres au sud-ouest de Chagny, dans la coupure du
canal. Ces sources qui n'ont aucune analogie avec les précédentes,
présentent un intérêt théorique très réel. Elles constituent en effet une
manifestation évidente de la bande keupérienne développée à la lisière
septentrionale des Montagnes du Centre. En les reportant sur la carte
géologique à l'échelle du millionième, on reconnaît qu'elles émergent
de ce terrain.

SAINT-HONORÉ (NIÈVRE)

Village au pied occidental du Morvan, desservi par la station de Van-
denesse-Saint-Honoré et par Nevers et Cercy-la-Tour. La station thermale
de ce nom, située à une altitude de 270 mètres, était déjà connue des
Romains. L'établissement actuel date de 1851; il comprend une vaste
piscine à eau courante, 25 cabinets de bain, 5 cabinets de bain avec
douche, d'autres salles pour douches diverses, des buvettes et un préau
pour le gargarisme.

Les eaux de Saint-Honoré sont limpides, onctueuses, à odeur hépatique plus ou moins prononcée.

Les sources sont au nombre de cinq qui portent les noms de *Marquise*, des *Romains*, de la *Crevasse*, des *Acacias* et de la *Grotte*, elles
ont une température à peu près uniforme de 27°, observée aux buvettes;
elle paraît atteindre 31° aux griffons.

Les eaux de Saint-Honoré ont été analysées, en 1813, par Vauquelin ; en 1838, par Boulanger; en 1851, par O. Henry. Ce dernier y signala la présence de sulfure de sodium (0^{gr},003), plus une certaine quantité d'hydrogène sulfuré par litre, 70^{cc} d'après l'*Annuaire de 1853*. Cette indication ne peut être que le résultat d'une erreur. Les analyses ci-dessous, faites, en 1891, par M. Willm, pour la revision de l'*Annuaire*, ne leur assignent, au contraire, qu'une sulfuration à peine appréciable aux griffons ou aux buvettes. Mais après quelques mois d'enbouteillage, la sulfuration devient plus marquée. Pour la source des Romains, la différence est faible (0^{gr},0007 au lieu de 0^{gr},00027 d'hydrogène sulfuré); pour l'Acacia, la sulfuration atteint 0^{gr},0032 è 0^{gr},0842, et pour la Crevasse, une moyenne de 0^{gr},0040 d'hydrogène sulfuré par litre. Cette circonstance peut expliquer en partie les divergences entre les analyses récentes et celles de O. Henry.

	Grammes	Grammes	Grammes
Hydrogène sulfuré	0, 00026	0, 00037	0, 00045
Acide carbonique combiné	0, 0898	0, 0781	0, 0862
— libre	»	0, 0188	0, 0174
Carbonate de calcium	0, 0817	0, 0812	0, 0730
— de magnésium.	0, 0074	0, 0063	0, 0064
— de sodium	0, 0144	traces	0, 0185
Chlorure de sodium	0, 3692	0, 2337	0, 1708
Bromure de sodium	0, 0020	0, 0013	traces
Sulfate de sodium	0, 0046	0, 0470	0, 0093
— de potassium.	0, 0371	0, 0261	0, 0209
— de lithium	0, 0038	0, 0027	0, 0022
Arséniate de sodium.	0, 0004, 7	0, 0004	0, 00027
Silice	0, 0636	0, 0539	0, 0482
Oxyde de fer	traces	traces	0, 0014
Acide borique. Iode	traces	traces	traces
Acide azotique.			
	0, 5843	0, 4526	0, 3510
Matière organique	0, 0093	0, 0118	0, 0090
Résidu à 150°	0, 5936	0, 4644	0, 3600

Bicarbonates primitivement dissous.

Bicarbonate de calcium	0, 1176	0, 1169	0, 1051
— de magnésium.	0, 0147	0, 0096	0, 0105
— de sodium (CO^{3}NaH). . .	0, 0327	traces	0, 0294

BOURBON-LANCY (SAÔNE-ET-LOIRE)

Ville de 3 200 habitants sur l'embranchement de Gilly à Cercy-la-

Tour (Paris-Moulins-Gilly), située à 240 mètres d'altitude, sur le revers occidental du Morvan. Comme station thermale elle remonte à l'époque romaine.

L'établissement thermal est la propriété de l'hospice. On y compte cinq sources ayant évidemment une origine commune, captées dans des puits rangés parallèlement à la paroi rocheuse qui limite sur un des côtés la cour de l'établissement, ils sont distants l'un de l'autre de 6 à 8 mètres. Ces puits sont rangés dans l'ordre suivant : *Lymbe*, *Saint-Léger*, *Valois* ou *Marguerite*, *Reine*, *Descures*. Quant à celui de leur température, qui est aussi celui de leur débit, il est indiqué dans le tableau ci-dessous, donnant en outre les dimensions des puits :

	PROFONDEUR	DIAMÈTRE	DÉBIT 1874	TEMPÉRATURE		
				JUTIER 1874	GLÉNARD 1880	WILLM 1891
	M.	M.	M³			
Lymbe.	6,62	4,12	313,4	55°8	56°	56°5
Descures.	2,62	1,12	43,2	53,6	49	54,7
Reine.	3,08	2,47	32,0	50,3	50	52,5
Saint-Léger	2,71	1,66	8,2	48,8	45	44,0
Valois.	2,30	1,65	5,3	46,3	49	43,5

Comme à Néris et à Bourbon-l'Archambault, les parois des puits sont tapissées de conferves vertes que le dégagement des gaz finit par entraîner à la surface.

Le service balnéaire contient 50 salles de bains dont 20 avec douche, 4 salles de massage sous la douche, 1 piscine romaine, 4 salles d'étuve humide où la température peut s'élever à 48°; des bains de vapeur en caisse et des bains de vapeur locaux. Une salle d'inhalation avec pulvérisateurs et des buvettes complètent cette installation.

Les analyses des eaux de Bourbon-Lancy ont été exécutées par Berthier en 1824 et par V. Jacquemont en 1825, qui ont observé un résidu fixe pesant 1ᵍʳ,755 à 1ᵍʳ,720. Des analyses faites en 1880 par M. le docteur Glénard de Lyon accusent de même pour les diverses sources un poids de résidu de 1ᵍʳ,72 à 1ᵍʳ,74. En 1891, le comité consultatif d'hygiène a provoqué de nouvelles analyses qui ont conduit au même résultat. Les analyses de M. Willm citées dans le tableau ci-contre se sont en outre montrées dans les détails en pleine conformité avec celles de M. Glénard :

	LYMBE	DESCURES	REINE
	Gr.	Gr.	Gr.
Acide carbonique des bicarbonates. . .	0,1976	0,1985	0,1936
— libre	0,0430	0,0228	0,0304
Carbonate de calcium.	0,2018	0,2007	0,2071
— de magnésium.	0,0069	0,0092	0,0092
— ferreux	0,0026	0,0017	0,0016
— manganeux	traces	traces	traces
— de sodium.	0,0112	0,0133	0,0008
Chlorure de sodium	1,2841	1,2796	1,2839
Bromure de sodium	0,0077		0,0067
Iodure de sodium	traces	traces	traces
Arséniate de sodium. . . . . : . . .	0,0005	0,0005	0,0005
Sulfate de sodium.	0,0506	0,0538	0,0589
— de potassium.	0,0901	0,0815	0,0887
— de lithium	0,0035	0,0035	non dosé
Silice	0,0700	0,0674	0,0686
Borates. Azotates.	traces	traces	traces
Matière organique et pertes.	0,0104	0,0090	0,0030
Poids du résidu à 150°	1,7394	1,7202	1,7290
Minéralisation totale, moins CO² libre.	1,8384	1,8197	1,8258
Bicarbonates primitivement dissous :			
Bicarbonate de calcium.	0,2916	0,2890	0,2981
— de magnésium	0,0105	0,0140	0,0140
— ferreux	0,0036	0,0024	0,0022
— de sodium ($C^2O^5Na^2$) . . .	0,0158	0,0190	0,0012
— — (CO^3NaH). . .	0,0177	0,0210	0,0013

La *source Saint-Léger* a fourni un résidu sec pesant 1^{gr},7296 ; le résidu laissé par la source Valois pesait 1^{gr},7224. Le dosage du chlore, de l'acide sulfurique, du calcium, a donné les mêmes résultats que les sources ci-dessus.

MAGNIEN (CÔTE-D'OR)

L'analyse faite au laboratoire de l'Académie de Médecine, à l'occasion de l'autorisation d'exploiter la source Romaine de Magnien, lui assigne la composition suivante :

Bicarbonate de calcium	0^{gr},3268
— ferreux	0 0144
Chlorure de sodium	2 7710
— potassium	0 2540
— lithium	0 0690
— calcium	0 3565
— magnésium	0 0494
Sulfate de calcium	0 0218
Alumine	traces
Silice	0 0260
	3 8889

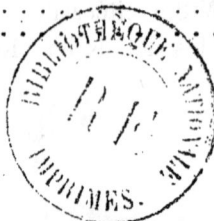

SANTENAY (CÔTE-D'OR)

Gros bourg de 1 560 habitants, canton de Nolay, arrondissement de Beaune.

La statistique de 1883 y signale une source connue sous le nom de Fontaine salée sortant du lias moyen, recouvert par des alluvions. La source qui a une température de 10°,5, a été autorisée en janvier 1864. On vient y boire des environs et de rares baigneurs y restent quelques jours.

Dans une recherche de sel gemme entreprise récemment par la voie du forage à Santenay, on a mis à jour, à la profondeur de 87ᵐ,72, une source dite *Lithium*, dont la composition se rapproche beaucoup de celle de la fontaine salée. Elle émerge d'un grès gris, très aquifère que l'on rapporte à la partie moyenne des marnes irisées.

Ces deux sources offrent de l'intérêt, parce qu'elles sont franchement keupériennes. Les analyses qui en ont été faites en 1880 et 1889, au bureau d'essais de l'École des mines, ont donné les résultats suivants :

	FONTAINE SALÉE	SOURCE LITHIUM
	Gr.	Gr.
Acide carbonique libre.	0,1286	»
Bicarbonate de calcium	0,2670	0,3300
— de magnésium	0,0228	0,1540
— ferreux.	0,0149	traces
Sulfate de calcium.	0,8767	0,8960
— de magnésium.	0,1512	»
— de sodium.	2,1962	2,0120
Chlorure de sodium	5,2313	5,6383
— de potassium.	0,1953	0,1834
— de lithium	0,0926	0,1110
Silice	0,0345	0,0150
Matières organiques.	traces	traces
Total.	9,0825	9,3397
Poids du résidu fixe	8,9800	

2° ET 3° BEAUJOLAIS ET FOREZ

A l'extrémité nord-est du Plateau Central, le Beaujolais et le Forez, séparés par la vallée de la Loire, constituent deux groupes hydrominéraux symétriques et qui, à raison de leurs analogies, peuvent être réunis sans inconvénient.

Le Beaujolais, qui fait suite au Morvan du côté du sud, forme entre le Rhône à l'est et la Loire à l'ouest un plateau ondulé qui se tient communément entre 800 et 1000 mètres. Toutefois, dans son prolongement septentrional entre Cluny et Charolles, il ne dépasse pas l'altitude de 600 mètres. Il est découpé par des gorges profondes et sinueuses.

Le Forez qui s'étend parallèlement au Beaujolais sur la rive gauche de la Loire, étant plus central, a des altitudes plus considérables, comme le prouvent les cotes suivantes, prises à partir du nord :

Au droit de Sail-les-Bains.	530	mètres
Au-dessus de la Pacaudière.	741	—
Crête près Saint-Haon.	1 040	—
En face de Saint-Alban.	1 123	—

Après la dépression produite par la vallée du Lignon, la crête se relève rapidement et à l'ouest de Montbrison elle est à l'altitude de 1 640 mètres.

Le Beaujolais comprend du nord vers le sud : Salt-en-Donzy, le sondage de Montrond et Saint-Galmier. Dans le Forez on rencontre Sail-les-Bains ou lès-Château-Morand, Renaison, Saint-Alban, Saint-Priest-la-Roche, Sail-sous-Couzan, Montbrison, Moingt et Saint-Romain-le-Puy. Dans ces stations il y a à peu près une égale proportion de bicarbonatées sodiques et de bicarbonatées calciques. Les sources de Sail-les-Bains et de Salt-en-Donzy sont seules thermales. Cette dernière n'est pas utilisée.

Gruner qui a exécuté la carte géologique de la Loire et a donné une description de la contrée, en rapport avec les moyens dont on disposait à l'époque où elle a été entreprise[1], a montré que toutes ces sources émergeaient de failles profondes, derniers témoins de la formation des filons et qu'elles étaient également en relation avec des roches d'origine ignée. Ainsi les sources de Saint-Galmier, les plus importantes de la région, sortent de la faille qui limite à l'ouest le massif granitique du Beaujolais.

Dans le Forez, le basalte se présente sous forme de filons ou de cônes plus ou moins élevés, presque constamment surmontés par les ruines de châteaux féodaux. On le rencontre à la fois, soit dans la plaine de Montbrison, comme au puy Saint-Romain et aux monts Uzore et Verdun, soit aux pieds de la chaîne du Forez, soit même dans l'intérieur de la montagne.

[1] *Description géologique et minéralogique du département de la Loire*, par M. L. Gruner, ingénieur en chef au corps des Mines. Paris, imprimerie Impériale, 1857.

A l'occasion de la demande en déclaration d'intérêt public de la source de Montrond, son existence a été également constatée dans le Beaujolais.

Le Beaujolais et le Forez n'ont pas d'établissements de bains très fréquentés. En revanche, les sources de ces contrées se placent au premier rang pour leur production en eaux de table et elles donnent lieu à un commerce d'exportation considérable. Saint-Galmier, Saint-Alban, Renaison, Sail-sous-Couzan et Saint-Romain sont les stations où il a le plus d'activité. La première localité mérite une mention spéciale pour sa production en eaux bicarbonatées calciques, gazeuses. A la Fonfort, aujourd'hui tarie, on n'a pas ajouté moins d'une douzaine de sources obtenues par des sondages. La seule grande source Noël, captée dans un puits de 32 mètres de profondeur, est en mesure de fournir 12 000 000 de litres par année. Le développement qu'a pris l'exploitation de l'eau minérale a entraîné la création de grandes verreries pour la fabrication des bouteilles, de telle sorte que cette ville de 3 000 habitants est devenue le centre d'une industrie très active. On peut évaluer à 23 000 000 de bouteilles la production annuelle des deux régions [1].

En dehors des eaux bicarbonatées en relation avec les roches volcaniques de la région, la carte place aux abords de Roanne et de Feurs deux sources ferrugineuses. Elles émergent du terrain tertiaire de la plaine, et elles n'ont par conséquent rien de commun avec les premières. Toutefois, malgré la faible place qu'elles tiennent dans la région, il a paru qu'on ne pouvait la décrire sans donner l'analyse de l'une de ces sources.

Par la même raison, on a introduit à la suite des analyses des eaux minérales du Beaujolais celles de trois sources ferrugineuses qui étant disposées vers la limite orientale des Montagnes du Centre, ne sauraient être passées sous silence dans la description de cette région. Ce sont celles de Saint-Christophe en Brionnais à l'ouest de Mâcon, de Charbonnières, une des stations du chemin de fer de Lyon à Montbrison très fréquentée à raison de la proximité d'une grande ville, enfin de Pélussin dans le massif du mont Pilat à la pointe sud-est du départe-

---

[1] Pour établir qu'à raison de l'exiguïté de l'échelle de la carte hydrominérale on n'a pu faire figurer qu'une partie des sources des Montagnes du Centre nous croyons devoir citer les noms de quelques-unes d'entre elles que nous trouvons signalées dans la description géologique de la Loire comme appartenant au Forez. Ce sont la source de Duivon à Cremeaux, quatre sources à Juré, à l'ouest de Saint-Priest et une source à Verrières au sud-ouest de Montbrison.

ment de la Loire. Elles émergent toutes des terrains granitoïdes du plateau. Au point de vue du gisement, elles n'ont donc pas plus d'affinités avec les sources d'origine volcanique que celle de la plaine tertiaire de Roanne. Elles ne figurent en réalité à cette place qu'à raison de la position qu'elles occupent et à titre d'appendice.

SAINT-GALMIER (LOIRE)

Petite ville bâtie sur le penchant d'un coteau, à 18 kilomètres de Saint-Étienne sur la section Roanne-Saint-Étienne, à l'altitude de 400 mètres.

Il n'y a pas d'établissement thermal; mais ses eaux de table, gazeuses et bicarbonatées, mixtes s'exportent dans toutes les parties du monde. Les sources au nombre de 13, réparties entre cinq propriétaires, ne sont donc exploitées que pour l'exportation. Le principal établissement, qui comprend les sources *Badoit*, *André* et la *Fontfort* n'expédie pas moins de 8 millions de bouteilles par an. La production totale de la station est évaluée à 13 millions de bouteilles, soit environ les 3/10 de celle de la France entière en eaux de table.

Voici la composition de la source *Badoit* d'après O. Henry (1849) et de la source *Rémy* d'après Bouis (1864).

	BADOIT	RÉMY
Acide carbonique libre.	1 500^{cc}	1 500^{cc}
Bicarbonate de calcium.	1 ^{gr},0200	0^{gr},780
— de magnèsium.	0 4200	»
— de sodium	0 5600	0 089
— de potassium	0 0200	»
— de strontium	indiqué	»
Chlorure de magnésium.	0 4800	
— de sodium		0 200
Sulfate de sodium	0 2000	»
— de calcium.		»
— de magnésium	»	0 741
Azotate alcalin.	0 0550	»
Silicate d'alumine?.	0 1340	»
Alumine et oxyde de fer	»	0 020
Fer et matière organique.	insensible	»
Résidu insoluble.	»	0 020
	2 8890	1 850

MONTROND-GEYSER (LOIRE)

Sous ce nom on désigne une source minérale artésienne, découverte en septembre 1881, à la profondeur de 475 mètres, dans un sondage entrepris sur la rive droite de la Loire, à Meylieu-Montrond, pour y rechercher le terrain houiller. La nappe aquifère a été rencontrée dans des grès et des sables verts appartenant à la formation tertiaire du Beaujolais. Elle arrive au jour dans un tube de 12 centimètres, sous l'effet de la pression exercée par l'acide carbonique qui se dégage avec abondance de la nappe. La température de la source est de 26° C.; son débit de 175 litres par minute.

L'étude géologique de la région entreprise pour l'instruction de la demande en déclaration d'intérêt public du Geyser, a amené la découverte d'un pointement de basalte dans la crête sur laquelle s'élève le château de Montrond, situé à 350 mètres seulement au nord-ouest du trou de soude. Ce rapprochement a été une véritable révélation pour l'explication du gisement de la source.

D'une analyse exécutée dans le laboratoire de l'Académie de Médecine, il résulte que le Geyser de Montrond renferme 4ᵍʳ,824 de principes fixes ainsi répartis :

Bicarbonate de sodium.	4ᵍʳ,577
— de calcium	0 083
— de magnésium.	0 062
Peroxyde de fer	0 004
Chlorure de sodium	0 008
Silice	0 090
	4 824

SAIL-LES-BAINS OU SAIL-LÈS-CHATEAU-MORAND (LOIRE)

Sail-les-Bains est situé sur la limite du Forez et du Bourbonnais, à 16 kilomètres de La Palisse, et à 350 mètres d'altitude. L'établissement thermal date de 1845 et renferme 25 baignoires, des douches variées et une grande piscine de natation. La station paraît avoir été connue des Romains.

Cinq sources thermales, les seules de la Loire, alimentent l'établissement, ce sont les sources *Duhamel*, 34°; *d'Urfé*, 26°5; *des Romains*, 27°; *ferrosulfureuse*, 26°4; *sulfureuse*, 23°. Leur débit total est de 11 500 hectolitres par vingt-quatre heures. — La *Source Bellety* est ferrugineuse et froide, 10°. Altitude, 250 mètres.

Les eaux sont alcalines, peu minéralisées. Elles ont été analysées en 1882, au bureau d'essais de l'École des Mines. Nous reproduisons le tableau qui donne la composition des six sources que renferme la station :

EAUX DE SAIL-LES-BAINS

	SOURCE des ROMAINS	SOURCE DUHAMEL	SOURCE D'URFÉ	SOURCE PERSIGNY	SOURCE dite SULFUREUSE	SOURCE BELLETY
	Gr.	Gr.	Gr.	Gr.	Gr.	Gr.
Acide carbonique libre.	0,0224	0,0230	0,0228	0,0213	0,0255	0,0122
Bicarbonate de sodium anhydre.	0,2582	0,2594	0,2644	0,2628	0,2653	0,0689
— de calcium.	0,0468	0,0506	0,0484	0,0457	0,0496	0,0412
— de magnésium	0,0038	0,0047	0,0041	0,0035	0,0044	0,0026
— ferreux.	0,0023	0,0028	0,0037	0,0023	0,0026	traces
Chlorure de sodium	0,0448	0,0456	0,0438	0,0432	0,0462	0,0032
— de potassium.	0,0033	0,0030	0,0027	0,0030	0,0036	traces
Sulfate de sodium	0,0255	0,0274	0,0287	0,0267	0,0280	0,0108
Silice	0,0280	0,0290	0,0320	0,0300	0,0310	0,0130
Matières organiques	traces	traces	traces	traces	traces	traces
Résidu fixe.	0,4127 0,3800	0,4225 0,3820	0,4278 0,3320	0,4172 0,3240	0,4307 0,3350	0,1397 0,1050

RENAISON (LOIRE)

Cette station voisine de Saint-Alban, possède une eau froide de même nature, qui, d'après une analyse de O. Henry, faite en 1851, renferme par litre :

Acide carbonique libre.	560cc
Bicarbonate de sodium.	0gr,240
— de potassium	0 171
— de calcium	0 663
— de magnésium.	0 135
Chlorures alcalins	0 103
Sulfates alcalins.	0 020
Azotates	traces
Silicate alcalin et alumineux (?)	0 200
Fer, manganèse et matière organique	0 009
	1 541

SAINT-ALBAN (LOIRE)

Village de 1 000 habitants, à 10 kilomètres de Roanne; à une altitude de 400 mètres.

Les sources qui alimentent l'établissement sont au nombre de quatre, presque identiques comme le montrent les analyses de M. J. Lefort. Elles sont remarquables par leur richesse en acide carbonique libre, particularité qui est utilisée dans le traitement thérapeutique; le gaz est administré en douches nasales, oculaires et pharyngiennes, ainsi qu'en inhalations. L'établissement renferme 22 baignoires et une installation hydrothérapique complète.

La station figure parmi les plus importantes pour l'expédition d'eaux, qui est évaluée à 1 500 000 bouteilles.

Les eaux de Saint-Alban sont froides (17°,1). Le débit journalier est de 1 600 hectolitres.

Le tableau suivant montre le groupement présumé des éléments de ces eaux, calculé d'après les analyses de M. J. Lefort faites en 1859 :

	PUITS ANTONIN	PUITS JULIA	PUITS CÉSAR
Acide carbonique combiné	1 ,4464	1gr,4485	1gr,4421
— libre	2 0636	1 9632	1 9479
	(1 043cc)	(993cc)	(985cc)
Bicarbonate de sodium	0gr,8550	0gr,8531	0gr,8544
— de potassium.	0 0843	0 0874	0 0838
— de calcium	0 9475	0 9504	0 9374
— de magnésium	0 4486	0 4550	0 4576
— ferreux.	0 0222	0 0220	0 0234
Chlorure de sodium	0 0293	0 0304	0 0303
Silice.	0 0454	0 0448	0 0453
Arsenic.	traces	traces	traces
Matière organique.	traces	traces	traces
Total par kilogramme	2 4323	2 4431	2 4322

Les bicarbonates alcalins exprimés en sels hydratés (CO2 NaH), sont:

CO2 NaH	0gr,9576	0gr,9554	0gr,9569
CO2 KH.	0 0926	0 0960	0 0921

L'eau du puits Faustine ne diffère pas des précédentes.

Sail-sous-Couzan (Loire)

Le village de Sail-sous-Couzan situé à 20 kilomètres de la Loire, sur la rive gauche (arrondissement de Montbrison), est à 2 kilomètres de la station de ce nom, sur l'embranchement de Clermont à Saint-Étienne, par Thiers, à 425 mètres d'altitude. On y trouve deux sources d'eau minérale froide; l'une connue depuis longtemps est sur la rive gauche du Chagnon; c'est la *source Fontfort;* l'autre nouvelle, désignée sous le nom de *source Rimaud,* est sur la rive droite. La première a été analysée en 1842 par O. Henry, la seconde par M. J. Lefort[1].

Voici la composition assignée à ces sources par litre :

	SOURCE FONTFORT (O. Henry)	SOURCE RIMAUD (J. Lefort)
Acide carbonique libre.	$0^{gr},492$ (249^{cc})	$0^{gr},4317$ (218^{cc})
Bicarbonate de sodium ($C^2 O^6 Na^2$)	0 527	1 9509
— de potassium.	0 237	0 3034
— de calcium	0 589	0 3870
— de magnésium.	0 311	0 3436
— ferreux.	0 008	0 0177
— manganeux.		
— de lithium.	traces	traces
— de strontium	traces	»
Sulfate de sodium.	0 140	»
— de calcium[1]	0 012	0 0465
Chlorure de sodium	0 120	0 0876
— de potassium.		»
— de magnésium[2].	0 030	»
Silice		0 0410
Silicates de sodium, de calcium	0 185	»
— d'aluminium (?).		
Iodures. Arséniates	»	indices
Matière organique.	»	indices
Total par litre.	2 159	4 1777
Poids du résidu fixe.	?	2 0312

Montbrison. — Moingt (Loire)

On trouve à Montbrison (altitude, 400 mètres) des sources minérales froides, connues depuis fort longtemps. Elles sont au nombre de trois. La source des *Romains,* près d'un ancien temple dédié à Cérès; celle de l'*Hôpital* ou des *Ladres* et celle de la *Rivière* sur le bord de la Recize. Elles ont été analysées par Denis, pharmacien à Montbrison.

[1] *Annales de la Soc. d'hydrologie,* t. XII, p. 253.

[2] Il serait préférable de faire figurer tout le calcium et le magnésium à l'état de bicarbonates.

	SOURCE DES ROMAINS	SOURCE DE L'HÔPITAL	SOURCE DE LA RIVIÈRE
Acide carbonique	1^{lit},190	2^{lit},110	1^{lit},140
Carbonate de sodium	2 425	2^{gr},755	2^{gr},025
— de calcium	0 422	0 340	0 335
— de magnésium	0 207	0 150	0 150
— ferreux.	0 098	0 035	0 075
Chlorure de sodium.	0 195	0 175	0 175
Silice	0 065	0 120	0 075
Matière organique azotée et pertes. . . .	0 050	0 085	0 035
	3 462	3 660	2 870

Des analyses faites par Gruner, ingénieur des mines, ont donné des résultats qui n'en diffèrent guère, si ce n'est par l'absence complète de matières organiques. L'eau de *Moingt*, qui sourd à 1 500 ou 2 000 mètres des précédentes, offre la même composition, avec 2^{gr},801 de carbonate de sodium et un résidu total de 3^{gr},629.

Saint-Romain-le-Puy (Loire)

La source de Saint-Romain, autorisée en 1890, sous le nom de *Grande Source*, est propre à faire connaître la composition des eaux minérales de cette station. Elle a été rencontrée au contact du gneiss et d'une brèche basaltique par un puits de 16 mètres de profondeur, creusé à un kilomètre de distance vers l'est de l'ancienne chapelle. On y a trouvé :

Acide carbonique libre.	2^{gr},701
Bicarbonate de sodium.	2 701
— de potassium	0 253
— de calcium	0 485
— de magnésium	0 495
— ferreux.	0 014
Chlorure de sodium	0 174
Sulfate de sodium	0 018
Silice et alumine.	0 066
	4 206

Roanne (Loire)

Dans sa description géologique du département de la Loire, Gruner cite l'eau ferrugineuse et sulfureuse de Roanne, comme la plus connue de celles qui émergent du terrain tertiaire du Forez. Elle prend naissance dans une prairie basse et humide entre la Loire et le Renaison. L'eau est limpide, froide, d'une saveur ferrugineuse, avec une faible odeur d'hydrogène sulfuré. A l'air elle se couvre d'une pellicule irisée, et donne lieu, au bout de quelque temps, à un dépôt ocreux et gélatineux d'hydrate de fer.

L'analyse exécutée par Barruel à l'appui de l'autorisation d'exploiter cette source qui remonte à l'année 1838, lui assigne un résidu fixe de 0^{gr},0977 par litre, consistant principalement en sulfate et chlorure de sodium, calcium et magnésium, avec 0^{gr},0147 de protoxyde de fer.

SAINT-CHRISTOPHE EN BRIONNAIS (SAÔNE-ET-LOIRE)

Saint-Christophe en Brionnais, gros bourg de 1 200 habitants, situé dans l'arrondissement de Charolles, sur les hauts plateaux à l'est de la Loire, possède une source ferrugineuse froide qui émerge du granite. L'analyse de l'eau de cette source, exécutée en 1850, par le bureau d'essais de l'Ecole des Mines, conduit au groupement suivant :

Bicarbonate de calcium.	0^{gr},0994
— ferreux	0 0223
Silicate de calcium	0 0406
— de magnésium	0 0175
Silice en excès.	0 0134
Sulfate de calcium	0 0340
Sels alcalins	absents
Matière organique.	0 0100
Oxyde de fer déposé.	0 0400
Total par litre	0 2772

CHARBONNIÈRES (RHÔNE)

Village situé à 8 kilomètres de Lyon, sur la ligne de Montbrison. Il y existe une source ferrugineuse froide, marquant 9°,5, dite source de *Laval* et une autre source dite *Nouvelle* ou *Cholat*.

L'établissement thermal comprend outre 21 cabinets de bains et plusieurs cabinets de douches, une grande piscine de 400 mètres de superficie et une plus petite de 10 mètres, ainsi qu'un cabinet d'hydrothérapie. La source de Laval, qui fournit 800 hectolitres d'eau par vingt-quatre heures, a été analysée en 1852 par M. Glénard, professeur de chimie à Lyon, qui lui assigne la composition suivante :

Acide carbonique	34^{cc}
Hydrogène sulfuré.	traces
Azote	24^{cc}
Oxygène	1^{cc}
Bicarbonate de calcium	0^{gr},050
— de magnésium	0 006
— de sodium.	0 017
— ferreux	0 041
Sulfate de calcium.	traces
Chlorure de sodium	0 008
Silice	0 022
Alumine (?)	0 009
Matière organique.	notable
	0 153

PÉLUSSIN (LOIRE)

Pélussin, bourg de 3 300 habitants, possède deux sources ferrugineuses contiguës, prenant naissance dans le vallon parcouru par le ruisseau de Cosne.

Des résultats consignés dans le recueil des analyses de l'École des mines, et obtenus en 1874, peut se déduire le groupement suivant :

	SOURCE GAUCHE	SOURCE DROITE
Acide carbonique des bicarbonates	0^{gr},0941	0^{gr},0638
— libre	0 0093	0 0096
Bicarbonate de calcium.	0 0977	0 0823
— de magnésium.	0 0162	0 0073
— de fer	0 0422	0 0155
Silice.	0 0075	0 0080
Chlorure de sodium	0 0064	0 0060
Sulfate de magnésium	0 0128	0 0155
Matière organique	0 0120	0 0090
Poids du résidu fixe	0 1948	0 1436
	0 1470	0 1120

4° BOURBONNAIS ET NIVERNAIS

La longue coupure s'étendant au travers du Plateau Central à partir de Moulins jusques au pied nord-ouest du Cantal, et qui est jalonnée par une série de petits bassins houillers disposés en forme de chapelets, est très propre à fournir les éléments d'une quatrième division naturelle parmi les sources minérales de la contrée.

Ce groupe comprend toutes les sources situées à l'ouest de ce grand accident. Ce sont : Bourbon-l'Archambault avec son cortège de sources froides, la Trollière et Saint-Pardoux (commune de Teneuille), Vaux dans la vallée du Cher, Néris et Evaux non loin de cette vallée aux environs de Montluçon. Il faut y joindre les sources bicarbonatées calciques et sodiques du Nivernais, Saint-Léger de Pougues et Four-chambault.

Bourbon et Néris sont des chloro-bicarbonatées sodiques, comparables par leur composition à un grand nombre de celles propres aux Montagnes du Centre. La première, quoiqu'elle soit séparée de ces montagnes par un golfe de terrain permien, émerge en réalité d'un petit pointement de gneiss granulitique qui s'y rattache. Dans un excellent mémoire publié en 1888 par les *Annales des mines*, M. l'ingénieur de Launay a décrit le gisement de Bourbon. Nous en extrayons les figures suivantes qui montrent l'ensemble des dislocations de la région comprise entre l'Allier et le Cher à la fin de l'époque houillère.

« La fracture d'où sort la source thermale est un véritable filon encore ouvert, de l'âge des arkoses triasiques et où l'on trouve de la galène, de la barytine et du sulfate de strontiane. Elle charrie constam-

ment un sable quartzeux blanc grisâtre où l'on a trouvé des fragments
de feldspath blanc, du spath fluor et des grains siliceux réunis par

CARTE GÉOLOGIQUE DE LA RÉGION DE BOURBON ET DE NÉRIS A LA FIN DE L'ÉPOQUE HOUILLÈRE,
MONTRANT L'ENSEMBLE DES DISLOCATIONS

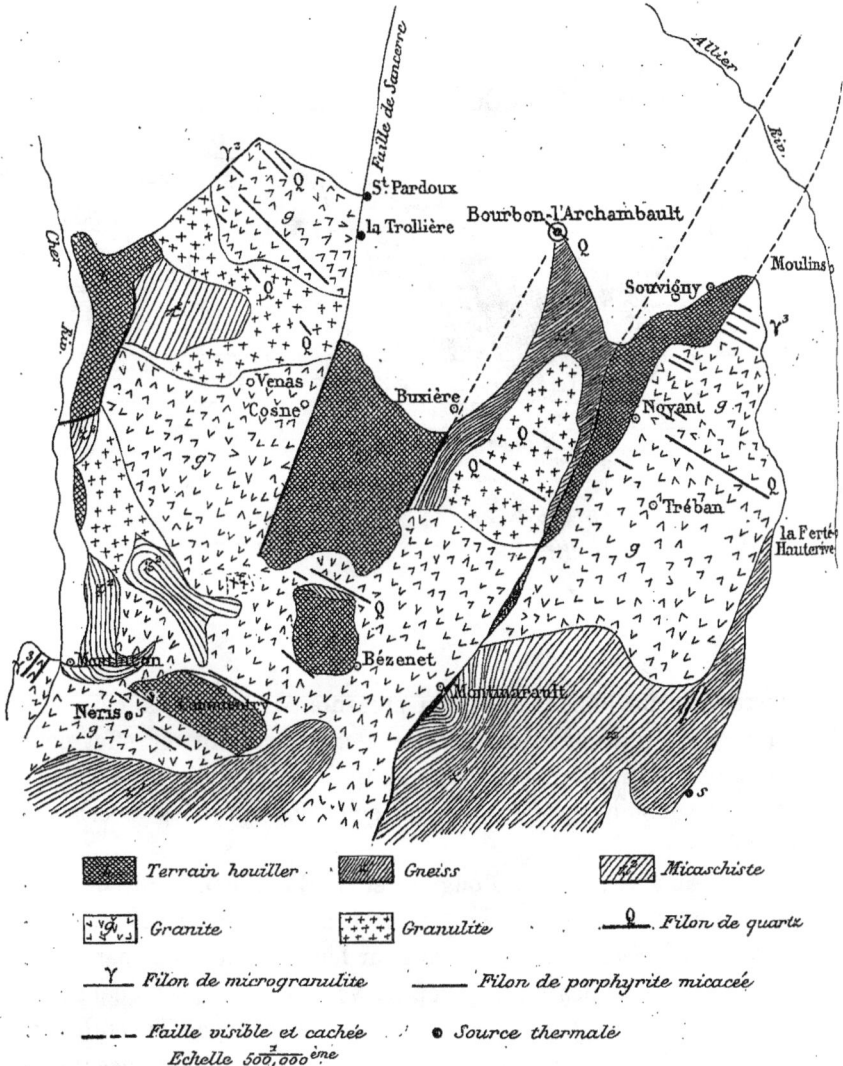

Fig. 10.

un ciment feldspathique décomposé, éléments arrachées au gneiss
sous-jacent. »

Les figures 10 et 11 sont très remarquables en ce qu'elles montrent les sources froides de Saint-Pardoux et de la Trollière sortant d'une faille qui a été reconnue sur une centaine de kilomètres de longueur dans la direction de Sancerre.

Les sources d'Evaux, les plus occidentales de la contrée, occupent une position un peu excentrique qui permet peut-être d'expliquer les

Coupe Est-Ouest de Cosne à la Ferté

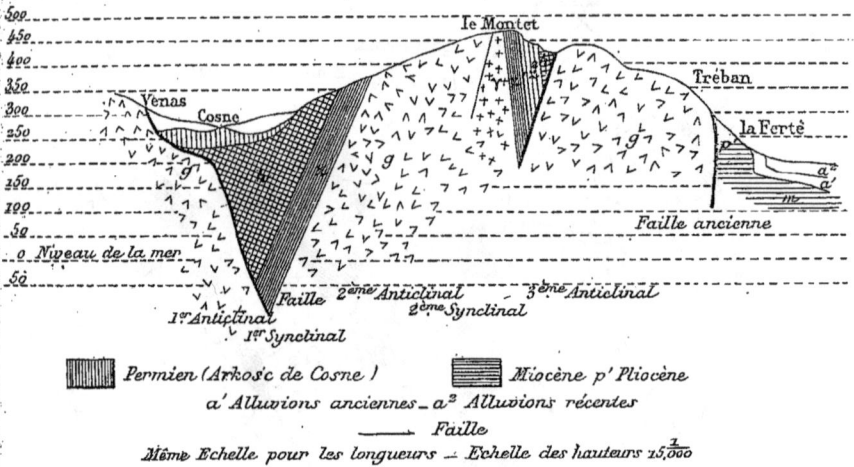

Fig. 11.

différences que leur composition présente par rapport à celle du type commun au Plateau. Les sulfates alcalins entrent en effet pour un peu plus de moitié dans le résidu fixe, tandis que, dans le type, ils sont constamment relégués au troisième plan après les bicarbonates et les chlorures.

Quant aux sources de Pougues et de Fourchambault, quoiqu'elles soient à 60 kilomètres au nord de Bourbon, elles se rattachent manifestement au Plateau Central, tant par leur gisement que par leur composition. Ce sont des eaux gazeuses venant de la profondeur à l'aide de failles dirigées à peu près N. S. comme celle de Teneuille, et qui sont si nombreuses et si étendues dans la région du Sancerrois. Originairement thermales, ces sources ne sont froides qu'à raison de leur faible volume.

Dans ces derniers temps, le gisement de la source Saint-Léger de Pougues a été l'objet d'études suivies qui ont permis d'en apprécier tous les détails. Il est représenté dans la coupe ci-dessous (fig. 12) qui est prise un peu au sud du point d'émergence de la source.

La plaine de Pougues qui en occupe la partie centrale, est encadrée entre deux chaînes de collines correspondant à deux failles symétriques, celle de droite ou de l'est, dite de Sainte-Colombe, anciennement reconnue par Ebray, et celle de gauche ou de Soulangy découverte en 1891 par M. l'ingénieur Friedel. Comme on peut le remarquer par les numéros d'ordre des assises liasiques et jurassiques représentées, les côtes qui dominent la plaine correspondent aux lèvres déprimées des deux failles, et elles ne sont en relief à sa surface que par suite de la

COUPE TRANSVERSALE DE LA PLAINE DE POUGUES

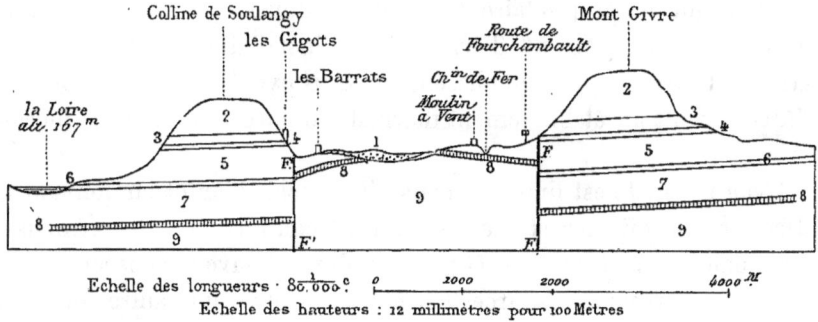

Echelle des longueurs · $\frac{1}{80.000}$.

Echelle des hauteurs : 12 millimètres pour 100 Mètres

Fig. 12.

1. Sables granitiques.
2. Calcaire Callovien.
3. Marnes à *Amm. macrocephalus.*
4. Calcaire à entroques du Bathonien.
5. Marnes blanches du Bathonien.
FF. Faille de Sainte-Colombe.

6. Calcaire de la grande oolithe.
7. Marnes du Bathonien inférieur et du Bajocien supérieur.
8. Calcaire à entroques bajocien.
9. Marnes toarciennes.
F'F'. Faille de Soulangy.

dénudation profonde, opérée à l'époque quaternaire par la Loire, qui coule à l'extrême ouest. L'amplitude de chacune des failles est d'environ 50 mètres.

La source Saint-Léger prend naissance à une petite distance à l'ouest de la faille de Sainte-Colombe ; sa cheminée ascensionnelle paraît être en rapport avec un accident secondaire *latéral* à cette faille et dont la trace est manifeste dans le flanc septentrional abrupt du Mont-Givre. Une circonstance très remarquable du gisement de cette source est tirée de sa vaste expansion latérale dans le calcaire bajocien (assise n° 8) où, à l'aide de son gaz acide carbonique, elle a creusé des cavités très étendues qu'elle remplissait. Soupçonnées, ces cavités ont été mises en pleine évidence par les travaux de forage entrepris au Ponteau qui les ont vidées en grande partie.

BOURBON-L'ARCHAMBAULT (ALLIER)

Bourbon-l'Archambault est une ville de 4 000 habitants environ située à 26 kilomètres de Moulins sur le petit embranchement de Moulins à Cosne, à une altitude de 260 mètres.

La source thermale qui alimente l'établissement sourd de plusieurs puits en émettant de nombreuses bulles d'acide carbonique. La température est de 51°,4 à 53° et son débit journalier d'environ 3 000 hecto-litres.

L'État qui est propriétaire des eaux de Bourbon y a fait construire un nouvel établissement thermal dont l'installation ne laisse rien à désirer. Outre l'ancien établissement se trouvent encore à Bourbon-l'Archambault un établissement thermal militaire et un hôpital thermal civil.

L'eau thermale est limpide, mais elle louchit bientôt en donnant un dépôt ocracé qui incruste le verre. Elle contracte par le refroidisse-ment une odeur hépathique et possède alors un saveur nauséeuse.

A 200 mètres de la source thermale se trouve une autre source, la source Jonas, d'un caractère tout différent et qui appartient à la plaine tandis que l'eau thermale est dans la dépendance du Plateau Central et émerge d'un îlot de roches cristallines. L'eau de la source Jonas est bicarbonatée, sulfatée et magnésienne en même temps que ferrugineuse et douée de propriétés laxatives.

L'analyse de ces eaux a été entreprise en 1881 sur la demande du Comité Consultatif d'hygiène. (Voir *Recueil des travaux du Comité*, t. XII, p. 309.)

COMPOSITION DES EAUX DE BOURBON-L'ARCHAMBAULT (ALLIER)

	SOURCE THERMALE 51° 4		SOURCE JONAS 11°
Acide carbonique des bi-carbonates.	0^{gr},6745	Acide carbonique des bi-carbonates	0^{gr},2772
Acide carbonique libre . .	0 3667	Acide carbonique libre. .	0 1220
	(185$^{cc.}$,5)		(61$^{cc.}$,7)

Carbonate de calcium. . .	$0^{gr},2791$	
— de magnésium.	0 0324	
— ferreux et man-		
ganeux . . .	0 0016	
— de sodium. . .	0 4759	
Chlorure de sodium. . . .	1 7702	
— de lithium. . . .	0 0145	
Bromure de sodium. . . .	0 0043	
Iodure de sodium	traces	
Sulfate de sodium	0 3522	
— de potassium . . .	0 1557	
Silice	0 0925	
Arséniates.	traces	
Pertes et matière orga-		
nique	0 0080	
Poids du résidu, par litre. .	3 1864	

Carbonate de calcium . .	$0^{gr},3007$	
— de magnésium .	0 0047	
— ferreux	0 0087	
— manganeux . .	0 0014	
Oxyde de fer (crénaté?) .	0 0018	
Silice.	0 0244	
Chlorures alcalins. . . .	0 1233	
Phosphate calcique . . .	0 0005	
Sulfate de calcium. . . .	0 5440	
— de magnésium . .	0 4656	
Matière organique. . . .	0 0233	
Poids du résidu . . .	1 4984	

Poids des bicarbonates primitivement dissous :

Bicarbonate de calcium . .	$0^{gr},4019$	. . . .	$0^{gr},4330$
— de magnésium	0 0494	. . . .	0 0072
— ferreux . . .)		. . . .	0 0060
— manganeux .)	0 0022	. . . .	0 0018
— de sodium (CO³			
Na H). . . .	0 7542	. . . .	»
Minéralisation totale,		Minéralisation totale,	
moins CO² libre . .	3 5237	moins CO² libre . .	1 6368

M. de Gouvenain a signalé dans l'eau de Bourbon-l'Archambault une teneur notable en fluorure de calcium ($0^{gr},0027$ de fluor). M. Willm a cherché à vérifier ce fait, mais est arrivé à un résultat négatif. (*Rec. des Trav. du Comité Consultatif*, t. XII, p. 311). D'après M. Grandeau l'eau de Bourbon renferme du césium et du rubidium.

Les eaux de Bourbon occasionnent dans les conduites un dépôt qui, outre le carbonate calcique, renferme 1,14 p. 100 de carbonate de magnésium, 0,74 d'oxyde ferrique, 0,96 d'oxyde rouge de manganèse, 0,41 de silice et 0,07 d'oxyde de cuivre, ainsi que des traces de phosphates.

Le fer de la *source Jonas* ne se sépare pas complètement par l'évaporation ; une partie reste dissous à la faveur de la matière organique (acide crénique ou autre) et colore l'eau en jaune.

A une quinzaine de kilomètres de Bourbon, sur le territoire de

Theneuille, se rencontrent les eaux fortement chargées d'acide carbonique, de Saint-Pardoux et de la Trollière. L'eau de *Saint-Pardoux* ne laisse par litre qu'un résidu fixe de $0^{gr},1372$. Voici comment se répartissent les éléments dans cette eau, en rétablissant les bicarbonates :

Acide carbonique des bicarbonates	$0^{gr},0672$	
— — libre	2 1866	(1128cc)
— — total	2 2538	
Bicarbonate de calcium	$0^{gr},0645$	
— de magnésium	. 0 0311	
— ferreux et manganeux	0 0116	
— de sodium	traces	
Silicate de sodium	0 0145 [1]	
Silice en excès	0 0263	
Sulfate de sodium . . . . : . . .	. 0 0230	
Chlorure de sodium	0 0137	
Matières organiques et pertes	0 0061	
	0 1908	

L'eau de la Trollière paraît, d'après une analyse de O. Henry, offrir une composition analogue.

Les sources de Bourbon-l'Archambault et de Theneuille ont été déclarées d'intérêt public.

NÉRIS (ALLIER)

Néris est une ville de 2500 habitants à 8 kilomètres de Montluçon et à 5 kilomètres de Chamblet, station du chemin de fer de Moulins-Montluçon. Altitude : 385 mètres.

Néris devait avoir une certaine importance à l'époque gallo-romaine à en juger d'après les ruines des anciens thermes et d'un cirque qu'on y a découvertes. Aujourd'hui, la station qui appartient à l'État a repris rang parmi les plus importantes. Les thermes actuels comprennent deux établissements, l'un pour les malades payants, l'autre qui est le plus ancien, pour les indigents. Ce dernier ne comportait jusqu'à ces dernières années que quatre piscines dont deux chaudes et deux tempérées, et

[1] Correspond à 0,0126 de carbonate neutre et à 0,0200 de bicarbonate $(CO^3 NaH)$.

les cabinets de douches. Quant à l'établissement principal il est un des mieux aménagés ; il comporte 62 cabinets de bains avec appareils de douches, des étuves pour bains de vapeur et quatre belles piscines dont deux mesurent 5 mètres sur 6, à fond incliné offrant une profondeur de 1 mètre à 1^m,4 ; les autres mesurent 4^m,15 sur 2^m,60.

L'entrée de l'établissement est entre deux bassins, l'un pour la réfrigération de l'eau thermale, l'autre pour la production des conferves qu'on employait beaucoup autrefois comme applications et frictions.

Au surplus l'établissement est pourvu de salles de réunion, théâtre, etc.

Les eaux de Néris sont captées dans 6 puits très rapprochés que l'on considère avec raison comme les griffons d'une source unique qui ne débite pas moins de 10 000 hectolitres par 24 heures. La température au fond du grand puits est de 52°8 et oscille généralement entre cette température et 50°.

Ces eaux ont été analysées en 1891 sur la demande du Comité consultatif d'hygiène et insérées dans le tome **XXI** du *Recueil des travaux.* Cette analyse ne diffère guère de celles entreprises en 1858 par M. J. Lefort qui leur a assigné une minéralisation totale, non compris l'acide carbonique libre, de 1^{gr},266, correspondant à un résidu fixe de 1^{gr},092.

Voici les résultats de l'analyse de 1891 (Ed. Willm) :

Acide carbonique libre	0^{gr},0451
— — des bicarbonates, ...	0 3600 .
Carbonate de sodium	0^{gr},3175
— de calcium	0 0973
— de magnésium	0 0092
— ferreux	0 0013
Chlorure de sodium	0 1816
Sulfate de sodium	0 3651
— de potassium	0 0462
— · de lithium	0 0015
Silice	0 1082
Iodures. — Borates	traces
Matière organique	traces
	1 1279
Poids du résidu à 150°	1 1256
Minéralisation totale moins CO^2 libre	1 3078

Bicarbonates primitivement dissous.

Bicarbonate de sodium . . .	$0^{gr},4493$	(soit 0,5032 CO³NaH)
— de calcium . . .	0 1401	
— de magnésium. .	0 0140	
— ferreux	0 0018	

D'après M. de Gouvenain, l'eau de Néris renfermerait $0^{gr},00614$ de fluor ; cette indication donne lieu à la même observation que pour Vichy et Bourbon-l'Archambault.

ÉVAUX (CREUSE)

Les thermes d'Évaux sont situés près du bourg de ce nom, desservi par l'embranchement de Montluçon à Eygurande ; ils sont placés à quelques kilomètres de la falaise par laquelle se termine le plateau central dans la direction du Nord.

L'établissement s'élève sur une esplanade taillée dans le roc, à la naissance d'un vallon dont les eaux débouchent dans le Cher. La station remonte à l'occupation de la Gaule par les Romains, et pour la construction des thermes actuels, il a suffi d'enlever à la surface de la plate-forme à flancs de coteau, qui est leur ouvrage, la faible couche de terre végétale que le temps y avait accumulée. On y a retrouvé presque intacts les puits dans lesquels les sources étaient captées et les réservoirs où elles étaient recueillies.

Les sources d'Évaux sont nombreuses et leur débit considérable.

Voici les noms des sources principales avec leur température, d'après M. Rotureau :

Puits César.	56°,7	Trois sources sans nom à	40° ; 42°,8 et 46°.
Petit Cornet.	54°,5	Piscine ronde	39°
Grand Mur	53°,8	Ferrugineuses.	38°,5
Puits carré	49°,9	Cinq sources à.	38°,1
1ᵉʳ juillet.	48°	Midi.	34°
Milieu du bassin	47°,8	Triangulaire.	28°,8
Deux sources à.	46°		
Escalier.	43°,9		

Ces eaux sont incolores, inodores, sauf pour les sources du Grand Mur et du Petit Cornet. Cette dernière notamment peut être considérée comme sulfureuse.

Ces eaux donnent naissance à d'abondantes conferves et à un dégagement de bulles de gaz formé principalement d'azote. Les conferves ou *limon* sont employées comme celles de Néris.

Les eaux d'Évaux sont bicarbonatées et surtout sulfatées. Leur composition varie peu d'une source à l'autre et celles-ci paraissent provenir d'une nappe unique.

Les eaux d'Évaux ont été analysées en 1877, au bureau d'essais de l'École des mines. Des résultats obtenus, on peut établir le groupement suivant, en faisant intervenir la totalité de l'acide carbonique à l'état de bicarbonates.

	GRAND BASSIN CARRÉ	ROCHERS	PUITS CÉSAR	JEUNES FILLES	SAINTE-MARIE	BAIN DE VAPEUR
	Gr.	Gr.	Gr.	Gr.	Gr.	Gr.
Acide carbonique total	0,2040	0,2204	0,2242	0,2306	0,2176	0,2108
Carbonate de calcium.	0,0718	0,0702	0,0680	0,0566	0,0738	0,0583
— de magnésium	0,0328	0,0353	0,0311	0,0294	0,0336	0,0298
— ferreux.	0,0040	0,0035	0,0028	0.0033	0,0039	0,0026
— de sodium.	0,1245	0,1647	0,1561	0,1776	0,1389	0,1521
Silicate de sodium (Si O³ Na²) . .	0,0974	0,0564	0,0750	0,0613	0,0805	0,0726
Silice en excès	0,0311	0,0493	0,0371	0,0403	0,0378	0,0358
Sulfate de sodium.	0,8186	0,8190	0,8052	0,8108	0,7986	0,8174
— de potassium . . . . . ,	0,0235	0,0222	0,0217	0,0220	0,0224	0,0211
Chlorure de sodium.	0,2412	0,2249	0,2324	0,2382	0,2362	0,2264
— de lithium.	Traces	Traces	Traces	Traces	Traces	Traces
Matière organique	0,0045	Traces	0,0042	0,0020	0.0025	0,0040
Total par litre.	1,4494	1,4455	1,4336	1,4415	1,4282	1,4201
Poids du résidu fixe	1,4400	1,4350	1,4300	1,4420	1,4210	1.4260
Bicarbonates tenus primitivement en dissolution :						
Bicarbonate de calcium	0,1035	0,1010	0,0979	0,0815	0,1049	0,0840
— de magnésium . . .	0,0499	0,0538	0,0474	0,0448	0,0512	0,0454
— ferreux.	0,0058	0,0050	0,0040	0,0046	0,0054	0,0036
— de sodium (C²O³Na²)	0,1763	0,2331	0,2209	0,2513	0,1965	0,2153
— — (CO³NaH)	0,1974	0,2611	0,2473	0,2815	0,2201	0,2411

Vaux (Allier)

Les sources bicarbonatées sodiques exploitées à Vaux, sont au nombre de trois: le *Petit Gravas* ou *fontaine Raby*, *Madeleine* et *Edmée*. Elles prennent naissance dans une arkose sidérolithique reposant sur le granite.

D'après l'analyse de l'Académie de médecine, la source Edmée offre par litre une minéralisation totale de 7gr,253, correspondant à un résidu fixe de 5gr868, ainsi répartie :

Bicarbonate de sodium	4gr,161
— de potassium	0 055
— de calcium	0 495
Chlorure de sodium	0 558
Sulfate de sodium.	1 054
— de magnésium.	0 885
Silice	0 045
	7gr,253

Pougues (Nièvre)

Le village de Pougues est situé sur la ligne du Bourbonnais, à 13 kilomètres nord de Nevers et à une altitude de 195 mètres.

L'établissement thermal de Pougues contient 24 baignoires, une installation complète de douches et d'hydrothérapie ; les eaux bicarbonatées mixtes et ferrugineuses sont froides (12°) et très gazeuses. Elles sont exploitées comme eaux de table. Les sources sont au nombre de quatre : *Saint-Léger*, *Bert*, *Élisabeth* et *Jeanne-d'Arc*. La première est la plus importante, mais elle ne fournit qu'un volume de 74 hectolitres par vingt-quatre heures. Analysées d'abord par le chimiste Costel en 1778, puis par Duclos, Geoffroy et Hassenfratz, les eaux de Pougues ont été étudiées plus tard par Boulley et Henry, en 1837 ; Mialhe y a reconnu la présence de l'iode. Les dernières analyses qui aient été faites de la source Saint-Léger ont été exécutées en 1884 sous la direction de M. Ad. Carnot, au bureau d'essais de l'École des Mines. Nous donnons en même temps la composition de la source Bert, analysée également à l'École des Mines en 1872 et groupée d'après les données de l'analyse :

	SAINT-LÉGER	BERT N° 1
Acide carbonique des bicarbonates.	1gr,8122	0gr,9614
— libre.	2 1178	1 3816
	(1071cc)	(699cc)
Bicarbonate de sodium (anhydre).	0gr,7812	0gr,4462
— de potassium	0 0633	0 0639
— de lithium.	0 0035	traces
— de calcium	1 7020	1 0723
— de magnésium.	0 4035	traces
— ferreux	0 0059	0 0296
Chlorure de sodium	0 2120	0 0867
Sulfate de sodium	0 1767	0 1219
Silice	0 0340	traces
Matière organique	0 0025	traces
	3 3846	1 8206
Poids du résidu fixe, par litre	2 4800	1 4000

FOURCHAMBAULT (NIÈVRE)

Dans le gros bourg de Fourchambault, situé à quelques kilomètres de Pougues et sur le prolongement de la faille de Sainte-Colombe, on exploite, comme eaux de table, deux sources bicarbonatées calciques, froides et très gazeuses, connues sous les noms de *Mimot* et de *Montupet*. Les analyses de l'Académie de Médecine assignent à ces deux sources les compositions suivantes :

	MONTUPET	MIMOT
Carbonate de calcium	0gr,870	0gr,870
— de magnésium.	0 230	»
— de sodium	0 136	0 903
Oxyde de fer.	0 010	0 010
Sulfate de calcium	0 074	0 074
— de magnésium	»	0 504
Chlorure de sodium	0 022	0 425
Résidu insoluble.	0 018	0 024
	1 360	2 810

5° GROUPE DE VICHY

La ville de Vichy, située sur les bords de l'Allier, est le centre d'un bassin hydrominéral très important, qui comprend non seulement les sources de cette localité, mais encore celles qui prennent naissance tant dans la vallée principale que dans les vallons secondaires à Jenzat, Cusset, Vesse, Brugheas, Abrest, Hauterive, Saint-Yorre et Châteldon. A la hauteur de Vichy, l'Allier coule dans une plaine d'une vingtaine de kilomètres de largeur dominée du côté de l'est par les chaînons septentrionaux des montagnes du Forez et vers l'Ouest par le massif de la basse Auvergne. Cette plaine, qui s'étend au loin vers le sud, est la Limagne dont le sol d'une si grande richesse est constitué par des assises de calcaire lacustre, de marne et de sable, qui dépendent de la partie supérieure du terrain tertiaire oligocène.

Sous le rapport du gisement, les sources du bassin de Vichy forment deux catégories placées dans des conditions bien différentes. La première comprend toutes les sources ayant une température comprise entre 30° et 45°, tels que le Puits-Carré, la Grande-Grille, Lucas et l'Hôpital. Ces sources émergent de failles placées à la limite de la montagne et de la plaine. On a essayé de déterminer d'une manière plus précise le réseau de ces sortes d'accidents. Mais l'espace dans lequel les principales sources de Vichy sont groupées est tellement restreint qu'on ne saurait attacher beaucoup d'importance aux alignements relevés, lesquels sont forcément un peu arbitraires.

Au second groupe appartiennent les sources dont l'existence est un effet de l'art. Elles proviennent toutes de travaux plus ou moins profonds et, pour la plus grande partie, de forages poussés dans les assises du terrain tertiaire. Pour concevoir leur origine, il faut admettre que les couches perméables de ce bassin et les cavités qu'il peut présenter, constituent autant de réservoirs, dans lesquels l'eau minérale et le gaz acide carbonique émis par les failles, donnant naissance aux sources chaudes, se trouvent emmagasinés. Il existe ainsi dans la plaine tertiaire un certain nombre de nappes très étendues qui s'épanchent sous la pression du gaz, lorsqu'elles sont mises en contact avec la surface du sol. La plupart des sources artificielles ainsi obtenues sont intermittentes et elles sont toutes froides, ou tout au plus tempérées, lorsqu'elles viennent d'une certaine profondeur. A cette catégorie appartiennent les sources du Parc ou Brosson, Lardy, Larbaud ou des Hautes-Vignes sur le territoire de Vichy, la source de Vesse, le puits foré d'Hauterive, les six sources de Cusset connues sous les noms de Mesdames, Elisabeth Sainte-Marie, Tracy, Saint-Jean, Lafayette, ainsi que les nombreuses sources de Saint-Yorre.

Les sources des Célestins, quoiqu'elles soient à une température qui ne dépasse que de quelques degrés la moyenne du lieu, font partie de la première catégorie. Elles jaillissent en effet naturellement d'un véritable filon d'arragonite, à cloisons verticales juxtaposées, qui forme saillie à la surface du sol et n'a pas moins de 13 mètres de puissance. La température peu élevée des sources de ce petit groupe est certainement le résultat de leur faible volume et du refroidissement que l'eau subit dans son contact avec la roche au voisinage de la surface du sol.

Le réseau des fractures auxquelles les sources de Vichy doivent leur existence n'a pas encore été déterminé avec précision. On peut remarquer toutefois que, comme cela a lieu si fréquemment, elles sourdent à la limite de la montagne et de la plaine. La route de Cusset à Ferrières qui parcourt dans la direction du sud-ouest la pittoresque vallée du Sichon, met à jour les assises sédimentaires, toutes fortement relevées, constituant le sol de ce chaînon du Forez. Ce sont des tufs orthophyriques et porphyriques, des schistes, des quartzites, des calcaires qui appartiennent aux systèmes carbonifère, dévonien et cambrien. Les roches éruptives sont représentées par des granites, des granulites et des microgranulites. Parmi les premières, il y a lieu de signaler la présence des schistes terreux voisins de l'Ardoisière dans lesquels le célèbre géologue anglais Murchison a découvert en 1850 des fossiles qui, déterminés par de Verneuil, lui ont permis de les assimiler au calcaire carbonifère de Regny. Mais la roche de beaucoup la plus intéressante au point de vue de la formation des sources du bassin de Vichy, est le basalte dont l'exploration du sol a fait découvrir quatre pointements dans la région, savoir : 1° au mont Peyroux sur la rive droite du Sichon, non loin de l'Ardoisière ; 2° à Sauzat sur les bords du Jolan, à cinq kilomètres à l'est de Cusset ; 3° à la Poivrière sur la rive droite de l'Allier à la hauteur de Saint-Yorre ; 4° enfin à Bagnetier, près de la Palisse.

Vichy (Allier)

La petite ville de Vichy, située sur la rive droite de l'Allier à l'altitude de 260 mètres, est à 365 kilomètres de Paris sur la ligne de Lyon, embranchement de Saint-Germain-des-Fossés.

La plupart des sources de Vichy appartiennent à l'État, notamment *Grande Grille, Grand Puits Carré, Petit Puits Carré* ou *Puits Chomel,* source *Lucas,* source de l'*Hôpital* ou *gros Boulet, Puits Brosson* ou *du Parc, Grotte des Célestins, Anciens Célestins, Néo-Célestins.*

Les sources *Lardy, Prunelle* et *Larbaud* ou des *Longues Vignes* sont des propriétés particulières ; il en est de même de la source intermittente de *Vesse,* sur la rive gauche de l'Allier.

Les sources principales : Grande Grille, Chomel, Lucas et de l'Hôpital, débitent environ 250 mètres cubes par 24 heures ; le groupe des Célestins en fournit 27^{mc},4 ; les sources Lardy, du Parc et Larbaud, 25 ; le puits de Vesse 20, et celui de Hauterive 40. Enfin les sources placées sur le territoire de Cusset en fournissent 47^{mc} 5. Au total l'ensemble des sources du bassin donne un débit journalier de 400 mètres cubes environ.

Quant à la température, dont le relevé est indiqué plus loin, elle est comprise entre 44° et 14° ; le groupe des Célestins ne comporte que des sources ayant de 14 à 16°5 ; l'eau de Hauterive en marque 14°6.

Les thermes de Vichy existaient déjà à l'époque gallo-romaine ainsi qu'en témoignent des restes de substructions, des statuettes et des monnaies que les fouilles ont mis à jour. Aujourd'hui la station peut être considérée comme la plus importante de France.

L'établissement thermal, propriété de l'État, est concédé à une compagnie fermière. Il comprend : 1° le *grand établissement* contenant les bains et douches de 1re classe, une piscine et les bureaux de l'administration : 2° le *nouvel établissement* contenant les bains et douches de 2e et 3e classes ; 3e les bains de l'Hôpital, sur la place Rosalie, contenant des bains et douches de 1re et 2e classes.

Le service balnéaire comprend pour la 1re classe 96 baignoires, 10 appareils de douches à percussion variées, 7 de douches ascendantes, 3 de douches en baignoires et 2 piscines ; en 2e classe, 198 baignoires, 11 douches à percussion, 8 douches ascendantes, 5 douches en baignoires; en 3e classe, 24 baignoires et 4 douches. Il y a en outre des salles d'inhalation et de pulvérisation, etc.

Les sources des Célestins ne sont utilisées que comme buvettes.

L'hôpital militaire est aménagé pour le service balnéaire journalier de 120 officiers et de 60 sous-officiers et soldats.

Il faut y joindre les établissements thermaux privés, les *Bains Lardy* et *Larbaud*.

L'exportation est évaluée pour tout le bassin à 6 000 000 de bouteilles.

Les sources appartenant à l'État ont été reconnues d'utilité publique par décret du 23 janvier 1861; un second décret, du 17 mai 1874, leur a accordé un périmètre de protection de 688 hectares.

La composition des eaux minérales de Vichy a donné lieu à de nombreuses recherches, notamment de la part de Geoffroy, Longchamps, Berthier, O. Henry. En 1854, Bouquet a analysé la presque totalité des sources du bassin. Enfin, M. Willm a procédé, en 1881-1882, pour la revision de l'Annuaire, à de nouvelles analyses, portant sur les principales sources de Vichy. Les résultats en sont consignés dans le tableau suivant.

Prise dans son ensemble, la composition trouvée en 1881 est assez conforme à celle annoncée en 1854 par Bouquet (*Annales de chimie et de physique* (3), t. XLII, p. 278 et suiv.). Il y a cependant une différence considérable en ce qui concerne la magnésie et l'acide phosphorique. Le bicarbonate de magnésium dans les analyses de Bouquet varie entre $0^{gr},200$ et $0^{gr},564$ et dans l'analyse communiquée ci-dessous, de $0^{gr},071$ à $0^{gr},116$. Quant au phosphate disodiques a teneur, d'après Bouquet, va depuis des traces (source des Célestins et groupe de Cusset) jusqu'à $0^{gr},162$, puits de Vesse, soit une teneur générale tout à fait improbable.

HAUTERIVE (ALLIER)

Cette localité est à 4 kilomètres de Vichy, sur la rive gauche de l'Allier.

Plusieurs sources minérales froides jaillissent naturellement dans la partie méridionale de la commune, non loin de l'Allier. Elles sont connues de toute antiquité et étaient déjà exploitées à la fin du siècle dernier. En 1842, à la suite de la disparition de l'une d'elles, le sieur Brosson fit exécuter un sondage destiné à rechercher la nappe d'où

	GRANDE GRILLE	PUITS CHOMEL	SOURCE DE L'HOPITAL	GROUPE DES CÉLESTINS			SOURCE DE MESDAMES	SOURCE DU PARC [3]	SOURCE LARDY [3]	HAUTERIVE	VESSE
				GROTTE DES CÉLESTINS	ANCIENS CÉLESTINS	NÉO-CÉLESTINS					
	Gr.	Gr.	Gr.	Gr.	Gr.	Gr.	Gr.	Gr.	Gr.	Gr.	Gr.
Acide carbonique des bicarbonates.	3,3748	3,3914		3,3205	3,2655	3,2545	3,0814[1]	3,5197	3,6323	3,3007	3,5379
— libre.	0,8494 (430cc.)	0,6729 (492cc.)		0,8190 (314cc.)	1,5419 (630cc.)	1,7765 (898cc.)	1,8045 (913cc.)	1,6936 (857 cc.)	1,5575 (788 cc.)	2,3165 (1172cc.)	1,2902 (607cc.)
	gr.	gr.		gr.	gr.	gr.	gr.	gr.	gr.	gr.	gr.
Carbonate neutre de sodium.	3,5826	3,5409		3,1959	3,1323	3,2164	3,0480	3,5176	3,5902	3,4121	3,4898
— de potassium.	0,2424	0,2438		0,2253	0,2183	0,2277	0,1840	0,2171	0,2300	0,2261	0,2333
— de lithium.	0,0190	0,0227		0,0185	0,0185	0,0206	0,0189	0,0185	0,0185	0,0211	0,0198
— de calcium.	0,2529	0,2573		0,4904	0,4840	0,5015	0,3792	0,4169	0,4696	0,2772	0,4800
— de magnésium	0,0483	0,0470		0,0689	0,0715	0,0657	0,0875	0,0524	0,0960	0,0409	0,0704
— ferreux (avec manganèse).	0,0028	0,0012		non dosé	0,0006	0,0009	0,0121	0,0089	0,0152	0,0140	0,0036
Sulfate de sodium.	0,2796	0,2757		0,2584	0,2689	0,2734	0,1926	0,2838	0,2675	0,2772	0,2596
Chlorure de sodium.	0,5737	0,5751		0,5375	0,5346	0,5163	0,5391	0,3408	0,3693	0,5922	0,5603
Phosphate disodique.	0,0028	traces		traces	traces	traces	traces	traces	0,0012	0,0020	traces
Arséniate disodique.	0,0008	0,0006		non dosé	0,00075	0,00075	0,0010	0,0009	0,0007	0,0008	0,0008
Silice.	0,0632	0,0646		0,0416	0,0416	0,0395	0,0320	0,0487	0,0326	0,0183	0,0401
Acide borique. Iode[1]. Strontium. Rubidium.	traces	traces		traces	traces	traces	traces	traces	traces	traces	traces
Matières organiques et pertes.	0,0064	0,0063		0,0194	0,00665	»	0,0012	»	0,0041	0,0159	0,0023
Poids du résidu sec, par litre.	5,0164	5,0368		4,8640	4,7694	4,77365[4]	4,2803	5,1241[5]	5,2780	4,8612	5,1360
Poids du résidu, d'après Bouquet (1854).	5,2080	5,2480		5,3200[?]	5,0800	»	4,4200	5,2800	5,4560	4,9600	4,4080
Bicarbonate de calcium (C²O⁴Ca).	0,3641	0,3612		0,6982	0,6963	0,7222	0,5561	0,8683	0,6766	0,3992	0,6321
— de magnésium (C²O⁴Mg).	0,0735	0,0709		0,1050	0,1082	0,1016	0,1029	0,0951	0,0853	0,0619	0,1164
— ferreux (C²O⁴Fe).	0,0038	0,0012		traces	0,0008	0,0012	0,0167	0,0118	0,0210	0,0190	0,0050
— de sodium (C²O⁴Na²).	4,9849	5,0108		4,5225	4,9882	4,4395	4,3133	4,9778	5,0805	4,8985	4,9383
— de potassium (C²O⁴K²).	0,3187	0,3215		0,2964	0,2879	0,2990	0,2427	0,2863	0,3033	0,2982	0,3103
— de lithium (C²O⁴Li²).	0,0303	0,0363		0,0295	0,0296	0,0329	0,0281	0,0303	0,0295	0,0386	0,0315
Bicarbonate de sodium (sel de Vichy) CO³NaH.	5,5830	5,5129		5,0632	5,5868	4,9644	4,8308	5,5751	5,6902	5,4079	5,5310
— de potassium (CO³KH).	0,3509	0,3531		0,3256	0,3280	0,3164	0,3500	0,2867	0,3333	0,3277	0,3410
— de lithium (CO³LiH).	0,0350	0,0418		0,0340	0,0340	0,0379	0,0325	0,0350	0,0340	0,0388	0,0363
Minéralisation totale avec les bicarbonates anhydres, sans l'acide carbonique libre.	6,7038	6,7325		6,5242	6,3952	6,4058	5,8210	6,8849	7,0342	6,5116	6,9050

[1] M. de Gouvenain n'a pas trouvé d'iode dans la source de la Grande Grille, mais il y signale la présence ... et de 0 gr.,0076? de fluor. Cette dernière indication a été contrôlée et ne paraît nullement fondée.

[2] Ancien puits Bresson.

[3] Ou Enclos des Célestins.

[4] Le résidu pesait 4 gr.,7780.

[5] Poids du résidu, 5 gr.,1220.

elle émanait. On la rencontra à la profondeur de 25 mètres dans une couche de sable argileux, perméable, de 2 mètres d'épaisseur. En 1876, à la suite d'arrêts dans le jaillissement de la source, on a été conduit à entreprendre la réfection du trou de sonde; celui qui a été exécuté à cette époque a été poussé à la profondeur de 97 mètres et paraît avoir pénétré de 12 mètres dans les schistes carbonifères. La colonne ascensionnelle, de 10 centimètres de diamètre, est percée de trous dans la partie correspondant à la nappe aquifère et est isolée du terrain ambiant au moyen d'un lit de béton coulé dans l'espace annulaire. Le sondage d'Hauterive fournit 400 hectolitres d'eau par 24 heures.

La source d'Hauterive est pourvue d'un périmètre de protection de 122 hectares de superficie.

La composition de l'eau de Hauterive figure au tableau des eaux de Vichy.

Voici, pour les températures des sources de Vichy, dont l'analyse est consignée dans le tableau précédent, celles qui ont été observées en 1853 par Bouquet et en 1881 par M. Willm.

	1853	1881
Grande grille	41°8	41°8
Puits Chomel.	44°0	44°0
Source Lucas.	29°2	28°4
Source de l'hôpital ou du gros Boulet. . .	30°8	34°0
Grotte des Célestins	14°3	14°0
Anciens Célestins[1]	12°0	13°8
Néo-Célestins	»	16°4
Parc ou Brosson.	22°5	16°3
Lardy	23°6	24°2
Mesdames[2]	16°8	16°5
Hauterive.	14°6	14°6
Vesse[3]	27°8	31°4

CUSSET. — SAINT-YORRE. — BRUGHEAS (ALLIER)

Cusset est situé à 4 kilomètres E. de Vichy et offre plusieurs sources artificielles qui portent les noms de *Mesdames* (voir Vichy) *Élisabeth, Sainte-Marie, Tracy, Saint-Jean* et *Lafayette*. Ces eaux sont à une température de 16 à 16°,8.

[1] Autrefois nouveaux Célestins.

[2] Cette source, située sur le territoire de Cusset, à 3 kilomètres de Vichy, appartient à l'État et est conduite dans l'établissement thermal.

[3] Ce puits artésien, sur la rive gauche de l'Allier, en face de Vichy, jaillit à une grande hauteur durant six minutes et à des intervalles réguliers de cinquante minutes. Le début de chaque émisssion est accompagné d'émanations sulfureuses.

Saint-Yorre, à 8 kilomètres S. de Cusset, sur la rive droite de l'Allier possédait, il y a quelques années, deux sources, également obtenues par forage ; le *Puits carré* et le *Puits rond*. Température, 12°,3. Aujourd'hui le nombre de forages pratiqués et exploités à Saint-Yorre est beaucoup plus considérable, il s'élève à une quarantaine.

Ces eaux ont été analysées en 1852 par Bouquet, qui a fait en 1861 une nouvelle analyse de l'eau de Saint-Yorre.

Brugheas est à 6 kilomètres de Vichy.

	CUSSET		SAINT-YORRE
	PUITS SAINTE-MARIE	PUITS ÉLISABETH	
Acide carbonique libre.	1gr,642	1gr,770	1gr,333
Bicarbonate de sodium	4 733	4 837	4 881
— de potassium.	0 262	0 253	0 233
— de magnésium	0 463	0 460	0 479
— de calcium	0 692	0 707	0 514
— de strontium	0 003	0 003	0 005
— ferreux.	0 053	0 022	0 010
— de manganèse.	traces	traces	traces
Sulfate de sodium.	0 340	0 340	0 271
Phosphate et borate.	traces	traces	traces
Arséniate de sodium.	0 003	0 003	0 002
Chlorure de sodium.	0 453	0 468	0 518
Silice.	0 025	0 034	0 052
Matière organique bitumineuse. . . .	traces	traces	traces
Total.	7 027	7 127	6 965
Poids du résidu fixe.	5 092	5 160	5 120
Poids des sels neutres.	5 152	5 238	5 148

L'eau de Brughéas, beaucoup moins minéralisée que les précédentes (1gr,494), ne renferme que 0gr,811 de bicarbonate de sodium, 0gr,056 de bicarbonate de potassium et 0gr,400 de bicarbonates de calcium, magnésium et de fer. Pour l'acide carbonique libre, seulement 0gr,108 (Bouquet).

ABREST (ALLIER)

L'eau minérale d'Abrest, dans l'arrondissement de La Palisse, renferme, d'après une analyse de M. Ad. Carnot, faite en 1883 :

Acide carbonique.	0gr,4080
Bicarbonate de sodium	1 4253
— de potassium.	0 0167
— de calcium.	0 5832
— de magnésium	0 0460
— ferreux.	0 0158
Chlorure de sodium.	0 1386
Sulfate de sodium.	0 0852
Silice.	0 0340
Matières organiques.	0 0040
	2 3488
Poids du résidu fixe	1 7250

Jenzat (Allier)

Les eaux de cette localité, signalées dans l'Annuaire de 1853, sont fournies par 3 sources de composition à peu près identique, avec une température de 21°. Leur débit est de 5 à 600 litres par heure. La source du milieu a fourni à M. Lefort les résultats suivants :

Acide carbonique libre	30cc
Bicarbonate de calcium.	0gr,147
— de magnésium	0 027
— de sodium	0 601
— ferreux	0 007
Chlorure de sodium	0 291
— de potassium	0 059
Sulfate de sodium	0 371
— de potassium	0 093
Silice.	0 030
Alumine (?).	0 008
Brome. Iode. Arsenic.	traces
Matières organiques	traces
	1 634

Chateldon (Puy-de-Dôme)

Cette station, située à 20 kilomètres de Vichy près de la route de Thiers, à 340 mètres d'altitude, possède cinq sources froides, de 10° à 13°2, débitant 150 hetolitres par 24 heures. Les eaux ne sont utilisées qu'en boisson et s'expédient en assez grande quantité. Elles ont été analysées en 1854 par Bouquet (*Puits Rond* et *Puits Carré*), en 1858 par Gonod et O. Henry (*Sources Andral* et *Mont-Carmel*) enfin par Truchot (*Source Eugénie*).

	PUITS ROND	SOURCE ANDRAL	SOURCE EUGÉNIE
Acide carbonique libre.	2gr,308	2gr,178	1gr,800
Bicarbonate de sodium.	0 629	0 381	0 635
— de potassium	0 092	0 003	0 053
— de calcium	1 427	0 516	1 512
— de magnésium.	0 367	0 268	0 444
— ferreux	0 037	0 035	0 033
Chlorure de sodium.	0 016	0 030	0 016
— de lithium	traces	»	»
Bromures et iodures	»	traces	»
Sulfate de sodium	0 035	0 050	0 029
Phosphate de sodium (?)	0 117	traces	0 112
Arséniate.	traces	traces	traces
Silice	0 100	0 110	0 089
Matière organique	traces	traces	traces
Total par litre.	2 820	1 393	2 922

6° GROUPE DE SAINTE-MARGUERITE ET DE BRIOUDE

Entre Clermont, Thiers et Brioude, on rencontre dans la vallée de l'Allier, ou à ses abords, un assez grand nombre de sources bicarbonatées sodiques ou calciques, froides, qui sont utilisées seulement pour la boisson et par conséquent assez peu connues. Ces sources sont trop éloignées du groupe de Vichy ou de celui du Mont-Dore pour pouvoir être rapportées à l'un d'eux. Elles sont en relation avec des pointements basaltiques très apparents sur la carte géologique au millionième, dont le plus étendu se trouve sur les bords de l'Allier entre la Roche-Noire et Vic-le-Comte. On a jugé à propos de réunir en un groupe distinct, sous les noms de Sainte-Marguerite et de Brioude, les eaux minérales de cette petite région qui appartiennent pour la plupart à la partie sud-est du département du Puy-de-Dôme. Ce sont, en allant du nord vers le sud, les sources de Médagues, commune de Joze, Courpière dans la vallée de la Dore au sud de Thiers, Sauxillanges sur un des petits affluents de l'Allier, Grandrif et Arlanc, au sud d'Ambert, la Souchère, commune de Felines dans le massif de la Chaise-Dieu. Il faut y joindre les sources de l'arrondissement de Brioude qui, quoiqu'il fasse partie de la Haute-Loire, est une ancienne dépendance de la basse Auvergne. A cette dernière catégorie appartiennent les sources de Vézezoux, de Prades et de Langeac, qui sont figurées sur la carte hydrominérale. Il y en a un grand nombre d'autres. Nous donnons les analyses des deux premières et des eaux minérales d'Azerat, de Lempdes, de Saint-Géron et de Beaumont. Quand on reporte sur une carte à une échelle suffisante ces quatre sources, on remarque qu'elles sont situées à la périphérie de la plaine de Brioude et qu'elles reproduisent, par conséquent, sur une échelle réduite, la disposition si remarquable qui a été signalée dans la Limagne d'Auvergne.

Dans le sixième groupe du plateau, la source Sainte-Marguerite, de la commune de Saint-Maurice près Vic-le-Comte, est seule thermale et utilisée pour bains.

VIC-LE-COMTE (PUY-DE-DÔME). — SAINT-MAURICE. — MARTRES DE VEYRE

Aux environs de Vic-le-Comte, station à 20 kil. de Clermont sur la ligne d'Arvant, on trouve sur la rive droite de l'Allier plusieurs sources minérales qui appartiennent aux communes de *Saint-Maurice* et de *Martres de Veyre*. A Saint-Maurice il y a un groupe comprenant la source *Sainte-Marguerite* ou Puits *Merveilleux*, 31°, celles des *Pigeons*, 32°, et de la *Chapelle*, 13°7 à 18°, ainsi qu'un puits artésien, 26°2. Sur le territoire de Martres de Veyre on en trouve cinq désignées sous les noms de le *Tambour*, 22°2, le *Cornet*, 15°2, le *Saladi*, 24°8, *Mirand* et *Tixier*, 16°9.

La plus importante de ces sources est la source Sainte-Marguerite. Son débit est continu mais présente des oscillations régulières et deux fois par jour elle produit un jet puissant de 7 mètres de hauteur. Ces eaux ont joui jadis d'une grande vogue.

Les eaux de Martres de Veyre et de Saint-Maurice sont toutes bicarbonatées mixtes et chlorurées; elles ne présentent d'une source à l'autre que des différences insignifiantes comme le montrent les analyses effectuées par Truchot.

	SAINT-MAURICE Source Sainte-Marguerite	MARTRES DE VEYRE Source du Tambour
Acide carbonique libre	1ᵍʳ,056	0ᵍʳ,945
Bicarbonate de sodium.	2 043	2 772
— de potassium	0 468	0 315
—, de calcium.	1 157	0 932
— de magnésium	0 768	0 714
— ferreux	0 062	0 069
Sulfate de sodium	0 195	0 177
Chlorure de sodium	2 269	2 220
— de lithium	0 040	0 035
Arséniates	traces	traces
Silice	0 100	0 104
Matière organique	traces	traces
Total par litre.	7 102	7 398

MÉDAGUES, COMMUNE DE JOZE (PUY-DE-DÔME)

	SOURCE de l'Ours	SOURCE Daguillon	SOURCE des Graviers	SOURCE du Petit Bouillon
Acide carbonique libre	0ᵍʳ,516	0ᵍʳ,310	0ᵍʳ,510	0ᵍʳ,490
Bicarbonate de sodium.	1 379	1 677	1 374	0 920
— de potassium	0 245	0 255	0 310	0 165
— de calcium	1 582	1 568	1 867	1 121
— de magnésium.	0 960	0 896	0 924	0 759
— de fer.	0 015	0 006	0 015	0 015
Chlorure de sodium	0 633	0 325	1 048	0 470
— de lithium	0 030	0 030	0 030	0 030
Sulfate de sodium	0 250	0 257	0 248	0 231
Phosphate de sodium	traces	traces	traces	traces
Arséniate de sodium	traces	traces	traces	traces
Silice	0 080	0 140	0 072	0 070
Matière organique	traces	traces	traces	traces
TOTAL.	5 174	5 154	5 888	3 781

Medagne fait partie de la commune de Joze, arrondissement de Thiers, sur la rive droite de l'Allier, à 20 kilomètres de Clermont-Ferrand. Les eaux froides ont une odeur bitumineuse. Elles ont été analysées en 1853 par Bouquet et plus récemment par Truchot. Nous en donnons les résultats ci-dessous :

COURPIÈRE (PUY-DE-DÔME, ARRONDISSEMENT DE THIERS)

Sur la rive gauche du Couzon, à 358 mètres d'altitude. Les eaux sortent d'un monticule granitique; elles ont une saveur acidule et ferrugineuse; leur température est de 13°5 à 14°. Les analyses du Dr Nivet assignent à la fontaine du *Salé* une minéralisation totale de 4gr,442. De nouvelles analyses exécutées en 1877 par Truchot indiquent une minéralisation un peu plus forte. Voici les résultats pour deux des sources; les sources du *Puits* et du *Pré* sont semblables à la fontaine du *Salé*.

	FONTAINE DU SALÉ	BUVETTE MEINADIER
Température.	14°	13°5
Acide carbonique libre	0gr,616	0gr,814
Bicarbonate de sodium	3 295	2 555
— de potassium	0 064	0 064
— de calcium	0 953	0 925
— de magnésium	0 652	0 518
— de fer.	0 051	0 054
— de manganèse.	traces	traces
Phosphate de sodium	traces	traces
Chlorure de sodium	0 036	0 021
— de lithium	0 022	0 022
Bromure de sodium	traces	traces
Iodure de sodium	traces	traces
Arséniate de sodium	traces	traces
Sulfate de sodium	0 027	0 018
Silice	0 120	0 120
Matière organique	traces	traces
TOTAL.	5 220	4 297

SAUXILLANGES (PUY-DE-DÔME)

A un kilomètre au N.-O. de ce bourg on trouve une source froide connue sous le nom de *La Réveille*. D'après une analyse du Dr Nivet, elle renferme :

Bicarbonate de sodium	2gr,053
— de calcium	0 345
— de magnésium	0 091
— ferreux	traces
Chlorure de sodium.	0 060
Sulfate de sodium.	0 020
Silice	0 035
Perte	0 130
Total.	2 739

GRANDRIF (PUY-DE-DÔME)

La source qui avoisine ce village, bâti sur les pentes occidentales des montagnes du Forez et appartenant à l'arrondissement d'Ambert, est froide; elle a été étudiée en 1838 par Lecoq et analysée à cette époque par Baudin. Elle renferme par litre :

Acide carbonique.	1ᶦᶦᵗ,000
Bicarbonate de sodium	0 099
— de calcium	0 332
— de magnésium	0 100
— ferreux.	0 009
Chlorure de sodium.	0 004
Sulfate de sodium.	0 005
Silice	0 045
Total.	0 594

ARLANC (PUY-DE-DÔME)

Bourg de 3,750 habitants, à 14 kilomètres d'Ambert sur la rive droite de la Dore et à 590 mètres d'altitude.

Il possède une source ferrugineuse renfermant d'après Truchot :

Acide carbonique libre	1ᵍʳ,700
Bicarbonate de sodium.	0 328
— de potassium	traces
— de calcium	0 290
— de magnésium	0 262
— de fer.	0 070
Sulfate de sodium.	traces
Chlorure de sodium.	0 010
Silice	0 048
Total.	1 008

VÉZEZOUX. — AZÉRAT. — LEMPDES. — SAINT-GÉRON. — BEAUMONT

Ces sources, situées dans le département de la Haute-Loire (arrondissement de Brioude, voir p. 127), ont été analysées au bureau d'essais de l'École des Mines en 1880-1882. Ces analyses sont consignées ci-dessous :

	VÉZEZOUX Le Scay	AZÉRAT	LEMPDES	LEMPDES Source Marnac	ST-GÉRON	BEAUMONT Condest du Sel
Acide carbonique des bicarbonates.	1ᵍʳ,2036	1ᵍʳ,2408	0ᵍʳ,0596	0ᵍʳ,1228	1ᵍʳ,2156	2ᵍʳ,5650
Acide carbonique libre . . .	1 7655	2 0592	0 5224	0 1478	0 8084	0 6822
Bicarbonate de sodium. . .	1 6728	1 2110	»	»	0 8380	3 9314
— de potassium .	»	traces	»	»	0 0519	»
— de lithium. . .	»	traces	»	»	traces	»
— de calcium. . .	0 2628	0 3932	0 0597	0 1430	0 5789	0 3070
— de magnésium.	0 0864	0 3918	0 0290	0 0460	0 4919	0 0920
— ferreux . . .	0 0037	0 0314	0 0057	0 0071	0 0128	0 0135
Chlorure de sodium. . . .	0 0434	0 0285	0 0113	0 0152	0 0814	0 8070
— de potassium . . .	0 0122	»	traces	traces	»	0 1037
— de lithium . . .	faib.traces	»	»	»	»	faib.traces
Sulfate de sodium	0 0681	0 0578	0 0159	»	0 0395	0 4020
— de calcium	»	»	0 0226	0 0554	»	»
Arséniate de sodium	»	0 0026	»	»	»	»
Silice.	0 0400	0 0370	0 0138	0 0115	0 0562	0 0420
Matières organiques	traces	0 0013	0 0040	0 0030	0 0030	traces
Total par litre. . .	2 1894	2 1546	0 1620	0 2812	2 1536	5 6986
Poids du résidu fixe. . . .	1 5920	1 5300	0 1240	0 2180	1 5400	4 4130

PRADES (HAUTE-LOIRE)

Les sources : *Souveraine* et *Lorjalier* à Prades (Haute-Loire) offrent la composition ci-dessous d'après les analyses de M. Glénard, professeur de chimie à l'École de médecine de Lyon et Bouis, chef du laboratoire de l'Académie de médecine.

La Souveraine émerge dans le ravin de Queyre des fissures du gneiss près de son contact avec le granite porphyroïde à grands cristaux de felsdpath. Elle est à 400 mètres de la gare de Saint-Julien-des-Chares.

	SOUVERAINE	LORJALIER
Acide carbonique libre	1^{gr},128	abondant
Bicarbonate de sodium	0 710	0^{gr},924
— de potassium.	0 048	
— de calcium.	0 235	0 664
— de magnésium	0 154	0 116
— de lithium	indéterminé	»
— ferreux.	0 009	0 048
— de manganèse	indéterminé	»
Sulfate de sodium.	0 041	»
Chlorure de sodium.	0 035	0 150
Silice. . . . . . :	0 041	0 032
TOTAL.	1 273	1 934

LA SOUCHÈRE (HAUTE-LOIRE)

La composition ci-dessous des eaux de La Souchère (voir p. 127) résulte des analyses exécutées en septembre 1883 à l'École des Mines.

	SOURCES FERRUGINEUSES LA SOUCHÈRE, COMMUNE DE FÉLINES		
	Source ancienne	Source Séraphine	Source Ligonie
Acide carbonique des bicarbonates. . . .	0^{gr},0510	0^{gr},0424	0^{gr},1100
— libre.	1 9510	1 3876	1 8700
Bicarbonate de sodium.	0 0134	0 0063	0 0105
— de potassium	traces	traces	traces
— de lithium.	0 0081	0 0049	0 0073
— de calcium.	0 0301	0 0252	0 1095
— de magnésium	0 0115	0 0079	0 0288
— ferreux	0 0451	0 0394	0 0426
Silice.	0 0120	0 0100	0 0160
Matières organiques.	0 0025	0 0022	0 0020
TOTAL.	0 1227	0 0959	0 2167
Résidu fixe, par litre.	0 0880	0 0650	0 1530

7° LES PUYS

La chaîne des Monts d'Auvergne, constituée par les Puys, ne comprend pas moins d'une soixantaine de cratères reposant sur leurs socles de granite ou de gneiss et s'étendant sur deux files assez bien alignées entre la vallée de l'Allier à l'Est et celle de son affluent la Sioule à

ÉLÉVATION ET COUPE LONGITUDINALE SCHÉMATIQUES DE LA VALLÉE DU SARDON, INDIQUANT LE MODE D'ÉMERGENCE DES EAUX MINÉRALES

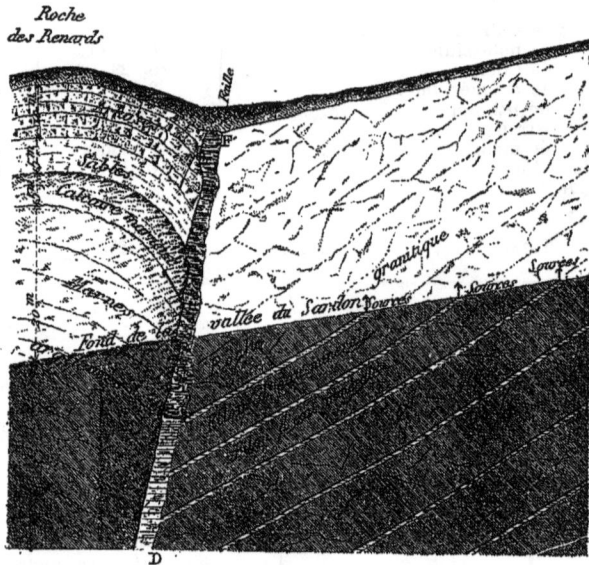

Fig. 13.

DEF. Faille de contact du massif granitique et des couches miocènes : — DE. Incrustation d'arragonite et de travertins dans la faille non fermée; — EF. Remplissage de la faille fermée par des dépôts de cette nature.

l'Ouest. La chaîne, qui a 30 kilomètres de longueur environ, est dirigée presque exactement N. S. Elle est dominée par le Puy-de-Dôme, à l'altitude de 1 465 mètres [1].

[1] La région des Puys est non seulement riche en eaux minérales; mais les coulées de laves qui descendent en masses puissantes de ses volcans éteints, recèlent des sources d'eau douce remarquables à la fois par leur volume, leur saveur agréable et leur incomparable fraîcheur. Aussi aucune contrée n'est en France mieux dotée sous le rapport des eaux souterraines que celle qui s'étend sur le plateau à l'Ouest de Clermont.

Un des groupes minéraux les plus naturels de la France centrale est situé aux abords de cette petite chaîne. Une série de sources disposée à peu près nord-sud prend naissance à la base du plateau, sur la lisière de la plaine, faisant symétriquement face au groupe de Vichy. Elle comprend à partir du nord : Rouzat ou Beauregard-Vendon, Prompsat, Châtel-Guyon, Clermont et Royat. Une seconde bande un peu plus occidentale réunit toutes les sources qui sont situées dans la partie supérieure de la vallée de la Sioule ou à ses abords, savoir : Châteauneuf, Saint-Priest des Champs, Châteaufort et Bromont. Comme on peut le remarquer, les sources reproduisent assez exactement la disposition des Puys. Leur genèse ne présente d'ailleurs aucune difficulté. On voit en effet sortir des cratères, en général bien conservés, d'immenses coulées de laves d'âge assez récent qui se déversent sur la plaine, comme celle dans laquelle sont ouvertes les importantes carrières de Volvic. Quant aux failles, elles sont également très apparentes, le terrain tertiaire de la Limagne butant constamment contre le granite ou le gneiss du plateau. Un des meilleurs jalons de ces sortes d'accidents se trouve à Châtel-Guyon. M. Cameré qui a fait une bonne étude des eaux de cette station, a figuré la faille située à la lisière de la Limagne dans la coupe schématique ci-dessus, qui est prise au rocher des Renards, sur la rive droite du Sardon, à proximité du village [1].

Les sources, au nombre d'une vingtaine, qui émergent du granite sur les bords de ce torrent dans un espace d'environ 500 mètres en amont, seraient produites, comme le montre la figure, par le refoulement que le barrage marneux étanche oppose à leur écoulement du côté de l'est.

CHATEL-GUYON (PUY-DE-DÔME)

Châtel-Guyon, à 5 kilomètres ouest de Riom, et à près de 400 mètres d'altitude, a pris dans ces derniers temps une assez grande importance comme station thermale, ce qui tient au caractère particulier de ses eaux essentiellement magnésiennes, bicarbonatées et chlorurées. Leur teneur en sels de magnésium et l'action thérapeuthique qui y correspond les distinguent de toutes les autres eaux d'Auvergne.

---

[1] *Études sur les eaux minérales de Châtel-Guyon*, par M. Cameré, ingénieur en chef des ponts et chaussées. *Annales des mines*, livraison de septembre-octobre 1885.

	DEVAL	GARGOUILLOUX	VERNIÈRE	SARDON
Température	32° 5	27°	30°	33°
Acide carbon. des bicarbonates.	1gr,8442	1gr,7322	1gr,8496	1gr,7518
— libre	1 0710	1 6831	1 0197	1 2159
	(541 cc,6)	(851 cc)	(515 cc,5)	(615 cc)
Carbonate de calcium	1gr,7050	1gr,6132	1gr,7410	1gr,7450
— de magnésium. . . .	0 3059	0 2682	0 2660	0 1756
— ferreux.	0 0305	0 0420	0 0513	0 0420
Chlorure de sodium	1 8661	1 8232	1 7901	1 7268
— de magnésium	1 2326	1 3130	1 2642	1 3063
— de potassium.	0 1891	0 1528	0 1380	0 1568
— de lithium	0 0146	0 0146	0 0113	non dosé
Sulfate de sodium.	0 5264	0 5250	0 5260	0 5309
Arséniate de fer.	0 0018	0 0009	0 0014	non dosé
Silice.	0 1110	0 1100	0 1290	0 1190
Alumine (?).	»	»	0 0012	»
Principes fixes par litre.	5 9830	5 8629	5 9195	5 8024
Poids du résidu sec	6 0068	5 8530	5 8675	5 8211
Bicarbonates primitivement dissous :				
Bicarbonate de calcium	2 4552	2 3230	2 5070	2 5128
— de magnésium. . .	0 4661	0 4087	0 4053	0 2676
— ferreux	0 0420	0 0580	0 0707	0 0580
Minéralisation totale moins l'acide carbonique libre. .	6 9049	6 7193	6 8442	6 6782

Parmi les nombreuses sources de Châtel-Guyon, quelques-unes seulement sont utilisées ; leur débit qui peut être évalué à 4 000 hectolitres par jour permet d'alimenter les baignoires et les piscines à eau courante. L'établissement comporte 22 cabinets de bains, 2 piscines, 16 douches ascendantes, une douche écossaise et une douche froide.

La température des eaux de Châtel-Guyon est de 27 à 33° et leur minéralisation varie peu d'une source à l'autre ; dans toutes, l'acide carbonique est insuffisant pour saturer toute la chaux et toute la magnésie ; il n'est donc pas rationnel de les envisager comme renfermant du bicarbonate de sodium, comme l'ont fait quelques auteurs.

Les principales sources sont celles du *Sopinet*, du *Sardon*, du *Gargouilloux*, du *Réservoir*, *Deval*, de la *Vernière*.

La composition des eaux de Châtel-Guyon a été déterminée par Barse et par Nivet, et plus tard par M. J. Lefort en 1864 et par Truchot en 1874. En 1879, le comité consultatif d'hygiène a chargé M. Willm de procéder à de nouvelles analyses, dont les résultats sont consignés plus haut. Ces résultats ne diffèrent guère au point de vue élémentaire de ceux obtenus précédemment, mais ils ont été interprétés différemment, dans le sens indiqué ci-dessus.

ROYAT (PUY-DE-DÔME)

Cette importante station est située à 2 kilomètres de Clermont-Ferrand, sur le ruisseau la Tiretaine, dans une situation des plus pittoresques à 450 mètres d'altitude. L'établissement thermal, un des mieux installés, est placé à l'entrée de la gorge de Saint-Mart. Il renferme 94 cabinets de bain avec baignoires en lave de Volvic et en marbre. A l'extrémité des galeries se trouve le service des douches et celui des bains et douches d'acide carbonique. Une grande piscine de natation réservée le matin pour les dames, l'après-midi pour les hommes ; des salles d'inhalation, de pulvérisation, complètent cette installation, dont le fonctionnement est assuré par quatre sources.

La source *Eugénie*, ou de la commune, est une des plus belles que l'on connaisse ; elle s'élance en bouillonnant et se déverse dans une vasque circulaire recouverte d'un pavillon où est installée une buvette ; elle alimente ensuite 85 baignoires, et son abondance est telle qu'elle permet d'entretenir dans chacune d'elles un courant continu d'eau minérale. Son débit est en effet d'environ 1 mètre cube par minute. Température 34°2.

La source *Saint-Mart*, qu'on a longtemps laissée sans utilisation, jaillit en un bouillonnement intermittent de 3 à 4 minutes. Température 29°5.

La source *César* est la plus gazeuse des quatre et est surtout utilisée comme boisson. Température 28°5,

La source *Saint-Victor* enfin est utilisée en boisson comme ferrugineuse, elle est relativement froide, 20°3.

Les gaz émis par les sources de Royat sont de l'acide carbonique presque pur, mélangé seulement de 0,5 p. 100 d'azote. Les eaux au moment de leur émergence présentent en outre une odeur sulfurée faible.

Les eaux de Royat ont successivement été analysées par Nivet en 1844 par M. J. Lefort en 1857 ; par Truchot en 1876. Une nouvelle analyse a été exécutée en 1878 par M. Willm, sur la demande du comité consultatif d'hygiène[1] ; c'est celle que nous reproduisons ci-après.

---

[1] *Recueil des Travaux du Comité conséculif*, 1878, t. VIII, p. 381.

Rappelons que c'est Truchot qui a le premier attiré l'attention sur la forte proportion de lithine qui entre dans la constitution de ces eaux.

COMPOSITION DES EAUX DE ROYAT (1878)

	GRANDE SOURCE DE LA COMMUNE	SOURCE SAINT-MART	SOURCE SAINT-VICTOR	SOURCE CÉSAR
Acide carbonique libre.	$1^{gr},3955$ (706 ^{cc})	$1^{gr},5524$ (785 ^{cc})	$1^{gr},7508$ (885 ^{cc}5)	$1^{gr},8188$ (919 ^{cc}7)
Carbonate de calcium	0 ,7766	$0^{gr},6172$	$0^{gr},7058$	$0^{gr},4540$
— de magnésium. . . .	0 3497	0 4359	0 4519	0 2560
— ferreux.	0 0518	0 0141	0 0420	0 0340
— de sodium	0 7374	0 6611	0 6777	0 3371
— de potassium	0 1423	0 1560	0 1564	0 0984
— de lithium	0 0322	0 0229	0 0246	0 0191
Chlorure de sodium	1 6728	1 5930	1 6479	0 6528
Sulfate de sodium.	0 1643	0 1482	0 1612	0 0893
Arséniate de fer[1] :	0 0008	0 0010	0 0021	0 0008
Silice.	0 1026	0 0958	0 1050	0 0815
Alumine (?, ...	»	0 0027	»	»
Iode. Acide borique[2]	traces	traces	traces	traces
Total des sels fixes	4 0305	3 7479	3 9746	2 0230
Résidu observé (150°).	4 0011	3 7082	3 9565	1 9779
Soit en rétablissant les bicarbonates supposés anhydres :				
Bicarbonate de calcium . . .	1 1183	0 8888	0 9164	0 6538
— de magnésium. . .	0 4996	0 6226	0 6456	0 3657
— ferreux.	0 0740	0 0194	0 0580	0 0462
— de sodium. . . .	0 8259	0 7404	0 7590	0 3776
— de potassium . .	0 1884	0 2057	0 2063	0 1299
— de lithium	0 0513	0 0362	0 0396	0 0303
Total de la minéralisation moins CO² libre	4 6980	4 3538	4 5411	2 4279
Si l'on envisage les bicarbonates alcalins comme hydratés, on trouve :				
Bicarbonate CO³ NaH	1 1687	1 0478	1 0732	0 5343
— CO³ K H.	0 2070	0 2260	0 2269	0 1426
— CO³ Li H	0 0592	0 0421	0 0453	0 0331

[1] Il vaudrait mieux envisager l'arsenic comme arséniate de sodium AsO⁴Na²H dont la dose est alors représentée par les nombres :
     0,0007   0,0009,4   0,0017,4   0,0006,2
ou, si on veut l'envisager comme arséniate officinal As O⁴ Na² H + 7 H² O
     0,0011,6   0,0014   0,0029   0,0010,4

[2] Observé par M. Ad. Carnot.

A ces analyses il convient d'ajouter celles de Truchot qui se rapportent à deux autres sources situées à 400 mètres en aval de l'établissement de Royât. Ce sont les sources *Marie-Louise* et *Fonteix*.

	SOURCE MARIE-LOUISE	SOURCE FONTEIX
Température.	16°	17°8
Acide carbonique libre	0gr,630	0gr,687
Bicarbonate de sodium	1 235	1 550
— de potassium		
— de calcium	0 702	0 938
— de magnésium.	0 281	0 569
— de fer.	0 026	0 022
— de manganèse.	traces	traces
Chlorure de sodium	1 363	1 512
— de lithium	0 022	0 022
Sulfate de sodium	0 133	0 133
Phosphate de sodium	0 006	0 006
Arséniate de sodium.	traces	traces
Silice	0 130	0 120
	3 898	4 872
Résidu fixe	3 120	3 813

SAINT-MYON (PUY-DE-DÔME)

Village à quatre kilomètres au nord de Rouzat et à 350 mètres d'altitude. Eaux très gazeuses, froides (14°) ayant une ancienne réputation locale.

Truchot leur assigne la composition suivante (1858) :

Acide carbonique libre.	0gr,950
Bicarbonate de sodium.	1 954
— de potassium	0 100
— de calcium	0 948
— de magnésium.	0 278
— de fer.	0 022
Chlorure de sodium	0 469
— de lithium	0 014
Sulfate de sodium.	0 332
Phosphate de sodium	traces
Arséniate de sodium.	traces
Silice	0 110
Matière organique.	traces
Total moins l'acide carbonique libre.	4 227

ROUZAT OU BEAUREGARD-VENDON (PUY-DE-DÔME)

L'établissement thermal de Rouzat est situé à 7 kilomètres de Riom, à l'altitude de 400 mètres. Il se compose de 10 cabinets de bains, de 3 cabinets de douches et de 2 belles piscines. Deux sources contribuent au traitement thermal : la *source du Grand Puits*, dont le débit est de 300 mètres cubes par jour, alimente les cabinets et les piscines; sa température est de 31°. L'autre, la source ferrugineuse des *Vignes* n'est employée qu'en boisson.

L'eau de Rouzat a été analysée successivement par le docteur Nivet, O. Henry, M. J. Lefort en 1859, enfin par M. Terreil en 1862. Voici les analyses de M. Terreil :

	GRAND PUITS	SOURCE DES VIGNES
Acide carbonique libre	0gr,6480	0gr,7000
Bicarbonate de sodium	0 1401	0 1576
— de calcium	1 1220	1 2658
— de magnésium	0 8961	0 8116
Chlorure de sodium	0 9938	0 9763
— de potassium	0 0329	0 0422
Iodures alcalins	traces	traces
Sulfate de sodium	0 0984	0 1934
— de potassium	0 2392	0 0492
Sels de lithium	traces	traces
Carbonate et crénate de fer		
Phosphates et arséniates de fer et de calcium . .	0 0145	0 0070
Carbonate de strontium		
Silice	0 1114	0 1524
Matière organique	traces	traces
Total par litre	3 6484	3 6555

LOUBEYRAT (PUY-DE-DÔME)

Village à 10 kilomètres de Riom, au delà de Châtel-Guyon, à 700 mètres d'altitude. Il possède trois sources d'eaux minérales froides, dites *Eaux de Sans-Souci* qui ne sont utilisées que comme eaux de table. D'après Truchot elles ont pour composition :

	SOURCE GEORGES	SOURCE GALATHÉE	SOURCE JOUVENCE
Acide carbonique	1gr,182	1gr,717	1gr,025
Bicarbonates alcalins	0 660	0 677	0 742
— de calcium	1 555	1 542	1 517
— de magnésium	0 614	0 672	0 576
— de fer	0 029	0 026	0 026
Chlorure de sodium	1 490	1 635	1 400
— de lithium	traces	traces	traces
Sulfate de sodium	0 039	0 044	0 039
Silice	0 025	0 030	0 030
Matière organique	traces	traces	traces
TOTAL	4 412	4 626	4 330

GIMEAUX (PUY-DE-DÔME)

Les sources de cette commune, située à 6 kilomètres de Riom, à l'altitude de 414 mètres, sont nombreuses. Les principales sont au nombre de cinq ; mais elles ne sont guère utilisées que pour produire des incrustations. Voici d'après Truchot la composition de deux de ces sources.

	GRANDE SOURCE DE L'ÉTABLISSEMENT	SOURCE DE LA VIGNE
Température.	25°	24°5
Acide carbonique libre.	0gr,830	0gr,975
Bicarbonate de sodium.	0 286	0 252
— de potassium		
— de calcium.	1 246	1 216
— de magnésium.	0 656	0 643
— de fer.	0 018	0 011
Chlorure de sodium	1 043	1 043
— de lithium	0 025	0 025
Sulfate de sodium	0 282	0 284
— de strontium.	très sensible	très sensible
Phosphate de sodium.	0 016	0 016
Arsenic	traces	traces
Silice	0 130	0 125
Matières organiques	traces	traces
TOTAL.	3 702	3 615
Poids des sels fixes.	2 980	2 922

La source du *Ruisseau* laisse un résidu pesant 2gr,770.

PROMPSAT (PUY-DE-DÔME)

A côté de ce village sur le bord du chemin de Gimeaux, on rencontre une petite source minérale, à la température de 22°,5. Elle paraît avoir, d'après Truchot la même composition que l'eau de la source du Ruisseau, à Gimeaux, dont elle n'est éloignée que de quelques centaines de mètres.

SAINT-HIPPOLYTE D'ENVAL (PUY-DE-DÔME)

Deux sources minérales jaillissent au-dessus du village d'Enval, arrondissement de Riom, dans une vallée désignée sous le nom de *Bout-du-Monde*. La source supérieure a une température de 13°; la source inférieure, 18°. D'après l'analyse du docteur Nivet elles ont une minéralisation de 1gr,385, avec 1 gramme environ de bicarbonates terreux, 0gr,068 de bicarbonate de sodium et 0gr,08 de sulfate de sodium. Une analyse faite en 1877 par Truchot confirme celle de Nivet en y ajoutant 0gr,014 de chlorure de lithium et des traces d'arsenic.

CLERMONT-FERRAND

La ville de Clermont-Ferrand renferme 15 sources chloro-bicarbonatées mixtes qui jaillissent presque toutes sur les bords de la Tiretaine depuis son arrivée sur la place de Jaude jusqu'à sa sortie dans le faubourg de Saint-Alyre. Elles se partagent en 3 groupes : les sources de *Jaude*, les sources de *Sainte-Claire* et celles de *Saint-Alyre*. Ces eaux sont toutes ferrugineuses.

La source principale de Jaude a une température de 22°,25. L'ancienne source Sainte-Claire marque 22°. Enfin la grande source incrustante de *Saint-Alyre* marque 24°, son débit est de 236 hectolitres par 24 heures. Ces eaux se troublent rapidement au contact de l'air et abandonnant un dépôt ocracé qui à la longue forme des travertins puissants et des ponts naturels. On utilise depuis longtemps cette eau pour produire des incrustations, industrie qui s'est développée sur d'autres points, notamment à Saint-Nectaire, où les eaux beaucoup moins ferrugineuses déposent sur les objets un calcaire cristallisé beaucoup plus blanc. Un établissement balnéaire a été établi près de la source incrustante. Il renferme une vingtaine de cabinets de bains. L'eau est surchauffée par un serpentin à vapeur.

Indépendamment de ces eaux, un puits artésien, le puits *Loiselot* fournit une eau dont la teneur en fer est énorme. Enfin on rencontre aux portes de Clermont, à Chamalières une source dite des *Roches* qui est très utilisée comme eau de table. Les analyses les plus récentes des eaux de Clermont sont dues à Truchot; elles sont consignées dans le tableau ci-contre qui comprend en outre une analyse faite par M. J. Lefort de la source de Jaude.

	SAINT-ALYRE	JAUDE	PUITS LOISELOT	LES ROCHES
Acide carbonique libre	1gr,286	1gr,752	1gr,171	1gr,650
Bicarbonate de sodium	1 515	0 360	0 667	0 840
— de potassium	0 153	0 031	0 460	0 160
— de calcium	1 383	0 944	1 270	0 751
— de magnésium	0 422	0 460	0 160	0 451
— ferreux	0 034	0 051	0 432	0 046
Chlorure de sodium.	0 674	0 701	0 723	1 055
— de lithium.	0 031	traces	0 018	0 033
Sulfate de sodium.	0 140	0 077	traces	0 119
Phosphate de sodium	0 002	0 002	traces	0 006
Arséniate	traces	traces	traces	traces
Silice	0 100	0 096	0 098	0 092
Matière organique.	traces	traces	traces	traces
Total par litre.	4 454	2 722	3 828	3 553

CHATEAUNEUF (PUY-DE-DÔME)

Village de 1,000 habitants à 25 kilomètres au nord-ouest de Riom, dans la belle vallée de la Sioule, à 558 mètres d'altitude. La station thermale de ce nom est remarquable par le nombre des sources, 22 sur un espace de 1 kilomètre et demi, et par l'abondance de leur débit qui atteint un total journalier de 11,000 hectolitres. Ces sources sont utilisées par deux groupes d'établissements, l'un situé au hameau des Méritis, l'autre au hameau des Bordats. Voici comment d'après le docteur Boudet les sources peuvent être divisées. Il y a 3 groupes qui se présentent dans l'ordre suivant en remontant le cours de la Sioule.

1° Groupe des Grands Bains ou de Méritis; il comprend les *Grands bains chaud*

	GRAND BAIN CHAUD	BAIN AUGUSTE	LA CHAPELLE	PETIT ROCHER	MARIE-LOUISE	ROTONDE	PYRAMIDE	SAINT-CYR	PAVILLON	PRÉ	CHEVARDIER	CHAMBON-LAGARENNE	MORNY-CHATEAUNEUF
Température.	36°6	32°	30°	38°2	31°4	?	25°	41°	16°	14°	25°4	18°5	17°5
Acide carbonique libre.	1ᵍʳ,195	1ᵍʳ,019	1ᵍʳ,030	1ᵍʳ,155	1ᵍʳ,580	1ᵍʳ,711	1ᵍʳ,321	1ᵍʳ,754	1ᵍʳ,986	1ᵍʳ,979	1ᵍʳ,512	1ᵍʳ,549	2ᵍʳ,351
Bicarbonate de sodium.	1 296	1 454	2 080	0 915	1 513	1 209	1 850	1 327	1 620	1 383	0 773	0 914	0 968
— de potassium	0 540	0 498	0 447	0 430	0 142	0 664	0 730	0 489	1 089	0 412	0 426	0 385	0 135
— de calcium.	0 314	0 448	0 350	0 408	0 387	0 257	0 642	0 416	0 750	0 738	0 228	0 772	1 015
— de magnésium.	0 204	0 209	0 192	0 175	0 133	0 115	0 237	0 208	0 435	0 454	0 101	0 416	0 390
— ferreux	0 034	0 032	0 026	0 022	0 010	0 028	0 042	0 057	0 016	0 027	0 010	0 050	0 055¹
Chlorure de sodium	0 395	0 449	0 437	0 340	0 241	0 375	0 433	0 173	0 377	0 362	0 173	0 198	0 169
— de lithium	traces	traces	0 031	traces	0 035	traces	traces	0 028	traces	traces	traces	0 035	traces
Sulfate de sodium	0 470	0 428	0 445	0 428	0 288	0 296	0 485	0 408	0 391	0 371	0 186	0 125	0 163
Arséniate.													
Crénate de fer	traces	traces	traces	traces	traces	traces	traces	traces	traces	traces	traces	traces	traces
Silice	0 101	0 122	0 135	0 095	0 090	0 095	0 109	0 110	0 092	0 110	0 078	0 112	0 120
Matière organique	traces	traces	traces	traces	traces	traces	traces	traces	traces	traces	traces	traces	traces
TOTAL.	3 354	3 640	4 143	2 813	2 839	3 060	4 528	3 216	4 770	3 857	1 975	3 007	3 015
	J. Lefort	Truchot	J. Lefort	Truchot	J. Lefort	J. Lefort	Truchot	J. Lefort	Truchot	J. Lefort		Truchot	J. Lefort
	Bains.						Buvettes.						

¹ Avec traces de manganèse.

le *Bain tempéré*, le *bain Julie*, le *bain Auguste*; les sources de la *Chapelle*, de la *Pyramide*, du *Pré* et *Saint-Cyr*; ces trois dernières alimentent des buvettes.

2º Groupe des Bordats : bains de la *Rotonde*, du *Petit Rocher*, sources *Marie-Louise*, du *Petit Rocher*, *Chevarrier* (buvettes).

3º Groupe des Chambon (buvettes) : *Chambon-Lagarenne* et *Morny-Châteauneuf*.

En dehors de ces trois groupes se trouvent les sources des *Grands Rochers*, *Marguerite*, *Méritis*, du *Pavillon*, du *Petit Moulin* et *Desaix*.

Les bains sont principalement administrés en piscines, dont les températures varient entre 25 et 38º. Les sources utilisées en buvettes ont une température supérieure de quelques degrés seulement à la température moyenne du lieu. Parmi celles-ci la plus importante est la source de Morny-Châteauneuf en raison de son exploitation comme eau de table. Elle donne lieu, ainsi que la source Chambon-Lacroix, à un dépôt ocracé ferrugineux qui est vendu comme produit pharmaceutique.

Quant aux températures des diverses sources, nous les faisons figurer dans le tableau ci-dessus indiquant leur composition.

De nombreuses analyses ont été faites des eaux de Châteauneuf ; les plus anciennes sont dues à Bertrand, Salneuve, Lecoq, Nivet. M. J. Lefort a entrepris un travail d'ensemble sur ces eaux en 1855, 1861 et 1876. Le tableau ci-dessus reproduit une partie des résultats auxquels sont joints ceux obtenus pour certaines sources par Truchot.

L'examen spectroscopique a conduit Truchot a assigner les doses suivantes de chlorure de lithium :

0^{gr},035 pour les sources du Pré, Morny-Châteauneuf et de la Chapelle.

0 ,030 pour les sources de la Pyramide, buvette des Bains chauds, Auguste.

0 ,025 pour la source du Pavillon; 0^{gr},022 pour la source Chevarrier et 0^{gr},015 pour la source du Petit Moulin.

SAINT-PRIEST-DES-CHAMPS (PUY-DE-DÔME)

À 3 kilomètres au sud de Saint-Priest, près du hameau de Bufévent, on rencontre un certain nombre de sources minérales auxquelles Truchot assigne la composition suivante :

	SOURCE MANIOL	SOURCE DU PAVILLON	SOURCE BAISLE
Acide carbonique libre	1^{gr},810	1^{gr},205	1^{gr},590
Bicarbonates alcalins	traces	traces	traces
— de calcium	0^{gr},517	0^{gr},493	0^{gr},540
— de magnésium	0 064	0 070	0 073
— ferreux.	0 066	0 059	0 055
Chlorure de sodium.	traces	traces	traces
— de lithium	traces	traces	traces
Sulfate de sodium.	traces	traces	traces
Silice.	0 050	0 045	0 057
Matière organique.	traces	traces	traces
Résidu fixe	0 697 / 0 501	0 667 / 0 475	0 725 / 0 518

BROMONT. — CHAPDES-BEAUFORT. — SAINT-OURS (PUY-DE-DÔME)

Les sources minérales qu'on rencontre sur les territoires de ces communes, sont souvent dans leur ensemble désignées sous le nom d'*eaux de Pont-Gibaud*, petite ville située à 16 kilomètres de Clermont, sur la ligne de Clermont-Ferrand à Brives, à 675 mètres d'altitude, dans une vallée traversée par la Sioule.

Bromont. — On y rencontre 3 sources : 1° la *source de Javelle*, à 1 kilomètre au nord de Pont-Gibaud, sur la rive gauche de la Sioule. Elle est froide, 13°, et gazeuse ; 2° La *source de la mine de Pranal* sourd au fond de la mine de ce nom, à 110 mètres de profondeur. Elle fournit 400 litres d'eau par minute, à la température de 21° ; 3° la source de *Chalusset* est très gazeuse et ferrugineuse.

Chapdes-Beaufort. — On y rencontre la source de *Châteaufort*, sur la rive droite de la Sioule, en amont de Pont-Gibaud, et la source de *Barbecot*, qui est ferrugineuse et froide (10°) comme la précédente.

Saint-Ours. — A 2 kilomètres de cette commune et un peu plus loin de Pont-Gibaud se trouve la source de la *Fronde*, température de 11°.

La composition des principales de ces sources est la suivante, d'après les analyses de Truchot, exécutées en 1877.

	BROMONT		CHAPDES-BEAUFORT	ST-OURS
	JAVELLE	MINE DE PRANAL	CHATEAUFORT	LA FRONDE
Acide carbonique libre. . . .	0gr,0635	1gr,120	0gr,398	0gr,785
Bicarbonate de sodium. . . .	0 639	0 691	0 677	0 361
— de potassium . .	traces	traces	traces	
— de calcium . . .	0 347	0 987	0 637	1 198
— de magnésium. .	0 099	0 477	0 608	0 656
— ferreux	0 018	0 080	0 037	0 033
Chlorure de sodium	0 112	0 026	0 168	0 010
— de lithium	traces	0 020	traces	0 008
Sulfate de sodium	0 128	0 179	0 112	0 154
Phosphate de sodium.	—	traces	—	
Arséniate de sodium.		traces	—	traces
Silice	0 100	0 080	0 100	0 050
Matières organiques.	traces	traces	traces	traces
	1 443	2 540	2 339	2 470
Poids des sels fixes (carbonates neutres)	1 056	1 891	1 680	1 740

SOURCE OZINA DE LA COMMUNE DE LA LIZOLLE (ALLIER)

Dans la région de la Sioule, mais à 15 kilomètres au nord de Châteauneuf, il convient de signaler la Source Ozina. C'est comme le montre l'analyse suivante, une ferrugineuse, émergeant du terrain primitif.

Composition d'après une analyse de Bouis (1873) :

Carbonate de calcium	0^{gr},032
— de magnésium	0 019
Sulfate de calcium	0 015
Chlorure de sodium	0 011
Oxydes de fer et de manganèse . . .	0 035
Arsenic	traces
Résidu insoluble.	0 012
Matières organiques.	indet.

0 124

8° MONT-DORE

Les monts Dore comprennent la région élevée située à la naissance de la vallée de la Dordogne et de celles, beaucoup moins importantes, des Couzes qui déversent leurs eaux dans l'Allier, entre Coudes et Saint-Germain-Lembron. Leur point culminant est au Puy de Sancy dont l'altitude de 1 886 mètres n'est dépassée par aucune des montagnes de la France centrale.

Les stations thermales du Mont-Dore et de la Bourboule situées dans la vallée de la Dordogne non loin de sa naissance sont de beaucoup les plus importantss de ce groupe hydrominéral. On ne saurait cependant en distraire les sources émergeant sur les hauteurs du revers oriental du Sancy, telles que celles qui alimentent les établissements de Saint-Nectaire et d'une manière plus générale celles moins connues du Chambon, du Mont-Rognon à Grandeyrolles, de Besse, de Saint-Dierry, de Saint-Floret, de Coudes, d'Augnat et de Chabetout, qui sont échelonnées dans les vallées des Couzes.

Le massif volcanique du Mont-Dore est principalement composé d'andésites et de trachytes. Au sud du village des Bains, les flancs dénudés de la vallée de la Dordogne mettent à jour sur plusieurs centaines de mètres les coulées de ces roches descendues du Puy. Elles alternent avec des tufs et des conglomérats de même nature. On y voit également, sous forme de murs en saillie, les dykes qui représentent l'amenée au jour de la matière fondue. Les roches Tuilière et Sanadoire situées au nord du lac de Guery et bien connues dans la région sont formées par des épanchements phonolitiques.

La plus grande activité volcanique du Mont-Dore paraît avoir coïncidé avec l'époque pliocène. Il y a toutefois quelques formations plus récentes. Sur le revers oriental de cette montagne on rencontre, en effet, près de Murols le volcan du Tartaret qui donne naissance au lac du Chambon par le barrage qu'il a produit dans la vallée de Chaudefour. Il s'en échappe une coulée basaltique de l'époque quaternaire qui descend dans le fond de la vallée de la Couze de Champeix sur une longueur d'une quarantaine de kilomètres. D'après M. Fouqué, le lac Pavin est un cratère d'explosion en forme d'entonnoir creusé au centre d'un cône de scories, dont le pied a donné issue à une coulée de même âge que la précédente. Tout le flanc du Mont-Dore qui regarde Issoire, et où les sources minérales abondent, est donc comparable à la région des Puys sous le rapport de l'époque peu éloignée à laquelle remonte l'extinction de ses volcans.

Les failles qui servent de cheminées aux sources thermales de la Bourboule et du Mont-Dore sont très apparentes. La première est reconnue depuis longtemps. Elle se montre derrière l'ancien établissement Choussy où la cinérite butte contre une paroi presque verticale de granite dirigée nord-est sud-ouest. D'après les observations de M. Michel-Lévy, le rejet de la lèvre surbaissée de cette faille ne serait pas inférieur à 165 mètres.

Celle qui donne accès aux sources du Mont-Dore, est moins bien étudiée, mais tout aussi évidente, le versant de la montagne de l'Angle auquel l'établissement des Bains est adossé présentant dans son relief tous les caractères d'un accident de cette nature. Une faille peut seule expliquer d'ailleurs la présence de sources chaudes émergeant à flanc de coteau, comme cela a lieu dans cette station.

MONT-DORE (PUY-DE-DÔME)

Cette station, une des plus importantes du massif de l'Auvergne, est située dans la haute vallée de la Dordogne, non loin de ses sources et presque au pied du pic de Sancy. Elle est à 10 kilomètres de Laqueuille où la voie ferrée Paris-Montluçon s'embranche sur celle de Clermont-Ferrand à Tulle.

Elle est située dans un site imposant, à 1 050 d'altitude. Ses eaux ont été décrites au ve siècle par Sidoine Apollinaire sous le nom de

Calentes Baiæ ; mais les fouilles qu'on a exécutées en 1817 pour la construction de l'établissement thermal ont mis à jour d'intéressants vestiges de l'occupation romaine, trois piscines et des colonnes et corniches qui attestent la grande importance que les Romains attachaient à ces thermes. Ces restes sont exposés dans le parc de l'établissement.

L'établissement est adossé à la montagne de l'Angle d'où émergent les sources. Il comprend trois étages. Au rez-de-chaussée se trouvent : au centre, 2 piscines et 3 baignoires servant aux indigents et desservies par les sources Ramond et Rigny ; de chaque côté, d'autres piscines avec cabinets de douches reçoivent les eaux de la source César, 2 buvettes de la source Madeleine ou Bertrand, et enfin, à droite et à gauche du péristyle, deux galeries, nord et sud avec 30 cabinets de bains munis de douches et alimentés par la même source.

Au premier étage se trouvent les bains de luxe, dits tempérés, 18 cabinets desservis par la source César. Le deuxième étage comprend les bains Saint-Jean ou du Pavillon ; 13 cabinets. C'est là que s'administrent les bains de pieds.

En somme, le service balnéaire est assuré par 96 cabinets de bains, plus les piscines et les douches. Au reste, d'importants agrandissements sont en voie d'exécution.

L'établissement consacré aux vapeurs comprend 8 salles d'inhalation situées au premier étage et 2 salles de pulvérisation où l'eau poudroyée se répand dans l'atmosphère par de vastes orifices autour desquels s'installent les malades. Ce traitement est d'une grande importance au Mont-Dore, et il résulte des recherches de M. Lefort que cette poussière entraîne tous les éléments constitutifs de l'eau minérale.

Enfin cette partie de l'établissement est complétée par 22 douches de vapeur et 2 cabinets de douches nasopharyngiennes. C'est la vapeur forcée de la source Sainte-Madeleine qui assure tout ce service.

Les eaux du Mont-Dore sont peu minéralisées si on les compare aux autres eaux minérales de l'Auvergne. Cinq sources principales assurent le service balnéaire de l'établissement.

La source *Madeleine* ou *Bertrand*, le nom du fondateur de la station, se trouve au sud-est de la galerie, au rez-de-chaussée ; elle pourvoit au service de cet étage, des douches et des salles d'inhalation. C'est la plus chaude et la plus abondante ; sa température est de 44°5 à 45° et son débit journalier est de 1 440 hectolitres.

Les petites sources *Ramon* et *Rigny* qui jaillissent également au rez-de-chaussée ont été découvertes en 1833 dans les ruines du bain

COMPOSITION DES EAUX DU MONT-DORE

	MADELEINE ou BERTRAND	CÉSAR	BOYER	PAVILLON ou ST-JEAN	RAMOND
Acide carbonique des bicarbonates	0gr,7290	0gr,6829	0gr,7262	0gr,7294	0gr,7222
Acide carbonique libre	0 6340	0 7094	0 7102	0 6194	0 6550
	(320cc5)	(358cc7)	(359cc)	(313cc)	(331cc)
Carbonate de sodium.	0gr,4076	0gr,3786	0gr,4134	0gr,4155	0gr,4076
— de potassium	0 0854	0 0835	0 0842	0 0859	0 0890
— de lithium.	0 0044	0 0047	0 0044	0 0044	0 0044
— de calcium	0 2184	0 2043	0 2158	0 2180	0 2126
— de magnésium	0 1229	0 1140	0 1183	0 1135	0 1191
— ferreux	0 0128	0 0116 } 0 0158		0 0149 } 0 0129	
— manganeux	0 0013	0 0023		0 0017	
Chlorure de sodium	0 3697	0 3472	0 3632	0 3715	0 3662
Sulfate de sodium	0 0589	0 0557	0 0594	0 0594	0 0601
Silice	0 1774	0 1796	0 1736	0 1759	0 1764
Borates. Iodures. Phosphates . .	traces	traces	traces	traces	traces
Arséniate disodique anhydre . .	0 0010	0 0010	0 0010	0 0010	0 0010
Matière organique (par différence).	0 0110	0 0031	0 0081	0 0159	0 0043
Résidu séché à 100°.	1 4708	1 3856	1 4572	1 4776	1 4536
Minéralisation totale moins l'acide carbonique libre.	1 8351	1 7270	1 8213	1 8423	1 8143
Poids du résidu sulfaté. { observé.	1 8292	1 7244	1 8160	1 8272	1 8120
{ calculé.	1 8276	1 7254	1 8137	1 8279	1 8145

Bicarbonates anhydres primitivement dissous :

Bicarbonate de sodium	0 5764	0 5358	0 5850	0 5882	0 5764
— de potassium. . . .	0 1126	0 1101	0 1110	0 1133	0 1174
— de lithium. . . .	0 0071	0 0074	0 0071	0 0071	0 0071
— de calcium. . . .	0 3145	0 2941	0 3108	0 3139	0 3061
— de magnésium . .	0 1873	0 1738	0 1803	0 1731	0 1815
— ferreux.	0 0174	0 0160 } 0 0218		0 0206 } 0 0178	
— manganeux	0 0018	0 0032		0 0024	

Soit pour les bicarbonates alcalins hydratés (CO^3 MH) :

Bicarbonate de sodium.	0 6460	0 6001	0 6562	0 6587	0 6460
— de potassium. . . .	0 1237	0 1210	0 1220	0 1245	0 1290
— de lithium.	0 0082	0 0086	0 0082	0 0082	0 0082

romain ; elles alimentent quelques baignoires. Leur température est, pour la première, de 42°5 ; pour la seconde, de 41°9.

La source *Boyer*, extérieur au bâtiment actuel, fournit 300 hectolitres et est utilisée pour l'exportation. Sa température est de 44°, comme celle d'une petite source voisine, la source *Pigeon*.

La source du *Pavillon* ou *Saint-Jean* se fait jour au deuxième étage par plusieurs griffons dont la température est comprise entre 40 et 43°, donnant un volume de 547 hectolitres.

Enfin, la source *César* prend naissance un peu au-dessus de l'établissement ; elle alimente les bains de la Grande-Salle. Sa température est de 43° et son débit de 1 200 hectolitres environ, en y comprenant la source *Caroline* qui s'y réunit immédiatement.

Les eaux du Mont-Dore ont été analysées en 1860 par M. J. Lefort. Thenard y avait signalé la présence de l'arsenic en 1852 et y avait dosé cet élément. En 1891, la commission de revision de l'*Annuaire* chargea M. Willm de procéder à de nouvelles analyses. Celles-ci ont confirmé dans leur ensemble les résultats acquis par M. Lefort : néanmoins elles accusent en général une minéralisation un peu plus élevée, l'augmentation portant principalement sur l'acide carbonique libre (près du double), sur le bicarbonate de sodium et surtout sur celui de potassium.

La dose d'arsenic est de $0^{mgr},41$ à $0^{mgr},42$, teneur importante surtout si l'on considère la faible minéralisation de l'eau : $1^{gr},711$, bicarbonates compris, d'après M. Lefort et $1^{gr},8\ 351$ d'après M. Willm, pour la source Madeleine.

Les sources du Mont-Dore ont été déclarées d'intérêt public en 1860 : un autre décret du 12 août 1874 les a pourvues d'un périmètre de protection de 32 hectares. Elles sont la propriété du département du Puy-de-Dôme. Le concessionnaire actuel a apporté de grandes améliorations dans l'exploitation des sources et dans les détails accessoires.

Les dépôts ferrugineux des eaux du Mont-Dore sont particulièrement riches en phosphate et arséniate de fer, comme le montre l'analyse qu'a faite M. Willm du dépôt ocreux abandonné par la source César :

DÉPÔT SÉCHÉ A 100°

Perte à 150° (eau)	11,56
Sable (très variable et accidentel) . . .	11,30
Silice soluble dans l'acide chlorhydrique et pertes	7,90
Carbonate de calcium	7,70
— de magnésium	0,48
Oxyde ferrique	46,36
Arséniate ferrique	7,90
Phosphate ferrique	6,80
	100,00

La source Sainte-Marguerite, qui est très employée au Mont-Dore comme eau de table, n'a aucune analogie avec les précédentes; elle est froide et presque uniquement minéralisée par l'acide carbonique. Sa composition est la suivante, par litre :

Acide carbonique libre	1,^{gr}6696
	(849^{cc})
Carbonate de sodium.	0^{gr},0106
— de calcium.	0 0073
— de magnésium	0 0038
Chlorure de sodium.	0 0053
Silice	0 0401
Matières non dosées (sulfates, azotates.).	0 0068
Matière organique	0 0098
Résidu fixe à 103°.	0 0839

LA BOURBOULE (PUY-DE-DÔME)

La Bourboule est une station thermale d'origine toute récente, située dans la vallée de la Dordogne, à une dizaine de kilomètres des sources de ce fleuve et à une altitude de 846 mètres. On s'y rend aujourd'hui facilement grâce à la proximité de la station de Laqueuille (14 kilomètres) sur la ligne de Clermont à Brives, non loin de l'embranchement venant de Montluçon.

C'était autrefois un pauvre hameau dépendant de la commune de Murat-le-Quaire, à peu près inconnu. L'*Annuaire* de 1854 cite la Bourboule en mentionnant 6 sources dont le *Grand-Bain* et la *Fontaine des Fièvres* et un petit établissement renfermant quelques baignoires. Une analyse de Lecoq faite à cette époque pour ces deux sources établit leur caractère d'eaux bicarbonatées alcalines et chlorurées sodiques. La découverte de l'arsenic, à la dose de 8 milligrammes par litre, faite par Thenard et également mentionnée dans l'*Annuaire* est la cause du développement si rapide de la station, qui, à cet égard, est unique et lui fait occuper un des premiers rangs parmi les stations françaises.

Les sources qui alimentent la Bourboule sont toutes artificielles et les travaux auxquels elles doivent leur existence ne remontent qu'à trente ans. Ils consistent en puits entrepris au voisinage des filets d'eau donnant naissance au marais dit de Quaire. Pour atteindre le granit

dans lequel ils ont pénétré, on a dû les prolonger au moyen de sondages. Dans un très petit espace, sur la rive droite de la Dordogne, on
compte cinq de ces puits atteignant de 75 à 137 mètres de profondeur.
Ils sont connus sous les noms de *Choussy*, *Perrière*, *Sedaiges*, de *la
Plage* et *Central;* les trois premiers sont seuls utilisés. Sur la rive
gauche se trouvent deux forages d'environ 160 mètres de profondeur; ce
sont les sources Fenestre n° 1 et n° 2.

Il existe une grande différence entre les sources de la rive droite et
celles de la rive gauche; les premières sont fortement minéralisées et très
chaudes (56° pour la source Choussy et 53° 4 pour les sources Perrière
et Sedaiges) ; au fond des puits la température atteint 60°, mais les eaux
ne s'élèvent pas jusqu'à la surface. Les sources Fenestre au contraire
sont tempérées (19° et 18°8) et peu minéralisées ; par contre, elles sont
jaillissantes.

Le débit des premières est évalué à 7 200 hectolitres par 24 heures,
celui des secondes à 3 400 hectolitres.

La station renferme trois établissements qui ont eu jusqu'en 1879
une existence indépendante. A cette époque, une société qui venait de
fonder les Grands Thermes a fait l'acquisition de ceux exploités sous les
noms de leurs propriétaires, les sieurs Choussy et Mabru. Déjà loca-
taire des puits appartenant à la commune, elle a ainsi groupé sous une
direction unique toutes les sources et les installations balnéaires de la
station. Ce n'est qu'à partir de ce moment que la station a pu prendre
son extension si rapide. En effet, tant que les intérêts étaient distincts,
il y a eu une lutte acharnée pour l'exploitation des puits; profitant de leur
voisinage et de leur solidarité, on cherchait à en détourner le cours et
l'on n'y avait que trop bien réussi. Les années 1876 et 1877 ont même été
tellement troublées par ces agissements, que l'autorité administrative a
dû intervenir. Pour en prévenir le retour et pour assurer la conservation
des précieuses sources de la Bourboule, on leur a accordé la déclaration d'utilité publique, avec un périmètre de protection de 17 hectares
55 ares.

Les Grands Thermes renferment 64 cabinets de bains et plusieurs
salles réservées aux grandes douches, à l'inhalation et à la pulvérisation.
L'établissement Choussy contient 57 cabinets et 69 baignoires; il y en
a 31 dans l'établissement Mabru. Ces trois établissements sont attribués
respectivement à la première, la deuxième et la troisième classe.

De nombreuses analyses ont été faites des eaux de la Bourboule et elles offrent en général une grande concordance. Nous citerons celles de MM. J. Lefort et Bouis, de M. Ad. Carnot à l'école des mines, de M. Riche. Le comité consultatif d'hygiène a de son côté chargé en 1879 M. Willm de ce travail qui est inséré dans le *Recueil des travaux du comité*, t. IX, p. 328 et dont nous reproduisons ci-dessous les résultats.

COMPOSITION DES EAUX DE LA BOURBOULE

	PERRIÈRE	CHOUSSY	SEDAIGES	FENESTRE N° 1	FENESTRE N° 2
Acide carbonique libre	0gr,7555 (382cc)	0gr,4544 (229cc8)	0gr,5991 (303cc)	0gr,1551 (78cc4)	0gr,2574 (130cc)
Carbonate de sodium	1gr,1762	1gr,1769	1gr,1038	0gr,2801	0gr,2807
— de potassium	0 1769	0 1785	0 1575	(0gr,2801)	0 0373
— de lithium	0 0206	0 0211	0 0241	traces	traces
— de calcium	0 1062	0 1068	0 0918	0 0110	0 0182
— de magnésium	0 0428	0 0378	0 0341	0 0038	0 0040
— ferreux	0 0037	0 0051	0 0054	0 0041	0 0062
— manganeux	traces	traces	traces	traces	traces
Arséniate de sodium	0 0155	0 0150	0 0172	0 0051	0 0060
Chlorure de sodium	3 1501	3 1677	2 6854	0 1978	0 3281
Sulfate de sodium	0 2038	0 2071	0 1922	0 0311	0 0337
Acide borique. — Iode	traces	traces	traces	traces	traces
Silice	0 1128	0 1052	0 1115	0 0340	0 0628
Matière organique	traces	traces	traces	traces	traces
Total	5 0086	5 0212	4 4230	0 5670	0 7770
Poids de résidu sec	5 0005	5 0380	4 4552	0 5800	0 7860

Bicarbonates anhydres primitivement dissous :

	PERRIÈRE	CHOUSSY	SEDAIGES	FENESTRE N° 1	FENESTRE N° 2
Bicarbonate de sodium	1 6644	1 6654	1 5620	0 3960	0 3972
— de potassium	0 2334	0 2355	0 2078	(0 3960)	0 0492
— de lithium	0 0329	0 0337	0 0384	indéterminé	
— de calcium	0 1529	0 1538	0 1322	0 0152	0 0262
— de magnésium	0 0651	0 0575	0 0518	0 0058	0 0061
— ferreux	0 0054	0 0070	0 0074	0 0056	0 0086
Minéralisation totale moins CO² libre	5 6363	5 6479	5 0059	0 6906	0 9179

Carbonates monométalliques CO³MH, correspondant aux anhydrocarbonates :

	PERRIÈRE	CHOUSSY	SEDAIGES	FENESTRE N° 1	FENESTRE N° 2
Bicarbonate de sodium CO³NaH	1 8642	1 8654	1 7495	0 4400	0 4449
— de potassium	0 2565	0 2588	0 2284	(0 4400)	0 0541
— de lithium	0 0379	0 0388	0 0443		

Les comparaisons faites sur la source Perrière montrent pour le résidu total des différences peu accentuées. $5^{gr},1\,940$ (Lecoq); $5^{gr},110$ en 1875 (Ad. Carnot); $5^{gr},180$ en 1874, $5^{gr},085$ en 1876 (J. Lefort); $5^{gr},090$ en 1879 (Riche) $5^{gr},005$ (Willm). La source Choussy donne sensible-ment le même résidu.

La teneur en arsenic varie, suivant les auteurs. entre $5^{mgr},1$ et $8^{mgr},7$, pour Perrière et Choussy. Le tableau suivant indique la teneur en arse-nic d'après les analyses de M. Willm avec les quantités d'acide arsé-nique et d'arséniate de sodium qui y correspondent.

| | PERRIÈRE | CHOUSSY | SEDAIGES | FENESTRE | |
				N° 1	N° 2
	mgr.	mgr.	mgr.	mgr.	mgr.
Arsenic	5,6	5,42	6,2	1,86	2,15
Anhydride arsénique As^2O^5. . .	8,6	8,3	9,5	2,85	3,29
Arséniate trisodique $As\,O^4\,Na^3$. .	15,6	15,0	17,3	5,15	6,00
Arséniate disodique $As\,O^4Na^2H$.	13,9	13,4	15,4	4,6	5,3
Arséniate off. $As\,O^4\,Na^2H + 7H^2O$.	23,3	22,6	25,8	7,74	8,94

SAINT-NECTAIRE (PUY-DE-DÔME)

Village de 1 300 habitants situé au fond de la vallée de la Couze de Champeix à une altitude de 700 mètres, à 20 kilomètres ouest d'Is-soire et à 15 kilomètres de la station de Coudes. Il existe sur son terri-toire un grand nombre de sources dont un certain nombre sont utilisées comme fontaines incrustantes. Dix seulement d'entre elles alimentent les établissements thermaux de Saint-Nectaire-le-Haut et de Saint-Nectaire-le-Bas distants l'un de l'autre de 1 200 mètres. Les deux groupes de sources ainsi utilisées sont thermales, quelques-unes uti-lisées en buvettes sont seulement tempérées.

Voici les principales sources avec leur température.

Saint-Nectaire-le-Haut. — *Mont-Cornadore* 37°5, *Rocher* 35°0, *Parc* 21°3, *Rouge* 18°.

Saint-Nectaire-le-Bas. — *Boette* 46° (?), *Saint-Césaire* 35°5, *Gros-Bouillon* 35°5, *Coquille* 26°.

Quant au débit, on indique pour la source du Rocher 1 500 hectolitres, pour la source du Mont-Cornadore 720, pour le gros Bouillon 720, la source Boette 432, la source du Parc 72 hectolitres par 24 heures.

COMPOSITION DES EAUX DE SAINT-NECTAIRE

	SAINT-NECTAIRE-LE-HAUT			S^T-NECTAIRE-LE BAS	
	MONT CORNADORE	ROCHER	PARC	SAINT CÉZAIRE	GROS BOUILLON
Acide carbonique libre	0^{gr},7083 (358^{cc})	0^{gr},4124 (208^{cc}7)	1^{gr},4034 (709^{cc}7)	0^{gr},5192 (262^{cc}5)	0^{gr},6724 (340^{cc})
Carbonate de sodium	1^{gr},4595	1^{gr},7219	1^{gr},9191	1^{gr},7539	1^{gr},6213
— de potassium.	0 2226	0 2583	0 1383	0 3499	0 2895
— de lithium.	0 0559	0 0337	0 0381	0 0502	0 0248
— de calcium.	0 4535	0 4044	0 3945	0 4632	0 4871
— de magnésium	0 3537	0 3087	0 2393	0 3008	0 3224
— ferreux	0 0168	0 0186	0 0114	0 0114	0 0149
Arséniate de fer [1]	0 0015	0 0021	0 0021	0 0027	0 0013
Chlorure de sodium.	2 1235	2 4496	2 5907	2 7774	2 4729
Iodure.	traces	traces	traces	traces	traces
Sulfate de sodium.	0 1401	0 1655	0 1736	0 1751	0 1478
Silice.	0 1280	0 1275	0 1302	0 1355	0 1250
Alumine (?)	0 0024	»	»	»	»
Total par litre	4 9575	5 4903	5 6373	6 0201	5 5070
Poids du résidu sec.	4 9595	5 4960	5 6630	6 0180	5 5160

Bicarbonates anhydres primitivement dissous :

Bicarbonate de sodium	2 0653	2 4370	2 7148	2 4819	2 2943
— de potassium. . . .	0 2936	0 3431	0 1825	0 4616	0 3815
— de lithium	0 0893	0 0539	0 0607	0 0801	0 0397
— de calcium.	0 6530	0 5823	0 5684	0 6670	0 7014
— de magnésium . . .	0 5389	0 4704	0 3646	0 4541	0 4913
— ferreux.	0 0232	0 0257	0 0157	0 0157	0 0206
Minéralis^{on} totale moins CO² libre.	6 0588	6 6571	6 8033	7 2510	6 6781

Les anhydrocarbonates alcalins correspondant aux carbonates monométalliques CO³NaH :

CO³NaH	2 3131	2 7292	3 0416	2 7798	2 5697
CO³KH.	0 3226	0 3770	0 2005	0 5072	0 4197
CO³LiH.	0 1027	0 0618	0 0700	0 0921	0 0457

[1] Si l'on envisage l'arsenic comme contenu à l'état d'arséniate disodique, on a :

AsO⁴Na²H.	0^{gr},0012,4	0^{gr},0017,6	0^{gr},0017,4	0^{gr},0022,3	0^{gr},0010
ou AsO⁴Na²H,7H²O .	0 0021	0 0029,5	0 0029	0 0037,4	0 0016,6

L'établissement de Saint-Nectaire-le-Haut ou du *Mont-Cornadore*

comprend 30 cabinets de bains avec vestibule, douche et appareil d'ir-
rigation ; une installation pour bains et douches d'acide carbonique,
bains de pieds, inhalation, etc.

Saint-Nectaire-le-Bas possède deux- établissements exploités par un
seul propriétaire : les bains *Boette* et les bains *Romains* ou *Mandon*,
pourvus chacun de 12 baignoires, de douches et bains de pieds.

La richesse de minéralisation des diverses sources de Saint-Nectaire
ne présente que peu de différences d'une source à l'autre, comme le
montrent les analyses de cinq sources exécutées en 1878 par M. Willm
sur la demande du comité consultatif d'hygiène. (Voir *Recueil du comité*,
t. VIII, p. 336.)

L'analyse du dépôt formé par les eaux de Saint-Nectaire a fourni à
M. Terreil 4,57 p. 100 d'arséniate ferrique,

CHAMBON (PUY-DE-DÔME)

Cette commune située sur la Couze de Chaudefour, à la cote de 892 mètres, possède cinq sources froides qui ont été analysées par Truchot :

	SOURCE DE LA PIQUE	SOURCE DE VOUASSIÈRE	SOURCE SUPÉR. DE CHAUDEFOUR
Température	11°5	12°	23°2
Acide carbonique libre.	0ᵍʳ,810	0ᵍʳ,550	0ᵍʳ,986
Bicarbonate de sodium	0 965	0 545	0 382
— de potassium.	traces	traces	0 025
— de calcium.	0 475	0 141	0 586
— de magnésium	0 192	0 099	0 211
— de fer	0 009	traces	0 009
Sulfate de sodium.	traces	traces	0 131
Chlorure de sodium.	traces	0 016	traces
— de lithium.	traces	traces	traces
Silice.	0 070	0 080	0 160
Matières organiques.	traces	traces	traces
	1 711	0 881	1 504

La source inférieure de Chaudefour offre la composition de la source supérieure.
Quant aux quelques griffons qui composent la *fontaine de la Garde*, ils produisent
une eau qui, à part la silice, ne renferme pas de principes fixes en quantité
notable ; elles sont seulement très chargées d'acide carbonique.

Source de Mont-Rognon, commune de Grandeyrol, au Sud-Est de Saint-Nectaire (Puy-de-Dôme)

Acide carbonique libre	2,2788
Bicarbonate de sodium	1,5354
— de potassium	0,1826
— de lithium	0,0251
— ferreux	0,0240
— de calcium	0,5098
— de magnésium	0,5071
Chlorure de sodium	0,6398
Sulfate de sodium	0,0280
Arséniate de sodium	0,0014
Silice	0,0850
Matières organiques	0,0040
Total	3,5422

Une analyse faite par Truchot, assigne à l'eau de Mont-Rognon, une minéralisation de $4^{gr},481$ (bicarbonates compris), avec $2^{gr},450$ de bicarbonates alcalins, $1^{gr},046$ de bicarbonates alcalino-terreux; $0^{gr},615$ de chlorure de sodium; $0^{gr},014$ de chlorure de lithium; etc.

Coudes (Puy-de-Dôme)

Cette commune est située dans l'arrondissement d'Issoire sur le chemin de fer de Clermont-Ferrand à Arvant, à 340 mètres d'altitude. On y rencontre deux sources sur lesquelles le propriétaire a institué une buvette gratuite pour les habitants. Ces sources émergent sur les bords de la Couze.

La source de la *Saulcée* possède une température de 13°,3 ; son débit est de 22 litres par minute. L'autre appelée *Fontaine jaillissante* est près de disparaître par suite de l'envahissement de la rivière.

L'eau de la Saulcée contient par litre, d'après Truchot :

Acide carbonique libre	2^{gr},148	
Bicarbonate de sodium	0	935
— de potassium	0	321
— de calcium	0	570
— de magnésium	0	224
— ferreux	0	035
Chlorure de sodium	0	816
— de lithium	0	011
Sulfate de sodium	0	088
Phosphate de sodium	traces	
Arséniate de sodium	traces	
Silice	0	075
Matières organiques	traces	
	3	075

Bard ou Boudes (Puy-de-Dôme)

L'eau minérale qui porte un de ces deux noms (Bard est un hameau au sud de Boudes, située sur un affluent de la Couze d'Ardes au sud-ouest d'Issoire), a une température de 17°. Elle possède une minéralisation de $5^{gr},069$ d'après Truchot et $4^{gr},951$ d'après Nivet, avec $2^{gr},455$ de bicarbonate de sodium, $0^{gr},977$ de bicarbonate de calcium, $0^{gr},228$ de bicarbonate de magnésium et $0^{gr},951$ de chlorure de sodium, le reste est formé de silice, de bicarbonate de fer ($0^{gr},0415$) et de sulfate de sodium.

BESSE (PUY-DE-DÔME)

Chef-lieu de canton de l'arrondissement d'Issoire, à 1097 mètres d'altitude. Truchot y signale quatre sources désignées sous les noms de *la Villetour*, des *Rochers de Berthaire*, *Thérèse* et du *Pont-Scarot*. La première est la plus importante ; sa température est de 9 à 10° elle sort d'une coulée de laves. Elle renferme d'après Truchot :

Acide carbonique libre.	1^{gr},102
Bicarbonate de sodium	0 195
— de potassium	traces
— de calcium	0 468
— de magnésium	0 211
— ferreux.	0 026
Chlorure de sodium	traces
Sulfate de sodium	0 005
Phosphate et arséniate	traces
Silice	0 060
Matière organique.	traces
	0 965
Poids des sels neutres.	0 670

La source de *Berthaire* a une composition analogue, mais renferme 0^{gr},086 de bicarbonate ferreux.

SAINT-DIERY (PUY-DE-DÔME)

Village de l'arrondissement d'Issoire, canton de Besse, altitude de 710 mètres. Les sources *Renlaigne* et de la *Bonnette* situées dans cette commune sont remarquables par leur teneur en acide carbonique libre. Température 14°. Leur analyse effectuée en 1877 par Truchot, leur assigne la composition suivante :

	RENLAIGUE	BONNETTE
Acide carbonique libre.	2^{gr},464	2^{gr},110
Bicarbonate de sodium.	0 417	0 840
— de potassium	traces	traces
— de calcium	0 216	0 576
— de magnésium	0 247	0 793
— de fer.	0 081	0 069
Chlorure de sodium.	0 431	1 340
— de lithium.	traces	traces
Sulfate de sodium.	0 024	0 018
Arsenic.	traces	traces
Silice.	0 060	0 060
	1 476	3 696

SAINT-FLORET (PUY-DE-DÔME)

Au pied de la vieille tour Rambaud, située près de cette localité, on trouve des travertins sur lesquels s'épanchent les eaux des deux fontaines incrustantes, marquant 15°,5 et 16°. La composition de ces eaux n'est pas indiquée.

AUGNAT (PUY-DE-DÔME)

Elles offrent, suivant Truchot, la composition suivante :

	1	2	3
Acide carbonique libre.	1^{gr},650	1^{gr},600	1^{gr},580
Bicarbonate de sodium.	1 759	1 699	1 816
— de potassium.	0 191	0 170	0 213
— de calcium.	0 707	0 540	0 758
— de magnésium.	0 288	0 256	0 358
— ferreux.	0 044	0 040	0 044
Chlorure de sodium.	0 586	0 524	0 649
— de lithium	0 034	0 034	0 034
Sulfate de sodium	0 057	0 044	0 062
Phosphate de sodium.			
Arséniate de sodium	traces	traces	traces
Silice.	0 110	0 110	0 110
Matières organiques	traces	traces	traces
Poids des sels neutres	3 776 2 730	3 417 2 470	4 044 2 926

La première source se trouve sur la rive droite de la Couze d'Ardes, sur le bord de la route d'Ardes, la seconde vis-à-vis, sur la rive gauche, et la troisième à 50 mètres en aval, sur la rive gauche. Leur température est respectivement de 11°, 14° et 18°.

CHABETOUT (PUY-DE-DÔME)

Cette localité est située sur la rive gauche de la Couze, à 3 kilomètres d'Ardes. Les sources ou griffons sont au nombre de cinq, sortant d'une roche granitique. Les deux principales sont les sources d'*Ardes* et *Saint-Germain*. Leur température est de 14°. Elles sont utilisées dans un établissement comprenant 12 baignoires avec cabinets de douches. Ces eaux ont été analysées en 1855 par Ossian Henry, père. Voici la composition qu'il leur assigne :

Acide carbonique libre	1^{gr},760
Bicarbonate de sodium.	1^{gr},886
— de potassium	0 096
— de calcium	0 278
— de magnésium	0 180
— ferreux (av. silicate et crénate)	0 047
— de manganèse. . . . . . . }	
— de lithium. . . . . }	sensible
Chlorure de sodium.	0 225
— de potassium.	0 093
Sulfate de sodium	0 045
— de calcium.	0 010
Silice et silicates.	0 197 [1]
Alumine, phosphates, borates.	0 048 [1]
Matière organique, arsenic, iode.	traces
	3 105

[1] Avec toutes réserves (La rédaction).

BEAULIEU (PUY-DE-DÔME)

La minéralisation de cette eau qui sourd sur les bords de l'Alagnon, à l'est de Saint-Germain, est estimée par Nivet à $3^{gr},225$ par litre. Les nouvelles analyses de Truchot, faites en 1877 ont fourni des résultats différents :

Acide carbonique libre.	$1^{gr},820$
Bicarbonate de sodium	2 704
— de potassium	0 223
— de calcium	0 940
— de magnésium	0 275
— de fer.	0 009
Sulfate de sodium.	0 185
Phosphate.	traces
Chlorure de sodium. . . . . . : . .	0 105
— de lithium.	0 008
Silice	0 100
Matière organique.	traces
Total.	4 549

9° CANTAL

Le Cantal est une montagne de forme à peu près conique, découpée par une série de vallées divergentes d'un centre commun. C'est de beaucoup le volcan le plus important des Montagnes du Centre. Sous le rapport de la surface qu'il occupe, il est, à quelques kilomètres carrés près, comparable à l'Etna. Les hauteurs offrent seules des différences considérables. Tandis que l'Etna s'élève en effet d'un jet à 3 300 mètres au-dessus de la mer, le Cantal n'atteint au Plomb, son point culminant, que 1 818 mètres, soit seulement 1 236 mètres au-dessus de la ville d'Aurillac.

Quelques autres Puys ont des altitudes qui ne le cèdent guère à celle du Plomb.

Puy Mary	1,787	mètres
Puy Chaveroche.	1,744	—
Puy Griou.	1,694	—
Roche Taillade	1,608	—

Les éruptions du Cantal qui remontent, comme on l'a vu plus haut, au début de la période volcanique tertiaire, ne se sont pas étendues au delà de la venue au jour des basaltes des plateaux. Elles ont donc pris fin à une époque de beaucoup antérieure à la terminaison de cette période et elles sont relativement anciennes.

La statistique de 1883 ne signale dans le circuit circulaire du Cantal que quatres sources pouvant être rapportées au volcan : Vic-sur-Cère, le Fau, Tessières-les-Bouliès et Taussac. La première, qui est la plus importante, sourd dans la pittoresque vallée de la Cère, à peu près à égale distance d'Aurillac et du col du Lioran. Le Fau est un petit village situé dans la partie centrale du massif montagneux, au fond d'un cirque formé par le Puy de Chaveroche, la Roche-Taillade et le Roc-des-Ombres. Enfin les deux dernières prennent naissance près de Mur-de-Barrez dans des vallées qui descendent du Plomb. Ces quatre sources sont bicarbonatées sodiques et froides [1].

Depuis 1883 on a autorisé l'exploitation de trois sources qui peuvent être considérées comme appartenant au massif volcanique du Cantal.

Ce sont dans la région des hauts plateaux de l'arrondissement de Saint-Flour : Font-de-Vie de la commune de Coren, Odivine, territoire de Faverolles et Brommat du département de l'Aveyron, à une petite distance à l'est de Taussac. Enfin on a analysé au laboratoire de l'École des Mines, sous le nom de Fouilloux, canton de Murat, une source minérale qui rentre par sa composition dans le type propre aux Montagnes du Centre.

Dans ces dernières années on a découvert à Ydes, village situé dans la partie N. O. du massif volcanique deux sources qui s'écartent beaucoup par leur composition du double type propre aux Montagnes du Centre. Elles sont en effet fortement minéralisées, l'une d'elles n'a pas moins de 21^{gr},83 de principes fixes. Elles sont en outre caractérisées par

---

[1] La statistique 1883 n'a recensé que les sources autorisées. Il y a, à ce qu'il paraît, dans le Cantal un assez grand nombre de sources minérales qui, ne se trouvant pas dans ce cas, ont été omises sur les tableaux afférents à ce département. C'est du moins ce que l'on peut inférer de la mention faite par M. Fouqué sur la légende de la feuille géologique de Mauriac de l'existence aux environs de cette ville de trois sources bicarbonatées alcalines de la Baraque, de Chambre et de Jubirac. D'un autre côté la source de Brommat, de l'arrondissement d'Espalion, analysée ci-dessous est située à l'est de Taussac et appartient au groupe du Cantal.

En tenant compte de ces additions, on ne peut s'empêcher de constater la pauvreté hydrominérale relative du volcan. Il est vrai que s'il prime par son étendue tous les autres massifs volcaniques de la France centrale, c'est aussi le plus ancien. Ce rapprochement ne suffit-il pas à expliquer peut-être le fait constaté.

une forte prédominance du sulfate et du chlorure de sodium sur les bicarbonates. Enfin l'analyse y signale la présence d'une proportion assez forte de sulfate et de carbonate de magnésium. Des deux sources d'Ydes celle qui est minéralisée à 21 grammes est purgative ; la seconde simplement laxative.

On ne peut guère faire que des conjectures sur le gisement des sources d'Ydes. D'après leur composition elles semblent n'être qu'une manifestation du terrain keupérien qui, il est vrai, n'a pas encore été reconnu dans la région. Dans la vallée de la Sumène, près du confluent de cette rivière avec la Dordogne où elles sont situées, elles ne se trouvent séparées du pli de terrain qui renferme le bassin de Champagnac que par une distance de quelques centaines de mètres. Dans ce gisement anormal le terrain houiller est-il associé à d'autres formations ? Des études très détaillées de la région pourront seules, en résolvant cette question, permettre de se prononcer sur l'origine des sources très intéressantes d'Ydes, qui s'écartent trop du type volcanique pour pouvoir y être rapportées [1].

VIC-SUR-CÈRE (CANTAL)

Station du chemin de fer d'Arvant à Capdenac, entre Murat et Aurillac. Altitude de 670 mètres.

Eau froide (12°2) émergeant de 4 sources. Elle renferme, d'après l'analyse de Soubeiran, faite en 1857 :

Acide carbonique libre.	766cc
Air atmosphérique	18
Bicarbonate de sodium.	1gr,8600
— de potassium	0 0040
— de calcium.	0 6680
— de magnésinm	0 6010
— ferreux	0 0500
Chlorure de sodium	1 2370
Sulfate de sodium	0 8600
Arséniate de sodium	0 0085
Phosphate de sodium.	0 0600
Silicate de sodium	0 1600
Iode, brome	traces
Silice et alumine (?).	0 0540
	5 5625

Cette eau n'est employée qu'en boisson.

[1] Sur la carte hydrominérale, les sources d'Ydes sont figurées avec le nom de la commune limitrophe de Saignes, chef-lieu du canton. C'est sous ce dernier nom qu'elles ont été analysées en 1881 au laboratoire du bureau d'essais de l'.cole des mines.

Le Fau (Cantal)

Les deux sources minérales, propriété de la commune du Fau, sont connues sous les noms de *Crochepeyre* et de *Planty*. Elles sourdent près du hameau de la Bastide au fond de la vallée d'Aspre, à 5 kilomètres à l'ouest du pic de Chaveroche.

D'après les analyses qui en ont été faites en 1868 à l'appui des arrêtés d'autorisation, ce sont des bicarbonatées sodiques et ferrugineuses. Crochepeyre renferme 1gr,288 de principes fixes et Planty seulement 0gr,825. L'une et l'autre sont fortement gazeuses.

Source Font-de-Vie, commune de Coren (Cantal)

Elle émerge du gneiss à cinq kilomètres au nord de Saint-Flour.

L'analyse faite en 1888 à l'appui de l'autorisation d'exploiter lui assigne la composition suivante :

Carbonates alcalins	3gr,725
— de calcium	0 532
— de magnésium	0 080
Fer, alumine (?)	0 105
Chlorure de sodium	2 400
Sulfate de sodium	0 064
Silice	0 120
	7 026

Source Odivine de la commune de Faverolles (Cantal)

Elle émerge du gneiss sur la rive droite du ruisseau de Peyrebesse à 10 kilomètres au sud de Saint-Flour.

D'après une analyse faite en 1890 au laboratoire de l'École des mines, elle renferme :

Acide carbonique libre	0gr,5830
Bicarbonate de sodium	1 1704
— de calcium	0 2016
— de magnésium	0 2202
— ferreux	0 0027
Chlorure de sodium	0 1250
— de potassium	0 1521
— de lithium	0 0150
Sulfate de sodium	0 0128
Alumine (?)	0 0220
Silice	0 0470
	1 9688

Tessières-les-Bouliès (Cantal)

On trouve dans cette localité, située dans l'arrondissement d'Aurillac, une source d'eau acidule froide, très gazeuse, qui renferme d'après Ossian Henry :

Acide carbonique libre	1lit,50
Bicarbonates terreux	0 402
— de sodium	0 471
— ferreux	0 001
Sulfates de sodium et de magnésium	0 185
Chlorure de magnésium	0 053
Silice et alumine	0 040
Matière organique	0 060
	1 214

TAUSSAC (AVEYRON)

Taussac, gros bourg de 1 100 habitants, appartenant au canton de Mur-de-Barrez est, comme Tessières-les-Bouliès, dans la dépendance des terrains volcaniques du Cantal. On y trouve quatre sources minérales froides, prenant naissance au sud du hameau de Pouchicou. Elles sont très gazeuses et ferrugineuses.

Les analyses exécutées à l'appui de l'autorisation d'exploiter assignent à trois d'entre elles les compositions suivantes :

	SOURCE DES BAINS	SOURCE POUCHICOU	SOURCE COMBELOU
Bicarbonate de calcium.	0gr,665	0gr,749	0gr,777
— de magnésium.	0 352	0 440	0 549
Alumine et oxyde de fer (?).	0 110	0 053	0 005
Sulfate de sodium	0 158	0 140	0 130
Chlorure de sodium.	0 015	0 119	0 015
Résidu insoluble	0 010	0 018	0 032
	1 310	1 519	1 508

BROMMAT (AVEYRON, ARRONDISSEMENT D'ESPALION)

Cette eau offre la composition suivante, calculée d'après les résultats d'une analyse faite au bureau d'essais de l'Ecole des mines, en 1873.

Acide carbonique des bicarbonates . . .	0gr,4958
— — libre	0 7351
	(372cc)
Bicarbonate de sodium	0gr,2272
—' de calcium.	0 3710
— de magnésium	0 1639
— ferreux.	0 0278
Silice	0 0052
Chlorure de sodium.	0 0179
— de potassium	0 0082
Sulfate de potassium.	0 0296
Matières organiques	0 0055
	0 8563
Poids du résidu de 1 litre	0 6220

FOUILLOUX (CANTAL)

Cette source située dans le canton de Murat a pour composition d'après une analyse faite à l'Ecole des Mines en 1874 (les résultats sont groupés d'après les données annoncées) :

Acide carbonique des bicarbonates . . .	1^{gr},2960	
— libre	1 2731	
	(644^{cc})	

Bicarbonate de sodium	1 4303 [1]	
— de calcium	0 2110	
— de magnésium	0 4675	
— ferreux	0 0112	
Sulfate de sodium	0 0690	
— de potassium	0 0890	
— de lithium	traces	
Chlorure de sodium . . . . : .	0 0611	
Silice	0 0230	
Matière organique	0 0130	
	2 3751	
Poids du résidu fixe	1 7300	

Saignes ou Ydes (Cantal)

Chef-lieu de canton de l'arrondissement de Mauriac, au-dessus de la rive gauche de la Sumène, affluent gauche de la Dordogne, vers 500 mètres d'altitude. A 3 kilomètres de la station de Saignes-Ydes, sur la ligne d'Eygurande à Mauriac, se rencontre la source minérale qui porte le nom de source *Daribier*.

Cette eau bicarbonatée et fortement saline a été analysée autrefois par Nivet qui lui avait trouvé près de 38 grammes de résidu fixe. L'analyse suivante, exécutée à l'Ecole des Mines en 1881 ne donne qu'un résidu fixe de 20^{gr},938 ; la différence porte presque uniquement sur le carbonate de sodium. Voici le groupement établi par l'Ecole des Mines.

Acide carbonique libre	1^{gr},7760	
Bicarbonate de sodium	1 0398	
— de calcium	0 9182	
— de magnésium	0 9486	
— ferreux	0 0140	
Chlorure de sodium	8 2069	
— de potassium	0 6162	
Sulfate de sodium	9 2944	
— de magnésium	0 7323	
Silice	0 0650	
Matières organiques	traces	
	21 8354	
Poids du résidu fixe	20 9380	

10° MONTAGNE D'AUBRAC

Entre le pied sud-est du Cantal, dont la vallée de la Trueyère dessine le contour arrondi, et Marvejols, s'étend un volcan peu connu, mais qui ne saurait être passé sous silence, car il joue un rôle

[1] Soit 1^{gr},6020 de bicarbonate réel (CO³ Na H).

considérable dans l'hydrologie minérale du Plateau. C'est la montagne basaltique d'Aubrac, dont la crête formant la limite du département de l'Aveyron et de ceux du Cantal et de la Lozère court du N.-O. au S.-E. parallèlement aux montagnes granitiques de la Margeride, sur une longueur d'environ 45 kilomètres, à une altitude moyenne de 1 450 mètres.

Au point de vue hydrominéral, l'intérêt qui s'attache à cette montagne, est principalement tiré de ce qu'elle donne naissance au torrent d'eau presque bouillante que déversent dans le Remontalou, un des affluents de la Truyère, les vingt-cinq sources de Chaudesaigues. Cette station est en effet située sur le flanc oriental de la chaîne d'Aubrac. Elle occupe le fond d'une gorge profonde, entaillée dans le terrain de gneiss qui est traversé sur ce point par de nombreux filons de microgranulite.

A 10 kilomètres vers le sud sur le Bès, qui descend comme le Remontalou du volcan d'Aubrac, se trouve la Chaldette, hameau dépendant de la commune de Brion qui a également des sources chaudes, bicarbonatées sodiques.

On peut encore rattacher à ce volcan la source froide de Sainte-Marie située au fond de la vallée de la Trueyère à 9 kilomètres à l'ouest de Chaudesaigues, et la station de Cassuejouls (Aveyron) qui occupe le revers occidental de la montagne.

CHAUDESAIGUES (CANTAL)

Chef-lieu de canton, sur le Remontalou, un des affluents de la Trueyère, dans une gorge sauvage à l'altitude de 650 mètres. Il est desservi par la station de Saint-Flour dont il est distant de 34 kilomètres. Son nom lui vient des eaux thermales qui y jaillissent et qui sont les plus chaudes que l'on connaisse en France, soit 81°,5 pour la source la plus chaude.

On ne trouve pas moins de vingt-cinq sources à Chaudesaigues ; les principales sont le *Par*, qui est la propriété de la commune, l'*Estande* et le *Moulin-du-Ban*. La source du Par est aussi remarquable par sa température (81°) que par son débit qui atteint 3 758 hectolitres par vingt-quatre heures ; le rendement total des diverses sources thermales est de 6 308 hectolitres. La température d'autres sources varie de 57 à 72° ; parmi elles il faut citer encore la source *Felyère* (57°) et celle du *Remontalou* ; la source *Condamine* est la seule froide ; elle est ferrugineuse.

L'eau de la source du *Par* est claire, onctueuse, inodore et presque insipide ; elle abandonne sur son parcours une léger dépôt ocracé. Celle du Moulin-du-Ban (72°) se recouvre souvent d'un pellicule irisée à odeur bitumineuse. Toutes ces sources laissent dégager beaucoup de gaz.

Les eaux de Chaudesaigues sont administrées dans trois petits établissements, qui laissent beaucoup à désirer, en boisson, douches et étuves. Elles ne sont fréquentées que par les habitants de la région.

Les eaux de Chaudesaigues sont en outre utilisées par l'industrie locale, fabrication des étoffes et des bas de laine, et pour les besoins domestiques; leur usage ne présente aucun inconvénient et paraît au contraire être favorable à la santé, comme l'a constaté en 1810 Berthier, auquel on doit les premières analyses de ces eaux et qui a en outre fait ressortir le caractère économique qu'elles offrent pour la localité où elles sont utilisées à la préparation des aliments et comme chauffage des habitations. Il a estimé que l'eau du Par équivalait dans l'espace de huit mois à la combustion de 4 230 stères de bois de chêne représentant le produit de la coupe d'un taillis de trente ans sur une superficie de 18 hectares; il en résulte que l'eau du Par remplit à Chaudesaigues l'office d'une forêt de 540 hectares.

Berthier a analysé en 1810 la source Felgère et lui a assigné 0^{gr},2 de bicarbonate alcalin; 0^{gr},070 de bicarbonates terreux avec 0^{gr},4 d'acide carbonique libre ; 0^{gr},125 de chlorure de sodium, 0^{gr},033 de sulfate et 0^{gr},042 de silice. En 1846, Chevallier soumit à l'analyse les sources du Par, de l'Estande, de la grotte du Moulin et Felgère et leur a reconu une composition tout à fait identique, correspondant à un résidu fixe de 0^{gr},94 par litre. En 1850, Blondeau, pharmacien à Rodez, a fait connaitre une nouvelle analyse de la source du Par, n'attribuant à cette source que 0^{gr},812 de sels fixes. Voici les détails analytiques fournis par ces deux chimistes.

	CHEVALLIER	BLONDEAU
Acide carbonique. ⎫	78	77
Azote. . . . . . . ⎬ 0^{lit},405 formés p. 100 de	17	19
Oxygène . . . . . ⎭	5	4
Carbonate de sodium	0^{gr},5920	0^{gr},471
— de calcium	0 0460	0 050
— de magnésium	0 0080	0 010
Oxyde de fer	0 0060	0 001
Sulfate de sodium.	0 0325	0 045
— de calcium	»	0 014
— de magnésium.	»	0 006
Sulfure d'arsenic et de fer (?)	»	traces
Chlorure de sodium.	0 1318	0 063
— de magnésium.	0 0069	0 007
Bromure de sodium.	»	0 020
Iodure alcalin.	»	0 018
Silice et silicate de sodium (ou de calcium).	0 1050	0 095
Alumine.	»	0 001
Matière organique.	»	0 010
— bitumineuse.	0 0060	»
Sels de potassium (traces et pertes).	0 0036	»
	0 9378	0 811

Chevallier a estimé à 0^{mgr},25 environ l'arsenic contenu dans ces eaux.

L'eau du Par détermine dans les conduites un dépôt compact, dans lequel Longchamp et Caventou avaient trouvé du sulfure de fer et Chevallier de l'arsenic. Blondeau qui a analysé ce dépôt a cru pouvoir lui assigner la composition d'un arséniosulfure de fer défini.

Sainte-Marie (Cantal)

Cette petite station qui est à 8 kilomètres de Chaudesaigues à 885 mètres d'altitude, possède des sources froides, gazeuses, émergeant d'une roche schisteuse ; la plus abondante est la seule utilisée. Elle est bicarbonatée mixte ferrugineuse et chlorurée sodique. La seconde source, presque contiguë, s'en distingue par la présence du sulfate calcique ; elle est moins gazeuse. Elles ne sont employées qu'en boisson et associées au traitement de Chaudesaigues.

La Chaldette (Lozère)

Hameau dépendant de la commune de Brion, arrondissement de Marvejols, à 8 kilomètres de Chaudesaigues. Les eaux thermales, qui ont 30 à 31° et appartiennent au département, sont utilisées dans un établissement construit en 1833, contenant des baignoires, des douches et une buvette.

Leur analyse, faite par le Dr Boissonnade et par Chevallier, montre qu'elles sont bicarbonatées mixtes, avec du chlorure et du sulfate de sodium.

Enfin les analyses effectuées en 1861 au bureau d'essais de l'Ecole des Mines, conduisent au groupement suivant, mais d'une manière peu satisfaisante en raison de l'insuffisance de l'acide carbonique pour former les bicarbonates, même si l'on tient compte de la silice.

		Bicarbonates.
Acide carbonique total.	0^{gr},2900	
Carbonate de sodium.	0 4106	0^{gr},5810
— de calcium	0 0375	0 0540
— de magnésium.	traces	»
— de fer.	traces	»
Chlorure de sodium.	0 0160	»
Sulfate de potassium.	0 0185	»
— de sodium	0 0031	»
Silice.	0 0500	»
	0 5357	»
Poids du résidu fixe	0 5860	»

Cassuéjouls (Aveyron)

La source ferrugineuse de ce nom appartient à un village de l'arrondissement d'Espalion. Elle a pour composition d'après O. Henry :

Acide carbonique libre	2/3 du volume.
Bicarbonates alcalino-terreux	0^{gr},030
— ferreux.	0 086
Crénate de fer.	traces
Chlorure de sodium.	0 060
Sulfates alcalins et de calcium	0 074
Silice et alumine (?)	
Manganèse, arsenic	traces
	0 250

11° VÉLAY

Le Velay est la région des hauts plateaux située entre les chaînes du Mégal et du Mézenc à l'est et celle de la Margeride à l'ouest. Elle comprend toute la partie supérieure du bassin hydrographique de la Loire et une partie de celui de l'Allier. La ville de Puy occupe à peu près le centre de cette partie du Plateau Central qui confine d'une part au Vivarais, de l'autre à la haute Auvergne.

Granitiques et gneissiques dans le nord aux environs de Monistrol, les plateaux du Velay ne s'élèvent guère au-dessus de la cote de 800 mètres. Volcaniques aux abords et au sud du Puy, ils restent habituellement compris entre 1 000 et 1 300 mètres. Toutefois le Gerbier-des-Joncs, d'où sortent les sources de la Loire, s'élève à 1 562 mètres et plus au nord le Mézenc atteint 1 754 mètres et le Mégal, non loin d'Issingeaux, 1 438 mètres. La chaîne de la Margeride s'étend du sud-ouest au nord-est vers l'altitude de 1 450 mètres.

La plupart des plateaux du Velay sont recouverts par des basaltes pliocènes ; mais la région est principalement caractérisée par le développement qu'acquièrent les phonolithes dans les chaînes du Mézenc et du Mégal.

La carte hydrominérale ne signale dans la région que trois groupes de sources, tous situés dans la vallée de la Loire, savoir : Bas, Beaulieu et Saint-Martin-de-Fugères. Les sources du Velay sont froides, bicarbonatées sodiques ou calciques ; assez fréquemment ferrugineuses. On ne les utilise guère que pour l'embouteillage. La source de Bas constitue une exception dans le groupe ; c'est une simple ferrugineuse du terrain granitique.

Au point de vue du gisement, les deux sources de Saint-Martin-de-Fugères sont très remarquables. Elles prennent naissance sur les bords de la Loire en face du hameau de Bonnefont, dominé par des berges ardues où le granite se montre fissuré dans deux directions perpendiculaires, l'une nord-sud dans le sens du cours du fleuve, l'autre est-ouest. Il est recouvert par une nappe basaltique surmontée de laves et de pouzzolanes. La source des Rosières sort de la fissure parallèle au fleuve qui n'est autre chose qu'un vrai filon tapissé de barytine. La source Saint-Martin émerge d'une des fissures est-ouest. Elles sont accompagnées de nombreux dégagements gazeux, accusés au droit des fissures par de grosses bulles de gaz qui font bouillonner l'eau de la Loire.

Comme cela a lieu dans toutes les régions du Plateau Central, le Velay renferme beaucoup de sources minérales en dehors de celles qui ont été recensées par la statistique de 1883. Les analyses afférentes à ces sources que nous reproduisons ont été exécutées au bureau d'essais de l'Ecole supérieure des Mines. Elles s'appliquent à Saint-Paul-de-Tartas et à Laval-Atger, deux localités situées au sud de Saint-Martin aux abords de pointements basaltiques sur les hauts plateaux que traverse le chemin de fer de Paris à Alais avant d'atteindre Langogne [1].

Source Serville a Beaulieu (Haute-Loire)

D'après une analyse faite en 1865 par Bouis, elle renferme :

Carbonate de sodium	2gr,108	
— de calcium	0 198	
— de magnésium	0 105	
Chlorure de sodium	0 318	
Phosphate de fer et d'alumine	0 010	
Silice	0 082	
Acides sulfurique et borique	traces	
	2 821	

Cette source qui émerge d'une plage caillouteuse sur les bords de la Loire débite 2lit,662 par minute.

Elle donne lieu à un dépôt ocreux composé de carbonate de chaux, d'hydrate ferrique, d'argile et de sable.

Sources de Bonnefont a Saint-Martin-de-Fugères (Haute-Loire)

Composition d'après les analyses à l'appui de l'autorisation d'exploiter. (1er mars 1882).

---

[1] On trouvera également une analyse exécutée au bureau d'essais de l'École des mines qui s'applique aux Extreys, localité signalée comme appartenant à l'arrondissement du Puy sans autre désignation plus précise.

	SAINT-MARTIN	LES ROSIÈRES
Acide carbonique libre	1gr,0000	1gr,6000
Bicarbonate de sodium	1gr,8610	2gr,0880
— de calcium	0 3302	0 3080
— de magnésium.	0 2952	0 1690
— de lithium	0 0035	0 0105
— ferreux.	0 0113	0 0037
Chlorure de sodium.	0 1470	0 1960
— de potassium	0 0520	0 0200
Sulfate de sodium	0 0220	0 0250
Alumine	traces	traces
Silice.	0 0788	0 0860
Matières organiques	traces	traces
Totaux	2 8010	2 9062

SOURCE DE MONTBEL A SAINT-PAUL-DE-TARTAS (HAUTE-LOIRE)

(D'après une analyse exécutée au laboratoire de l'École des Mines en février 1884.)

Acide carbonique libre.	1gr,1680
Bicarbonate de sodium.	0 5236
—, de potassium	0 0447
— de lithium.	traces très sensibles
— de calcium.	0 1180
— de magnésium.	0 1842
— ferreux	0 0120
Chlorure de sodium	0 0114
Sulfate de sodium	0 0133
Silice.	0 0780
Matières organiques.	0 0036
	0 9888
Poids du résidu fixe	0 7200

LES EXTREYS (HAUTE-LOIRE, ARRONDISSEMENT DU PUY)

(Groupement déduit d'une analyse faite à l'École des Mines en 1872.)

Acide carbonique des bicarbonates. . .	0gr,0172
— libre	0 4284
Bicarbonate de sodium[1].	0 7592
— de calcium.	0 5336
— de magnésium	0 3219
— ferreux.	0 0445
Chlorure de sodium	0 8998
Sulfate de sodium	0 0914
— de potassium	traces
Silice.	0 0500
	2 7004
Poids du résidu fixe.	2 2110

[1] Soit 0gr,8503 de bicarbonate réel (CO^3 Na H).

SOURCES FERRUGINEUSES DE LAVAL-ATGER (LOZÈRE, ARRONDISSEMENT DE MENDE)

(*Analyses faites à l'École des Mines, 1ᵉʳ septembre 1883*)

	SAINTE-MARIE-SOUVERAINE	SAINTE-JUSTINE	SAINTE-EULALIE
Acide carbonique des bicarbonates.	0^{gr},5527	0^{gr},4918	0^{gr},5668
—　　　　libre.	2　0042	1　1054	1　6334
Bicarbonate de calcium	0^{gr},6005	0^{gr},5213	0^{gr},5947
—　　de magnésium	0　2487	0　2364	0　2764
—　　ferreux.	0　0259	0　0196	0　0240
Chlorure de sodium.	0　0103	0　0096	0　0108
—　　de potassium.	0　0052	0　0048	0　0055
Sulfate de calcium.	0　0125	0　0175	0　0139
Silice.	0　0480	0　0420	0　0540
Matières organiques.	0　0038	0　0040	0　0045
Total.	0　9549	0　8552	0　9838
Résidu fixe, par litre	0　6730	0　6100	0　6950

SOURCE FERRUGINEUSE DE MANTOUR A BAS

(*D'après l'analyse faite à l'Académie de médecine en 1873.*)

Bicarbonate de calcium.	0^{gr},039
—　　de magnésium	0　022
—　　ferreux.	0　032
Sulfate de sodium.	0　056
Arsenic, manganèse et chlorure	traces
Résidu insoluble.	0　055
Total.	0　204

La source qui débite 3 440 litres, donne lieu à un abondant précipité d'hydrate ferrique.

12° VIVARAIS

Le Vivarais qui forme la falaise sud-est du Plateau Central, est séparé du Velay par la chaîne du Mézenc.

Au point de vue hydrominéral, l'importance de cette petite région, qui correspond au département de l'Ardèche, ne remonte pas au delà d'une cinquantaine d'années. Elle est, en effet, subordonnée au développement qu'a pris la station de Vals à la suite du remarquable travail publié en 1845 par le docteur Dupasquier de Lyon. A cette époque on ne connaissait que cinq sources, parmi lesquelles figuraient la Marquise et la Chloé qui venait d'être découverte. Neuf années plus tard *l'Annuaire des eaux minérales de la France* n'en mentionnait encore que huit. On en connaît actuellement près d'une centaine. Toutes ces sources ont été obtenues au moyen de sondages peu profonds exécutés au voisinage d'une nappe hydrominérale en relation avec un filon de quartz intercalé dans le gneiss qui constitue le sol de la région. La plupart des autorisations accordées pour l'exploitation des eaux de Vals remontent aux années comprises entre 1869 et 1877.

Le bourg de Vals est situé au fond de la vallée de la Volane, un des affluents de l'Ardèche, à trois kilomètres au nord d'Aubenas. Il est à l'altitude de 250 mètres ; entouré de toutes parts, sauf vers le midi, par de hautes montagnes qui forment abri, il jouit donc d'un climat privilégié.

Par suite de l'exiguïté de la carte hydrominérale, les sources du Vivarais qui y sont figurées, sont assez rapprochées pour paraître ne former qu'un seul groupe. Il y en a, en réalité, trois assez distincts.

Le premier situé au sud-ouest de Privas, comprend les sources disséminées tant le long de la vallée de l'Ardèche que de son affluent la Volane et de quelques autres cours d'eau de moindre étendue. C'est de beaucoup le plus important. En dehors de Vals-les-Bains qui en forme le centre, on y trouve en effet les nombreuses sources réparties dans les communes suivantes : Labégude, Saint-Andéol de Bourlenc, Genestelle, Asperjoc, Chirols, Antraigues, Aizac, Juvinas, Meyras (Neyrac), Mayres, Montpezat, Jaujac, Prades, Rocles, Sanilhac et Beaumont.

Un second groupe est échelonné sur les bords de l'Érieux qui coule à 10 kilomètres au Nord de Privas. Il comprend Saint-Fortunat, Saint-Sauveur de Montagut, Marcols, Saint-Julien-du-Gua et Chanéac.

Enfin la station de Desaignes est isolée sur les bords de la rivière le Doux qui se jette dans le Rhône près de Tournon.

Il faut encore rapporter au groupe du Vivarais les eaux bicarbonatées calciques de Tournon, de Celles-les-Bains et de Saint-Georges dans la vallée du Rhône.

La plupart des sources du groupe sont bicarbonatées sodiques avec des proportions très variables de principes fixes. Deux des sources de Vals situées sur le flanc gauche de la vallée, la Saint-Louis et la Dominique, présentent une composition exceptionnelle ; elles sont sulfo-ferrugineuses et arsenicales, circonstance qui tient à ce que le filon de quartz avec lequel elles sont en relation, contient du mispickel dans ces parages.

Toutes les sources du groupe sont froides ou à une température en rapport avec la profondeur des sondages qui leur donnent naissance.

Seules les eaux de la station de Neyrac de la commune de Meyras peuvent être considérées comme étant thermales. Elles ont en effet des températures comprises entre 20 et 26° centigrades, qui dépassent d'une manière notable la moyenne de la contrée.

Les eaux minérales du Vivarais sont principalement exploitées pour les expéditions en bouteilles. C'est pour la région l'objet d'un commerce d'une grande importance. On y trouve néanmoins quelques établissements balnéaires, notamment à Vals, à Neyrac et à Maléon.

Pour l'âge de ses roches volcaniques, le Vivarais est comparable à la région des Puys. On y trouve en effet un grand nombre de cratères dont la parfaite conservation est corrélative de l'époque peu reculée à laquelle remonte leur apparition. Tels sont les *Gravennes* de Montpezat et de Thueyts, le *Suc* de Beauzon, les *Coupes* d'Aizac et de Jaujac. Les vallées étaient creusées à leurs niveaux actuels lorsqu'elles ont été envahies par les coulées de ces volcans.

L'activité volcanique s'est donc prolongée dans le Vivarais jusqu'au début de l'ère actuelle et on est autorisé à penser qu'elle persiste à une profondeur qui n'est pas très considérable. Au point de vue hydrominérale, cette observation ne manque pas d'intérêt. Elle permet d'expliquer en effet le prodigieux développement qu'ont pu prendre la station de Vals et les stations voisines, sans tarir la source d'acide carbonique qui les alimente.

On ne saurait quitter le Vivarais sans signaler les pointements basaltiques des environs de Privas. Ils sont en général d'âge pliocène. Le plus important est celui des Coirons qui atteint au roc Gourdon l'altitude de 1 061 mètres. Il s'étend en grande partie à la surface des terrains jurassique et crétacé qui forment par une série de failles la bordure du Plateau Central sur la rive droite du Rhône. Sous le rapport hydrominéral, les Coirons présentent quelque intérêt. Il est difficile en effet, de ne pas y rattacher, malgré la distance qui les en sépare, les sources bicarbonatées calciques situées sur la rive opposée du fleuve dans le département de la Drôme.

VALS (ARDÈCHE)

Les eaux de Vals, en dehors de leur température, ont la plus grande analogie avec celles de Vichy; comme celles-ci, elles sont principalement bicarbonatées sodiques. La minéralisation générale est très simple, elle est presque exclusivement constituée par des sels de sodium avec prédominance du bicarbonate, avec une forte proportion d'acide carbonique libre ; mais elle est très variable, suivant les sources.

D'abord analysées par Berthier et par Dupasquier, elles ont été étudiées depuis par O. Henry, Lavigne, Bouis, M. Glénard, M. Fortier et par l'Ecole des mines. On trouvera plus bas les principaux résultats obtenus.

La plupart des sources de Vals appartiennent à quatre sociétés connues sous les noms de Générale, Centrale, des Vivaraises et des Délicieuses : les autres sont des propriétés particulières. Vals n'offre que deux établissements de bains (Société générale et Société centrale). Ils renferment ensemble 110 baignoires, une douzaine d'appareils pour douches, une étuve d'acide carbonique et des systèmes complets d'hydrothérapie.

La station de Vals tire sa principale importance de l'expédition de l'eau en bouteilles qui s'élève par an à 3 600 000 ; dans ce nombre, la Saint-Jean entre pour environ 1 500 000 bouteilles.

Chevallier a recherché mais en vain l'iode, le brome et l'arsenic dans les eaux de la Marquise et de la Chloé. Voici pour ces deux sources quelle est leur composition, d'après Berthier et Dupasquier.

	MARQUISE (BERTHIER)	(CHLOÉ) (DUPASQUIER)
Bicarbonates alcalins.	7ᵍʳ,157	5ᵍʳ,334
— alcalino-terreux et de fer	0 305	0 356
Chlorure de sodium	0 160	0 189
Sulfates de sodium et de calcium	0 053	0 173
Silice, alumine(?), etc.	0 116	0 103
Oxyde de fer.	0 015	»
	7 806	6 155
Acide carbonique libre.	2 500	1 626

GROUPE DES VIVARAISES (analyses de M. Glénard.)

	n° 1[1]	n° 3	n° 5	n° 7	n° 9
Température.	12°9	9°	14°	9°5	8°
Acide carbonique libre.	1ᵍʳ,2848	1ᵍʳ,6041	1ᵍʳ,6141	1ᵍʳ,6771	1ᵍʳ,4343
Bicarbonate de sodium.	1 9760	3 1735	4 0767	6 3938	7 2237
— de potassium	»	0 0110	0 1291	0 1900	0 2100
— de lithium.	0 0106	0 0200	0 0175	0 0238	0 0190
— de calcium	0 0676	0 1580	0 2020	0 2380	0 2915
— de magnésium	0 0595	0 1286	0 4260	0 2630	0 2584
— ferreux et manganeux.	0 0547	0 0048	0 0210	0 0112	0 0220
Chlorure de sodium.	0 0656	0 1100	0 0436	0 0770	0 0916
— de potassium	»	0 1400	0 0557	0 0988	0 1156
Sulfate de sodium.	0 2701	0 0177	0 0191	0 0298	0 0344
— de potassium	0 2157	0 0210	0 0231	0 0365	0 0422
Silice	0 0700	0 0700	0 0820	0 0866	0 1022
	2 7898	3 8546	5 0958	7 4485	8 4106

[1] Les numéros des sources correspondent à leur richesse en bicarbonates alcalins.

GROUPE DES DÉLICIEUSES

(Analyses de M. Fortier, de Lyon, et de l'Académie de médecine.)

	DÉLICIEUSES				PRADEL	
	N° 1	N° 3	N° 6	N° 9	HENRI ou N° 1	ST-CHARLES ou N° 2
Température	14°	14°	15°	14°	13°	15°
Acide carbonique libre	1^{gr},047	1^{gr},520	0^{gr}.612	1^{gr},650	1^{gr},102	1^{gr},193
Bicarbonate de sodium. . . .	1 255	3 118	6 111	7 520	traces	traces
— de potassium. . .	0 022	»	0 194	»	»	»
— de calcium. . . .	0 026	0 035	0 262	0 330	0 064	0 077
— de magnésium . .	0 060	»	0 094	0 105	0 065	0 058
— ferreux.	0 003	0 010	0 092	0 005	0 072	0 045
— manganeux. . . .	»	»	»	»	»	»
Chlorure de sodium.	0 025	»	0 147	0 155	0 003	0 004
Sulfate de potassium.	0 625	»	0 071	»	0 030	0 029
Silice et alumine (?).	0 049	»	0 152	»	0 069	0 053
Total.	2 065	»	7 123	»	0 303	0 266

La source du *Volcan* renfermerait d'après M. E. Lavigne, ingénieur civil, pour 0^{gr},677 de principes minéralisateurs, 0^{gr},185 de bicarbonate de fer et 0^{gr},073 de bicarbonate de manganèse.

Les analyses ci-dessous ont été exécutées à l'Ecole des mines, les quatre premières en 1867 et 1874; la dernière en 1881. Pour les quatre premières le groupement a été calculé d'après les données de l'analyse élémentaire. Pour la dernière le groupement est directement indiqué.

	NOUVELLE SOURCE	SOURCE FRANÇAISE	SOURCE SOPHIE	SOURCE AUGUSTINE	SOURCE ÉMILIE OU CÉLESTINE
Acide carbonique libre	0^{gr},7870	0^{gr},1291	1^{gr},4140	1^{gr},0779	2^{gr},6632
Bicarbonate de sodium. . . .	4 2971	1 9798	3 5250	5 1075	4 1332
— de potassium . .	0 2227	0 0819	0 1005	0 2047	0 1677
— de lithium. . . .	non indiqué				0 0443
— de calcium. . . .	0 2445	0 1414	0 1115	0 1646	0 6129
— de magnésium . .	0 1728	0 1053	0 0877	0 1408	0 5190
— ferreux	0 0300	0 0152	0 0180	0 0240	0 0139
Chlorure de sodium	0 1458	0 0621	0 0800	0 1341	0 1100
Sulfate de sodium	0 0746	0 0540	0 0426	0 0642	0 0450
Silice	0 0800	0 0250	0 0230	0 0400	0 1140
Matière organique	»	»	»	»	0 0034
Résidu fixe par litre. . . .	5 2675 3 8200	2 4647 1 8900	3 9883 2 8600	5 8799 4 2300	5 7625 4 1200

Pour les sources suivantes, les analyses, sauf la dernière, sont de O. Henry et Lavigne.

	SOURCE MADELEINE	SOURCE CONSTANTINE	SAINT-JEAN	CONVALESCENTS	REINE
Acide carbonique libre. .	2 050^{cc}	2 100^{cc}	475^{cc}	1 240^{cc},	587^{cc}
Bicarbonate de sodium. .	7^{gr},280	7^{gr},0530	1^{gr},4800	1^{gr},7140	1^{gr},2186
— de potassium.	0 255	0 0710	0 0400	traces	0 0059
— de lithium. .	0 520	0 4370	0 3100	0 0538	0 1440
— de calcium. .	0 672	traces	0 1200	traces	0 0490
— de magnésium	traces	traces	indices	indices	?
— ferreux. . . .	0 029	0 0067	0 0060	0 0475	0 0190
— manganeux. .				»	»
Chlorure de sodium . . .	0 160	0 2800	0 0600	0 2280	0 0102
— de potassium. .	»	»	»	»	0 0135
Sulfate de sodium	0 235	0 0204	0 0540	0 4270	0 0768
— de calcium			0 0700	»	»
— de potassium . . .	»	»	»	»	0 0696
Silice et alumine.	0 097	»	0 0110	0 1390	0 0520
Iodures. Arséniates. . . .	indices	indices	indices	indices	?
Matière organique.	peu	traces	indét.	»	»
Total par litre. .	9 248	7 8681	2 1510	2 6093	1 6586

LABÉGUDE (ARDÈCHE)

La commune de Labégude, située au sud de celle de Vals, au confluent de la Volane et de l'Ardèche, a huit sources minérales qui sont exploitées pour l'embouteillage.

Nous donnons les compositions de la *Fortifiante* et de *Saint-Laurent* qui figurent parmi les plus importantes de la région. Elles sont extraites des analyses faites en 1887 au laboratoire de l'Académie de Médecine.

	LA FORTIFIANTE	SAINT-LAURENT
Bicarbonate de sodium.	1^{gr},207	2^{gr},832
— de potassium.	0 036	0 289
— de calcium.	0 333	0 578
— de magnésium	0 076	0 128
— ferreux	0 007	0 019
Chlorure de sodium	0 109	0 150
Sulfate de sodium	0 059	0 125
Silice	0 040	0 098
	1 867	4 219

On peut encore citer à Labégude la source Saint-Joseph appartenant aux Frères Maristes. Elle jaillit à 600 mètres au sud-ouest des Délicieuses de Vals et elle renferme 0^{gr},909 de principes fixes.

Neyrac, commune de Meyras (Ardèche)

Hameau dépendant de la commune de Meyras sur les bords de l'Ardèche, vers l'altitude de 500 mètres. On y rencontre plusieurs sources qui paraissent avoir été connues depuis longtemps. L'une de ces sources est thermale, 27°; c'est la source des *Bains* qui a été analysée par M. J. Lefort. En 1879, le bureau d'essais de l'Ecole des mines a fait connaître la composition de la source connue sous le nom de la *Bienfaisante*.

Le rendement des sourcés est évalué à 4 000 hectolitres par jour.

M. Mazade avait annoncé dans ces eaux la présence du nickel, du cobalt, du titane, du zirconium, du tantale, du molybdène, de l'étain, du tungstène, du césium, du lanthane, du didyme, du glucinium, enfin celle de l'acide mellitique. M. J. Lefort n'a pas trouvé ces assertions justifiées.

	BAINS	BIENFAISANTE
Acide carbonique libre	1^{gr},813	1^{gr},3500
Bicarbonate de sodium	0 648	1 2134
— de potassium.	0 129	0 1338
— de lithium	non signalé	traces
— de calcium	0 781	0 8186
— de magnésium	0 373	0 4919
— ferreux	0 080	0 0127
Chlorure de sodium	0 012	0 0569
Sulfate de sodium	0 025	0 0427
Phosphate de sodium	0 007	non indiqué
Silice	0 132	0 0650
Alumine, arsenic, manganèse	traces	non indiqué
Matières organiques.	—	traces
	2 187	2 8350

Le Prestin et les Sources dites volcaniques

Dans la commune de Meyras, on peut encore citer les sources *Julie, Pauline* et *de Ventadour* qui émergent du gneiss au quartier du Prestin.

En face des bains de Neyrac sur les bords de l'Ardèche, se trouvent les sources dites *volcaniques*, obtenues au moyen de sondages peu profonds. Elles forment un groupe compact, comprenant huit sources dont la minéralisation varie de 1^{gr},0663 à 5^{gr},5340. Elles sont principalement bicarbonatées sodiques et légèrement ferrugineuses.

Mayres (Ardèche)

Source de *Montlaur* dans la commune de Mayres. Elle sourd au mur d'un filon quartzeux recoupant le gneiss, dans la partie haute de la vallée de l'Ardèche. L'analyse faite à l'appui de la demande en autorisation d'exploiter (1886), lui assigne la composition suivante :

Carbonates alcalins	1gr,686	
— de calcium	0	120
— de magnésium.	0	045
— ferreux	0	002
Chlorure de sodium.	0	040
Sulfate de calcium.	0	012
Silice	0	025
	1	930

Le débit de Montlaur est de 2 130 litres par vingt-quatre heures.

ASPERJOC (ARDÈCHE)

Il y a Asperjoc deux sources ferrugineuses connues sous les noms de *la Reine du fer* et *la Suprême* du Rigaudel.

La première émerge sous un lit de basalte au quartier des Raccourcis, la seconde dans le lit de la Volane, à 3 kilomètres de Vals.

Composition d'après les analyses du laboratoire de l'Académie de médecine 1870, 1871 :

	LA REINE DU FER	LA SUPRÈME
Bicarbonate de sodium.	0gr,355	0gr,823
— de calcium.	0 310	0 374
— de magnésium.	0 125	0 109
— ferreux	0 050	0 027
Chlorure de sodium	0 200	0 058
Sulfates	»	traces
Silice et alumine.	0 060	0 050
Totaux	1 100	1 441

SAINT-ANDÉOL-DE-BOURLENC

A Saint-Andéol-de-Bourlenc, localité située au nord-est de Vals, on trouve une source minérale dite *Bertoile* qui, d'après l'analyse exécutée, en 1873, au laboratoire de l'Académie de Médecine, présente la composition suivante :

Bicarbonate de sodium	1gr,089	
— de calcium	0 173	
— de magnésium	0 076	
Chlorure de sodium	0 040	
Sulfate de calcium	0 040	
Oxyde de fer et alumine (?).	0 050	
	1 468	

GENESTELLE (ARDÈCHE)

Source *Château-de-Craux* à Genestelle d'après l'analyse faite en 1881 dans le laboratoire de l'Académie de médecine. Elle émerge d'un granite en voie de décomposition recouvert par des galets de basalte provenant du volcan voisin de Craux.

Carbonate de sodium	0gr,067
— de potassium	0 007
— de calcium	0 520
— de magnésium	0 075
Peroxyde de fer	0 012
Sulfate de chaux	0 008
Silice	0 053
	0 742

AIZAC (ARDÈCHE)

Dans le voisinage immédiat du petit volcan d'Aizac on trouve deux sources. L'une émerge à ses pieds et en porte le nom, l'autre dite du *Cratère* ou de *la Coupe* jaillit à 200 mètres plus loin des fissures d'un granite altéré. Elles renferment pour un litre :

	SOURCE DE LA COUPE	SOURCE DU VOLCAN
Bicarbonates alcalins	0gr,102	0gr,000
— de calcium	0 044	0 230
— de magnésium	0 006	0 128
— ferreux	0 002	0 012
Chlorure de sodium	0 002	0 005
Sulfate de sodium	0 002	
Silice	0 005	0 045
	0 163	0 420

CHIROLS (ARDÈCHE)

Sources *Marguerite* et *Amicie* de Chirols à l'ouest d'Asperjoc. Elles émergent à 3 ou 400 mètres de la rivière de Foutouillière, d'un gneiss fort altéré renfermant de la pyrite. Elles sont tellement chargées de gaz acide carbonique que le dégagement produit un bruit aigu, perceptible à distance.

	MARGUERITE	AMICIE
Bicarbonates alcalins	0gr,080	0gr,080
— de calcium	0 212	0 124
— de magnésium	0 060	0 010
— ferreux	0 047	0 030
Chlorure de sodium	0 001	0 001
	0 400	0 245

JUVINAS (ARDÈCHE)

Source *Rosa* à Juvinas. Elle se trouve sur la rive droite du ruisseau la Bezorgue. Elle a été obtenue au moyen d'un forage de 14^m,50 pratiqué dans le gneiss, sur un indice provenant d'un dégagement de gaz.

Elle renferme pour un litre d'après l'analyse de l'Académie de médecine (1889) :

Acide carbonique libre	0^{gr},4450
Bicarbonate de sodium	1 6690
— de potassium	0 1522
— de calcium . . . . :	0 4275
— de magnésium	0 2950
Chlorure de magnésium	0 0559
Peroxyde de fer	0 0083
Alumine (?)	0 0182
	2 6261

Source *Sainte-Marguerite* à Juvinas, d'après une analyse exécutée dans le laboratoire de l'Académie de médecine en 1881.

Carbonate de sodium	0^{gr},084
— de potassium	0 009
— de calcium	0 232
— de magnésium	0 050
Peroxyde de fer et alumine (?)	0 059
Chlorure de sodium	0 025
Silice	0 018
	0 477

Elle diffère de la précédente tant par sa faible minéralisation que par la prédominance des bases terreuses.

ANTRAIGUES (ARDÈCHE)

Source *Saint-Charles* à Antraigues, au nord de Vals, sur la rive droite de la Volane. Composition d'après l'Académie de médecine.

Bicarbonates alcalins	0^{gr},446
— de calcium	0 460
— de magnésium	0 079
— ferreux	0 006
Chlorure de sodium	0 001
Silice	0 015
	1 007

MONTPEZAT (ARDÈCHE)

Source, dite *la Samaritaine*, à Montpezat. Elle prend naissance sur la rive droite du ruisseau de Foutouillière à 4 kilomètres de la *Gravenne*.

Composition d'après l'analyse exécutée en 1875 au laboratoire de l'Académie de médecine.

Bicarbonate de calcium	0^{gr},115
— de magnésium	0 068
— ferreux	0 051
Chlorure de sodium	0 008
Sulfate de calcium	0 016
Manganèse	traces
Résidu insoluble	0 040
	0 298

PRADES (ARDÈCHE)

Composition des trois principales sources de Prades, *le Vernet*, *la Lyonnaise* et *la Salutaire* d'après les analyses exécutées dans le laboratoire de l'Académie de médecine en 1874, 1876, 1882.

	LE VERNET	LA LYONNAISE	LA SALUTAIRE
Bicarbonate de sodium.	0gr,820	0gr,750	0gr,619
— de potassium	»	»	0 045
— de calcium	0 158	0 160	0 287
— de magnésium.	0 061	0 058	»
— ferreux	0 022	0 020	»
Chlorure de sodium	0 011	0 014	0 010
Sulfate de sodium	0 017	0 016	»
Alumine	traces	»	»
Résidu insoluble (silice)	0 040	0 035	0 010
	1 129	1 053	0 971

On constate en outre la présence d'une forte proportion d'acide carbonique libre non dosée.

Le Vernet et la Lyonnaise émergent dans le même quartier, à la base du versant septentrional de granite à filons de quartz qui limite du côté du sud le petit bassin houiller de Prades. La Salutaire prend naissance au hameau du Coulet, à l'ouest des précédentes.

La source du *Vernet* à Prades, près de Vals, a été aussi analysée par M. Jos. de Montgolfier qui lui a trouvé la composition suivante. Elle diffère assez notablement de celle de l'Académie de médecine.

Acide carbonique libre.	2gr,5800
Bicarbonate de sodium	0 9993
— de potassium.	0 1083
— de lithium	0 0040
— de calcium	0 3184
— de magnésium	0 1573
Chlorure de sodium.	0 0097
Sulfate de sodium.	0 0060
Arséniate de sodium.	0 0007[1]
Borate de sodium.	traces
Silice	0 0555
	1 6592

Cette source a une température de 12° et un débit de 315 litres à l'heure.

[1] Indiqué comme arséniate hydraté 0gr,0016; correspond à 0,0003 d'arsenic.

JAUJAC (ARDÈCHE)

Deux sources, séparées par une distance de 10 mètres seulement, jaillissent au pied du petit volcan si bien conservé de Jaujac. La plus anciennement connue porte le nom de *Pêcher ;* la source du *Cratère* est toute récente.

Les analyses exécutées à l'appui de l'autorisation d'exploiter (1867-1889) leur assignent les compositions suivantes :

	SOURCE DU PÊCHER	SOURCE DU CRATÈRE
Bicarbonate de sodium	0^{gr},669	0^{gr},124
— de potassium	0 154	0 048
— de calcium	0 724	0 635
— de magnésium	0 665	0 112
— ferreux	0 055	0 038
Chlorure de sodium	0 058	0 051
Sulfate de sodium	0 056	0 042
Résidu insoluble (silice)	0 061	0 057
	2 442	1 107

BEAUMONT, ROCLES ET SANILHAC (ARDÈCHE)

Les trois sources *Duc-de-Joyeuse, Clovis* et *Eugénie de Montbrison,* ou la *Boucharade,* appartenant aux communes de Beaumont, Rocles et Sanilhac ont été autorisées par des arrêtés du 26 décembre 1879 à la suite d'analyses sommaires exécutées dans le laboratoire de l'Académie de médecine. Nous les reproduisons :

	DUC DE JOYEUSE	CLOVIS	LA BOUCHA-RADE
Carbonates alcalins et matières non dosées . . .	0^{gr},781	0^{gr},584	0^{gr},614
— de calcium	0 230	0 230	0 180
Chlorure de sodium	0 200	0 168	0 177
Sulfate de sodium	0 246	0 301	0 290
— de magnésium	0 083	0 085	0 069
Alumine et fer	0 025	0 050	0 122
Silice	0 083	0 074	0 074
	1 648	1 492	1 526

Saint-Fortunat (Ardèche)

La source *Saint-André*, à Saint-Fortunat, village du canton de la Voulte, renferme d'après une analyse de l'Ecole des mines faite en 1882 :

Acide carbonique libre.	0^{gr},2432
Bicarbonate de sodium	1 5974
— de potassium.	0 0131
— de lithium	0 0086
— de calcium.	0 1756
— de magnésium	0 0552
— ferreux.	0 0066
Chlorure de sodium.	0 0537
Sulfate de sodium.	0 0316
Silice	0 0340
Arséniate	traces faibles
Matière organique	0 0015
	1 9773
Poids du résidu fixe.	1 4250

Saint-Sauveur-de-Montagut (Ardèche)

Dans la commune de Saint-Sauveur-de-Montagut sur l'Erieux, on exploite trois sources dont une, celle de *Maléon*, est utilisée dans le petit établissement de bains de ce nom. Ce sont des bicarbonatées sodiques assez fortement minéralisées, comme cela résulte des analyses suivantes :

	SOURCE MALÉON	SOURCE PERRIER	SOURCE EXCELLENTE
Acide carbonique libre	2^{gr},280	1^{gr},944	0^{gr},8880
Bicarbonate de sodium	1 3200	2 919	3 5750
— de potassium.	0 1650	0 013	»
— de lithium	traces	traces	»
— de calcium	0 2400	0 334	0 3760
— de magnésium		0 192	0 1170
— ferreux	0 0005	0 001	0 0168
— manganeux.	»	0 004	»
Sulfate de sodium.	0 0280	0 041	0 0117
— de calcium.		»	»
Chlorure de sodium.	0 2790	0 421	0 4818
— de potassium	»	»	0 0984
— de lithium.	»	»	0 0043
Arséniate de sodium.	traces	»	traces
Iodure alcalin.	id.	»	»
Silice.	0 0400	0 055	0 0180
Matières organiques.	»	traces	0 0090
	2 0725	3 980	4 7080

L'analyse de la source de Maléon a été faite en 1861 par O. Henry. Les deux autres sont empruntées au bureau d'essais de l'Ecole des mines (1885-1891). Elles ont été produites à l'appui de la demande en autorisation d'exploiter les sources Perrier et Excellente. Cette dernière était très anciennement utilisée dans le pays sous le nom de *Bonne-Fontaine*.

MARCOLS (ARDÈCHE)

Composition de la source *Saint-Janvier* à Marcols d'après l'analyse exécutée en 1889 dans le laboratoire de l'Académie de médecine.

Acide carbonique libre.	0gr,890
Carbonate de sodium	2 650
— de potassium	0 257
— de calcium	0 202
— ferreux	0 019
Chlorure de sodium.	0 132
Sulfate de sodium.	0 006
Acide silicique	0 041
	3 307

SAINT-JULIEN-DU-GUA (ARDÈCHE)

La source *Lithine* de Saint-Julien-du-Gua a la composition suivante d'après l'analyse exécutée en 1888 au laboratoire de l'Académie de médecine.

Acide carbonique libre.	1gr,045
Bicarbonate de sodium	1 491
— de potassium	0 035
— de calcium	0 468
— de magnésium	0 195
— ferreux	0 045
— de lithium	0 012
Chlorure de sodium	0 122
Sulfate de sodium	0 013
Silice.	0 039
	2 420

La source Lithine est connue depuis près d'un siècle. Elle émerge d'une fissure dans le gneiss sur la rive gauche et au coude brusque formé par le ruisseau d'Auzène, à un kilomètre à l'est du village [1].

DESAIGNES (ARDÈCHE)

On rencontre dans cette localité située à une altitude de 425 mètres une source qui paraît avoir été connue des Romains d'après les restes de construction qu'on y a mis à jour. Cette source très gazeuse offre une composition analogue à celle des

---

[1] Saint-Julien-du-Gua non figuré sur la carte est à l'ouest de Privas.

eaux de Vichy. Elle a été analysée d'une part par O. Heury ; d'autre part par une commission départementale.

	O. HENRY	COMMISSION
Acide carbonique libre	1^{lit},25	1^{lit},75
Bicarbonate de sodium	4^{gr},130	4^{gr},680
— de potassium	0 510	
— alcalino-terreux	0 146	0 280
Silicates alcalins et d'alumine (?)	0 250	»
Chlorures alcalins	0 145	0 067
Sulfates alcalins	indices	indices
Phosphates, lithium, silice (peu)		
Oxyde de fer, principe arsenical	0 065	»
Matière organique et pertes		
	5 246	5 027

TOURNON (ARDÈCHE)

La source *Henriette*, à Tournon, est située à 500 mètres au sud de la ville, à 2 kilomètres du Rhône et à 400 mètres d'altitude au-dessus du fleuve. Elle présente la composition suivante d'après une analyse exécutée au laboratoire de l'Académie de médecine, en 1878.

Acide carbonique libre.	0^{gr},850
Carbonate de calcium	0 288
— de magnésium	0 060
— ferreux	0 080
Chlorure de sodium	0 006
	0 434

Il y a dans la commune une autre source dite *Barthalay* qui est également bicarbonatée à bases terreuses.

CELLES (ARDÈCHE)

Village près de la Voulte, dans une vallée étroite. Cinq sources jaillissent au pied des montagnes de l'ouest, près du ruisseau de Chaptet. Voici leurs noms : *Puits artésien* qui fournit, par intermittence, environ 20 000 hectolitres d'eau par vingt-quatre heures; elle alimente un établissement de bains; la *Bonne Fontaine* qui donne 144 à 172 hectolitres ; la *Fontaine Ventadour*, très abondante ; la *Fontaine des Yeux* qui débite 58 hectolitres et la *Fontaine Lévy*, environ 150 hectolitres.

Ces eaux sont limpides et froides, sauf celle du puits artésien qui est à 25°. Leur analyse, ci-contre, a été faite par Balard.

	PUITS ARTÉSIEN	BONNE FONTAINE	FONTAINE VENTADOUR
Acide carbonique libre	1^{lit},208	0^{lit},578	0^{lit},466
Carbonate de sodium	0^{gr},531	0^{gr},213	0^{gr},188
— de potassium	0 106	0 061	0 039
— de calcium	0 905	0 718	0 426
— de magnésium	0 061	0 054	0 038
— de strontium	traces	»	»
Oxyde de fer	0 004	0 010	0 005
Sulfate de sodium	0 037	0 086	0 105
Chlorure de sodium	0 208	0 147	0 113
Phosphate et fluorure de calcium.	traces	»	»
Silice	0 035	0 007	0 024
	1 887	1 296	0 938

L'eau de la Fontaine des yeux est dépourvue de carbonates alcalins et ne donne qu'un résidu de 0^{gr},286.

Quant à la Fontaine Lévy, elle paraît fournir une eau sulfatée ferrugineuse, avec 0^{gr},576 de sulfate de fer, 0^{gr},200 de sulfate d'aluminium et 0^{gr},135 de sulfate calcique (Balard).

SAINT-MÉLANY (ARDÈCHE)

La source Saint-Mélany située dans la montagne à 15 kilomètres à l'ouest de Largentière se distingue nettement par sa composition des sources volcaniques du Vivarais. Comme l'indique son nom de *Fontaine de l'œuf*, c'est en effet une sulfureuse franche. Elle émerge du micaschiste par deux griffons au fond d'une gorge profonde appartenant au bassin supérieur de la Drobie. Son gisement est rapporté aux filons métallifères pyriteux, très nombreux dans la région.

D'après l'analyse exécutée en 1876 dans le laboratoire de l'Académie de médecine elle renferme :

Sulfure de sodium (?)	0^{gr},050
Carbonate de sodium	0 324
— de calcium	0 145
— de magnésium	0 060
Chlorure de sodium	0 075
Matières organiques	indéterminées
	0 654

13° GROUPE DE CONDILLAC

Dans le Mémoire sur les stations d'eaux minérales de la France publié en 1885 dans le *Recueil des travaux du comité d'hygiène* la source bicarbonatée calcique de Condillac, connue sous le nom d'Anastasie, a été décrite parmi celles du Plateau Central, bien qu'elle soit située dans la plaine, sur la rive droite du Rhône. Le Mémoire n'était qu'une simple revue des établissements thermaux d'après les rapports des médecins inspecteurs. Toutes les questions techniques y avaient donc été avec intention passées sous silence. Toutefois la relation qui rattachait cette source aux terrains volcaniques du Vivarais, s'était tellement imposée qu'on avait jugé à propos de la signaler.

Depuis lors, on a relevé de nombreux exemples de l'expansion latérale des terrains de cette nature au point de vue de la production des sources gazeuses. On a donc été amené à considérer toutes les sources bicarbonatées calciques du département de la Drôme comme formant un petit groupe naturel, qui est dans la dépendance des Montagnes du Centre au même titre que Condillac dont il porte le nom. Il comprend Allan, qui occupe au sud de Montélimar une position symétrique à celle de Condillac vers le nord, Pont-de-Barret dans le massif montagneux de Dieu-le-Fit, Bourdouyre de la commune d'Aurel, dans la vallée de Colombe. Cette dernière station, la plus éloignée du Plateau Central en est distante d'une quarantaine de kilomètres.

En 1866, à l'occasion d'une demande en déclaration d'intérêt public, le gisement de la source de Condillac a été déterminé par M. l'ingénieur Villot. Elle émerge au fond d'un ravin parcouru par un torrent qui descend du mont Givaude et se déverse dans le Rhône, à 3 kilomètres plus loin. Le sol, composé d'assises calcaires et de conglomérats rapportés au terrain néocomien, est ployé sous forme de voûte. La source sort d'une fracture dirigée N.-N.-E., très apparente à la clef de cette voûte. Mais Condillac est, comme ses congénères, une source d'origine volcanique et sa raison d'être se trouve dans la crête basaltique des Coirons qui couvre les hauts plateaux au sud de Privas de l'autre côté du Rhône. La faille et la roche éruptive auxquelles elle doit son existence sont donc ici très apparentes.

CONDILLAC ET PONT DE BARRET (DRÔME)

La source *Anastasie* située dans la commune de Condillac à 10 kilomètres au nord de Montélimar n'est utilisée que comme eau de table et on ne trouve à Condillac aucune installation balnéaire.

L'eau de Condillac est une eau acidule gazeuse, froide (11°). Elle a été analysée par O. Henry en 1852 ainsi qu'une source froide analogue située à Pont de Barret.

La source Anastasie fournit 36 hectolitres par jour et suffit à l'expédition annuelle de 700 000 bouteilles.

Voici les analyses de ces deux sources.

	CONDILLAC	PONT DE BARRET
Acide carbonique libre.	548cc	354cc
Bicarbonate de sodium	0gr,166	0gr,045
— de calcium.	1 359	1 494
— de magnésium	0 035	0 147
Oxyde de fer (carbonaté et crénaté).	0 010	0 010
Chlorure de sodium.	0 150	0 090
Sulfate de sodium.	0 175	} 0 060
— de calcium. . . . . : . . .	0 053	
Sels de potassium.	traces	0 020
Azotates, iodures	traces	traces
Silicate de calcium et d'aluminium (?).	0 245	0 040
Matières organiques.	traces	inappréc.
	2 193	1 906

SOURCE BONDONNEAU, DE LA COMMUNE D'ALLAN (DRÔME)

Cette source froide, située à quelques kilomètres au sud de Montélimar, alimente un établissement balnéaire comprenant 25 cabinets de bains et des douches. Composition de l'eau d'après une analyse d'Ossian Henry remontant à 1855.

Bicarbonates de calcium et de magnésium.	0gr,390
— de sodium	0 006
Sulfates de sodium, de calcium et de magnésium.	0 043
Chlorure de sodium	0 030
Bromures, iodures alcalins.	0 003
Principe arsenical.	indiqué
Sesquioxyde de fer. . . . . : . . .	0 002
Silice et alumine (?).	0 128
Phosphates terreux et matières organiques.	indiqué
	0 602

BOURDOUYRE, COMMUNE D'AUREL (DRÔME)

Composition de l'eau de la source d'après une analyse de M. Martin de Marseille remontant à 1859.

Acide carbonique libre.	1gr,415
Bicarbonate de calcium	1 4150
— de magnésium.	0 1250
— ferreux	0 0263
Sulfate de potassium	0 0390
Chlorure de potassium.	0 0160
— de sodium	0 0170
Silice	0 0073
Iode.	traces
	1 6456

14° LES CÉVENNES

Au sud du parallèle de Mende, l'orographie et la constitution géologique des Montagnes du Centre sont profondément modifiées par l'intrusion dans leur partie centrale des grands plateaux calcaires de forme tabulaire connus sous le nom de *Causses*. De Mende les causses s'avancent en pointe vers l'ouest jusqu'à Rodez. Dans la direction du sud ils s'étendent sur une longueur de 90 kilomètres au droit de Lodève, embrassant ainsi la plus grande partie des bassins supérieurs de l'Aveyron, du Lot, du Tarn et de l'Hérault. Dans ce sens, on rencontre successivement à la surface du plateau les causses de Sauveterre, de Rodez, Méjean et Noir, puis à l'est de Millau et de Saint-Affrique le causse de Larzac de beaucoup plus étendu, et quelques autres moins importants.

Les causses sont à des altitudes élevées, comprises entre 800 et 1 000 mètres ; leur inclinaison, conforme à celle du plateau, est de l'est vers l'ouest.

Le lias et les trois étages du terrain jurassique sont représentés dans la région qui est extraordinairement faillée.

Elle constitue la partie la plus monotone et la plus aride de la France centrale. On n'y trouve que de maigres pâturages et, faute d'eau, elle est à peine habitée et cultivée. En revanche, les sources abondent dans les gorges profondes de l'Aveyron, du Lot, du Tarn, de la Joute, de la Durbie et de l'Hérault qui l'entament. Aussi les populations se trouvent-elles presque exclusivement concentrées dans le fond des vallées.

Les causses sont enclavés entre deux plateaux granitiques ou gneissiques, d'une part à l'est celui des Cévennes, de l'autre à l'ouest celui du Rouergue.

Ils ne jouent d'ailleurs qu'un rôle très secondaire dans l'hydrologie minérale de la contrée.

Les Cévennes, situées à la pointe S.-E. du soubassement des montagnes du Centre, en forment la partie la plus élevée. Ses principales sommités sont le mont Lozère et l'Aigoual.

Le mont Lozère, dirigé à peu près de l'est vers l'ouest a son point culminant, à l'altitude de 1 718 mètres, entre Baymard et Pont-de-Monvert.

Quant à l'Aigoual, il s'élève à 1 567 mètres au nord de Valleraugue.

Les sources thermales de Saint-Laurent et de Bagnols, qui ont tant
d'analogies, constituent la partie la plus importante et la plus intéressante du groupe hydrominéral des Cévennes. On peut y rattacher les
sources froides, acidules ferrugineuses, de Laubies et de Saint-Amans
qui sourdent vers l'altitude de 1 050 mètres sur le plateau granitique au
nord de Mende à la naissance de la vallée de la Trueyère et celle de
Quézac située dans la vallée du Tarn au sud de cette ville.

Le village de Saint-Laurent-lès-Bains appartient à la partie occidentale
du département de l'Ardèche. Il est situé dans une gorge étroite, ouverte
du côté du midi et parcourue par un petit affluent du ruisseau de Borne,
une des branches du Chassezac. La source, qui est très volumineuse, sort
d'un terrain de gneiss et de micaschiste formant dans la direction du
nord un plateau étendu, à des altitudes comprises entre 1 300 et
1 500 mètres et recouvert par quelques pointements basaltiques : Langogne, Lesperon, Saint-Agnan, le Plagnial, Cellier-de-Luc, etc. Sur la
feuille géologique de Largentière, récemment publiée, une faille très
nette dirigée est-ouest avec une légère inflexion vers le nord s'étend
sur une dizaine de kilomètres, de Valgorge à Saint-Laurent. Près de
Lombaresse, cette faille est jalonnée par un petit pointement de basalte
des plateaux. Du côté de l'ouest une seconde faille, qui ne paraît être
qu'un accident latéral secondaire de celle qui s'étend parallèlement au
cours de l'Allier entre Luc et Puy-Laurent, se dirige vers la gorge de
Saint-Laurent. Par suite du soin qui a été apporté au relevé de ces
sortes d'accidents, l'existence de la source thermale qui y prend naissance,
se trouve donc expliquée. Elle résulte, en effet, d'un croisement de
failles.

L'altitude du point d'émergence de la source est d'environ 900 mètres,
soit 400 mètres en contre-bas du plateau, aux abords du village.

Bagnols, village de 500 habitants situé vers l'altitude de 940 mètres
sur la rive gauche du Lot, non loin de sa naissance et à 12 kilomètres à
l'est de Mende, possède plusieurs sources thermales qui sont utilisées
dans deux petits établissements. La situation des sources de Bagnols
est très remarquable. Elles sourdent en effet, non loin de la lisière
orientale des causses, dans un terrain que la feuille de Largentière désigne sous le nom de schistes granitiques et amphiboliques et qui est
traversé par des filons de granulite. Le contact du terrain cristallin et
des assises sédimentaires liasiques ou jurassiques est corrélatif de grands
accidents et la région est de fait extraordinairement faillée. Le village

de Bagnols se trouve notamment enveloppé dans toutes les directions par un réseau de failles extrêmement complexe qui explique bien la présence de ses eaux chaudes.

Les sources de Bagnols, comme celles de Saint-Laurent, reproduisent la composition typique propre au Plateau Central. Elles s'en distinguent néanmoins par la présence d'une petite quantité de sulfure vraisemblablement due à une réaction superficielle. On n'a pas jugé à propos d'en tenir compte sur la carte hydrominérale pour ne pas isoler ces sources de leurs congénères de la contrée.

Les sources de Saint-Laurent et de Bagnols prennent naissance dans la partie Nord-Est des Cévennes. A l'extrémité opposée, vers la pointe Sud-Ouest aux environs du Vigan, il y a deux groupes de sources qui, sans appartenir au massif montagneux, sont dans sa dépendance, l'un par sa position, l'autre par l'accident auquel il doit son existence. Ce sont ceux de Cauvalat et de Fonsanges.

Cauvalat, hameau de la commune d'Avèze, est à 1 kilomètre à peine au sud de Vigan et par conséquent à la limite de la montagne et de la plaine. Les quatre sources froides exploitées dans cette localité paraissent être en relation avec un affleurement keupérien figuré à cette place sur la carte géologique au millionième. Elles reproduisent assez exactement la composition des sources de cette catégorie modifiée par la désoxygénation d'une partie du sulfate de calcium. Ce sont des eaux sulfureuses accidentelles.

Quant à Fonsanges, c'est un hameau de la commune de Sauve situé dans un ravin à proximité de la vallée du Vidourle, aux pieds du *Puech-Comp* qui s'élève à 470 mètres, dominant de près de 300 mètres les *garrigues* de la plaine voisine. La source émerge au contact du calcaire oxfordien et des marnes néocomiennes. Il y a là un accident considérable qui explique sa thermalité (23° 1/2). L'eau qui alimente le petit établissement de Fonsanges, est également une sulfureuse accidentelle ; mais par sa composition elle se rapproche des sources carbonatées calciques du Plateau Central.

SAINT-LAURENT (ARDÈCHE)

Village desservi par la station de La Bastide sur la ligne de Clermont à Nimes, à une altitude de 900 mètres, dans une gorge étroite des Cévennes. La station ne possède qu'une source très volumineuse et très chaude (53,5), qui alimente trois petits établissements assez pauvrement pourvus. Le débit est de 540 hectolitres par jour.

Elle renferme, d'après une analyse très ancienne de Bérard :

Carbonate sodique.	0gr,505
Chlorure.	0 085
Sulfate	0 040
Silice et alumine.	0 052
	0 682

BAGNOLS (LOZÈRE)

Village à 12 kilomètres est de Mende, sur la rive gauche du Lot, à 941 mètres d'altitude. Une source chaude (42°), assez abondante, alimente deux établissements très primitifs. C'est une eau peu minéralisée, répandant une odeur sulfureuse.

Cette eau renferme, d'après O. Henry :

Bicarbonate de sodium	0gr,2265
— de calcium	0 0684
— de magnésium	traces
Chlorure de sodium	0 1428
— de potassium.	0 0030
Sulfate de sodium.	0 0890
— de potassium.	0 0148
Silice, oxyde de fer	0 0329
Arsenic	traces
Matières organiques (glairine?).	0 0358
	0 6132
Hydrogène sulfuré.	1cc,7

QUÉZAC (LOZÈRE)

Village de 615 habitants, situé dans la vallée du Tarn entre Florac et Sainte-Enimie. La source minérale qui y prend naissance, est froide et renferme les deux tiers de son volume d'acide carbonique. Elle est, en outre, trop fortement minéralisée pour être considérée comme étant uniquement une eau de causses.

D'après une analyse faite en 1859 au laboratoire de l'Académie de médecine, elle renferme :

Bicarbonate de sodium.	0gr,650
— de potassium	0 090
— de calcium	0 840
— de magnésium.	0 300
— ferreux	0 018
Sulfate de sodium et de calcium.	0 181
Chlorure de sodium	
— de calcium.	0 170
— de magnésium	
Silice avec silicates	0 060
	2 309

CAUVALAT (GARD)

L'établissement de Cauvalat, disposé pour servir d'hôtel, est situé vers l'altitude de 260 mètres. Il renferme 32 baignoires, des appareils de pulvérisation et un système complet de douches.

Compostion de l'eau de Cauvalat d'après Ossian Henry (1861) :

Acide carbonique libre.	1/6 du volume.
Acide sulfhydrique libre.	0gr,014
Azote.	pas dosé
Bicarbonate de sodium.	0 080
& — de calcium	0 400
— de magnésium.	
Sulfate de calcium.	0 760
— de magnésium.	0 120
— de sodium.	
Sulfure de calcium.	0 019
Chlorure de sodium.	0 060
Silicate alcalin.	0 260
Matière organique brune.	0 100
	1 799

FONSANGES (GARD)

La source de Fonsanges est utilisée dans un établissement servant d'hôtel et où on trouve 25 baignoires, et des salles de pulvérisation. Il est à l'altitude de 180 mètres, à proximité de la vallée du Vidourle.

Composition de la source de Fonsanges d'après l'analyse exécutée en 1876 dans le laboratoire de l'Académie de médecine.

Acide sulfhydrique.	indéterminé
Carbonate de calcium	0gr,190
— de magnésium	0 080
Chlorure de sodium	0 025
Sulfate de sodium.	0 013
Silice	0 016
	0 324

15° ROUERGUE

Le plateau granitique et gneissique du Rouergue est beaucoup moins élevé que celui des Cévennes. Il dépasse à peine et bien rarement l'altitude de 1 000 mètres. Il reste habituellement compris entre la hauteur de 300 mètres qu'il a aux environs de Villefranche et de Najac et celle de 900 mètres qu'il atteint en moyenne à la lisière occidentale du grand causse de Larzac.

Les sources de Taussac, de Brommat et de Cassuéjouls situées dans la pointe septentrionale du département de l'Aveyron ont été rattachées soit au groupe hydrominéral du Cantal, soit à celui de la montagne d'Aubrac. D'un autre côté, la source de Silvanès et le groupe de Camarès, situés dans la partie méridionale de ce département, appartiennent manifestement à la Montagne Noire. Ainsi réduit à sa partie centrale, le Rouergue n'a qu'une importance très secondaire au point de vue hydrominéral. Il ne comprend, en effet, que les trois sources de Cransac, de Salles et de Montjaux. Cransac, dans le bassin d'Aubin, n'est qu'une eau minérale accidentelle, produite par l'incendie spontané d'une houillère. Salles-la-Source, au nord-ouest de Rodez, appartient au causse de ce nom. D'après la description qu'en donne M. Boisse dans son esquisse géologique du département de l'Aveyron[1], elle prend naissance à la base de l'oolithe inférieure et elle est surtout remarquable tant par son volume que par les dépôts considérables de tuf qu'elle a accumulés aux abords de son point d'émergence. Quant à la source de Montjaux située non loin des bords du Tarn, dans le massif de Millau, elle emprunterait une faible proportion d'oxyde de fer au grès bigarré d'où elle émerge.

Rien n'est plus propre à mettre en évidence la relation qui existe constamment entre les sources bicarbonatées sodiques et les émanations volcaniques que le contraste, observé à cet égard, entre le nord et le sud du Rouergue, d'une part, et sa partie centrale, de l'autre. Pour n'avoir pas de roches de cette nature, celle-ci ne diffère en effet en aucune façon du Limousin[2].

CRANSAC (AVEYRON)

Gros bourg au sud-est d'Aubin, vers 300 mètres d'altitude, dans un petit vallon latéral à la vallée du Lot. Les sources minérales qu'on y rencontre sont purement artificielles. Elles proviennent du lessivage,

---

[1] Boisse. *Esquisse géologique du département de l'Aveyron*, 1870.

[2] Puisque nous sommes amenés à assimiler la partie centrale du Rouergue au Limousin sous le rapport de sa pauvreté en eaux minérales, nous devons ajouter qu'elles ne font pas absolument défaut dans cette dernière province. En compulsant la note publiée en 1883 par M. l'ingénieur en chef Carnot sur les analyses des eaux minérales françaises exécutées au bureau d'essais de l'Ecole des Mines (*Annales des mines*, 1ʳᵉ livraison, t. VII, 8ᵐᵉ série), on en trouve en effet une qui s'applique à Donzenac, chef-lieu de canton du département de la Corrèze situé au sud-ouest de Tulle. Nous la reproduisons ici pour ne rien omettre de ce qui concerne l'hydrologie minérale des Montagnes du Centre. D'après les résultats de l'analyse, l'eau de Donzenac est très peu minéralisée et elle ne présente d'ailleurs aucun caractère saillant. L'interprétation la plus vraisemblable est qu'on se trouve en présence d'une vulgaire source sulfureuse calcique accidentelle. C'est donc une exception qui ne fait que confirmer la règle générale posée pour le Plateau central ; point d'eaux minérales en dehors des terrains volcaniques.

par les eaux météoriques, des cendres de houilles pyriteuses en ignition
dans le quartier de la commune désigné sous le nom de Montagne-Brû-
lante. La légende leur assigne une origine très ancienne. Il y en a deux,
la source Basse-Richard et la source Galtier. Une troisième source, dite
Haute-Richard, a disparu.

L'eau des sources de Cransac est limpide ; elle ne se trouble point à
l'air et ne laisse aucun dépôt dans les bassins où elle est recueillie.
Ces sources n'ont qu'un faible débit, évalué pour la Basse-Richard
à 22 hectolitres par 24 heures et au double pour la source Galtier. Leur
température est de 12°,4. La première est la plus importante.

Les sources de Cransac ont été étudiées au point de vue chimique
en 1849, au laboratoire de l'Ecole des mines, et en 1860 par O. Henry.
D'après leur origine, il fallait s'attendre à y trouver du sulfate de fer et
c'est ce qu'avaient à ces époques confirmé les analyses. Celle de l'Ecole
des mines signalait en outre la présence d'une certaine quantité d'acide
sulfurique libre. Depuis lors, leur composition paraît avoir subi de profondes modifications. Dans l'étude qu'il en a entreprise en 1879, M. Willm
a reconnu que l'eau de la source Basse-Richard ne renferme pas de
traces de fer et que la réaction acide qu'elle présente résulte uniquement de la présence de certains sels, et notamment du sulfate d'aluminium. Selon toute vraisemblance, les eaux provenant du lessivage
des cendres rencontrent sur leur trajet souterrain des calcaires dolomitiques ou de véritables dolomies qui déterminent la précipitation de
l'oxyde ferrique.

	22 AVRIL	14 JUILLET
Gaz acide carbonique	$0^{gr},0175$	—
Sulfate de magnésium.	1 7920	$1^{gr},9985$
— de calcium	1 5640	1 5623
— d'aluminium.	0 2800	0 1760
— de manganèse.	0 0158	0 0704
— de nickel	0 0007	0 0008
— de zinc.	traces	traces
— de potassium	0 2230	0 1446
— de sodium.		0 0908
— de lithium et de rubidium (?	traces	traces
Chlorure de sodium.	0 0151	0 0161
Silice.	0 0790	0 0870
Acides phosphorique et borique.	traces	traces
Total par litre.	3 9696	4 1465
Résidu observé	3 9820	4 1820

La composition des sources de Cransac paraît du reste être variable, notamment suivant les saisons et sans doute suivant l'abondance des eaux météoriques. C'est du moins ce que l'on peut inférer de deux analyses exécutées par M. Willm sur les eaux prélevées le 22 avril 1879 et le 14 juillet de la même année.

Les eaux de Cransac sont principalement employées en boisson. Néanmoins la source Basse-Richard dessert un petit établissement qui renferme 8 baignoires et 2 cabinets de douches. En outre, des excavations artificielles pratiquées dans le flanc de la montagne sont utilisées comme étuves ; l'atmosphère en est sulfureuse et la température y varie de 32 à 48°.

On doit à M. Ad. Carnot une étude sur de nouvelles sources de Cransac, en juillet 1890 ; nous en indiquons ci-dessous les résultats concernant cinq sources analysées, sur onze :

	FRAYSSE N° 2	VALETTE	GALTIÉ	BASSE ALBAGNAC	ROQUES
Bicarbonate de calcium .	—	0gr,0720	traces	0gr,0093	traces
Sulfate de calcium. . . .	0gr,2757	0 1156	0gr,8959	0 3604	1gr,0850
— de magnésium . .	0 4215	0 2994	0 3120	0 2745	1 2460
— d'aluminium . . .	0 0087	—	—	—	0 0300
— ferrique	0 0017	0 0025	0 0025	0 0025	traces
— manganeux. . . .	0 0127	0 0019	0 0019	—	0 0610
Azotate de calcium. . . .	0 1435	0 5380	0 2020	traces	—
— de potassium. . .	0 3574	0 0205	0 0272	0 0119	0 0300
Chlorure de sodium . . .	0 0778	0 1044	0 0208	0 0278	0 0250
— de lithium . . .	traces	traces	traces	traces	traces
Silice	0 0250	0 0300	0 0240	0 0032	0 0620
Total par litre . . .	1 3240	1 1843	1 4863	0 6896	2 5390

Toutes ces sources, comme on voit, sont beaucoup moins minéralisées que la source Basse-Richard. Leur composition présente des écarts assez marqués de l'une à l'autre. Elles offrent une forte teneur en azotates. Quant au bicarbonate calcique signalé dans quelques-unes, nous devons faire remarquer qu'il y a incompatibilité avec la présence des sulfates ferrique et d'aluminium.

MONTJAUX (AVEYRON)

La source minérale de Montjaux, connue sous le nom de *Cambon*, sourd à la base du massif jurassique de Millau où la carte géologique à l'échelle du millionième figure un liséré de trias. Elle présente bien la composition des sources de ce terrain, comme le prouvent les résultats suivants empruntés à l'analyse faite en 1864 au laboratoire de l'Académie de médecine :

Bicarbonate de calcium.	0gr,259
— ferreux	0 044
Sulfate de calcium.	1 202
— de magnésium	0 106
— de sodium.	0 344
Chlorure de sodium	0 038
Résidu insoluble.	0 010
	2 003

DONZENAC (CORRÈZE)

L'eau sulfureuse des *Saulières*, à Donzenac, a été analysée par l'Ecole des mines en 1877. Les résultats annoncés peuvent conduire au groupement suivant :

Acide carbonique des bicarbonates . . .	0gr,0402
Bicarbonate de calcium.	0 0446
— de magnésium	0 0073
— ferreux.	0 0144
Silicate de magnésium.	0 0169
Silice en excès	0 0083
Sulfure de sodium.	0 0114
Chlorure de sodium.	0 0155
Sulfate de calcium	0 0122
— de magnésium	0 0084
— de potassium	0 0050
— de sodium.	0 0196
Matière organique	0 0085
	0 1751
Poids du résidu fixe	0 1540

16° MONTAGNE NOIRE

Au sud du Rouergue, à l'ouest des derniers plateaux des causses, s'étend la Montagne Noire, la région la plus méridionale du Plateau central. Sous ce nom, nous comprenons par extension la contrée de forme quadrilatérale qui, alignée suivant la direction nord 60° est, très apparente tant dans le relief que dans la constitution géologique du sol, commence à Lodève pour se terminer aux environs de Castelnaudary. Dans ce sens elle a une centaine de kilomètres de longueur et sa largeur entre Lacaune et Saint-Chinian peut être évaluée à 40 kilomètres.

Les plus grandes altitudes de la Montagne Noire sont disposées le long de l'arête qui termine vers le sud le plateau gneissique central de la région. Ce sont :

Le pic de Nore au sud-est de Mazamet.	1 210	mètres.
La montagne de l'Espinouse à l'est de la Salvetat . . .	1 280	—
La Mont Caroux au sud de Saint-Gervais.	1 093	—

En jetant les yeux sur une carte générale, on peut remarquer que la Montagne Noire dépasse d'une manière notable, au sud-ouest, le contour normal du Plateau. C'est donc dans cette direction, mais avec une forme presque rectangulaire, un appendice excentrique, analogue à celui que forme le Morvan à l'extrémité opposée de la contrée.

Sur la carte hydrominérale, il semble que les sources de la Montagne Noire sont disséminées sans lien apparent dans un espace assez considérable. Toutefois les plus importantes d'entre elles sont concentrées dans la partie orientale de la région.

En partant du nord, on rencontre d'abord les sources thermales ferrugineuses de Silvanès et le groupe de Camarès, qui comprend trois établissements très rapprochés : Andabre, le Cayla et Prugnes. Ces quatre stations, qui appartiennent au département de l'Aveyron, sont réunies sur un espace d'environ 8 kilomètres, dans la partie supérieure du bassin du Dourdon, un des affluents du Tarn. Sur la carte annexée à l'étude géologique que M. Bergeron a faite de la région[1], les sources de ce petit bassin paraissent être conjuguées et en rapport avec une faille qui met en contact le silurien moyen et le permien. D'après M. Parran, elles émergent dans le voisinage immédiat de filons cuivreux à gangue de quartz[2].

Les sources d'Avène et de Lamalou sont au contraire situées sur le versant méditerranéen. La première se trouve dans la vallée même de l'Orb, vers sa naissance au point où, d'après la carte citée, le dévonien inférieur butterait contre le cambrien. Quant aux sources de Lamalou, elles sont échelonnées à l'est du mont Caroux dans la vallée de Villecelle sur un des affluents de l'Orb. Elles sont en relation avec des filons de cuivre et de plomb, à gangue de barytine et de quartz dont l'exploitation a dû être interrompue pour protéger leur gisement. Mais les eaux de Lamalou, qui reproduisent si fidèlement le type propre aux Montagnes du Centre, tirent leur raison d'être d'une traînée basaltique s'étendant du sud vers le nord, sur une longueur de 35 kilomètres à l'est de Bédarieux.

Un autre petit groupe voisin de Lamalou et disséminé dans les communes de Rosis, des Aires et de Taussac-et-Douch présente les mêmes circonstances de gisement. Sous le rapport de la composition, il a la plus grande analogie avec les sources de cette localité. Il n'en diffère,

[1] Etude géologique du massif ancien situé au sud du plateau central, par M. Jules Bergeron, docteur ès-sciences. Paris, G. Masson, éditeur, 1889.

[2] Parran, Ingénieur des Mines : *Etude des formations secondaires des environs de Saint Affrique. Annales des Mines*, 5ᵉ série, t. X, 1856.

en réalité, que par la température de ses eaux, qui ne dépasse pas la moyenne de la région.

Rieumajou, qui dépend de la commune de Salvetat, occupe une position centrale dans le massif de gneiss granulitique qui constitue la base de la Montagne Noire, et Lacaune est à sa lisière septentrionale. Roquecourbe émerge du terrain cambrien au nord-est de Castres, vers la terminaison occidentale du massif montagneux. Enfin la source froide de Saint-Julien sourd également de schistes paléozoïques dans l'arrondissement de Saint-Pons.

Les sources de Gabian, qui prennent naissance dans la vallée de la Tongue, un des affluents de l'Hérault, sont acidules calciques et utilisées seulement par les habitants du voisinage. Elles méritent une mention spéciale à raison de la singularité que présente celle dite de l'*huile de pétrole*. Celle-ci amène au jour une matière bitumineuse liquide qui a donné lieu à quelques tentatives d'exploitation. Ces sources, situées sur la lisière méridionale de la montagne près de Roujan, sourdent au voisinage de pointements basaltiques.

LAMALOU (HÉRAULT)

Le village de Lamalou est situé à 10 kilomètres ouest de Bédarieux.

Il renferme trois groupes de sources appartenant à trois établissements différents désignés par suite de leur situation respective sous les noms de *Lamalou le Bas* ou l'*Ancien*, *Lamalou le Centre* et *Lamalou le Haut*. A Lamalou le Centre, on rencontre une source indépendante de l'établissement lui-même, la *source Capus*, fortement ferrugineuse qui sert de buvette.

Lamalou le Bas possède un grand nombre de sources qui, sauf une, la source Stoline, sont reçues dans un réservoir commun qui alimente les baignoires et les piscines. Une partie de ces sources sont anciennes, mais les plus importantes émergent au nombre d'une dizaine dans une galerie et se réunissent en un ruisseau qui va alimenter le réservoir. La température de ces sources à leur émergence varie de 34 à 47° et la température de l'eau de ce réservoir n'est que de 35°,5, et dans les piscines, de 33°. Cet abaissement de la température moyenne des sources tient à ce que l'eau se refroidit dans son trajet qui se fait à découvert, circonstance qui amène en outre une perte dans la minéralisation comme le montre l'analyse de l'eau du réservoir et celle de la source chaude (46°,6). Il y a notamment disparition presque complète de l'arsenic qui est entraîné dans la précipitation d'une partie de matières tenues en dissolution à la faveur de l'acide carbonique. Ce grave inconvénient serait facilement évité en réunissant les eaux dans une conduite close.

La *source Stoline* est employée pour bains tempérés et en boisson; son griffon se trouve dans l'établissement même. Les thermes sont divisés en deux quartiers distincts, pour les deux sexes et pourvus chacun de baignoires, de douches et d'une piscine.

L'*établissement Bourges* à Lamalou le Centre est situé à 500 mètres au nord du précédent en remontant le vallon. Il utilise plusieurs sources, la *source Bourges* et la *source Nouvelle*, qui alimentent les bains et les buvettes; elles ont 25°,4 et 23°,7; la source Marie, 21°,5, n'est employée qu'en boisson.

L'établissement est très convenablement pourvu de baignoires, de piscines et de cabinets de douches.

La *Buvette Capus* est située près de l'établissement Bourges; son eau se distingue des autres par sa composition; elle est ferrugineuse, peu alcaline et riche en sulfates. Sa température est de 21°,4.

Les bains de Lamalou le Haut sont principalement alimentés par un puits artésien qui a remplacé la source utilisée antérieurement; sa température est de 30°. Plusieurs sources, presque froides, sont employées comme buvette; les principales sont celles désignées sous les noms de *Petit Vichy*, 16°,5 et de la *Mine*, 17°,6. Cette dernière offre une grande analogie avec la source Capus.

L'établissement est placé à 800 mètres de celui du centre et, comme ceux de Lamalou le Bas et de Lamalou le Centre, il utilise des piscines et des baignoires disposées en deux groupes pour les deux sexes; l'installation est très satisfaisante.

Les diverses sources de Lamalou ont été déclarées d'intérêt public et pourvues d'un périmètre de protection, à la suite de travaux d'exploitation d'une mine de cuivre qui avait compromis leur existence.

Les premières analyses des eaux de Lamalou ont été faites en 1809 par de Saint-Pierre. En 1848, Dupré et Saisset et un plus tard Bérard en ont fixé leur composition d'une manière plus précise. Plus récemment, M. Moitessier et M. Béchamp ont soumis ces eaux à un nouvel examen qui y a fait découvrir le cuivre, ainsi que le nickel, le cobalt et le plomb. L'arsenic qui existe dans ces eaux a été signalé pour la pre-

	LAMALOU LE BAS			LAMALOU LE CENTRE			LAMALOU LE HAUT		
	RÉSERVOIR DES BAINS	S. CHAUDE DE LA GALERIE	STOLINE	SOURCE CAPUS	SOURCE BOURGES	SOURCE MARIE	SOURCE DES BAINS	PETIT-VICHY	SOURCE DE LA MINE
Acide carbonique des bicarbonates	1gr,0020	1gr,1536	0gr,9402	0gr,2170	0gr,3720	0gr,5864	0gr,6346	0gr,8188	0gr,4646
— libre	0 2747	0 6464	1 4698	0 7103	1 1616	1 6236	1 3691	1 5879	0 6506
	(139cc)	(326cc,4)	(742cc)	(358cc,7)	(587cc,4)	(821cc)	(602cc)	(803cc)	(329cc)
Carbonate de sodium	0gr,4058	0gr,4714	0gr,2223	0gr,0097	0gr,0750	0gr,1456	0 1825	0gr,2939	0gr,0548
— de potassium	0 1733	0 1822	0 1233	»	0 0568	0 0690	0 0865	0 1044	0 0354
— de lithium	0 0015	non dosé	0 0015	0 0006	0 0007	0 0009	0 0007	0 0016	0 0010
— ferreux	0 0080	0 0100	0 0070	0 0567	0 0104	0 0078	0 0181	0 0032	0 0593
— manganeux	traces	0 0013	traces	0 0038	traces	traces	traces	traces	0 0098
— de cuivre	traces	traces	traces	traces	traces	traces	traces	traces	traces
— de calcium[1]	0 4110	0 4956	0 3025	0 1135	0 2002	0 3247	0 3100	0 3920	0 2624
— de magnésium	0 1783	0 2074	0 2194	0 0603	0 0843	0 1290	0 1351	0 1526	0 1060
— de potassium	—	—	—	0 0533	—	—	?	?	0 0466
Sulfate de sodium	0 0590	0 0516	0 0716	0 0787	0 0445	0 0426	0 0339	0 0411	0 1500
Chlorure de sodium	0 0349	0 0288	0 0252	0 0173	0 0168	0 0279	0 0231	0 0180	0 0148
Arséniate de sodium	faib. traces	0 0009	0 0003	0 0010	0 0003	0 0001.6	0 0006	0 0010	0 0009
Phosphate de sodium	traces	0 0008	traces	0 0021	0 0014	traces	0 0010	traces	0 0040
Silice	0 0560	0 0532	0 0450	0 0590	0 0284	0 0308	0 0318	0 0473	0 0004
Matière organique	traces	traces	traces	traces	traces	traces	traces	traces	traces
Total	1 3279	1 5032	1 2181	0 4560	0 5188	0 7784.6	0 8231	1 0571	0 7954
Poids de résidu sec	1 3283	1 4860	1 2190	0 4508	0 5106	0 7607	0 8255	1 0550	0 7740
Minéral. totale moins l'acide carbonique libre	1 8239	2 0800	1 6882	0 5645	0 7018	1 0717	1 1404	1 4665	1 0277
Bicarbonates primitivement dissous :									
Bicarbonate de sodium (C²O⁴Na²)	0 5743	0 6600	0 3146	0 0137	0 1062	0 2060	0 2382	0 4150	0 0776
— de potassium	0 2284	0 2402	0 1526	—	0 0748	0 0910	0 1141	0 1376	0 0470
— de lithium	0 0025	non dosé	0 0023	0 0009	0 0011	0 0014	0 0011	0 0025	0 0016
— ferreux	0 0110	0 0138	0 0096	0 0782	0 0144	0 0108	0 0250	0 0072	0 0818
— manganeux	traces	0 0018	traces	0 0052	traces	traces	traces	traces	0 0135
— de calcium	0 5918	0 7137	0 7236	0 1634	0 2884	0 4676	0 4464	0 5645	0 3770
— de magnésium	0 2710	0 3152	0 3334	0 0917	0 1283	0 1931	0 2054	0 2314	0 1616
Bicarbonates hydratés correspondants (CO³MH) :									
Bicarbonate de sodium	0 6422	0 7472	0 3523	0 0154	0 1200	0 2308	0 2893	0 4658	0 0869
— de potassium	0 2513	0 2642	0 1788	—	0 0823	0 1000	0 1254	0 1514	0 0513
— de lithium	0 0029	non dosé	0 0027	0 0011	0 0013	0 0017	0 0013	0 0029	0 0018

mière fois par Chevallier dans la source Capus. En 1879 les diverses sources de Lamalou ont fait l'objet de nouvelles analyses sur la demande du Comité consultatif d'hygiène (Willm, *Recueil des Trav. du Comité*, t. IX, p. 332) ; leurs résultats sont consignés ci-dessus.

ROSIS, LES AIRES, TAUSSAC-ET-DOUCH (HÉRAULT)

Ces trois communes situées dans le canton de Saint-Gervais à proximité de Lamalou, possèdent des buvettes gazeuses connues sous les noms *du Mas*, de la *Vernière* et du Dr *Carrière*, qui rappellent complètement par leur composition le type hydrominéral propre au plateau central.

Une analyse, exécutée en 1889 au bureau d'essais de l'école des Mines, assigne à la première la composition suivante :

Bicarbonate de sodium		0^{gr},0721
— de calcium		0 1672
— de magnésium		0 0780
Sulfate de sodium		0 0119
— de potassium		0 0011
Chlorure de sodium		0 0085
Arséniate de sodium		0 0002 [1]
Silice, alumine, acide phosphorique		0 0161
Total		0 3551

AVÈNE (HÉRAULT)

Avène est située dans la partie supérieure de la vallée de l'Orb non loin du point où cette rivière sort des causses de Larzac pour pénétrer dans le massif de la Montagne Noire. On s'y rend par le chemin de fer de Béziers à Millau, station de Bousquet-d'Orb.

Il n'y a à Avène qu'une source, mais elle est remarquable par son débit qui est de 5 000 hectolitres par jour, sa température est de 27°. Elle dessert un établissement thermal assez récent. Son installation consiste en deux grandes piscines pouvant contenir chacune 30 personnes, huit petites piscines et 6 baignoires. La station est assez peu fréquentée.

La source d'Avène a été déclarée d'intérêt public.

L'eau thermale d'Avène est fort peu minéralisée, ainsi que le montre l'analyse qu'en a faite Chancel en 1869 :

Acide carbonique libre		0^{gr},8600
Bicarbonate de calcium		0 5184
— de magnésium		0 1440
Chlorure de sodium		0 0168
Sulfate de calcium		0 0272
Silice		0 0150
Matière organique		0 0009
		0 7223

[1] Un demi-milligramme d'après M. Hugounnenque.

Sylvanès (Aveyron)

Il y a à Sylvanès trois sources dites des *Moines*, des *Petites-Eaux* et *Carrière*. Les deux premières sont seules utilisées; elles ont un débit de 450 hectolitres et une température de 36° pour les Moines, de 34° pour les Petites-Eaux.

L'établissement est une ancienne abbaye de Bernardins, du nom de *Salvanos*, datant du XIIᵉ siècle. C'est un immense bâtiment construit sur les sources mêmes. La source des Moines alimente 7 cabinets de bains comprenant 10 baignoires et 2 piscines basses mal éclairées. La source des Petites-Eaux est distribuée dans une construction séparée renfermant 7 cabinets avec 12 baignoires, plus 4 piscines aussi mal installées que celles des Moines. L'eau est aussi administrée sous forme de douches et il y a une buvette pour chaque source.

L'établissement sert en même temps d'hôtel.

Parmi les travaux chimiques auxquels les sources de Sylvanès ont donné lieu, il convient de citer ceux de Chaptal, Malrieu et Vénèle en 1775, ceux de Verenque en 1801. En 1825 Bérard et en 1848 M. Cauvy, professeurs à la faculté de médecine de Montpellier, firent de nouvelles analyses de ces eaux qui ont enfin été reprises en 1858 par M. Moitessier au Bureau d'essais de l'Ecole des mines. Ces dernières analyses ont porté sur quatre sources dont trois ne sont sans doute que des griffons distincts de celle des Petites-Eaux. Ces eaux sont fortement ferrugineuses, surtout celles du griffon dit des *Petites-Baignoires*.

L'arsenic a été rencontré dans le dépôt ocreux qu'elles abandonnent.

Voici d'après l'école des mines la composition des eaux de Sylvanès, dont les analyses remontent à 1858. Il est à remarquer que le poids du résidu fixe est loin d'être d'accord avec celui qui résulte de la discussion des résultats analytiques.

	SOURCE DES MOINES	PETITES BAIGNOIRES	SOURCE DES PETITES-EAUX	BAINS NOUVEAUX
Acide carbonique libre	0ᵍʳ,2387	0ᵍʳ,1388	0ᵍʳ,0809	0ᵍʳ,0808
Bicarbonate de calcium . . .	0 3365	0 3755	0 3984	0 3984
— de magnésium. .	»	»	0 1520	0 0880
— ferreux	0 0666	0 1666	0 0445	0 0445
— de sodium . . .	»	»	0 0865	0 1292
Chlorure de sodium	0 2635	0 2635	0 2635	0 2635
— de potassium	»	»	»	»
Sulfate de sodium	0 0524	0 0741	0 0382	0 0400
— de potassium	»	»	»	»
— de calcium	0 0246	0 0127	»	»
— de magnésium	0 0240	0 0150	»	»
Silice	0 0275	0 0350	0 0400	0 0400
Matière organique	»	»	»	»
	0 7951	0 9424	1 0231	1 0036
Poids du résidu fixe	0 6400	0 6650	0 6950	0 6850
Principes fixes, calculés . . .	0 6590	0 7338	0 8016	0 7915

Andabre (Aveyron)

Andabre est un hameau de la commune de Gissac de l'arrondissement de Saint-

Affrique, à 4 kilomètres de la petite ville de Camarès et à 4 kilomètres N. O. de Sylvanès dans l'alignement du pied septentrional de la Montagne Noire.

Andabre possède trois sources qui sont froides comme celles, voisines, du Cayla et de Prugnes. Ces eaux se rattachent par leur gisement à celles de Sylvanès et si elles sont froides, cela tient sans doute à leur faible débit.

Les trois sources d'Andabre sont désignées sous les noms de la *Buvette*, les *Bains* et du *Bosc* ou fontaine salée. L'établissement comprend une buvette et 14 cabinets de bains et de douches disposés en hémicycle autour d'une vaste salle. En 1877, sur le conseil de M. le docteur Bloc, on a introduit à Andadre l'hydrothérapie avec l'eau de source venant de la montagne et recueillie dans de grands bassins dominant de 18 mètres la salle des douches. La buvette est utilisée par les malades de Sylvanès. D'après une analyse qui remonte à 1852, les eaux d'Andabre, bicarbonatés sodiques et ferrugineuses, auraient pour composition (Limousin-Lamothe) :

Acide carbonique libre	1^{lit},013	
Bicarbonate de sodium.	1^{gr},8288	
— de calcium.	0	2850
— de magnésium. . . . . . . , .	0	2345
— ferreux , ...	0	0652
Chlorure de sodium	0	0790
— de calcium	0	0150
— de magnésium	0	0150
Sulfate de sodium.	0	6999
Silice.	0	0005
Matière organique	0	0200
	3	2429

LE CAYLA. — PRUGNES (AVEYRON)

Le Cayla, à égale distance d'Andabre et de Camarès, renferme trois sources froides, (12°,5), acidules ferrugineuses, simplement bicarbonatées alcalino-terreuses et beaucoup moins minéralisées que celles d'Andabre : ce sont les sources *Magdeleine*, *Princesse* et *Bosc* (0^{gr},61 à 0^{gr},85 de minéralisation par litre). L'établissement sert surtout d'hôtel, car la plupart des malades vont boire à Andabre et prendre des bains à Silvanès.

La source de Prugnes n'est qu'à quelques centaines de mètres du Cayla. L'eau qu'elle fournit est bicarbonatée sodique et ferrugineuse. D'après une analyse faite au Bureau d'essais de l'Ecole des mines en 1876, la source de Prugnes renferme :

Acide carbonique libre	1^{gr},5195	
Bicarbonate de sodium	1	2951
— de calcium	0	7225
— de magnésium	0	2928
— ferreux.	0	0192
Chlorure de sodium.	0	0610
Sulfate de sodium	0	0216
— de potassium.	0	0177
— de lithium	traces	
Silice.	0	0295
Matière organique.	0	0084
	2	4678
Résidu fixe par litre	1	7150

LACAUNE (TARN)

L'établissement de Lacaune à 1 kilomètre de la localité de ce nom, à 10 kilomètres de Castres, renferme 25 cabinets de bains. L'eau minérale qui y est utilisée est légèrement thermale (22 à 24°) et son débit d'après le prospectus de l'établissement serait de 40 000 hectolitres par (?) 24 heures et sa composition chimique, indiquée sans nom d'auteur, serait la suivante :

Acide carbonique libre	non dosé
Bicarbonate de calcium.	0gr,546
— de magnésium	0 130
— ferreux	0 135
— de manganèse	traces
— de lithium	traces
— de sodium	0 056
Chlorure de sodium	0 039
Sulfate de calcium.	0 008
— de magnésium	0 053
Silicates, azotates, iodures	traces
Cuivre, arsenic	traces
Matières organiques	traces
	0 967

SAINT-JULIEN (HÉRAULT)

Soubeiran attribue à cette source la composition suivante, que nous reproduisons d'après l'*Annuaire* de 1853 :

Carbonate de calcium	0gr,500
— de magnésium	0 200
— ferreux	0 020
Chlorures alcalins.	0 320
Silice et alumine.	0 080
	1 120

RIEUMAJOU (HÉRAULT)

L'eau de Rieumajou, à 2 kilomètres de la Salvétat, sourd dans une prairie. Elle a été captée en 1846, puis analysée par Mialhe et Figuier :

Acide carbonique libre	739cc
Carbonate de calcium	0gr,770
— de magnésium	0 060
— de sodium	0 214
Sulfate de sodium	0 029
Chlorure de sodium	0 007
Silice	0 071
Oxyde de fer	0 031
Alumine.	traces
Matière organique et pertes	0 048
	1 230

La source de Roquecourbe est une ferrugineuse franche, offrant d'après l'analyse faite en 1863 par Bouis, la composition très simple suivante :

Carbonate de calcium	0^{gr},064	
— ferreux	0	052
Sulfate de calcium.	0	027
Chlorure de sodium	0	022
Arsenic	traces	
Silice	0	003
	0	168

Elle donne lieu à un abondant dépôt ocracé.

17° GROUPE DE BALARUC

La plaine située au sud de la Montagne Noire renferme un certain nombre de sources minérales chlorurées sodiques ou sulfatées calciques et magnésiennes. Ce sont : Cruzy, à 8 kilomètres au sud de Saint-Chinian, et à peu près à égale distance vers le sud-est ; Montmajou, à la naissance d'un des petits affluents de l'Orb ; Balaruc sur l'étang de Thau, à 20 kilomètres environ du versant méridional de la montagne ; enfin vers l'est, sur le prolongement de ce versant et non loin de Montpellier, Foncaude, commune de Juvignac [1]. Ces deux dernières sont thermales. La statistique de 1883 signale également à Cette une source chlorurée sodique, dite de Saint-Joseph, qui est abandonnée.

Il est impossible de ne pas reconnaître, dans ces diverses sources, autant de manifestations du terrain triasique, et plus particulièrement des marnes irisées qui en constituent l'étage supérieur. On peut remarquer que, si Balaruc est séparé de la montagne par une distance assez considérable, les autres sources sont disposées en échelons dans la plaine de façon à l'y rattacher. Il y a donc là un petit groupe dont les eaux n'ont plus, sous le rapport de la composition, aucune analogie avec celles qui sont propres au Plateau central, mais qui est manifestement dans sa dépendance par les accidents auxquels il doit son existence.

---

[1] Cette source n'a pas été figurée comme n'étant plus utilisée depuis longtemps déjà. Elle n'est qu'à 8 kilomètres de distance à l'ouest de Montpellier.

Le développement que prennent le terrain permien et le trias aux environs de Lodève, et plus au sud vers Roujan, à la lisière de la Montagne Noire est bien mis en évidence par la carte annexée à l'étude géologique que M. Jules Bergeron a faite de la région. D'un autre côté la carte géologique au millionième signale dans la plaine quelques pointements triasiques anormaux qui sont autant de jalons de l'existence souterraine de ce terrain entre la Montagne Noire et la Méditerranée.

En décrivant le groupe hydrominéral du Morvan, région du plateau central la plus avancée vers le nord, on a eu occasion de signaler, dans les sources de Santenay, des manifestations évidentes de la présence des marnes irisées. Il n'est pas sans intérêt d'en retrouver un aussi grand nombre à l'extrémité opposée du Plateau.

BALARUC (HÉRAULT)

Le village de Balaruc s'élève à la pointe septentrionale de l'étang salé de Thau, en face du port de Cette qui occupe, à 5 kilomètres et demi vers le sud, une position symétrique. L'établissement thermal est à une petite distance du village, dans une sorte de presqu'île et sur la rive même de l'étang.

Il y a une vingtaine d'années, Balaruc ne possédait qu'une seule source, aussi remarquable par sa température élevée que par sa forte minéralisation, et assez abondante pour suffire à tous les besoins. Des recherches entreprises au voisinage de son point d'émergence, en premier lieu par la commune, en second lieu par un particulier, ont amené la découverte de deux nouveaux griffons, mélangés d'une assez forte proportion d'eau douce.

Malgré leur infériorité manifeste, ces deux sources ont été exploitées au grand détriment de la station dont l'ancienne réputation se trouve compromise. Cette situation a heureusement pris fin par la constitution d'une société qui a acquis l'ancien établissement ainsi que la source Bidon et qui a affermé la source de la commune, mais avec l'intention bien arrêtée de la laisser sans emploi.

L'établissement comprend 22 baignoires, 4 salles de douches et 6 salles pour l'application des boues minérales. La buvette construite sur le bassin de captage de la source est recouverte d'une lanterne vitrée pour abriter les malades.

La grande source de Balaruc débite journellement 3 000 hectolitres d'eau à 48° avec des abaissements accidentels de 1° à 2°.

Elle a été analysée en 1804 par Brongniart ; en 1809 par Saint-Pierre et Figuier et en 1840 par le docteur Rousset ; dès 1835, Balard y a signalé la présence du brome. L'analyse la plus complète et la plus récente qui en ait été faite est due à MM. Béchamp et Arm. Gautier en 1861 (*Comptes rendus*, t. LII, p. 863). Ces savants y ont dosé l'acide borique et le cuivre. Voici au surplus le groupement des éléments :

Azote et oxygène.	55cc
Acide carbonique libre.	0gr,0984

Bicarbonate de calcium.	0 8350
— de magnésium	0 2167
Chlorure de sodium.	7 0451
— de lithium	0 0072
— de cuivre.	0 0007
— de magnésium.	0 8890
Bromure de sodium	traces
Sulfate de potassium	0 1459
— de calcium	0 9960
Azotates	traces
Silice.	0 0228
Acide borique	0 0080
Acide phosphorique. . . . . {	0 0011
Alumine, manganèse . . . . \	
Oxyde de fer.	0 0012
	10 1687

L'eau de la source Bidon est un peu moins minéralisée ; elle ne donne qu'un résidu de 9gr,3767, offrant du reste la même composition élémentaire.

CETTE (HÉRAULT)

Il n'est pas sans intérêt de placer en regard de l'analyse de l'eau de Balaruc celle de la source *Saint-Joseph*, découverte en 1874 dans la plaine au nord de la montagne de Cette. Elle est située non loin de la rive méridionale de l'étang de Thau sur le méridien de Balaruc. On l'a rencontrée à une profondeur de dix mètres en creusant un puits pour y chercher de l'eau douce. Elle jaillit à deux ou trois mètres au-dessus du niveau de l'étang.

Voici la composition de l'eau minérale chlorurée de Cette, calculée d'après les données analytiques de l'École des Mines (juillet 1873) :

Acide carbonique libre	»
Bicarbonate de calcium	0gr,5760
— de magnésium.	0 0401
— ferreux	0 0079
Silicate de magnésium (SiO³Mg).	0 0365
Silice en excès	0 0300
Chlorure de sodium	5 5710
— de potassium	0 1827
— de magnésium.	0 8477
— de calcium	0 0289
Sulfate de calcium	0 9336
Matière organique	0 0230
	8 2774
Poids du résidu fixe	8 0850

CRUZY (HÉRAULT)

Cruzy, village de l'arrondissement de Saint-Pons, canton de Saint-Chinian.

Une analyse de l'École des mines, exécutée en 1883 assigne à cette eau la composition suivante :

Acide carbonique.	0gr,0550
Bicarbonate de calcium	0 0830
— ferreux.	0 0079
Silice.	0 0730
Sulfate de magnésium	88 0863
— de sodium	6 5456
— de calcium	traces
Chlorure de sodium.	6 1465
— de potassium	0 0642
Matière organique	0 0125
	101 0190
Poids du résidu fixe	101 2300

Montmajou, commune de Cazouls-les-Béziers (Hérault)

Le petit établissement de Montmajou, situé au nord-ouest de Béziers, est alimenté par deux sources, dites : des *Bains* et de la *Buvette*. Elles sourdent non loin du contact des marnes supraliasiques et de l'oolithe inférieure ; mais la région étant extraordinairement faillée, il y a des pointements de marnes irisées à proximité des points d'émergence de ces sources. C'est à ce terrain que se rattache leur composition caractérisée par la prédominance des sels de magnésie.

D'après les analyses de Moitessier, elle est exprimée par les chiffres suivants :

	SOURCE DES BAINS	BUVETTE
Acide carbonique libre	37 cent. cubes.	»
Bicarbonate de calcium.	0gr,2779	1gr,577
— de magnésium	0 0775	»
Sulfate de calcium	»	1 574
— de magnésium	0 0453	3 863
Chlorure de sodium	0 0433	1 769
— de potassium	»	0 146
Silice.	0 0063	0 012
Matière organique, azotée.	0 0120	0 030
	0 4623	7 971

Foncaude (Hérault)

Localité à 5 kilomètres de Montpellier. L'établissement thermal actuellement inexploité comprenait, d'après la statistique de 1883, 40 baignoires, une piscine et un aménagement de douches. La source qui l'alimente a une température de 25°,5 et fournit 1 296 hectolitres par 24 heures. Sa composition, d'après une analyse de Bérard remontant à 1846, est la suivante :

Carbonate de calcium.	0gr,1880
— de magnésium.	0 0163
— ferreux et alumine	0 0067
Chlorure de magnésium.	0 0589
— de sodium.	0 0162
Sulfate de calcium. . . . . }	quantité
Matière organique analogue à la barégine. }	minime
	0 2861

Montpellier

L'analyse suivante, exécutée par M. Moitessier en 1860 et publiée dans les comptes rendus de l'Académie des sciences, se rapporte à une source découverte vers cette époque à 2 kilomètres au nord de Montpellier. Elle jaillit d'un trou de sonde à la profondeur de 25 mètres. L'eau est sans odeur et laisse déposer après quelques heures un sédiment grisâtre. Elle est alcaline ou neutre après ébullition.

D'après la position qu'elle occupe, cette source dont la température est de 35° n'est pas sans relation avec Foucaude. C'est pourquoi on a jugé à propos de la faire figurer à la suite de cette dernière.

Bicarbonate de sodium.	0,0075
— de potassium	0,0862
— de calcium.	0,6182
— de magnésium.	0,2589
— de fer.	0,0044
Sulfate de chaux.	0,3772
Chlorure de sodium	0,2793
Arséniate de sodium	0,0004
Phosphates, borates	traces
Silice	0,0110
Alumine	0,0030 traces de phosphate
	——————— et borate.
	1,6461

CHAPITRE VII

II. — LES VOSGES

Etendue, orographie et constitution géologique de la chaîne des Vosges. — La chaîne des Vosges s'étend avec quelques inflexions, suivant une direction générale nord, 21° est sud, 21° ouest, entre la plaine d'Alsace à l'est et les collines de la Lorraine à l'ouest. Sa longueur, comptée entre la trouée de Belfort au sud et Kaiserslautern au pied du mont Tonnerre dans le Palatinat au nord, est d'environ 230 kilomètres. Dans ce long parcours elle est complètement isolée.

Tant au point de vue de leur constitution géologique que sous le rapport des ressources hydrominérales qui en découlent, les Vosges comprennent deux régions bien distinctes, d'étendue presque égale. La partie méridionale de la chaîne présente seule les caractères propres aux massifs montagneux. On y retrouve en effet la disposition habituelle de leurs éléments constitutifs formés, au centre, de roches cristallophylliennes et éruptives et, sur les flancs, de terrains paléozoïques et secondaires. Cette région méridionale est celle à laquelle on a appliqué la qualification de Ballons, qui rappelle l'aspect de ses dômes granitiques. La partie septentrionale, beaucoup moins accidentée, a la forme d'un plateau ; elle est connue sous les noms de basses Vosges ou de Hardt.

Les Vosges sont des montagnes d'élévation moyenne qui dépassent bien rarement l'altitude de 1 400 mètres[1].

[1] Dans la région méridionale, le ballon de Guebwiller à 1 426 mètres est le point culminant de la chaîne.
On peut également citer :

Le Hohneck	1 366 mètres
Le ballon de Servance	1 189 —
La Planche des Belles-Filles	1 150 —

Les basses Vosges commencent avec le grand Donon situé à l'altitude de 1 013 mètres au nord de la route de Raon-l'Etape à Schirmeck. Elles s'abaissent rapidement dans la direction du nord ; aux environs de Bitche elles n'ont plus que 450 mètres de hauteur, soit seulement 300 mètres au-dessus de la plaine d'Alsace.

A la suite d'explorations récemment entreprises pour l'exécution de la carte géologique détaillée de la France, M. Ch. Vélain a résumé dans la légende suivante les résultats de ses études sur la constitution géologique de la région des Ballons [1] :

Jurassique.
Trias.
Permien.

Carbonifère
  supérieur
    4 Bassins houillers de Honcourt, Erlenbach, Trienbach, Northalen.
    3 Bassins houillers de Lubine
    2 — — de Hury, Lalaye, Roppe, Ronchamp.
    1 Saint-Hippolyte et Roderen.
  moyen
    Culm.
  inférieur
    Gîtes calcaires de la faune de Visé.

Roches cristallines (Gneiss, Granites, Granulites, Granite à amphibole).
Roches éruptives récentes (Basaltes).
Porphyres pétrosiliceux.
Diabases.
Porphyrites.
Ortophyre (Minette).
Microgranulite.

Dévonien [2].
Schistes anciens du Val d'Andlau.
(Cambrien ?).

Les terrains qui, soit à raison de leurs relations avec l'hydrologie minérale, soit par suite de leur développement, doivent plus particulièrement appeler l'attention, sont le granite à amphibole, le basalte, le carbonifère et le trias.

Le granite porphyroïde à amphibole, très développé dans la partie méridionale de la chaîne, se rencontre fréquemment aux points d'émergence des principales sources thermales. Les ballons d'Alsace et de Servance sont, en grande partie, constitués par cette belle roche.

Le basalte ne se montre que par pointements isolés, peu étendus et à une distance assez considérable de la chaîne. Il n'en joue pas moins un rôle important dans la genèse d'une des catégories de sources minérales de la région. Il importe donc de signaler sa présence d'une part au Kaiserstuhl près Burgheim sur la rive droite du Rhin, à la hauteur

---

[1] Ch. Vélain, *Le carbonifère dans la région des Vosges. Bulletin de la Société géologique de France*, t. XV, 3e série, 1886-87.

[2] Le terrain dévonien ne paraît pas être représenté dans les Vosges. Il en est de même du terrain silurien.

de Colmar, de l'autre au sommet de la côte liasique d'Essey au sud de
Lunéville, sur le revers opposé de la montagne.

Dans la série paléozoïque, le carbonifère est le seul terrain qui
acquière quelque développement. Il est principalement représenté dans
la contrée par des formations éruptives : microgranulites et porphyrites,
par des schistes contenant la flore du Culm et par des calcaires avec la
faune de Visé.

Mais les Vosges sont surtout caractérisées par le développement qu'y
acquièrent les trois termes du système triasique. Il y est classique,
comme le montre la description que nous en avons donnée dans les
généralités. L'assise gréseuse placée à la base du système tient dans la
montagne la première place, tant par l'espace qu'elle recouvre que par
sa puissance, qui s'élève sur certains points à plus de 500 mètres.
L'hydrologie souterraine de la contrée y est subordonnée. C'est en effet
principalement au filtre incomparable, formé par le grès des Vosges,
que la chaîne doit ses belles eaux et la végétation luxuriante de ses
forêts de hêtres et de sapins.

La Sarre, avec ses deux branches connues sous les noms de Sarre
rouge et Sarre blanche, est la principale rivière du versant occidental
de la Hardt. La région des Ballons donne naissance à la Meurthe et à
la Moselle. La Saône, sans y avoir sa source, recueille une partie des
eaux du revers sud-ouest de la chaîne.

Sources thermo-minérales des Vosges. — Les sources thermo-minérales
de la partie de la chaîne restée française prennent toutes naissance
dans la région des Ballons ou à ses abords. La plupart d'entre elles ont
leurs points d'émergence dans de profondes vallées de fracture situées
entre Remiremont et Luxeuil, et uniformément dirigées à peu près du
nord-est au sud-ouest. Ce sont, en allant de l'est vers l'ouest : Plombières et Bains.

Les Ballons renferment en outre trois groupes de sources thermales
connues sous les noms de Chaudes-Fontaines, la Chaudeau et Fontaines-Chaudes. Quoiqu'elles soient restées jusqu'ici sans emploi, elles
ont paru présenter assez d'intérêt pour qu'on ait jugé à propos de les
faire figurer sur la carte hydrominérale.

Les sources de Luxeuil, situées dans la plaine de Lure, se rattachent
à la chaîne des Vosges au même titre que celles de la Chaudeau, de
Bains et de Fontaines-Chaudes qui en sont plus éloignées.

Enfin les sources thermales de Bourbonne, malgré la distance de 50 kilomètres qui les sépare de cette chaîne, sont également dans sa dépendance, comme nous nous proposons de le montrer.

Plombières. — Dans la série hydrominérale vosgienne ainsi définie, Plombières tient sans conteste la première place par l'importance de ses sources. Elles constituent le type de la catégorie classée, dans les généralités, sous le titre de sulfatées sodiques, catégorie peu nombreuse et qui n'est guère représentée en France que dans les Vosges. Dans cette contrée, elle est constamment caractérisée par une température très élevée et une minéralisation faible ne dépassant guère un tiers de gramme. Le sulfate de sodium constitue l'élément principal du résidu fixe et il justifie la qualification appliquée à la catégorie. Il faut remarquer, en effet, que si les sources de Plombières renferment également une proportion notable de silicate de sodium et même de la silice en excès, ces éléments sont subordonnés, comme poids, aux sulfates et que d'un autre côté leur présence dans l'eau minérale est corrélative de l'action d'un acide plus énergique que la silice.

Le gisement des eaux minérales de Plombières a été mis en pleine évidence par les travaux de captage exécutés de 1857 à 1861 par l'ingénieur Jutier[1].

La ville est située dans la vallée de l'Eaugronne dirigée est 29° nord. Le granite occupe le fond de cette vallée profonde et il s'élève jusqu'à une assez grande hauteur sur ses flancs abrupts. Il y est recouvert par le grès vosgien et par le grès bigarré qui, s'étalant au sommet, constitue le sol de tous les plateaux situés au voisinage de Plombières.

Il y a deux variétés de granite bien distinctes. La roche sur laquelle la ville est bâtie est un granite porphyroïde avec grands cristaux d'orthose se détachant sur un fond grisâtre composé de feldspath albite, de quartz et de mica noir. Au delà de la promenade des Dames, à l'amont de la vallée, il est remplacé par le granite ordinaire à grains fins.

Les sources thermales de Plombières émergent toutes du granite porphyroïde. Leur gisement est intimement lié à l'existence au sein de cette roche soit de simples fissures, soit de véritables filons. La construction du grand aqueduc qui suit le thalweg a montré que ces

---

[1] Les renseignements qui suivent sont empruntés tant à l'intéressant mémoire publié par cet ingénieur en collaboration avec M. le Dr Lefort (*Etudes sur les Eaux Minérales de Plombières*, Paris, 1862) qu'à sa note insérée dans les *Annales des Mines*, t. XV, 6e série.

accidents avaient une direction moyenne assez rapprochée du nord-sud magnétique et qu'ils étaient par conséquent à peu près perpendiculaires à la fracture principale qui a présidé à l'ouverture de la vallée. Les points d'émergence des sources minérales paraissent donc correspondre à des accidents de second ordre.

Dans la plupart des cas, ils sont tapissés de minéraux tels que le quartz, la barytine, le spath-fluor servant habituellement de gangue dans les filons métalliques. On y a également rencontré une des variétés du silicate d'alumine hydraté, connu sous le nom d'halloysite. D'un autre côté, on a également constaté la présence de griffons très chauds et très abondants dans de simples fissures du granite, n'offrant sur leurs parois aucune trace de corps étrangers.

La température des diverses sources de Plombières varie dans des limites très étendues (de 13 à 70° centigrades). On a reconnu qu'il y avait concordance entre le degré de minéralisation et la température, le premier diminuant avec cette dernière et à peu près dans les mêmes proportions. Ces eaux se comportent en réalité comme si elles avaient une origine commune, masquée, pour quelques-unes d'entre elles, par un mélange d'eau douce et froide.

- La disposition à la surface du sol des diverses catégories de sources est très remarquable. D'après Julier, elles peuvent être divisées à cet égard en trois catégories. A la première appartiennent les sources très chaudes du Bain Romain, d'Enfer, du Robinet Romain, Vauquelin. Ces sources, qui ont une température supérieure à 62° centigrades, sont disposées le long d'une ligne qui se confond avec le thalweg de la vallée. Dans la seconde catégorie sont rangées les sources chaudes à température moyenne (de 49° à 55° centigrades), telles que celles des Capucins, du Crucifix, des Dames. Elles sortent latéralement du rocher presque au niveau du sol de la ville et constituent une première ceinture qui enveloppe les précédentes. Dans la troisième classe se trouvent les sources tempérées ou savonneuses (13 à 33° centigrades). Elles jaillissent sur les berges de la vallée à une hauteur de 8 à 20 mètres au-dessus de son fond et elles forment une seconde enceinte un peu plus étendue que la première. Cette disposition régulière s'explique par le mélange des eaux superficielles qui s'opère dans les sources les plus excentriques par suite de la présence de nombreuses fissures dans les roches granitiques.

A la suite des travaux de captage exécutés par l'ingénieur Julier, le débit journalier des sources thermales de Plombières a été porté à 730 000 litres.

Il existe dans cette localité une source ferrugineuse connue sous le nom de Bourdeille. Elle prend naissance au milieu de la promenade des Dames dans les alluvions de la vallée qui ont là une épaisseur assez considérable. Elle se distingue nettement des sources thermales tant par son gisement que par sa composition et sa température à peine supérieure à la moyenne de la contrée.

Bains. — La petite ville de Bains située sur les bords du Baignerot, un des affluents du Coney, à 15 kilomètres à l'ouest de Plombières, a des sources minérales qui reproduisent presque exactement la composition de celles de cette localité. Quoique à raison de leur éloignement elles appartiennent déjà aux premiers plateaux formant la ceinture des Vosges, leur gisement offre beaucoup d'analogie avec celui de Plombières. Il n'en diffère en réalité que par la faible épaisseur de terrains sédimentaires recouvrant le granite : grès des Vosges et grès bigarré qu'elles traversent à leurs points d'émergence. Au confluent du Baignerot et du Coney il y a un petit pointement granitique. Les minéraux de filons ne sont pas rares aux environs de Bains : la barytine a été notamment rencontrée en cristaux tapissant de belles géodes dans les tranchées du chemin de fer qui dessert cette ville.

Chaudes-Fontaines. — La source dite Chaudes-Fontaines ou de Reherrey, du nom du hameau où elle est située, appartient à la partie centrale de la chaîne. Elle jaillit en effet sur les bords d'un petit affluent de droite de la Moselle, à 8 kilomètres au sud de Remiremont et à 15 kilomètres à l'est de Plombières. Sa température est de 23°,6, son point d'émergence est à la séparation du granite ordinaire et du granite porphyroïde sur le prolongement d'un filon de quartz et de fer oligiste qui a donné lieu à une tentative d'exploitation.

La Chaudeau. — La source de la Chaudeau prend naissance près des forges de ce nom, dans la vallée de la Semouse à 15 kilomètres à l'ouest un peu sud de Plombières. Les griffons disposés dans un espace de quelques mètres carrés sortent du lit même du ruisseau et donnent par jour plus de 200 hectolitres d'eau à 23° centigrades. Ils sourdent d'une mince assise de grès vosgien recouvrant le granite au point où la vallée dirigée nord 52°30′ est, fait un coude brusque vers le sud-est. Les fissures très apparentes par lesquelles l'eau minérale arrive au jour sont tapissées de cristaux de quartz et de barytine.

Fontaines-Chaudes. — Sur le territoire de la commune de Gruey, non loin de la route de Contrexéville à Plombières par Darney et Bains, le plateau de grès bigarré qui enveloppe la chaîne est traversé par un accident considérable. Le grès des Vosges reparaît sous forme d'un escarpement très raide qui, malgré la friabilité de la roche, constitue un des plus beaux reliefs de faille que l'on puisse voir. La Fontaine chaude émerge au pied de l'escarpement au milieu d'une forêt. Elle est abondante et à la température de 25°4 centigrades.

Des trois sources non utilisées figurées sur la carte, la Fontaine Chaude est de beaucoup la plus excentrique ; elle n'est pas à moins de 20 kilomètres de Plombières. L'analyse que M. Pommier en a faite et que nous donnons plus loin ne s'écarte pas sensiblement du type des sulfatées sodiques. On est, il nous semble, fondé à en conclure que ces trois sources déjà rapprochées de celles de Plombières par les circonstances de leur gisement leur sont également assimilables sous le rapport de la composition.

Luxeuil. — La petite ville de Luxeuil, située à 10 kilomètres de la lisière sud-ouest des Vosges, est bâtie à l'altitude de 310 mètres sur les pentes d'un plateau qui domine d'une vingtaine de mètres la vallée voisine du Breuchin alignée E. 36° N. Les sources qui alimentent la station émergent toutes du grès bigarré qui forme le sol du plateau.

On n'a que des données incomplètes et assez vagues sur le réseau des fractures qui servent de conduits souterrains aux eaux thermales de Luxeuil. L'éminent ingénieur Thirria, auteur d'une carte géologique de la Haute-Saône[1] très remarquable pour l'époque à laquelle elle a été publiée, a décrit, sous le nom de faille de Conflans, une dislocation suivant le cours du ruisseau le Beuchot qui coule à 7 kilomètres au nord du Breuchin et dans la même direction. Elle met en contact le grès bigarré du plateau avec le muschelkalk et les marnes irisées et même avec le lias. En construisant le chemin de fer d'Aillevilliers à Lure on a relevé, dans l'intervalle qui sépare les deux vallées, un accident latéral

---

[1] Thirria. *Statistique géologique de la Haute-Saône*, avec une carte.

très net, normal à la faille et qui se dirigerait en ligne droite de Fontaine-Chaude sur Luxeuil. L'émergence des sources de cette station serait donc due à un accident secondaire.

Quoiqu'elles soient situées dans la plaine de Lure, ces sources se rattachent à la chaîne des Vosges au même titre que celles de la Chaudeau, de Bains et de Fontaines-Chaudes qui en sont plus éloignées. Il est vrai qu'elles ne reproduisent plus, comme ces dernières, la composition du type hydrominéral vosgien, puisque leur résidu fixe est trois fois plus élevé. En comparant les analyses on ne tarde pas à reconnaître que cette différence considérable est due tout entière à un excédent de chlorure de sodium. Si on en fait abstraction, on ne peut qu'être frappé de l'analogie de composition que les sources de Luxeuil présentent avec celles de Plombières et ce rapprochement est très propre à donner la clef de leur genèse. Il est manifeste qu'elles dérivent, comme les précédentes, de terrains granitoïdes et que leur chlorure de sodium en excès sur le type vosgien est le résultat d'un apport provenant du terrain triasique ambiant.

Quelques-unes des sources de Luxeuil sont ferrugineuses. On n'éprouve aucune difficulté pour en expliquer l'origine. En se reportant à leur composition, on reconnaît qu'elles proviennent de la réaction exercée par quelques griffons d'eau saline sur les couches superficielles du grès bigarré dont le ciment est toujours plus ou moins chargé d'oxyde de fer.

A la suite des travaux de captage effectués sur quelques-unes des sources de Luxeuil par les ingénieurs Descos et Dormoy dans la période comprise entre 1856 et 1865 le volume de l'eau mise à la disposition de l'établissement a été élevé à 600 000 litres par vingt-quatre heures. Dans ce nombre la source Eugénie figure pour 329 300 litres et les deux sources ferrugineuses du puits Romain et du Temple pour 65 695 litres.

Bourbonne-les-Bains. — Le gisement et la composition des sources précédemment décrites nous ont permis de les rattacher sans peine à la chaîne des Vosges. Il n'en est plus de même pour Bourbonne qui en est distant d'environ 50 kilomètres. En effet, tandis que les premières ne sont séparées de la roche granitoïde émissaire que par une faible épaisseur de grès vosgien ou de grès bigarré, les eaux qui alimentent cette station prennent naissance en plein terrain triasique, non loin des points où il disparaît en plongeant vers l'ouest, sous l'infra-lias, le lias et les divers étages de l'oolithe.

La disposition très remarquable de ces terrains aux environs de Bourbonne est bien mise en évidence sur le carte géologique au millionième. Les bandes alignées parallèlement à la chaîne des Vosges qu'ils forment depuis la frontière du grand-duché de Luxembourg se replient brusquement au sud de Bourbonne presque à angle droit vers l'est dans la direction de Luxeuil. Un pareil changement d'orientation est corrélatif de dislocations nombreuses et profondes dans les terrains ambiants. D'un autre côté, on peut remarquer que l'espace qui sépare Bourbonne de la montagne, est jalonné par de nombreux pointements de roches granitoïdes qui conduisent à la même conclusion. C'est donc par les accidents auxquels elles doivent leur existence que les sources thermales de Bourbonne se trouvent dans la dépendance des Vosges. Les pointements signalés sont autant d'anneaux de la chaîne qui les y rattache.

Comme il fallait s'y attendre eu égard à leur gisement, les sources de Bourbonne ont une composition qui n'a plus aucune analogie avec le type vosgien. Elles sont chlorurées sodiques, sulfatées calciques et fortement minéralisées. Sous ce rapport elles ont beaucoup d'affinité avec celles qui dérivent des marnes irisées, sauf toutefois en ce qui concerne la magnésie qui accompagne constamment la chaux dans ces dernières et qui n'est représentée à Bourbonne que par 0^{gr},05 à 0^{gr},09 de chlorure de magnésium. La présence d'une forte proportion de lithine dans les sources de cette station montre qu'elles sont en relation avec des roches granitoïdes dont on voit de nombreux pointements dans la région, notamment sur les bords de l'Apance.

Elles prennent naissance au fond d'un vallon étroit, aux flancs ardus, dirigé à peu près est-ouest où coule le ruisseau de Borne, un des affluents de l'Apance. Elles émergent de cette assise de glaises bigarrées, compactes et magnésiennes, formant à la base du muschelkalk un horizon qui a été signalé dans les généralités comme renfermant les gîtes de sel des environs de Sarreguemines et constituant un niveau auquel quelques rares sources triasiques empruntent leur minéralisation.

Partant de ce rapprochement, dans le mémoire où il a rendu compte des travaux exécutés sous sa direction à Bourbonne, l'ingénieur Drouot a donné une théorie assez ingénieuse de la genèse des sources de Bourbonne. Il a admis qu'elles tiraient leur minéralisation des glaises placées à leurs points d'émergence. Mais cette hypothèse soulève de graves objections et paraît inadmissible. En effet, indépendamment de ce qu'on n'a rencontré ni sel ni plâtre dans les glaises des environs immédiats de Bourbonne, on est amené à penser que si la minéralisation s'effectuait dans de pareilles conditions, elle ne présenterait aucune fixité.

Si l'origine des eaux minérales de Bourbonne n'est pas complètement élucidée en ce qui concerne leur composition, on possède au contraire des indications très précises sur les failles qui leur servent de cheminées dans leur trajet ascendant. Drouot a le premier reconnu celle qui ouvre une issue aux sources en rejetant d'un peu plus de 7 mètres les terrains situés sur le flanc droit ou septentrional du vallon de Borne.

On a figuré sur le plan de la page 220, emprunté à la carte du dépôt de la Guerre, le réseau des failles de la région de Bourbonne tel qu'il a été arrêté en 1879 à la suite d'excursions entreprises par le service géologique de la carte de la France. Ce réseau offre plusieurs particularités intéressantes. Ainsi on peut remarquer que, comme cela a lieu si souvent, la dislocation presque insignifiante située aux points d'émergence des sources n'est qu'un *accident secondaire* de la faille qui suit le cours de l'Apance et qu'il lui est presque perpendiculaire. A 1 kilomètre en amont les nombreuses dépressions du sol, qui remontent du fond de la vallée sur les plateaux, correspondent à autant de fractures rayonnant d'un centre commun, de telle sorte que leur figuré sur le plan est comparable à l'étoilement qui se produit dans une vitre brisée. Les sources thermales de Bourbonne jaillissent en un point très voisin de cet étoilement.

La compacité de l'assise de glaises d'où elles émergent est telle qu'il y a lieu d'y distinguer deux catégories. Les unes, comme celle du puits Romain, sont naturelles en ce sens qu'elles traversent les glaises dans des fissures préalables, agrandies par l'effet même du jaillissement ou par quelques travaux superficiels. Les autres, beaucoup plus nombreuses, sont artificielles; elles résultent de sondages peu profonds ayant pénétré dans les couches perméables du grès bigarré, inférieur aux glaises.

Bussang. — Dans la série hydrominérale vosgienne les sources de Bussang constituent une exception manifeste. Elles sont froides, bicarbonatées mixtes, car les bases terreuses, chaux et magnésie, y font presque équilibre à la soude. Elles sont situées à une distance

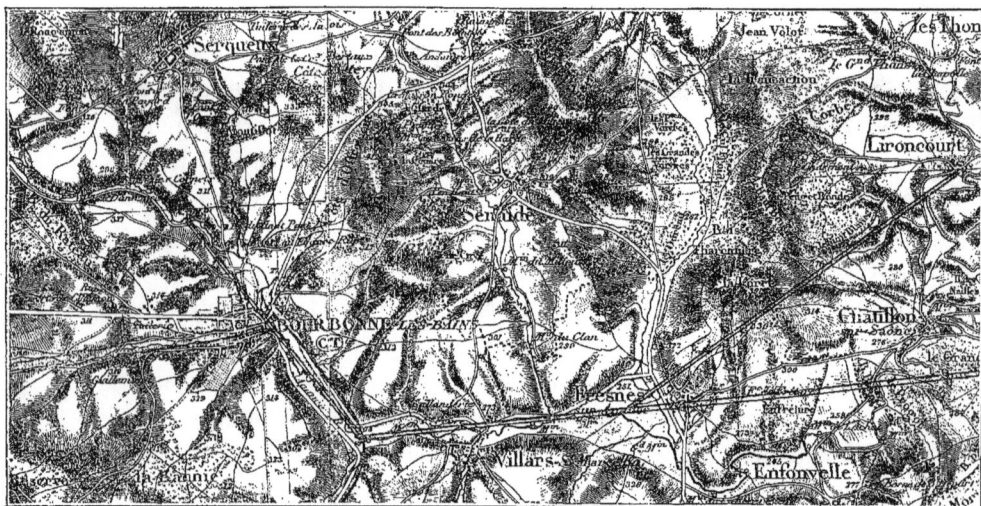

Fig. 14. — Réseau des failles et des accidents secondaires de la région de Bourbonne-les-Bains.

Les failles principales sont figurées par un double trait plein. Les accidents secondaires par un trait simple, pointillé.

d'une centaine de kilomètres à l'est de Plombières et de Luxeuil, dans la partie centrale de la chaîne et par conséquent très isolées du groupe principal. Elles sourdent sur les bords de la Moselle d'un massif granitique recouvert par le terrain carbonifère.

Ces sources, qui rappellent par leur composition celles du Plateau Central, doivent présenter des circonstances de gisement analogues. Il était donc intéressant de constater la présence dans la région du pointement basaltique d'Essey et surtout de celui du Kaiserstuhl, dernière trace vers le sud des éruptions volcaniques si développées le long du cours du Rhin. Si on objectait que la source de Bussang est bien éloignée de ce dernier pointement, on pourrait faire remarquer qu'elle s'y rattache par deux jalons intermédiaires, Soultzbach et Soultzmatt, au pied oriental des Vosges, dans la plaine d'Alsace.

Résumé. — **La chaîne des Vosges reconnue comme région hydrominérale distincte.** — De la description des diverses sources thermominérales disséminées dans la chaîne des Vosges ou à ses abords on peut tirer une conséquence importante qu'il importe de faire ressortir. C'est qu'en dehors de Bourbonne et de Bussang, dont la composition exceptionnelle a été expliquée, cette chaîne est une région hydrominérale aussi simple et aussi bien définie que le Plateau Central. Elle est caractérisée par le type sulfaté sodique qui procède manifestement de roches granitoïdes par une réaction analogue à celle qui donne naissance aux eaux bicarbonatées. Les Vosges sont en définitive un exemple à donner à l'appui de la proposition générale formulée dans le chapitre des *Généralités* qu'au point de vue hydrominéral chaque massif montagneux constitue une *région naturelle parfaitement définie*.

PLOMBIÈRES (VOSGES)

La petite ville de Plombières, arrondissement de Remiremont, est située à l'altitude de 420-430 mètres au fond d'une vallée étroite et profonde, aux flancs abruptes, qui présente tous les caractères d'une fracture et que traverse l'Eaugronne. Les nombreuses sources thermales qu'on y rencontre avaient été très bien captées par les Romains, mais leurs travaux furent bouleversés lors de l'invasion des Huns et il faut arriver au commencement du xive siècle pour retrouver des indications certaines sur la renaissance de Plombières qui eut une grande vogue à partir du xvie siècle; vers 1760 le roi Stanislas y fit faire de nombreux embellissements.

Mais l'état des sources minérales laissait fort à désirer et l'on reconnut la nécessité de procéder à de nouveaux travaux de captage. Ceux-ci furent entrepris de 1856 à 1861 sous l'habile direction de M. l'ingénieur Jutier. C'est de cette époque que date la construction des grands thermes.

Les eaux de Plombières sont la propriété de l'Etat, mais sont affermées à une compagnie. Les établissements thermaux de Plombières sont au nombre de six :

Le plus récent et le plus considérable, les *Grands Bains* ou *Thermes*, est une construction monumentale, contenant 52 salles de bains, douches, étuves, inhalations, etc. Il est flanqué de deux hôtels qui sont reliés par des galeries couvertes.

Le *Bain Romain*, sur l'emplacement de l'ancienne piscine romaine, est un édifice demi-souterrain surmonté d'une vitrine en forme de coupole et dans le vestibule duquel s'ouvrent 24 cabinets de bains.

Le *Bain des Dames*, ainsi nommé de l'ancienne abbaye des Dames de Remiremont, se compose du rez-de-chaussée renfermant 2 piscines, réservées aux malades de l'hôpital, et d'un étage contenant 14 cabinets de bains.

Le *Bain tempéré* renferme plusieurs cabinets de bains et 4 piscines circulaires.

Le *Bain des Capucins*, près du précédent, est un bassin carré divisé en deux compartiments.

Le *Bain National*, le plus considérable des établissements anciens de Plombières, renferme au rez-de-chaussée 4 piscines, 15 cabinets de bains et une étuve, dite *Etuve d'enfer*. Au premier étage sont 25 cabinets de bains et dans une aile en retour, appelée le *Bain des Princes*, des baignoires de marbre blanc. Tous ces établissements sont pourvus de douches.

D'après la statistique de l'administration des mines, on ne compte pas à Plombières moins de 45 sources qui peuvent être partagées d'après M. Jutier en trois catégories.

En dehors des sources thermales, il existe à Plombières une source ferrugineuse froide, la source *Bourdeille*, située sur la promenade des

Dames et qui n'a aucun rapport avec les sources thermales. Elle émerge des alluvions de la vallée.

Le débit des sources de Plombières a été porté à 7 300 hectolitres par vingt-quatre heures à la suite des importants travaux de captage exécutés par M. Jutier.

Parmi les nombreux travaux chimiques auxquels ont donné lieu les eaux de Plombières, il convient de citer une analyse ancienne de Vauquelin et celles de M. J. Lefort [1]. La présence de l'arsenic a été reconnue par Chevallier dans les sources thermales et par Caventou dans la source ferrugineuse.

En 1880, M. Willm a soumis les eaux de Plombières à une nouvelle étude pour la revision de l'*Annuaire* [2] et ses recherches ont porté sur 6 sources appartenant aux 3 catégories qui ont été spécifiés plus haut (p. 214). Elles s'accordent en général avec les résultats annoncés par M. Lefort, mais l'interprétation des résultats l'a conduit à accorder une plus grande part de l'alcalinité au carbonate de sodium, en diminuant d'autant celle du silicate. Ces recherches établissent en outre que les azotates, passés jusque-là sous silence, jouent un rôle assez important dans les eaux de Plombières.

Voici d'abord les températures observées au mois d'août 1880 pour les sources analysées et pour quelques autres, puis les résultats des analyses :

Source du Robinet romain. .	70°	Température de l'air de l'étuve $= 42°$
Source Vauquelin.	64°6	
N° 5 de l'Aqueduc romain. .	66°	
Aqueduc du Thalweg n° 1. .	53°	
— n° 2. .	57°5	
— n° 3. .	61°3	
— n° 4. .	63°	
— n° 5. .	66°	
— n° 6. .	52°8	
—. n° 7. .	64°	
Bain des Dames.	52°5	
Bain des Capucins	52°	
Source du Crucifix	47°5	(n'est employée qu'en boisson).
Galerie des Savonneuses, n° 2.	27°	
— n° 5.	30°5	

[1] *Études sur les Eaux Minérales de Plombières*, par MM. Jutier et Lefort, 1862.
[2] *Recueil des travaux du comité consultatif d'hygiène*, t. X, p 377.

	VAU-QUELIN	BAIN ROMAIN N° 5	CRUCIFIX	BAIN DES DAMES	CAPU-CINS	SAVON-NEUSES N° 5
Acide carbonique libre	0gr,0131	0gr,0150	0gr,0098	0gr,0267	0gr,0469	0gr,0215
Carbonate de sodium	0 0565	0 0496	0 0604	0 0424	0 0138	0 0158
— de calcium	0 0205	0 0190	0 0171	0 0221	0 0289	0 0221
— de magnésium	0 0009	0 0008	0 0007	0 0038	0 0054	0 0060
— ferreux	traces	0 0006	0 0004	0 0009	0 0009	traces
Silicate de sodium (SiO³Na²) . . .	0 0562	0 0466	0 0493	0 0309	0 0273	0 0159
Silice en excès	0 0707	0 0653	0 0629	0 0518	0 0408	0 0319
Sulfate de sodium	0 1226	0 1032	0 1010	0 0900	0 0581	0 0333
— de potassium	0 0112	0 0124	0 0103	0 0096	0 0078	0 0071
Chlorure de sodium	0 0142	0 0103	0 0119	0 0099	0 0105	0 0074
— de lithium	traces	traces	0 0001.3	traces	traces	traces
Azotate de sodium	0 0080	0 0080	0 0056	0 0036	0 0155	0 0041
Arséniate de sodium	0 0002	0 0003	0 0002.5	0 0002.5	0 0002	traces
Fluorure de calcium	traces	traces	traces	traces	traces	traces
Acide borique, ammoniaque. . . .	traces très faibles ou douteuses					
Matières organiques et pertes. . .	0 0054	0 0021	0 0055.2	0 0088.5	»	0 0095
Poids du résidu fixe	0 3664	0 3182	0 3255	0 2741	0 2094	0 1531

Bicarbonates primitivement en solution :

Bicarbonate de sodium (CO³NaH). .	0 0896	0 0796	0 0969	0 0680	0 0222	0 0254
— de calcium (C²O⁶Ca). .	0 0295	0 0274	0 0246	0 0318	0 0416	0 0318
— de magnésium	0 0014	0 0013	0 0011	0 0059	0 0085	0 0091
— ferreux.	traces	0 0008	0 0006	0 0012	0 0012	traces

Source ferrugineuse Bourdeille. — Cette source, dont la température varie de 10 à 12°,5 et dont le débit moyen est de 950 hectolitres, a été analysée en 1861 par M. Lefort qui y a trouvé 0gr,0170 de bicarbonate de fer, le résidu fixe n'étant que de 0gr,0527, avec 11cc,8 d'acide carbonique libre. D'après les analyses de M. Willm, faites en 1880, la nature de cette source paraît s'être profondément modifiée et sa composition chimique paraît être des plus irrégulières. L'eau de cette source, ainsi que celle d'un grand nombre de filets voisins, ne contient pas de carbonates, et a au contraire un caractère acide très prononcé. Elle laisse déposer spontanément, aussitôt recueillie, un abondant dépôt d'hydrate de fer et le poids du résidu fixe est voisin de 1 demi-gramme par litre. L'eau filtrée renferme alors du sulfate de fer et du sulfate de manganèse en quantités presque égales. Pour les divers filets examinés, soit environ 20, on a trouvé une moyenne de 0gr,07 d'oxyde de fer déposé et 0gr,0430 d'oxydes de fer et manganèse restés en dissolution. Le peu de constance de la composition de ces eaux ne permet pas de leur assigner une formule déterminée. On y serait d'autant moins autorisé qu'il ne serait pas impossible que les variations observées aient une cause tout à fait accidentelle. L'enchambrement de la source se trouve sur la rive droite de l'Eaugronne qui la sépare d'une usine de quincaillerie où l'on procède au décapage des métaux par l'acide sulfurique ; les eaux du décapage se répandent dans la rivière d'où elles s'infiltrent alors peut-être dans les terres avoisinant la source.

Bains (Vosges)

Bains est une petite ville à 24 kilomètres d'Epinal, sur la ligne de Nancy à Lure, dans un vallon qu'arrose le Baignerot, affluent de la Saône, à 300 mètres au-dessus du niveau de la mer. Il existait à Bains deux établissements thermaux, connus sous les noms de *Bains Romains* et *Bain-Neuf* ou de la *Promenade*. Ce dernier a été incendié en 1876. L'autre se compose d'un bâtiment construit au centre de la ville et comportant au rez-de-chaussée 3 grandes piscines entourées d'une galerie sur laquelle donnent une série de cabinets de douches, 14 cabinets de bains et deux buvettes, l'une à l'intérieur et l'autre à l'extérieur.

Les sources minérales de Bains sont assez nombreuses; elles sont thermales (de 34 à 51°). Parmi les plus volumineuses, il faut citer la *Grosse Source* 49-50°, la source du *Robinet de fer* 48-48°5, la source la *Promenade* 32 à 33°; elles donnent ensemble 2 000 hectolitres. Parmi les autres sources se trouvent celles dites des *Romains*, 45°, *Souterraine*, 49°, *Savonneuse* 37 à 39°, de la *Vache*, 37°, *Féconde*, 39, à 41°.

Les sources de Bains sont peu minéralisées et leur minéralisation faible est analogue à celle des eaux de Plombières. Une analyse de Vauquelin assigne à l'eau du *Robinet de fer* une minéralisation de 0gr,46 par litre, avec prédominance du sulfate de sodium (0gr,28) et répartition du surplus entre le sulfate calcique et le chlorure de sodium.

En 1840, Poumarède, chef des travaux chimiques de l'Académie de médecine, a soumis à l'analyse diverses sources de Bains, nous en donnons ci-dessous les résultats. Le docteur Bailly a constaté la présence de l'arsenic dans la grosse source.

	GROSSE SOURCE	PROMENADE	SAVONNEUSE	VACHE
Carbonate de calcium	0gr,028	0gr,018	0gr,045	0gr,028
— de sodium.	0 010	»	»	
Oxyde ferrique	0 002	0 002	0 002	0 002
Sulfate de sodium	0 110	0 075	0 160	0 102
Chlorure de sodium	0 083	0 058	0 163	0 136
Silice.	0 069	0 047	0 121	0 093
Matière organique			Petite quantité.	
	0 302	0 200	0 491	0 361

Fontaines-Chaudes (Vosges)

La source désignée sous ce nom est située à 2 ou 3 kilomètres à l'ouest de Bains, au milieu d'une forêt. Elle est très abondante et sa température est de 25°4. La minéralisation est analogue à celle de Plombières. D'après une analyse de M. A. Pommier, elle renferme :

Carbonate de calcium.	0gr,07
Sulfate de sodium	0 22
— de calcium	0 03
Chlorure de sodium	0 10
Silice.	0 04
Arsenic, azotates, iodures. Matière organique	traces
	0 46

LA CHAUDEAU (VOSGES)

Entre Bains et Plombières, mais un peu au sud, on rencontre les sources de ce nom, dans la vallée de la Semouse ; elles sourdent dans le lit même du ruisseau, sur un espace de quelques mètres carrés et fournissent par 24 heures un volume de plus de 2 000 hectolitres, à la température de 23°. Ces eaux tempérées présentent tous les caractères de celles de Plombières et de Bains; elles ne paraissent pas avoir été analysées et sont sans emploi.

CHAUDES-FONTAINES (VOSGES)

Cette source thermale, dite aussi du *Reherrey* jaillit au sud-est de Remiremont. A notre connaissance elle n'a pas été analaysée.

LUXEUIL (HAUTE-SAÔNE)

Luxeuil est un chef-lieu de canton de 4 600 habitants, bâti sur les bords du Breuchin à l'altitude de 310 mètres, à la naissance de la plaine, sur le revers occidental de la chaîne des Vosges.

L'histoire de la station thermale de Luxeuil remonte à l'époque gallo-romaine et se poursuit sans grande interruption, mais sans éclat jusqu'au milieu du XVIIIe siècle. L'établissement actuel date de 1768 et a été construit par la commune de Luxeuil dont il resta la propriété jusqu'en 1853, époque à laquelle il passa aux mains de l'Etat qui lui fit subir de grandes améliorations et y ajouta les bains ferrugineux.

L'établissement thermal de Luxeuil, entouré d'un grand parc, est un des plus beaux de la France. Il comprend 3 grandes piscines alimentées directement et à eau courante, 2 piscines de famille, 74 baignoires, 59 appareils de douches et 7 buvettes.

Le *bain des Bénédictins* est une piscine circulaire alimentée par 3 sources dont 2 sont réunies dans une colonne centrale, la troisième est sur le côté. Elle peut contenir 24 baigneurs et l'eau est à 34-35°. Un cabinet de douches diverses est annexé à la piscine.

Le *bain gradué* est une vaste salle carrée contenant une piscine et 11 cabinets de bains dont 2 avec douches. La piscine, qui est la plus vaste de l'établissement, peut contenir 40 baigneurs et est partagée en 4 compartiments. Ces 4 compartiments étaient autrefois à des températures différentes ; aujourd'hui on n'adopte que les températures de 33°,50 et de 34°,50, écart qui peut être modifié par le mélange de 4 sources de thermalité différente.

Le *bain des Capucins*, où l'on descend par un escalier de 7 marches, consiste en 2 piscines elliptiques adossées et séparées par une vasque d'où tombe l'eau des sources. Leur température est habituellement de 35°. Quatre cabinets de douches y sont adjoints.

Le *Grand Bain* se compose de 10 cabinets pourvus d'appareils de douches qui ont remplacé une grande piscine. On peut y faire arriver de l'eau des sources du grand bain ou l'eau ferrugineuse. Cette partie de l'établissement est complétée par des douches diverses et par des étuves.

Le *bain des Dames* et le *bain des Fleurs*, alimentés par la source des Dames renferment des cabinets de bains et des douches.

Les *bains ferrugineux* comprennent deux salles ; dans la première s'ouvrent 10 cabinets de bains ; la seconde, de forme demi-circulaire, en renferme également 10, disposées en éventail.

Enfin les galeries qui relient ces diverses parties sont également pourvues de cabinets.

Quant aux sources elles sont, d'après un rapport de M. le Dr Tillot, au nombre de 15, savoir :

	DÉBIT	TEMPÉRATURES	
		M. le Dr Tillot	M. Willm
	Hectolitres	Degrés	Degrés
1° Le Grand Bain (2 griffons)	380	52	(51,5-52,5)
2° Source de l'Aqueduc	75	45	»
3° — des Cuvettes	136	42,5	44,6
4° — des Dames	488	42,5	43,7
5° — des Bénédictins (2 filets) . . .	80	42 et 38	42,2
6° — des Capucins	405	41	40
7° — nouvelle, sous le bain ferrugineux	390	41	»
8° — des Yeux	4	39	»
9° Bain gradué, griffon extérieur	114	38	44,4
— — central			38,5
10° Source gélatineuse ou des Fleurs. . .	78	37,5 et 32	36
11° — Labiénus	89	34	»
12° — d'Hygie	59	27	30,5
13° — Puits Romains.	447	27	29
14° — Eugénie ou du Pré-Martin. . .	3 293	24	»
15° — du Temple.	270	24	21

Le puits Romain est situé à 250 mètres au nord de l'établissement ; l'eau est ferrugineuse, comme celle du Temple qui en est voisine. La source du Pré-Martin est située dans le parc à 150 mètres au nord-est des bains.

Les eaux de Luxeuil ont été successivement étudiées par Vauquelin, Longchamp, Braconnot, en 1838 ; puis en 1860 par Leconte, qui a fait l'analyse de toutes les sources. La commission de revision de l'*Annuaire* jugea utile de faire procéder à de nouvelles analyses, qui furent exécutées en 1880-1881 par M. Willm. Les résultats obtenus présentent avec ceux de Leconte quelques divergences ; la teneur en oxydes de fer et de manganèse annoncée par ce dernier est beaucoup plus forte et les analyses de M. Willm se rapprochent à cet égard de celles de Braconnot. En outre, la minéralisation totale observée par lui se trouve constamment supérieure, ainsi que l'établit le tableau suivant :

	BRACONNOT 1838	LECONTE 1860	WILLM 1880
Grand Bain { Source du Réservoir	1gr,1130	1gr,1040	1gr,1673
— des Etuves	»	»	1 1712
Bain des dames.	1 1649	1 1085	1 1552
Source gélatineuse	0 9771	0 6280	1 0795
— des Bénédictins	1 1259	1 1456	1 1658
Bain gradué { Moine intérieur	1 0885	} 1 0569 {	1 1413
{ Moine extérieur	0 9616		1 0980
Capucins.	0 5681	0 5404	0 6288
Cuvettes	0 8612	0 8540	0 9778
Hygie	0 2751	0 2570	0 3751

Pour les sources ferrugineuses du puits Romain il n'y a guère de divergence entre les analyses de Leconte et de M. Willm, tandis que pour le Temple on observe que la minéralisation, qui était plus forte que celle du puits Romain (0^{gr},542 d'après Leconte) est devenue beaucoup plus faible soit de 0^{gr},230.

Les tableaux suivants donnent les résultats des analyses de M. Willm pour les eaux salines thermales et pour les eaux ferrugineuses de Luxeuil [1].

---

[1] Le premier tableau offre une différence avec celui qui a été inséré dans le tome X du *Recueil des Travaux du Comité consultatif* et dans lequel l'alcalinité de l'eau est en partie attribuée à du silicate de sodium au lieu de carbonate ; il n'y a là qu'une différence d'interprétation.

	GRAND BAIN		BAIN DES DAMES	SOURCE GÉLATINEUSE	SOURCE DES BÉNÉDICTISS	BAIN GRADUÉ		SOURCE DES CAPUCINS	SOURCE DES CUVETTES	SOURCE D'HYGIE
	SOURCE DU RÉSERVOIR	SOURCE DES ÉTUVES				SOURCE LA PLUS CHAUDE (extérieur.)	SOURCE LA PLUS FROIDE (intérieur.)			
Acide carbonique libre	0gr,0025	—	—	—	0gr,0056	indéterminé		0gr,0097		0gr,0532
Carbonate de sodium[1]	0 0189	0gr,0216	0gr,0212	0gr,0125	0 0196	0gr,0153	0gr,0119	0gr,0074	0 0152	0 0023
— de calcium	0 0703	0 0732	0 0750	0 0715	0 0720	0 0791	0 0716	0 0514	0 0701	0 0443
— de magnésium	0 0033	0 0017	0 0014	0 0020	0 0026	0 0025	0 0021	0 0027	0 0010	0 0075
— ferreux	0 0028	0 0020	0 0032	0 0028	0 0017	0 0040	0 0050	traces	traces	0 0007
— manganeux	0 0040									
Chlorure de sodium	0 7020	0 7315	0 7425	0 7050	0 7512	0 7345	0 7091	0 4001	0 6105	0 2111
— de potassium	0 0787	0 0585	0 0515	0 0479	0 0579	0 0443	0 0380	0 0183	0 0474	0 0178
— de lithium	0 0077	0 0101	0 0092	0 0038	0 0043	non dosé	0 0096	non dosé	0 0017	0 0019
Sulfate de sodium	0 1546	0 1589	0 1596	0 1555	0 1646	0 1590	0 1639	0 0892	0 1343	0 0183
Arséniate de sodium	non dosé	0 0006	0 0007.4	0 0005	non dosé	non dosé	non dosé	0 0001.5	0 0006	0 0002
Borates, fluorures	traces	traces	traces	traces	traces	traces	traces	traces	traces	traces
Azotates										
Silice	0 0924	0 0988	0 0864	0 0714	0 0882	0 0900	0 0818	0 0555	0 0794	0 0313
Matière organique et pertes	0 0326	0 0143	0 0074.6	0 0067	0 0037	0 0126	0 0050	0 0037.5	0 0116	0 0097
Matières fixes, par litre	1 1673	1 1712	1 1552	1 0796	1 1658	1 1413	1 0980	0 6288	0 9778	0 3751
Bicarbonates primitivement dissous :										
Bicarbonate de sodium (CO³NaH)	0 0299	0 0342	0 0336	0 0198	0 0311	0 0243	0 0189	0 0117	0 0241	0 0036
— de calcium (C²O⁶Ca)	0 1012	0 1054	0 1080	0 1030	0 1037	0 1139	0 1032	0 0740	0 1009	0 0038
— de magnésium	0 0050	0 0026	0 0021	0 0031	0 0039	0 0038	0 0032	0 0041	0 0016	0 0114
— ferreux	0 0040	0 0028	0 0046	0 0040	0 0024	0 0056	0 0072	traces	traces	0 0010
— manganeux	0 0053									
[1] Silicate correspondant au carbonate	0 0215	0 0247	0 0240	0 0142	0 0222	0 0173	0 0136	0 0085	0 0172	0 0026

SOURCES FERRUGINEUSES

	PUITS ROMAIN	TEMPLE
Carbonate de calcium.	0gr,0810	0gr,0770
— de magnésium	0 0136	0 0097
— ferreux	0 0093	0 0104
— manganeux	0 0055	0 0074
Silice	0 0360	0 0190
Phosphate de fer.	0 0027	0 0019
Alumine.	traces	traces
Chlorure de sodium.	0 2053	0 0196
Sulfate de sodium.	0 0369	0 0061
— de potassium	0 0240	0 0116
— de calcium	0 0190	0 0296
— de magnésium.	0 0120	0 0240
Arsenic, iode, acide azotique.	traces	traces
Acide borique, fluor	traces	traces
Matière organique.	0 0107	0 0138
Matières fixes par litre	0 4560	0 2301

L'examen du dépôt boueux formé dans le puits Romain y a mis en évidence la présence de quantités notables d'arsenic et de traces de cuivre. Séché à 120° ce dépôt a fourni à l'analyse :

Eau et pertes.	18,50
Oxyde ferrique.	55,40
Oxyde de manganèse	0,21
Carbonate de calcium.	2,04
Arséniate de fer	1,40
Phosphate , ...	traces
Silice	22,41
Oxyde de cuivre	0,04
	100,00

BOURBONNE-LES-BAINS (HAUTE-MARNE)

La ville de Bourbonne est située au fond d'une vallée étroite parcourue par le Borne, à l'altitude de 280 mètres ; la région appartient à la partie supérieure du bassin de la Saône ; elle est reliée, par un petit embranchement partant de Vitrey, à la ligne de Paris-Belfort.

La station thermale, propriété de l'Etat, comprend des bains civils et un hôpital militaire. Dans ces dernières années, les thermes de Bourbonne ont été l'objet de travaux considérables. On y a procédé à un nouvel aménagement des sources et à la reconstruction des bâtiments.

Les travaux exécutés sur les sources, qui résultent de forages atteignant une profondeur de 45 mètres, ont eu pour but d'augmenter leur rendement en abaissant leurs points d'émergence. Pour emmagasiner leur produit, on a en outre construit des puisards souterrains et des réservoirs étagés sur le coteau qui domine l'établissement, en vue de pouvoir donner des douches à des températures suffisantes. Avant 1857, on ne comptait à Bourbonne que trois sources : la *Fontaine de la place*, le *Bain Romain* et le bain *Patrice*, à l'hôpital militaire. De nombreux forages ont été pratiqués depuis, notamment sur l'emplacement du puisard Romain ; un réseau de galeries amène les sources dans une chambre de distribution où elles sont réparties entre l'établissement civil et l'hôpital militaire. On a également installé en 1875 des puisards souterrains pour emmagasiner l'eau pendant la nuit et de vastes réservoirs pour leur réfrigération. Les divers puits sont désignés par des numéros d'ordre et sont situés soit dans l'établissement même ou dans son voisinage immédiat. Les températures sont comprises entre 42 et 65°. Le débit total est d'environ 5 000 hectolitres.

L'établissement principal, de construction toute récente, est réservé aux installations balnéaires de première classe ; il comprend 52 cabinets de bains et 46 cabinets de douches répartis en deux divisions pour chaque sexe. Un autre établissement, également de construction nouvelle, est destiné à la seconde classe ; il est de même divisé en deux parties contenant chacune deux grandes piscines, divisées en compartiments pour permettre des bains coupés ; il y a en outre 4 cabinets de bains et 8 cabinets de douches.

Les eaux de Bourbonne ont été étudiées en 1808 par Bosc et Bézu, en 1822 par Desfosses et Roumier ; en 1834 par Bastien et Chevallier, en 1848 par Mialhe et Figuier et en 1860 par M. Pressoir. Enfin en 1879, leur étude a été reprise par M. Willm pour la revision de l'*Annuaire*. Elle a porté sur les dix puits suivants :

N° 1. A 10 mètres environ en arrière de l'établissement thermal. Température égale à 55°,4.

N° 10. Dans l'une des cours de l'établissement, 64 à 65° ;

N° 12. Sur la place, à gauche de l'établissement, 64° ;

N° 13. Dans le sous-sol de l'établissement, 65° ;

N° 8. Dans la cour de l'hôpital militaire, 42°,8 ;

N° 9. Sur la place, à côté de l'hôpital militaire, 43°,7 ;

Voici quelle est la composition de ces eaux par litre :

	N° 1	N° 10	N° 12	N° 13	N° 8	N° 9
Acide carbonique des bicarbonates	0gr,0429	0gr,0703	0gr,0670	0gr,0726	0gr,0696	0gr,0982
Acide carbonique libre. . . .	0 0091	0 0263	0 0123	0 0097	?	»
Carbonate de calcium	0 0475	0 0743	0 0696	0 0751	0 0665	0 1025
— de magnésium . . .	traces	0 0032	0 0034	0 0035	0 0029	0 0053
— ferreux et manganeux	0 0015	0 0023	0 0028	0 0038	0 0106	0 0035
Silice	0 0720	0 0748	0 0690	0 0604	0 0670	0 0780
Chlorure de sodium	5 1214	5 2020	5 1868	5 2034	4 4840	4 2066
— de potassium (avec rubidium et césium)[1]	0 1661	0 1992	0 1960	0 1925	0 1766	0 2050
Chlorure de lithium	0 0795	0 0887	0 0832	0 0826	0 0795	0 0838
— de calcium.	0 1621	0 0785	0 1049	0 1340	»	»
— de magnésium	0 0705	0 0538	0 0530	0 0483	0 0796	0 0918
Sulfate de calcium.	1 3849	1 3980	1 3859	1 3550	1 5048	1 5249
— de sodium.	»	»	»	»	0 3387	0 5735
Bromure de sodium	0 0668	0 0644	0 0671	0 0671	0 0657	0 0650
Iodure.	traces	traces	traces	traces	traces	traces
Fluorure de calcium	traces	traces	traces	traces	traces	traces
Oxyde de cuivre.	traces	traces	traces	traces	0 0050	0 0042
Ammoniaque, arsenic . . . . . ⎰ Matière organique. . . . . . . ⎱	traces	traces	traces	traces	traces	traces
Poids du résidu	7 1723 7 1890	7 2392 7 2368	7 2217 7 2084	7 2257 7 2180	6 8809 6 8722	6 9441 7 9032

[1] On voit que toutes ces eaux sont très riches en chlorure de lithium. Quant au césium et au rubidium que M. Grandeau y a trouvés à la dose de 0gr,020 à l'état de chlorures, les recherches de M. Willm en accusent environ le tiers, c'est-à-dire à peu près 0gr,009, évaluation basée sur le poids atomique moyen 41 à 41,5 des métaux alcalins contenus dans le précipité de chloroplatinates ; en outre, les analyses de M. Grandeau n'accusent que 0gr,016 de potassium contre 0gr,090 obtenus par M. Willm. On remarquera la dose élevée de chlorure de lithium.

L'eau des n°s 8 et 9 renferme une quantité notable d'oxyde de cuivre, qui fait défaut dans les autres ; mais ce cuivre paraît n'être tenu qu'en suspension et était contenu dans le faible dépôt formé dans les bouteilles.

Les n°s 8 et 9 se distinguent des autres par une température plus faible et par une différence de minéralisation ; ils renferment plus de sulfates et moins de chlorures, pour une minéralisation totale peu différente.

BUSSANG (VOSGES)

Les sources de Bussang sont situées à 2 kilomètres du village, qui est relié à Epinal par un embranchement qui passe par Remiremont. Le village, qui est baigné par la Moselle à quelques kilomètres seulement de sa source, est à l'altitude de 625 mètres. Placé au centre des hautes Vosges, il est dominé par les ballons de Servance et d'Alsace et près le Gresson et est fréquenté par un grand nombre de touristes.

La station n'était jusque dans ces derniers temps qu'une simple buvette utilisée presque uniquement pour l'embouteillage ; elle s'est complétée depuis quelques années par un important établissement d'hydrothérapie pourvu d'un hôtel.

L'exportation de l'eau de Bussang atteint près d'un million de bouteilles.

L'eau de Bussang est froide; elle est fournie par trois sources désignées sous les noms de la *Salmade*, des *Demoiselles* et *Marie*; la Salmade est la plus importante. Étudiée successivement par O. Henry, J. Bouis et M. Jacquemin; elle a été analysée en 1879, par M. Willm pour la revision de l'*Annuaire*. Nous donnons ici le résultat de ce travail.

	SALMADE	DEMOISELLES	MARIE
Acide carbonique des bicarbonates. . . .	1^{gr},0934	1^{gr},0972	1^{gr},0668
— — libre	1 7786	1 0952	1 4260
	(899^{cc},5)	(554^{cc})	(821^{cc})
Carbonate de sodium.	0^{gr},6285	0^{gr},6405	0^{gr},5023
— de potassium	0 0612	0 0637	0 0467
— de lithium	0 0061	0 0074	0 0051
— de calcium.	0 3798	0 3737	0 4700
— de magnésium	0 1771	0 1770	0 1890
— ferreux.	0 0086	0 0035	0 0035
— manganeux	0 0030	0 0030	0 0032
Arséniate de fer [1]	0 0012	0 0011	0 0007
Silice	0 0641	0 0634	0 0536
Sulfate de sodium.	0 1337	0 1327	0 1192
Chlorure de sodium.	0 0836	0 0943	0 0821
Phosphate, borate et fluorure de calcium .	traces	traces	traces
Alumine (?)	0 0012	0 0011	0 0010
	1 5481	1 5614	1 4764
Poids du résidu séché à 200°.	1 5426	1 5442	1 4770
Bicarbonates primitivement dissous (anhydres) :			
Bicarbonates de sodium.	0 8895	0 9064	0 7108
— de potassium	9 0807	0 0840	0 0616
— de lithium.	0 0097	0 0118	0 0081
— de calcium	0 5469	0 5381	0 6768
— de magnésium.	0 2699	0 2697	0 2880
— ferreux	0 0118	0 0048	0 0048
— manganeux	0 0036	0 0036	0 0038
Soit pour les bicarbonates alcalins hydratés (CO^3 NaH, etc.) :			
Bicarbonate de sodium	0 9962	1 0151	0 7961
— de potassium	0 0887	0 0923	0 0677
— de lithium	0 0114	0 0136	0 0095

[1] Ou une quantité équivalente d'arséniate de sodium.

CHAPITRE VIII

Étendue, hydrogaphie, orogaphie et constitution géologique des Alpes occidentales. — La France ne possède que la partie occidentale de la chaîne des Alpes. Celles-ci pénètrent en Savoie par le Mont-Blanc et les Aiguilles rouges, prolongement vers le sud-ouest des Alpes bernoises, et elles s'étendent sans discontinuité le long de la frontière sud-est jusqu'au littoral de la Méditerranée, embrassant ainsi la plus grande partie du territoire de sept départements : Haute-Savoie, Savoie, Isère, Drôme, Hautes-Alpes, Basses-Alpes et Alpes-Maritimes.

Quelques-uns des contreforts de la chaîne en s'avançant vers l'ouest, pénètrent dans le département du Vaucluse.

La chaîne des Alpes occidentales est de forme assez complexe par suite du défaut de coordination à une même orientation des accidents longitudinaux auxquels elle doit son relief. Entre le Mont-Blanc et Grenoble, elle est dirigée nord-nord-est — sud-sud-ouest; mais à la hauteur de cette ville elle fait un coude brusque qui la rejette vers le sud. Dans les Alpes-Maritimes, elle change encore de direction et s'infléchit vers le sud-est. De là résulte la courbure très prononcée que la chaîne présente, convexe vers la France, concave au contraire sur le versant italien.

On peut évaluer approximativement à 26 000 kilomètres carrés la superficie du versant français des Alpes occidentales, soit environ 5 p. 100 de la partie continentale du territoire.

C'est la partie la plus élevée de l'Europe.

Les principales altitudes de la chaîne, dont deux seulement ont pu être notées sur la carte hydrominérale, sont en allant du nord vers le sud :

	Mètres.
Col de Balme.	2 200
Mont-Blanc.	4 810
Aiguilles rouges sur le revers septentrional de la vallée de l'Arve.	2 958
Chamonix	1 050
Col du Bonhomme entre Saint-Gervais et Bourg-Saint-Maurice, ou de la vallée de l'Arve à celle de l'Isère	2 485
Entre le col du Bonhomme et Valbonnais (Isère) s'étend sur une longueur de 120 kilomètres la chaîne de Belledonne, interrompue seulement par les étroites coupures transversales, à parois abruptes qui donnent passage au Doron de Beaufort, à l'Isère, à l'Arve et à la Romanche. Les altitudes de ses principales sommités sont comprises entre.	2 400 et 3 000
Belledonne, point culminant	2 982
Vient ensuite vers le Sud-Est le massif peu étendu mais très élevé des Grandes Rousses en Oisans dont le point culminant atteint	3 473
Le Pelvoux qui s'élève au Sud des Grandes Rousses, appartient déjà à la partie de la chaîne dirigée Nord-Sud.	
La Barre des Ecrins, son point culminant est à	4 103
Quelques autres sommités ne sont guère inférieures :	
La Meije.	3 986
Le Grand Pelvoux.	3 954
La Bérarde, dernier lieu habité dans la région vers la naissance du torrent le Vénéon, est à	1 738
A partir du Pelvoux, la ligne de faîte qui se confond à peu près avec la frontière d'Italie, ne s'élève plus qu'exceptionnellement au-dessus de l'altitude de 3 200 mètres.	
Sommet le plus élevé de l'Aiguillette faisant partie du massif du Mont-Viso dans le Queyras, à l'Est de Saint-Véran.	3 295
Montagne du Grand Rubren dominant les sources de l'Ubaye dans les Basses-Alpes	3 396
L'Enchastraye au Nord de Saint-Etienne (Alpes-Maritimes) . . .	2 906
Le Ventoux le principal contrefort de la chaine a son point culminant à l'altitude de	1 912

A l'exception des Alpes maritimes, dont les eaux se déversent directement dans la Méditerranée par la Roya et par le Var à l'aide de ses deux principaux affluents : la Tinée et la Vésubie, le versant français de la chaîne des Alpes appartient tout entier au bassin du Rhône.

Dans le nord l'Isère et dans le sud la Durance, remontant jusqu'au cœur de la chaîne, drainent la plus grande partie de ses eaux. La première rivière qui a sa source au haut du Val de Tignes au pied des glaciers de la Galise, se réunit au Rhône au-dessus de Valence après avoir reçu, dans la montagne, sur sa rive droite le Doron de Beaufort avec l'Arly et, sur la rive opposée, le Doron de Bozel, l'Arc, le Bréda, le Drac accru de la Romanche. Quant à la Durance dont le cours entre les hauteurs du Mont-Genèvre où elle a sa source, et son embouchure dans le Rhône au-dessous d'Avignon, n'a pas moins de 380 kilomètres de développement ; elle a pour principaux tributaires à droite, la Guisanne et la Gyronde, qui descendent des glaciers du Pelvoux, et le Buech ; à gauche, le Guil, l'Ubaye, la Bléone, l'Asse et le Verdon.

Il importe de fixer la position de quelques autres cours d'eau moins importants de la région alpine.

La Drance, qui se jette dans le lac de Genève entre Thonon et Evian, est la rivière du Chablais.

L'Arve qui, partant de Chamonix, se réunit au Rhône au-dessous de Genève, reçoit sur sa rive gauche le Bon-Nant et le Borne, et sur sa rive droite le Foron.

Les eaux du lac et des montagnes des environs d'Annecy s'écoulent par le Fier dans le Rhône.

Enfin le lac du Bourget est mis en communication avec ce fleuve par le canal de Savières.

C'est grâce aux travaux de l'éminent géologue Lory, poursuivis avec ardeur pendant près de quarante années, que l'on doit de connaître la constitution des Alpes françaises. Si des études récentes tendent en effet à modifier quelques-uns des résultats acquis, en attribuant aux terrains paléozoïques précarbonifères les schistes lustrés rapportés au trias et en introduisant parmi ces terrains le système permien, ils n'ont nullement été infirmés dans ce qu'ils avaient d'essentiel.

Le plus important de ces résultats est sans contredit la distinction établie par Lory, dans les Alpes de la Savoie et du Dauphiné, de deux régions principales parfaitement définies. A la première appartiennent les montagnes secondaires formées par les massifs calcaires de la Grande-Chartreuse, de Lans, du Royans, du Vercors, du Dévoluy, etc. C'est la région des *chaînes subalpines*. La seconde, beaucoup plus étendue et désignée sous le nom de *chaînes alpines*, comprend les hautes montagnes situées au sud d'une ligne dirigée nord-est — sud-ouest de Sallanches à Albertville, puis prolongée par le cours de l'Isère jusqu'à Grenoble où elle s'infléchit vers le sud en se confondant avec la vallée du Drac. Au delà de cette rivière, la distinction est encore apparente, quoiqu'elle soit un peu indécise. On a admis qu'elle pouvait être jalonnée par les villes chefs-lieux des départements des Hautes et des Basses-Alpes, puis par le cours du Var.

Sous le rapport hydrominéral cette division, tirée de la constitution géologique du sol de la chaîne, est capitale. Elle rend en effet parfaitement compte des différences que l'on constate dans la composition des sources thermales en passant d'une région dans l'autre.

Chaînes subalpines et chaînes alpines. — Les chaînes subalpines sont en très grande partie constituées par les divers étages du terrain crétacé et par la partie la plus élevée du terrain jurassique. On y rencontre également quelques formations tertiaires, notamment le terrain mummulitique et la mollasse marine miocène.

La région des chaînes alpines se distingue surtout de la précédente par la disparition complète des assises les plus élevées dans la série : Ainsi on ne retrouve plus ni la mollasse, ni le terrain crétacé. Le terrain jurassique n'y est représenté que par des assises inférieures à celles qui sont propres aux chaînes subalpines. Le lias y paraît notamment avec tous ses étages et il est très développé.

Le trias, s'il est à l'état rudimentaire sur la lisière occidentale de la région, devient au contraire très puissant dans l'intérieur des chaînes et il y revêt des caractères spéciaux. Le terrain carbonifère y figure par la puissante assise des grès à anthracites qui appartient à un de ses étages moyens. Enfin le terrain primitif, comprenant des schistes cristallins, des gneiss et des roches granitoïdes se montre dans les principales protubérances de la région (Mont-Blanc, chaîne de Belledonne, Pelvoux).

Au point de vue hydrominéral, on a été amené à rattacher aux Alpes la région du mont Ventoux, un des contreforts occidentaux de la chaîne.

Dans le voisinage immédiat de cette montagne, il y a deux petits groupes de sources qui présentent beaucoup d'intérêt.

De là, pour la description hydrominérale de la chaîne, trois divisions bien définies qui se placent naturellement dans l'ordre suivant :

A. Les chaînes alpines.

B. Les chaînes subalpines.

C. Les groupes du mont Ventoux.

A. — SOURCES MINÉRALES DES CHAINES ALPINES

L'hydrologie minérale des chaînes alpines est d'une admirable simplicité. En effet, à part quelques rares exceptions qui seront expliquées et ne feront que confirmer la règle, les sources minérales de ces chaînes dérivent toutes du terrain triasique, soit par voie de simple lixiviation, soit à l'aide de réactions chimiques très simples. Les grandes Alpes forment donc sous ce rapport une région naturelle aussi bien définie que le sont le Plateau Central et les Vosges.

Facies spécial du trias dans les Alpes. — L'attribution au trias de la presque totalité des sources des hautes chaînes justifie pleinement la place importante donnée à la description de ce terrain dans le chapitre des *Généralités.* Il faut néanmoins y revenir parce qu'il présente dans ces montagnes un facies spécial, résultat des dislocations qui ont affecté les couches lors du soulèvement de la chaîne et du métamorphisme qui en a été la conséquence.

Dans les Alpes occidentales, le grès bigarré placé à la base du système triasique se présente sous forme de roches dures, notamment de quartzites qui atteignent une puissance considérable. Le muschelkalk fossilifère est remplacé par des calcaires dolomitiques et des marbres à peu près azoïques. Enfin les cargneules sont généralement beaucoup plus développées que les marnes dans l'étage supérieur. Au point de vue spécial de l'hydrologie souterraine, le résultat le plus saillant de toutes les observations publiées consiste dans la reconnaissance, à leurs places respectives, des deux grands niveaux d'anhydrite ou de gypse signalés, dans les généralités, comme présidant à la genèse des eaux minérales : le premier entre l'étage quartzeux et l'assise calcaire, le second dans la masse souvent très puissante des marnes et cargneules supérieures [1].

[1] A l'appui de ce résumé très succinct il convient de citer avec quelques détails les observations auxquelles il a été emprunté.

C'est Alphonse Favre, l'éminent professeur à l'Académie de Genève, qui a signalé le premier l'existence du trias dans les Alpes occidentales. En 1862, il a publié une carte géologique de la région du Mont-Blanc. En 1867, a paru son grand ouvrage intitulé : *Recherches géologiques dans les parties de la Savoie, du Piémont et de la Suisse, voisines du Mont-Blanc ; 3 volumes avec un atlas de 32 planches.* Nous croyons devoir reproduire les conclusions de cette remarquable étude, en ce qui concerne le système triasique.

Il faut remarquer d'ailleurs que l'altération toute locale du trias dans les chaînes alpines ne persiste pas dans les plateaux de la Provence, aux environs de Grasse, de Draguignan et de Brignoles, où ce terrain très développé reproduit le type lorrain franc.

Il est formé en Savoie par un ensemble de couches inférieures à l'infra-lias ou zone à *Avicula contorta* et supérieures au terrain houiller. On ne le voit nulle part avec un développement complet ; mais en réunissant toutes les assises qui le constituent, on obtient la coupe suivante en commençant par le haut : .

1° Marne ou argile rouge ayant de 60 à 80 mètres de puissance et ressemblant à des marnes irisées durcies ;

2° Cargneule ou calcaire magnésien, celluleux, ayant quelquefois un énorme développement notamment sur les bords de la Drance, près de Thonon. Elle renferme sur ce point deux puissantes couches de gypse ;

3° Schiste argileux rouge et vert bien développé en particulier près du village d'Argentière, vallée de Chamonix. Il passe à un grès qui présente des couleurs plus ou moins variées et à des marnes verdâtres ;

4° Une couche d'ardoise noire, peu épaisse, qui se voit rarement, se trouve au col de Salenton près du Buet ;

5° Le grès arkose se montre à la partie inférieure du trias. Ce grès est bien caractérisé dans beaucoup de localités ; mais il est remplacé, dans d'autres, par des *quartzites* plus ou moins compactes, notamment au grand Saint-Bernard, dans la Maurienne et la Tarentaise. Ce sont ces quartzites qui ont fourni la plus grande partie des blocs erratiques.

D'autre part la légende de la carte géologique du département de la Savoie publiée en 1869 par MM. Lory, Pillet et l'abbé Vallet comprend la série triasique suivante, qui est disposée dans le même ordre que ci-dessus.

1° Gypse avec cargneules et schistes argileux de diverses teintes ;

2° Schistes lustrés, étage supérieur du trias alpin : schistes du Mont-Cenis et de Bardonèche, schistes dits de la Madeleine avec calcaires micacés et brèches à ciment calcaire de Moutiers à Courmayeur, etc. ;

3° Calcaires magnésiens, souvent avec cristaux de feldspath albite, calcaires de l'Esseillon, de Suse, de Salins, du Détroit de Ciex, du Chapu, etc. ;

4° Grès blancs ou bigarrés, purement quartzeux en général, passant à la structure de quartzite.

Dans ces dernières années les Alpes de la Tarentaise, de la Maurienne et du Briançonnais ont été, de la part du service géologique, l'objet d'études importantes, entreprises notamment dans le but de délimiter le système triasique et d'en séparer les schistes lustrés, rapportés à tort à ce système, attribution que Favre avait déjà mise en doute en 1867.

Dans son étude sur la constitution géologique du massif de la Vanoise (*Bulletin du service géologique*, tome II (1890-91), n° 20), M. l'Ingénieur des Mines Termier donne pour le trias la coupe suivante, qui est présentée de haut en bas :

1° Cargneules supérieures, souvent associées à des gypses, inconnues dans le massif même de la Vanoise et n'apparaissant que dans la vallée de l'Arc, notamment à Thermignon (keuper supérieur) ;

2° Calcaires de la Vanoise toujours un peu siliceux et magnésiens, superposés à des marbres blancs translucides représentant le muschelkalk et une partie du keuper ;

3° Marbres chloriteux plus rarement sériciteux, alternant avec des schistes noirs argileux, ou sériciteux (muschelkalk inférieur) ;

4° Quartzites blancs associés à des schistes sériciteux blancs ou vert clair (grès bigarré).

D'un autre côté, dans sa note sur l'histoire et la structure géologique des chaînes alpines de la Maurienne, du Briançonnais et des régions adjacentes (*Bulletin de la Société géologique*, tome XIX, 3° série, 1890-91), M. Kilian, professeur à la faculté de Grenoble, a admis que le trias alpin pouvait être considéré comme formé par les assises suivantes :

1° Cargneules et gypses supérieurs ;

2° Marbres phylliteux et calcaires dolomitiques ;

3° Cargneules et gypses inférieurs ;

4° Quartzites.

**Disposition des assises triasiques dans l'étendue des chaînes alpines.
Gisement des sources qui en dérivent.** — Le terrain triasique, ainsi
défini, tient une très grande place dans les chaînes alpines. Il s'y montre
le plus souvent sous forme de bandes longitudinales, plus ou moins
larges qui reproduisent la direction générale des chaînes. Les sources
minérales qui en proviennent, affectent également cette disposition.

Pour justifier l'attribution qui en a été faite au trias, il faut les suivre
dans toute l'étendue des grandes Alpes et montrer qu'elles sont constamment dans la dépendance de ce terrain.

1° RÉGION DU MONT-BLANC ET DES AIGUILLES ROUGES

CHAMONIX, SAINT-GERVAIS, BOURG-SAINT-MAURICE, SOURCES MINÉRALES DU VALAIS
ET DE LA VALLÉE D'AOSTE

La carte géologique de Favre est très propre à servir de guide dans
la région du Mont-Blanc, la première des chaînes alpines que l'on rencontre vers le nord. Sur le territoire français aux abords de cette montagne, le terrain triasique est représenté comme constituant trois grandes
bandes orientées nord nord-est — sud sud-ouest. Il y a également
quelques zones transversales.

Une première bande triasique venant de Saint-Maurice dans le bas
Valais entre sur le territoire français au sud du Buet; elle passe à
Servoz et se dirige ensuite sur Albertville en suivant le cours de l'Arly
par Megève, Flumet et Ugines. Cette bande, qui ne s'écarte guère de la
limite des chaînes alpines et des chaînes subalpines, n'a pas moins de
80 kilomètres de longueur, sur le flanc occidental du massif du Mont-
Blanc.

Dans la coupure parcourue par l'Arve, qui sépare cette montagne des
Aiguilles rouges, une seconde bande très étroite est figurée sur la carte
de Favre. Elle passe à Chamonix, au-dessus du village des Houches et
traversant la vallée du Bon-Nant aux Contamines, elle s'étend en se
divisant vers Beaufort et Haute-Luce. Du côté du nord, elle se dirige
sur Trient par Argentière et le col de Balme.

A la hauteur des Contamines une zone latérale s'en détache pour descendre vers Saint-Gervais et Servoz en suivant le cours du Bon-Nant.

Mais c'est surtout sur le flanc sud-est du Mont-Blanc que le trias
acquiert un développement considérable. Il forme de ce côté une

bande aussi large qu'étendue, qui pénètre sur le territoire français au nord-est de Bourg-Saint-Maurice pour se diriger de là sur Moutiers. Vers le nord, après avoir traversé la partie supérieure de la vallée d'Aoste, cette bande s'étend le long du Valais par Sion et Visp, beaucoup au delà de Brieg. Il ressort donc de cette description que le Mont-Blanc est littéralement encadré dans un réseau d'affleurements triasiques.

La situation des sources minérales de la région y est subordonnée. A l'extrémité nord de la bande occidentale, on trouve la source chlorurée sodique et sulfatée, fortement thermale (30° Réaumur) découverte en 1861 dans les alluvions du Rhône au-dessus du pont de Saint-Maurice et qui est exploitée à Lavey [1].

La source sulfureuse accidentelle que l'on rencontre sur la rive gauche de l'Arve, au bas du chemin qui conduit de Chamonix au Montanvers et à la Mer de glace, émerge de la bande triasique signalée dans la coupure entre le Mont-Blanc et les Aiguilles rouges.

Les bains de Saint-Gervais situés dans la vallée de Montjoie ou du Bon-Nant sont en relation manifeste avec la zone triasique qui remonte le cours de ce torrent vers les Contamines.

Dans le voisinage immédiat des sources qui les alimentent, on constate la présence des roches les plus caractéristiques de ce terrain, notamment de grandes masses de gypse, des quartzites, des marnes versicolores et des cargneules. Favre a poussé très loin le rapprochement des terrains de Saint-Gervais avec le keuper classique. C'est ainsi qu'il a considéré le gisement d'anthracite reconnu dans la vallée comme représentant le combustible que renferme assez fréquemment le grès keupérien.

Quant à la bande triasique disposée sur le flanc sud-est du Mont-Blanc, rencontrant à Bourg-Saint-Maurice, à dix kilomètres environ de la frontière, la vallée supérieure de l'Isère, elle décèle immédiatement sa présence par deux manifestations importantes : d'une part la source thermale sulfatée calcique et magnésienne de Bonneval, de l'autre la source chlorurée sodique d'Arbonne.

La source de Bonneval, d'une température de 38° C., est située près

[1] Le Mont-Blanc étant situé à l'extrême frontière tant du côté de la Suisse que de l'Italie, on s'est trouvé dans l'obligation de faire une incursion dans ces deux pays pour reconstituer intégralement le groupe des sources minérales qui forme le cortège de cette montagne. La géologie, science des grands horizons, se trouve d'ailleurs trop à l'étroit dans les délimitations politiques; elle n'a pas à en tenir compte.

du hameau de ce nom vers l'altitude de 1 200 mètres sur les bords du torrent qui descend du Chapieu, à cinq kilomètres au nord du Bourg. D'un autre côté, à quatre kilomètres dans la direction de l'ouest, aux abords du ruisseau d'Arbonne, la carte géologique de la Savoie signale l'existence, dans les marnes irisées, d'un gîte de sel gemme d'où émerge une source fortement salée.

Dans son prolongement vers le nord au delà de la frontière, la bande triasique disposée sur le flanc oriental du mont Blanc donne naissance aux sources thermales du col de la Seigne et du Pré-Saint-Didier situées dans la vallée d'Aoste près de Courmayeur. Celles beaucoup plus connues de Saxon et de Louèche dans le Valais, qui sont manifestement triasiques, émergent également de cette bande.

Le groupe du Mont-Blanc est donc très riche en eaux minérales de cette catégorie.

SAINT-GERVAIS (HAUTE-SAVOIE)

Les bains de Saint-Gervais occupent au pied du Mont-Blanc le fond d'une gorge profonde qui semble fermée en amont, la vallée de Montjoie ou du Bont-Nant ; l'établissement thermal en embrassait toute la largeur. Il est situé à 630 mètres d'altitude et son parc débouche sur la route de Genève à Chamonix dans la vallée de l'Arve ; la voie ferrée qui doit passer par ce point se termine actuellement à Cluses, à 25 kilomètres en aval. Le village de Saint-Gervais domine l'établissement de 200 mètres environ.

Découvertes au commencement du siècle, les eaux de Saint-Gervais commencèrent à être utilisées en 1807, mais leur exploitation ne prit de l'importance qu'à partir de 1838, époque des premières constructions de l'établissement, grâce aux efforts du docteur de Mey.

En 1892, l'établissement était composé de trois corps de logis servant d'hôtel ; les installations balnéaires, situées en arrière du bâtiment central comprenaient 30 cabinets de bains, 2 salles de douches, une salle de pulvérisation, 2 buvettes et deux grands réservoirs dans lesquels sourdent les sources *Gonthard* et de *Mey*. Une troisième source dite du *Torrent* jaillit près d'une cascade formée par le Bon-Nant ; elle n'est employée qu'en boisson.

Les eaux de Saint-Gervais sont thermales, à une température voisine de 48° ; elles sont salines, nettement bromurées et lithinées, et la source du Torrent est en même temps légèrement sulfureuse, ce qui paraît arriver parfois pour les deux autres sources; leur minéralisation saline n'offre du reste pas de différences notables. Elles ont été analysées en 1878 par M. Lossier, de Genève, et en 1888 par M. Willm pour la revision de l'*Annuaire* les résultats obtenus ne diffèrent guère de ceux de M. Lossier. Ils sont consignés dans le tableau suivant :

	SOURCE DE MEY 39° 8	SOURCE GONTARD 38° 5	SOURCE DU TORRENT 39°
Acide carbonique des bicarbonates.	0ᵍʳ,1408	0ᵍʳ,1525	0ᵍʳ,1490
— libre	0 0549	0 0505	0 0506
Hydrogène sulfuré libre.	»	»	0 0049
Carbonate de calcium.	0 1555	0 1715	0 1677
— de magnésium	0 0038	0 0015	0 0014
Silicate de magnésium	0 0605	0 0237	0 0298
Silice en excès	0 0081	0 0279	0 0277
Sulfate de sodium.	1 7732	1 7150	1 7153
— de potassium	0 1088	0 1070	0 1166
— de lithium	0 0748	0 0770	0 0745
— de calcium	0 9577	0 9017	0 9321
— de magnésium.	0 0695	0 1194	0 1267
Chlorure de sodium.	1 7530	1 7189	1 7509
Bromure de sodium.	0 0369	0 0361	0 0407
Iodure de sodium.	traces	traces	traces
Arsenic	indices	traces	tr. faibles
Acide phosphorique.	traces	traces	traces
Total par litre	5 0018	4 8997	4 9834
Résidu observé	4 9960	4 8919	4 9888
Contrôle des analyses. { Résidu sulfaté observé . .	5 4712	5 3178	5 4272
— calculé . .	5 4709	5 3377	5 4286
Alcalinité observée . . .	0 2141	0 1940	0 1999
— calculée	0 2161	0 1931	0 1960
Bicarbonate de calcium.	0 2239	0 2470	0 2415
— de magnésium	0 0057	0 0023	0 0022

Une terrible catastrophe, survenue dans la nuit du 11 au 12 juillet 1892, a amené la destruction totale de l'établissement de Saint-Gervais. Le Bon-Nant, grossi par une débâcle du glacier de Bionnassay qui descend du Mont-Blanc, fit irruption dans la gorge entièrement barrée par les bains qui furent entraînés avec la plus grande partie des baigneurs et du personnel. Les travaux entrepris depuis lors ont remis les sources à jour. L'établissement lui-même doit être reconstruit dans une situation qui le mettra à l'abri d'une catastrophe analogue à celle de 1892.

CHAMONIX (HAUTE-SAVOIE)

L'eau sulfureuse de Chamonix est connue dans la vallée depuis un temps immémorial. Elle sourd sur la rive gauche de l'Arve tout près du bourg, dans la plaine et au pied du Mont-Blanc. Elle a été analysée en 1834 par Pyram Morin, pharmacien à Genève. Vers cette époque elle était utilisée dans 4 cabinets de bains et en boisson, mais aucun captage sérieux n'avait été entrepris. Vers 1869, l'administrateur des hôtels réunis de Chamonix fit procéder à un captage complet en vue de la fondation d'un établissement, fondation restée jusqu'à présent à l'état de projet.

L'eau de Chamonix est froide, 9°, et son débit journalier est de 1 620 hectolitres. La sulfuration est exprimée par 6° Dupasquier, ce qui correspond à 0^{gr},008 d'hydrogène sulfuré. L'analyse de Morin lui assigne 0^{gr},0034 de ce gaz et une quantité de soufre correspondant à 0^{gr},0191 de sulfure de calcium, et non 0^{gr},0412, comme l'indique le groupement. Celui-ci, modifié en conséquence et sur d'autres points, est le suivant :

Acide carbonique libre	0^{gr},0168
Acide carbonique des bicarbonates	0 0842
Hydrogène sulfuré	0 0034
Bicarbonate de calcium	0 0534
— de sodium	0 0879
Sulfure de calcium	0 0191
Sulfate de sodium	0 1590
Chlorure de sodium	0 0076
— de potassium	0 0047
Silice	0 0037
Oxyde de fer	0 0040
Glairine	0 0329
	0 3723

BONNEVAL, COMMUNE DE BOURG-SAINT-MAURICE (SAVOIE)

La source thermale exploitée de temps immémorial à Bonneval est très puissante, son volume ne paraît pas inférieur à 10 000 hectolitres par 24 heures. Calloud estimait que, d'après leur gisement, ces eaux devaient offrir une composition analogue à celles de Saint-Gervais.

Elles n'ont jamais fait l'objet d'une exploitation sérieuse, quelques baignoires, dans une installation très primitive, suffisaient aux visiteurs des environs. Dans son ouvrage sur la *Savoie thermale*. M. Barbier attire l'attention sur l'importance que pourraient avoir les eaux de Bonneval, et annonce que leur nouveau propriétaire se propose de faire exécuter les travaux nécessaires pour leur exploitation.

Analysée en 1882 à l'école des Mines, la source de Bonneval, commune de Bourg-Saint-Maurice a donné :

Acide carbonique des bicarbonates	0^{gr},7140
— libre	1 1120
Bicarbonate de calcium	1 0944
— de magnésium	0 0620
— ferreux	0 0049
Sulfate de calcium	1 2072
— de magnésium	0 2268
— de sodium	0 1775
Chlorure de sodium	0 0048
— de potassium	traces
Silice	0 0400
Matières organiques	0 0022
	2 8198
Poids du résidu fixe	2 4600

ARBONNE, COMMUNE DE BOURG-SAINT-MAURICE (SAVOIE)

Eau sortant d'une mine de sel gemme et minéralisée par 280 grammes de chlorure de sodium par litre. Sa source est située près de Bourg-Saint-Maurice (arrondisssement de Moutiers).

2° SOURCES MINÉRALES DES VALLÉES DU BRÉDA ET DU GRÉSIVAUDAN

ALLEVARD ET URIAGE, L'ECHAILLON DE VEUREY

La disposition si remarquable des sources minérales à la phériphérie du massif cristallin du Mont-Blanc se poursuit dans toute l'étendue de la chaîne de Belledonne qui en forme le prolongement vers le sud-ouest. A n'envisager d'abord que la bande triasique située sur le flanc nord-ouest de ce massif, on reconnaît sans peine que, si elle est interrompue à la hauteur d'Albertville, elle se poursuit dans la vallée du Bréda. Le trias très développé sur les deux flancs de cette vallée se rattache, en effet, à la bande suivie jusqu'à Ugines par trois pointements remarquablement alignés suivant sa direction, savoir Grignon au sud d'Albertville, le Chaix entre Bouvillaret et Randens, près d'Aiguebelle, enfin Verneil non loin du coude formé par le Bréda près de son confluent dans l'Isère. La vallée renferme trois sources minérales, qui en allant du nord vers le sud, se présentent dans l'ordre suivant :

1° La source chlorurée sodique de Sala située sur le territoire de la Chapelle-du-Bart à une altitude de 1 500 mètres environ dans la montagne ;

2° Celle qui alimente les bains d'Allevard, près du bourg de ce nom au fond et dans la partie moyenne de la vallée ;

3° Enfin celle qui a été découverte à la Ferrière, vers l'altitude de 1 250 mètres dans le haut de la vallée sous le col de la Valloire.

De ces trois sources, celle d'Allevard est seule utilisée. Elle est captée au fond d'un puits peu profond formé par les assises du lias à bélemnites, et c'est au bitume qui accompagne constamment ce terrain qu'elle doit d'appartenir à la catégorie des sulfureuses accidentelles. Aucun doute ne paraît d'ailleurs s'élever sur son origine manifestement triasique, car dans la gorge vulgairement connue sous le nom de *Bout-du-Monde* que l'on rencontre en remontant le cours du Bréda, on recoupe les affleurements fortement relevés des roches les plus caractéristiques de ce terrain : dolomies cloisonnées ou cargneules, marnes bariolées avec amas de gypse, enfin grès associés à des schistes argileux noirs ou verdâtres à clivages ardoisiers qui ont été rapportés à l'étage du grès bigarré.

Les bains d'Uriage, situés à huit kilomètres à vol d'oiseau au sud-est de Grenoble, occupent une position analogue à celle des sources de la vallée du Bréda. Ils se trouvent, en effet, aux pieds mêmes de la chaîne de Belledonne, sur la grande bande liasique de la rive gauche de l'Isère séparée par une faille des schistes cristallins qui constituent le sol de cette chaîne.

Le trias ne paraît pas dans les environs immédiats d'Uriage ; mais on ne peut mettre en doute son existence dans la profondeur, sous le plateau liasique. En se rendant, en effet, à Vizille, on le voit affleurer de toutes parts dans cette situation, notamment sous Montchabond et Saint-Sauveur et dans le vallon des Combes-de-Champ. C'est l'étage des marnes irisées avec dolomies compactes ou terreuses, dépôts de gypse rubané et petites assises d'anhydrite qui paraît en couches forte-ment redressées dans l'escarpement des carrières de plâtre ouvertes sur ce dernier point. Il y est accompagné par la roche éruptive connue dans le Dauphiné sous le nom de spilite. A Champ, les marnes irisées sont recouvertes pas l'infra-lias à *Avicula contorta*, ce qui fixe complè-tement leur âge.

La partie de la vallée de l'Isère située en amont de Grenoble, et connue sous le nom de Grésivaudan, renferme un certain nombre de sources minérales caractérisées par la présence d'une assez forte pro-portion de chlorure de sodium et de sels de magnésie. Comme celles de la vallée du Bréda, elles sont sur le flanc nord-ouest du massif cris-tallin de Belledonne. Toutefois, plus excentriques que ces dernières, elles ont leurs points d'émergence dans des terrains supérieurs au trias, tels que le lias ou même des assises du système jurassique.

D'après Lory, la vallée du Grésivaudan, limite qui sépare les chaînes alpines des chaînes subalpines, correspond à une grande faille parallèle à celle qui vers l'est sépare le massif cristallin des terrains sédimen-taires. Masquée par les alluvions de la vallée, elle est très apparente dans son prolongement septentrional aux environs d'Albertville.

Cette faille explique l'existence des sources minérales du Grésivaudan qui ont toutes une température supérieure à celle de la région, et leurs réservoirs dans la profondeur au sein du trias. Ce sont, sur la rive gauche de l'Isère :

1° Une source sise à l'altitude de 922 mètres, au nord-est du village de Laval; température 21°,7 ;

2° La source découverte en 1850 dans les alluvions de la vallée, au-dessous du bourg de Domène. Elle aurait une température de 46° et un volume considérable ; mais on a renoncé à la capter à raison des difficultés que l'opération présentait ;

Sur la rive droite de l'Isère ;

3° La source des Combettes à la Terrasse, village situé à 22 kilomètres au nord de Grenoble sur la route de Chambéry. Elle sourd des marnes oxfordiennes recouvertes par les alluvions, et elle est captée au moyen d'une galerie de 70 mètres de longueur qui l'amène au jour dans un petit établissement renfermant dix baignoires ; température 19°.

4° La source de Corenc dans une situation identique près du village de ce nom, aux portes de Grenoble, température 15°.

La source minérale située sur le territoire de la commune de Veurey, dans la vallée de l'Isère, à 15 kilomètres au nord-ouest de Grenoble, est également d'origine triasique, quoiqu'elle ait son point d'émergence dans le calcaire néocomien. Par la position qu'elle occupe en face de Moirans à la pointe extrême nord-ouest du massif de Lans, où l'Isère quitte la montagne pour entrer dans la plaine, elle semble appartenir aux chaînes subalpines ; mais elle se rattache en réalité à la chaîne alpine par l'accident auquel elle doit son existence. Comme Lory l'a parfaitement démontré, le changement brusque de direction à retour d'angle que l'Isère éprouve à sa sortie de Grenoble n'est que la conséquence d'une dislocation secondaire, à peu près normale à la grande faille du Grésivaudan. Entre cette ville et Moirans, l'ouverture de la vallée correspond à une rupture transversale, contemporaine des plissements et du dernier jeu des failles, et en rapport avec le changement de direction de ces accidents en passant du massif de la Chartreuse à celui de Lans

ALLEVARD (ISÈRE)

Chef-lieu de canton situé à l'altitude de 475 mètres dans la vallée du Bréda, un des affluents de l'Isère, au point où le torrent sort d'une gorge profonde au pied du massif de Belledonne. Il est à 10 kilomètres de Goncelin et à 14 kilomètres de Poncharra, stations de la ligne de Grenoble à Chambéry, la première en aval, la second au nord, en amont.

Comme station thermale, Allevard est de création assez récente et a acquis une grande importance. L'établissement dont la construction première remonte à 1838 est entouré d'un parc; on y a adjoint un hôtel qui renferme les salles de conversation, etc.

L'eau minérale sourd au fond d'un puits de 6 mètres de profondeur creusé dans les assises du lias à 350 mètres de l'établissement, à la sortie de la gorge du Bréda, dite *Bout-du-Monde;* elle est élevée par des pompes et envoyée sans aucune altération par des conduites à l'établissement. Une buvette et une salle de gargarismes se trouvent immédiatement à côté de la source.

L'établissement thermal est de forme rectangulaire, avec deux ailes en retour et une grande galerie vitrée qui sert de salle d'attente et de promenoir. Il renferme 35 cabinets de bains, dont quelques-uns pourvus de deux baignoires et de douches locales, 7 cabinets de douches; des salles d'inhalation tiède et chaude avec cabinets de repos; divers autres bâtiments pour les bains de petit-lait, les bains aromatiques et le traitement hydrothérapique à l'eau douce.

L'établissement d'Allevard est le premier où l'on ait installé le traitement par inhalation, sur l'initiative du Dr Niepce, et celui où on le pratique le plus largement. La galerie vitrée communique avec un bâtiment spécial où sont disposées 7 salles d'inhalation froide, très vastes, de 6 mètres de hauteur et éclairées par de grandes baies qui rendent le renouvellement de l'air facile. Au centre de chaque salle s'élance un jet d'eau minérale qui vient se briser contre un disque de métal placé à 3 mètres de hauteur; il retombe en pluie dans une série de vasques de diamètres allant en augmentant de haut en bas. L'eau abandonne ainsi la totalité de l'hydrogène sulfuré qu'elle renferme.

Enfin, le jardin de l'établissement renferme un pavillon pour les buvettes, avec une salle de gargarismes.

Le débit de la source est d'environ 1 300 hectolitres par jour.

L'eau minérale d'Allevard est une eau sulfurée accidentelle, sulfatée et chlorurée. Sa température est peu supérieure à la moyenne de la contrée, soit 16° à 16°,9. Elle a d'abord été analysée par Dupasquier, en 1839, qui y a appliqué pour la première fois le procédé sulfhydrométrique qui porte son nom. Le titre sulfhydrométrique est, d'après lui, de 0^{gr},0377 d'hydrogène sulfuré, et la minéralisation en principes fixes de 2^{gr},24. Leroy, Gueymard et Breton, Savoye, ont trouvé plus tard une minéralisation beaucoup plus faible, soit respectivement 1^{gr},510, 1^{gr},428 et 1^{gr},300. Sur la demande de la commission de revision de l'*Annuaire*, M. Willm a procédé, en 1888, à une nouvelle étude de l'eau d'Allevard. Le titrage sulfhydrométrique a donné un résultat absolument conforme à celui de Dupasquier; quant à la minéralisation totale, elle s'est trouvée être de 1^{gr},79, c'est-à-dire intermédiaire entre les résultats rappelés plus haut.

Quant à la sulfuration, voici les résultats observés dans diverses circonstances et exprimés en hydrogène sulfuré :

GRIFFON	INHALATIONS FROIDES	BUVETTE DU PARC	INHALATIONS CHAUDES ET BAINS
0^{gr},0379	0^{gr},0299	0^{gr},0286	0^{gr},0024
ou 24^{cc},88	19^{cc},65	18^{cc},9	1^{cc},56

Enfin, de l'eau puisée au griffon et examinée, après transport à Lille, a accusé 0^{gr},0296 d'hydrogène sulfuré, soit exactement la sulfuration aux salles d'inhalations froides. C'est là une preuve de la facilité avec laquelle se conserve l'eau d'Allevard.

Quant à la constitution chimique de cette eau, M. Willm tire de ses analyses le groupement hypothétique suivant :

Acide carbonique des bicarbonates.	0^{gr},2806	
— — libre	0 0605	$(30^{cc},6)$
Hydrogène sulfuré	0 0376	(24 7)

		BICARBONATES
Carbonate de calcium.	0^{gr},2944	0^{gr},4239
— de magnésium	0 0189	0 0288
— de strontium.	0 0019	0 0025
ferreux	0 0016	0 0022
Hyposulfite de sodium	0 0015	
Chlorure de sodium.	0 5434	
Bromure de sodium	0 0011	
Iodure.	traces	
Sulfate de sodium	0 4133	
— de potassium	0 0218	
— de lithium	0 0008	
— de calcium	0 2264	
— de magnésium	0 2445	
Arséniate de sodium	0 0001	(environ)
Phosphate. Borate	traces	
Silice	0 0228	
	1 7925	
Poids du résidu	1 7904	

L'alcalinité de l'eau exige 0^{gr},3136 d'acide sulfurique.

Résidu converti en sulfates (observé . . . . 2^{gr},0236
                             (calculé   2   0208

URIAGE (ISÈRE)

La station thermale d'Uriage, commune de Saint-Martin-d'Uriage, est située à 12 kilomètres est de Grenoble, dans un beau vallon à 414 mètres d'altitude. Autour de l'établissement thermal se sont groupés peu à peu un grand nombre d'hôtels ; un vaste parc couvert de beaux arbres confine à l'établissement.

Les eaux d'Uriage étaient connues des Romains, et les vestiges nombreux et intéressants qu'on y a trouvés des anciens thermes, dont un grand nombre sont conservés dans les collections de l'antique château d'Uriage, témoignent de l'importance qu'ils y attachaient. Leur renaissance ne date que de 1820 et est due aux efforts de Mme de Gautherau, puis du comte Louis de Saint-Ferriol. Depuis ce temps, les comtes de Saint-Ferriol n'ont cessé d'apporter aux installations balnéaires toutes les améliorations nécessaires, qui ont fait peu à peu d'Uriage une de nos principales stations thermales.

Avant 1820, la source d'Uriage prenait naissance dans le dépôt alluvien du vallon de Vaulnaveys, au bord d'une prairie. Les travaux de captage exécutés à cette époque par l'ingénieur Gueymard ont consisté dans l'exécution d'une galerie d'une centaine de mètres de longueur qui, partant du point d'émergence primitif, est restée dans ce dépôt jusqu'au fond. La source est donc captée dans un terrain d'alluvion massif d'où elle sort par un seul jet, de bas en haut. Elle est recueillie dans une citerne de 15 mètres de profondeur ; le rendement journalier est de 420 mètres cubes. Un siphon de 0^m,1 de diamètre, plongeant au fond de ce réservoir, conduit l'eau à plein tuyau dans un bassin clos de distribution jaugeant environ 375 mètres cubes. La distance du griffon au lieu d'emploi est de 450 mètres.

L'établissement thermal renferme plus de 80 cabinets de bains, dont quelques-uns avec 2 baignoires. Une nouvelle galerie de bains pour dames a été construite sur l'emplacement de l'ancienne galerie de la buvette. Des cabinets avec baignoires et douches locales de toute espèce, d'autres avec bains de siège ; deux pièces exclusivement destinées aux baignoires d'enfants complètent cet ensemble d'appareils pour la médication balnéaire. L'installation des douches ne laisse rien à désirer.

Le chauffage de l'eau pour les bains et les douches a lieu à l'aide de serpentins dans de grands réservoirs hermétiquement clos ; le service des douches est aménagé avec un grand soin. L'eau des grands réservoirs de chauffe est amenée dans une batterie de réservoirs plus petits et jaugés, de la capacité voulue pour une douche, et dans lesquels on ramène la température trop élevée à la température prescrite par une quantité convenable d'eau minérale non chauffée.

La buvette actuelle, qui date de 1885, est contenue dans un pavillon octogone très spacieux où l'on accède par une galerie abritée. Derrière la buvette existe une grande pièce pour les gargarismes et les irrigations naso-pharyngiennes.

Il y a deux salles de pulvérisation pour les deux sexes, à peu de distance de la buvette ; les appareils de pulvérisation sont du système du Dr Sales-Girons.

Il existe enfin un pavillon spécial pour l'hydrothérapie.

Les fondateurs d'Uriage n'ont pas oublié les indigents. Douze cabinets de bains, deux de douches et une buvette leur sont réservés ; les médicaments leur sont délivrés gratuitement, et ils reçoivent des secours alimentaires qui sont en partie le produit de quêtes faites dans l'établissement.

La température de l'eau d'Uriage est de 27° au griffon, c'est-à-dire au fond de la citerne de réception ; mais, à peu de distance de la surface, on n'observe guère que 22°. On retrouve la température de 26° au réservoir de distribution ; de 23°,5 à la buvette, suivant les observations de M. Willm (août 1888).

L'eau d'Uriage est une eau chlorurée forte, en même temps que sulfureuse. Elle a été analysée en 1823 par Berthier qui n'y a trouvé qu'une minéralisation de 5^{gr},70, par suite de la défectuosité du captage à cette époque. Analysée en 1865 par M. J. Lefort, elle a fourni 10^{gr},74 de principes fixes, et M. Peligot, en 1882, en a trouvé 9^{gr},807. C'est à un nombre très voisin, soit 9^{gr},786, qu'est arrivé M. Willm dans l'analyse qu'il a entreprise, en 1888, pour la revision de l'*Annuaire*.

La sulfuration de l'eau d'Uriage paraît être due à de l'hydrogène sulfuré libre, peut-être avec un peu de sulfure de sodium. Elle paraît offrir une grande constance. Elle est représentée d'après M. J. Lefort par 0^{gr},0113 d'hydrogène sulfuré, d'après Peligot, 0^{gr},0102, sulfuration aussi observée par M. Willm et qui correspondrait à 0^{gr},0235 de sulfure de sodium. Le principe sulfuré paraît en outre présenter une assez grande stabilité. A la buvette, il est représenté par 0^{gr},0095 d'hydrogène sulfuré; examinée après cinq mois d'embouteillage, elle en accusait encore $0^{gr},0065$.

Voici la composition que M. Willm assigne à l'eau d'Uriage, dont la densité à 15° est égale à 1,0087.

Acide carbonique des bicarbonates.	$0^{gr},2928$
— libre	0 0865 ($43^{cc},8$)
Hydrogène sulfuré	0 0101 ($6^{cc},64$)
Carbonate de calcium	0 3180
— de magnésium.	0 0116
— ferreux.	0 0010
Chlorure de sodium.	6 1136
Bromure et iodure	traces
Sulfate de sodium.	1 5356
— de potassium	0 1418
— de lithium.	0 0095
— de calcium	1 0506
— de magnésium.	0 4835
Silice	0 0354
Arséniate de sodium	0 0004 ($0^{gr},00017$ d'arsenic).
Phosphate	traces
Matières fixes par litre	9 7010
Poids du résidu à 180°	9 7096

Bicarbonates préexistants :

Bicarbonate de calcium.	$0^{gr},4579$
— de magnésium	0 0177
— ferreux.	0 0014

L'alcalinité de l'eau exige $0^{gr},3214$ d'acide sulfurique.

On trouve en outre à Uriage une source ferrugineuse froide qui, d'après les analyses de M. J. Lefort, renferme :

Acide carbonique libre	$0^{gr},0127$
Bicarbonate de calcium.	0 1015
— de fer.	0 0204
Sulfate de calcium.	0 0960
— de magnésium	0 0585
Chlorure de sodium	0 0088
Silice	0 0132
	0 2984
Poids du résidu salin à 180°	0 2420

Il y a en outre des traces de sels de potassium et d'ammonium, d'azotate de calcium et de matières organiques.

Sala et la Ferrière (Isère)

Ces deux sources qui appartiennent à la vallée du Bréda, sont froides et sulfureuses accidentelles. Le docteur Niepce leur assigne les compositions suivantes :

	SALA	LA FERRIÈRE
Acide carbonique.	traces	62cc
Hydrogène sulfuré.	3cc,1	20cc
Carbonate de calcium.	0 122	0 037
— de magnésium	0 007	0 009
— ferreux.	»	0 002
Chlorure de sodium.	3 107	0 513
— de calcium	0 003	0 034
— de magnésium	traces	0 003
Sulfate de sodium.	traces	0 038
— de calcium	0 005	0 017
— de magnésium.	0 128	0 149
Bromure	traces	traces
Iode	»	0 007
Matières organiques.	»	traces
	3 372	0 809

COMPOSITION DES SOURCES DE LA VALLÉE DU GRÉSIVAUDAN, D'APRÈS LE Dr NIEPCE

	LAVAL	DOMÈNE	LA TERRASSE	CORENC
Azote	traces	»	»	»
Acide carbonique	23cc	27cc	83cc	49cc
Hydrogène sulfuré.	8cc,3	11cc,7	17cc	15cc,25
Carbonate de calcium.	0gr,028	0gr,113	0gr,148	0gr,060
— de magnésium	0 009	0 007	0 025	0 085
— ferreux.	»	»	0 008	»
Sulfate de sodium.	1 048	0 039	0 029	0 125
— de calcium.	»	0 007	0 059	0 027
— de magnésium.	1 127	1 145	0 083	0 035
— d'aluminium (?)	»	»	0 005	»
Chlorure de sodium.	0 351	3 419	1 205	1 420
— de calcium.	0 030	0 008	0 007	0 053
— de magnésium.	0 007	0 002	»	»
Phosphate tricalcique.	»	»	0 012	»
Iode	traces	»	traces	traces
Bromures.	»	traces	»	»
Silice.	0 013	»	traces	»
Matière organique et glairine	traces	traces	abondante	traces
	2 613	4 740	1 581	1 805

L'Echaillon de Veurey (Isère)

La source de Veurey, connue sous le nom de l'*Echaillon*, a été analysée successivement par Gueymard et Leroy, puis par O. Henry à l'occasion de l'autorisation d'exploiter qui remonte à la fin de l'année 1853. L'analyse faite sur les lieux mêmes par le docteur Niepce lui assigne la composition suivante :

Acide carbonique	0lit,02100
Hydrogène sulfuré.	0 00517
Azote	0 00805
Carbonate de calcium	0gr,095
— de magnésium	0 058
Sulfate de sodium	0 097
— de calcium.	0 047
— de magnésium	0 045
Chlorure de sodium	0 370
— de calcium.	0 013
— de magnésium	traces
	0 725

Ossian Henry y a signalé des traces de brome, d'iode et de phosphate. La température de l'Echaillon dauphinois est de 19°,1.

3° SOURCES DE LA TARENTAISE ET DE LA MAURIENNE

Salins-Moutiers, Brides, l'Échaillon savoisien

Les sources minérales de la Tarentaise et de la Maurienne sont dans la dépendance du prolongement de la bande triasique étendue sur le revers sud-est du Mont-Blanc. Elles occupent en conséquence, par rapport à la chaîne de Belledonne, une position symétrique à celle des sources des vallées du Bréda et du Grésivaudan sur le versant opposé.

Parvenus à la hauteur de Moutiers, chef-lieu de la région des Alpes de la Savoie connue sous le nom de Tarentaise, les affleurements triasiques d'où dérivent les sources d'Arbonne et de Bonneval donnent lieu à deux manifestations qui rappellent complètement ces dernières. Ce sont : d'une part, la source chlorurée sodique de Salins située à 1 600 mètres au sud de Moutiers dans la vallée du Doron; de l'autre, à cinq kilomètres plus haut, celle de Brides qui est caractérisée par la présence des sulfates de calcium, de magnésium et de sodium. La source de Salins, aussi remarquable par sa température élevée, eu égard à la catégorie à laquelle elle appartient, que par son volume qui la met hors de pair parmi ses congénères, est une de celles dont l'existence ne peut se concevoir sans l'intervention d'une rivière perdant en partie son eau par son passage sur une faille.

A une trentaine de kilomètres de Moutiers, la bande triasique atteint dans son prolongement sud-ouest la petite ville de Saint-Jean-de-Maurienne bâtie sur la rive gauche de la vallée de l'Arc. C'est en Savoie une localité classique pour le keuper et bien connue par les grandes exploitations de plâtre qui y sont ouvertes dans ce terrain. En face de Saint-Jean, sur la rive opposée de l'Arc, jaillit la source thermale de l'Échaillon à la fois chlorurée sodique et magnésienne. A quatre kilomètres plus bas, aux environs de Pontamafray, on trouve une source qui est une seconde manifestation du trias.

SALINS-MOUTIERS (SAVOIE)

Le village de Salins est situé à 1 600 mètres au sud de Moutiers, l'ancien chef-lieu de la Tarentaise, et à 28 kilomètres d'Albertville. Il est à l'altitude de 496 mètres, sur les bords du Doron, torrent qui descend des glaciers de la Vannoise, et non loin de son confluent avec l'Isère. Il est bâti au fond d'une vallée étroite, encaissé dans des escarpements de plus de 700 mètres.

L'eau utilisée dans cette station pour les usages balnéaires n'est autre que celle qui a alimenté les salines jusqu'en 1866, époque à laquelle la fabrication du sel a cessé ; cependant, en 1841 déjà, elle a commencé à être employée pour les bains dans un petit établissement thermal. L'établissement actuel, aujourd'hui très fréquenté, renferme au rez-de-chaussée, ou plutôt en contre-bas de la route, 23 cabinets de bains, des cabinets de douches, deux piscines de famille et une piscine de natation, le tout à eau courante. L'étage supérieur est consacré aux salles d'attente et au service. On utilise, en outre, en applications, les boues ferrugineuses et arsénicales qu'on recueille le long de la canalisation et des galeries.

Les sources de Salins sont au nombre de deux, la *Grande* et la *Petite Source*, dont les griffons assez rapprochés, sur la rive droite du Doron, prennent jour à 8 mètres sous le sol, dans deux bassins souterrains. Ils donnent ensemble l'énorme quantité de 35 000 hectolitres par vingt-quatre heures d'une eau limpide, fortement minéralisée et dont la température est de 34 à 34°,5. Sa densité est égale à 1,0113 à 19°.

Analysées en premier lieu par Berthier, en 1808, et plus tard par Bouis, en 1853, elles l'ont été de nouveau par M. Willm en 1888. La température observée en août de cette année n'était que de 32°. La minéralisation totale en sels fixes observée par M. Willm est supérieure à celles signalées par Berthier (15^{gr},33 avec 10 grammes de chlorure de sodium) et par Bouis (14^{gr},14 avec 11^{gr},3 de chlorures). Voici comment se répartit cette minéralisation.

			BICARBONATES
Acide carbonique des bicarbonates.	0^{gr},5906		
— libre	0 3854	(195^{cc})	
Carbonate de calcium	0^{gr},6488	0^{gr},9343	
— de magnésium	0 0089	0 0135	
— ferreux.	0 0136	0 0188	
Arséniate de fer.	0 0009		
Silice.	0 0332		
Chlorure de sodium	12 4886		
— de potassium	0 1695		
Bromures et iodures.	traces		
Sulfate de potassium.	0 3950		
— de lithium	0 0046		
— de calcium.	2 0638		
— de magnésium	0 8460		
Phosphates	traces		
Matières organiques et pertes. . .	0 0190		
	16 6919		

Quant au dépôt ferrugineux, il a fourni à l'analyse, après dessiccation à 100°.

Eau	12^{gr},40
Silice.	9 38
Alumine	1 72
Carbonate de calcium	12 36
— de magnésium.	6 82
Oxyde ferrique	47 26
Arséniate ferrique.	9 46
Phosphate	traces
Matières non dosées et pertes.	0 60
	100 00

BRIDES-LES-BAINS (SAVOIE)

La station de Brides est dans la vallée du Doron à cinq kilomètres environ en amont de celle de Salins. Son altitude est d'environ 640 mètres. L'établissement thermal est composé de deux parties distinctes séparées par une distance de 150 mètres. Un bâtiment construit sur la source même renferme la buvette et deux piscines; une troisième piscine (petite piscine) se trouve dans un petit pavillon annexe, sur un griffon isolé, dont la température est un peu supérieure à celle de la source principale, dite d'Ybord. A cette partie se rattache un promenoir couvert de 60 mètres de longueur sur 4 mètres de largeur. Le second bâtiment, qui sert en même temps d'hôtel et de casino, renferme 14 baignoires émaillées, 2 douches écossaises, 1 cabinet pour bains de siège, 6 cabinets avec douches ascendantes et 2 étuves à air chaud ; enfin une salle pour l'hydrothérapie. Un pavillon élevé au milieu du parc renferme de plus 12 baignoires.

La source d'Ybord fournit un volume journalier de 4 000 hectolitres environ. Sa température est de 34 à 35°. La moyenne pour l'année 1886 a été de 34°,5 ; elle a été de 35° en juin 1888 et de 34°,7 en juillet de la même année.

D'après une analyse de l'école des Mines, la minéralisation totale, bicarbonates compris, de l'eau de Brides est de $6^{gr},0550$ dont $3^{gr},534$ de sulfates, $2^{gr},037$ de chlorures, $0^{gr},445$ de bicarbonates terreux et de fer, $0^{gr},034$ de silice. L'analyse de M. Willm faite en 1888 a fourni les résultats suivants, assez peu différents de ceux-ci :

		BICARBONATES
Acide carbonique des bicarbonates.	$0^{gr},2934$	
— libre	0 1017	
Carbonate de calcium	$0^{gr},3133$	$0^{gr},4512$
— de magnésium	0 0112	0 0171
— ferreux.	. 0078	0 0108
Arséniate de fer.	0 0008	
Chlorure de sodium	1 8318	
Bromure et iodure.	traces	
Sulfate de sodium	1 1604	
— de potassium	0 0946	
— de lithium.	0 0095	
— de calcium.	1 7143	
— de magnésium	0 5288	
Silice	8 0464	
Phosphates	traces	
	5 7189	
Poids du résidu de 1 litre	5 7130	

L'examen sommaire de l'eau prise à l'embouteillage, à la petite piscine et à un petit griffon n'a pas fourni de différences dignes d'être signalées.

Les eaux de Brides abandonnent un dépôt ferrugineux qui a pour composition, après dessiccation à 100°, d'après M. Willm :

Eau	$21^{gr},07$
Silice	7 85
Carbonate de calcium et pertes . . .	3 01
Oxyde ferrique.	58 13
Arséniate ferrique	9 94
Phosphates	traces
	100 00

L'ECHAILLON (SAVOIE)

Les eaux de l'Echaillon sont simplement aménagées grossièrement pour une buvette. Elles sont thermales et leur température est de 30° ; leur débit, de 936 hectolitres par 24 heures. Elles ont été étudiées en 1822 par Gioberti, de Turin, et en 1844 par Calloud et Mottard. D'après une analyse effectuée à l'école des Mines en 1881, cette eau a pour composition :

Acide carbonique des bicarbonates . . .	0gr,4272
— libre	0 0881
Bicarbonate de calcium.	0 6379
— de magnésium	0 0460
— ferreux	0 0106
Chlorure de sodium	3 6071
— de potassium	0 0275
Sulfate de calcium	0 8447
— de magnésium	0 3351
— de sodium	0 2206
Silice.	0 0425
Matière organique	traces
	5 7720
Poids du résidu fixe	5 5600

PONTAMAFREY (SAVOIE)

La source salée de Pontamafrey, près de Saint-Jean-de-Maurienne, offre une composition intéressante qui mériterait d'être étudiée en vue d'une exploitation. Sa minéralisation totale est de 10 grammes par litre, elle est principalement composée de carbonates, de chlorures et de sulfates. On y trouve également de petites quantités de fer, d'arsenic, d'iode et de brome.

4° GROUPE HYDROMINÉRAL DU PELVOUX

LA GARDE, LA PAUTE, MONÊTIER DE BRIANÇON, LES GUIBERTES, PLAN DE PHAZY, CHAMPOLÉON, SAINT-BONNET

Avec le Pelvoux, on aborde la région des chaînes alpines dirigées nord-sud. A l'instar du Mont-Blanc, cette montagne constituée par une énorme masse de granulite est flanquée, sur ses diverses faces, d'affleurements triasiques qui donnent naissance à autant de sources de cette catégorie. Sur le revers nord-ouest, dans l'Oisans, on en compte deux qui sourdent sur les bords de la Romanche, l'une à Soulieux[1], hameau dépendant de la commune de la Garde ; l'autre à la Paute, section de celle du Bourg-d'Oisans. En descendant la vallée de la Guisanne, sur le flanc oriental du Pelvoux, on trouve d'abord les deux sources thermales du Monêtier de Briançon et à deux kilomètres plus bas celle qui émerge au hameau des Guibertes. Vers le sud-est, dans la vallée de la Durance,

[1] Le nom semble une altération de celui d'Essoulieux, hameau de La Garde.

on rencontre, à une petite distance au midi de la forteresse de Mont-Dauphin, la source du Plan-de-Phazy, territoire de Risoul. Celle de Champoléon occupe la partie supérieure de la vallée du Drac, au sud de la montagne. Enfin, au sud-ouest et sur la même rivière, se trouve le bourg de Saint-Bonnet qui possède une source sulfurée calcique accidentelle dérivant manifestement du trias, comme les précédentes.

Toutes les sources qui constituent le cortège du Pelvoux, sont à des altitudes très considérables, la Garde et la Paute vers 720 mètres, le Monêtier à 1 493 mètres, le Plan-de-Phazy vers 900 mètres, Champoléon à 1 315 mètres, enfin Saint-Bonnet à 1 022 mètres.

SOULIEUX ET LA PAUTE (ISÈRE)

Les sources de Soulieux, commune de La Garde, et de la Paute, commune de Bourg-d'Oisans, sont conjugées. Elles prennent naissance sur les bords de la Romanche, la première sur la rive droite et la seconde sur la rive gauche de ce torrent. D'après le docteur Niepce la source de Soulieux est assez volumineuse, elle est tiède, onctueuse au toucher. Les analyses suivantes, exécutées par ce savant, font connaître la composition de ces deux sources.

	SOURCE DE SOULIEUX	SOURCE DE LA PAUTE
Acide carbonique.	37cc,2	29cc
Hydrogène sulfuré	11 2	7
Carbonate de calcium.	0 089	0 028
— de magnésium.	0 228	0 016
— de fer.	0 091	traces
Sulfate de sodium.	1 540	0 138
— de calcium.	»	0 029
— de magnésium.	2 000	0 097
— d'aluminium ?.	»	traces
Chlorure de sodium.	1 310	0 237
— de calcium	»	0 007
— de magnésium.	»	0 012
Iode	»	traces
Brome	traces	»
Glairine	indéterminé	indéterminé
	5 258	0 564

LE MONÊTIER DE BRIANÇON (HAUTES-ALPES)

Bourg à 8 kilomètres de Briançon, sur la route de Grenoble. Les eaux thermales jaillissent dans une vallée fertile entourée de hautes montagnes. On y rencontre deux sources, l'une appelée *source du Nord* ou *de la Rotonde* est destinée à la boisson ; l'autre, dite *du Midi*, sert aux bains.

La température de la première varie entre 22 et 30° suivant les conditions atmosphériques ; celle de la seconde oscille entre 39 et 45°. On remarque dans les bassins un enduit ocracé.

L'analyse de ces eaux a été faite successivement par Chancel, Chevallier et Tripier, pharmacien des hôpitaux militaires. Ce dernier leur a trouvé la composition suivante par litre :

	SOURCE DU MIDI	SOURCE DU NORD
Acide carbonique libre.	0 ,051	0gr,066
Carbonate de calcium	0 4055	0 1974
— de magnésium.	0 0871	0 0018
— ferreux	traces	0 0048
— d'ammonium.	traces	traces
Phosphate calcique.	0 0369	0 0071
Sulfate de calcium.	1 5657	0 4627
— de sodium	0 3593	0 1628
— de magnésium	0 0430	0 0073
Chlorure de sodium	0 5106	0 1430
— de potassium	»	0 0031
— de calcium	0 0261	0 0315
— de magnésium	0 0718	0 0503
Manganèse.	»	traces
Silice	»	0 0366
Matière organique	0 0300	0 0500
	3 1360	1 1584

LES GUIBERTES ET CHAMPOLÉON (HAUTES-ALPES)

La source des Guibertes qui prend naissance sur les bords de la Guisanne, a une température de 14°,3 et donne environ 500 hectolitres par 24 heures. Les sels de magnésie qu'elle renferme lui communiquent une saveur amère. Au contact de l'air, elle abandonne de longs filaments blanchâtres qui forment un dépôt assez abondant.

La source de Champoléon, à la naissance du Drac, au centre du massif du Pelvoux, a une température de 8°. Comme la précédente elle a une teinte opalescente, sans doute due à un dépôt de soufre. De là le nom de *Fontaine de lait* sous lequel elle est connue.

Nous donnons la composition de ces deux sources, d'après les analyses du docteur Niepce :

	LES GUIBERTES	CHAMPOLÉON
Acide carbonique	89cc	traces
Hydrogène sulfuré	15	16cc
Carbonate de calcium	0gr,746	0gr,005
— de magnésium	0 038	0 012
Sulfure de potassium	»	0 007
— de calcium	»	0 092
Sulfate de sodium.	0 001	0 025
— de calcium.	0 029	0 008
— de magnésium	0 210	»
Chlorure de sodium	0 314	0 021
— de calcium	0 021	traces
— de magnésium	0 097	traces
Glairine et matières organiques.	traces	considérable
	1 456	0 170

PLAN-DE-PHAZY (HAUTES-ALPES)

Les sources sont situées à 2 kilomètres sud-ouest de Mont-Dauphin, à 900 mètres d'altitude. Leur température varie de 28 à 36°. Il s'en dégage de nombreuses bulles de gaz, composé de 79,5 d'azote et 20,5 d'acide carbonique. L'eau est limpide, inodore, salée. Densité = 1,00656.

Vers 1826, on a construit une rotonde contenant 4 piscines. Un petit hôtel permet d'y loger les baigneurs.

Examinée au XVIII⁰ siècle par le médecin Nicolas, puis par Charmeil, chirurgien de l'hôpital militaire de Mont-Dauphin, par Foderé, Vimart, Tripier. Ce dernier, pharmacien militaire, assigne à l'eau du Plan-de-Phazy la composition suivante, que nous relevons dans l'*Annuaire* de 1853 :

Carbonate de calcium	0^{gr},7333
— de magnésium	0 0500
— de fer	0 0163
— de manganèse.	traces
— d'ammonium	traces
Sulfate de calcium	1 8335
— de sodium.	1 0185
— de magnésium.	0 1227
Phosphate calcique	0 0500
Chlorure de sodium	4 6028
— de magnésium	0 4535
Matière organique, environ	0 0500
	8 9306

SAINT-BONNET (HAUTES-ALPES)

A 200 mètres de ce bourg (arrondissement de Gap) on trouve une source sulfurée remarquable par son volume, que Niepce a évalué à 1 000 hectolitres par 24 heures, et par sa température, qui est de 33°. D'après une analyse de M. Niepce, elle renferme par litre :

Acide carbonique.	89^{cc}
Carbonate de calcium	0^{gr},327
— de magnésium	0 031
Sulfure de calcium.	0 043
Sulfate de calcium.	0 207
— de sodium.	0 052
Chlorure de sodium	0 207
— de calcium.	0 002
Iode.	traces
Azotate de potassium	0 023
— de calcium	0 041
Glairine et matière organique.	indéterminé
	0 933

L'eau est exempte de fer et d'arsenic. Elle abandonne de la glairine en assez grande quantité.

5° LA MOTTE-LES-BAINS

La station de la Motte-les-Bains, située au sud de Grenoble, à l'ouest du Pelvoux, appartient également à la partie de la chaîne orientée N. S. Les sources thermales, au nombre de deux qui en dépendent, sourdent sur les bords du Drac qui coule dans une gorge aux flancs abruptes, ayant près de 300 mètres de profondeur et présentant au plus haut degré les caractères d'une vallée de fracture. Les sources émergent des calcaires liasiques en couches fortement dressées ; mais de leur température élevée on peut conclure, comme pour Uriage, qu'elles ont leurs réservoirs dans le système triasique sous-jacent. L'existence de ce système dans la région de la Motte n'est pas purement fondée sur la place qu'il occupe dans la série normale des terrains. En effet, au nord des Bains, entre Saint-Pierre et Saint-Georges, il y a, comme aux Combes-de-Champ, quelques lambeaux de marnes irisées pointant à la surface du plateau liasique. Mais ce qu'il présente de plus remarquable, c'est une bande étroite de ce terrain qui s'étend sans discontinuité dans une direction voisine du méridien depuis ces villages jusqu'au droit de la Mure, c'est-à-dire sur une longueur d'environ 20 kilomètres. Elle y est accompagnée par une sulbande de spilite et paraît correspondre à une faille, car près de la Motte-Saint-Martin elle forme une séparation très nette entre les schistes cristallins et les grès houillers d'une part et le lias de l'autre. Ces pointements sont autant d'indices certains de l'existence des marnes irisées au-dessous du terrain liasique.

LA MOTTE (ISÈRE)

Les bains de la Motte, situés sur le territoire de la Motte-Saint-Martin, sont à 35 kilomètres de Grenoble et sont desservis par la petite ligne ferrée qui va de Saint-Georges-du-Cormier, sur la ligne de Grenoble à Gap, à la Mure ; cette ligne suit les pentes vertigineuses de la vallée du Drac qui coule à une profondeur de 300 mètres. Son altitude est de 620 mètres, celle de la station du chemin de fer est de 705 mètres.

L'établissement thermal est installé dans un château remontant au XIVᵉ siècle, restauré et adapté à sa nouvelle destination en 1844. L'installation balnéaire est contenue dans une vaste rotonde appliquée contre la façade du château, qui renferme les logements des baigneurs et les salons. Elle consiste, au premier étage en 18 cabinets de bains contenant 26 baignoires, dont quelques-uns avec douches vaginales. Au rez-de-chaussée se trouvent 9 cabinets de douches, une salle d'aspiration, un vaporarium, une piscine, et quelques cabinets pour douches locales. Au-dessus des cabinets de bains se trouve un réservoir de 2 500 hectolitres d'eau minérale, recouvert par une vaste terrasse qui est au niveau de la cour du château et qui en est séparé par les salons de réunion. Un second réservoir d'eau refroidie, de 600 à 700 hectolitres, se trouve sous le sol de la cour. Une installation d'hydrothérapie est disposée dans un pavillon à l'entrée du parc.

Les sources thermales de la Motte prennent naissance sur les bords du Drac et on y accède par un sentier qui descend la vallée de Vaux, ruisseau qui se jette dans le Drac par une cascade de 130 mètres. Elles sont connues de temps immémorial et paraissent avoir été utilisées sur place par les Romains ; c'est ainsi qu'elles ont continué d'être fréquentées jusque vers 1839, malgré les difficultés d'accès et de séjour que présente le fond de la vallée du Drac. Les sources sont au nombre de deux, dites sources du *Puits* et de la *Dame*. La première est seule utilisée jusqu'à présent ; c'est pourtant la moins abondante, la moins thermale et la moins minéralisée. Son débit journalier est de 1 360 hectolitres ; la source des Dames, à 100 mètres en aval, beaucoup plus volumineuse, peut fournir 2 400 hectolitres. Au reste, ce rendement présente quelques variations avec l'état de la rivière.

Quand les eaux sont hautes, les griffons qui se font jour dans le lit refluent vers les sources et en augmentent le débit ; l'inverse se produit dans les cas de sécheresse.

Les sources ont été captées, en 1839, par l'ingénieur Gueymard au moyen d'une double enceinte en maçonnerie hydraulique ayant ses fondations dans le rocher et qui s'élève au-dessus des crues du Drac ; l'intervalle est rempli par de l'argile tassée pour empêcher les infiltrations d'eau douce.

L'eau du puits est aspirée sur les bords du Drac par une pompe, mue par la cascade du ruisseau de Vaux, et refoulée par des tuyaux de fonte à la hauteur de 283 mètres, différence de niveau entre les sources et le réservoir de l'établissement ; le développement de ces tuyaux est de 1 900 mètres environ. Dans ce trajet l'eau perd de son calorique et arrive dans le réservoir à une température de 37 à 39°, suffisante pour les bains, mais non pour les douches ; pour cet usage, on la réchauffe par un serpentin de vapeur.

Les températures indiquées pour les sources du Puits et de la Dame sont 56 et 61° ; mais d'après l'étude qu'a faite M. Willm en 1888 des eaux de ces sources, ces températures sont de 51 et de 58°,6 (pour cette dernière, elle a été observée à un filet assez abondant, extérieur au captage, qui était inabordable).

Les analyses de O. Henry, faites en 1842 à la suite des travaux de captage rappelés plus haut, assignent à la source du Puits une minéralisation de 7^{gr},44 et à celle de la Dame, de 6^{gr},60. Il résulte au contraire des analyses de M. Willm que c'est la source des Dames qui est la plus minéralisée comme le montre le tableau des analyses.

En outre, pour les deux sources, la minéralisation a été trouvée plus faible ; les principales différences portent sur les sels de calcium, et surtout sur le carbonate, ainsi que sur le chlorure de sodium.

Pour la source du Puits, la comparaison faite entre l'eau prise à la source et l'eau prise au réservoir de l'établissement montre que le trajet considérable subi par l'eau ne lui fait pas éprouver de modification sensible ; pour le fer seulement on trouve une légère déperdition qui ne peut avoir aucune influence sur la valeur thérapeutique de l'eau.

Voici quelle est la composition assignée par M. Willm aux eaux de La Motte :

	PUITS	DAME
Acide carbonique des bicarbonates . .	0^{gr},2078	0^{gr},2083
— libre	0 0731	0 0973
Carbonate de calcium.	0^{gr},2169	0^{gr},2190
— de magnésium	0 0147	0 0126
— ferreux (et manganeux) . .	0 0020[1]	0 0032
Silice	0 0484	0 0476
Chlorure de sodium	2 6520	3 0947
— de magnésium.	0 3222	0 3567
Bromure de sodium	0 0215	0 0237
Sulfate de calcium	1 2267	1 4861
— de sodium	0 7688	0 7675
— de potassium	0 0652	0 0870
— de lithium	0 0025	0 0021
Phosphates	traces	traces
Iodures	traces très faibles	traces très faibles
Arséniates	traces faibles	traces notables
	5^{gr},3409	6^{gr},1002
Poids du résidu à 180° (évaporation avec un poids connu de carbonate de sodium)	5 3324	6 0845
Bicarbonates primitivement dissous :		
Bicarbonate de calcium	0 3123	0 3154
— de magnésium	0 0224	0 0194
— ferreux.	0 0028	0 0044

[1] Pour l'eau prise au puits, cette quantité est de 0^{gr},0045. Le fer déposé dans le trajet a sans doute entraîné un peu d'arsenic.

6° ENVIRONS DE GAP

Comme la carte hydrominérale le montre, la région située au sud du Pelvoux n'a plus aucun groupe hydrominéral important. L'existence du trias ne s'y manifeste plus que par la présence de quelques sources froides ou tempérées et qui, n'étant point généralement utilisées dans la thérapeutique, ne méritent qu'une simple mention. Telles sont, dans la vallée de la Durance au sud de Gap, les sources de Remollon et de la Saulce, et dans celle du Buech, située à 25 kilomètres à l'ouest de cette ville, les sources d'Aspres-les-Veynes et de Saléon. Nous donnons les analyses de ces sources qui sont, pour la plupart caractérisées par la présence du chlorure de sodium. Leur exploitation, qui était faite de temps immémorial par les populations du voisinage, n'a pris fin qu'à la suite de la promulgation de la loi de 1840 et des mesures énergiques prises par la régie chargée du recouvrement de l'impôt sur le sel. Ce sont autant d'exemples à citer à l'appui de la relation constante qui rattache au trias les sources minérales des chaînes alpines.

RÉMOLLON. — LA SAULCE. — ASPRES-LES-VEYNES. — SALÉON

	RÉMOLLON[1]	LA SAULCE[2]	ASPRES-[3] LES-VEYNES	SALÉON[4]
Acide carbonique	indéter.	»	»	»
Hydrogène sulfuré	1cc,27	»	»	»
Carbonate de calcium	4gr,567	0gr,237	0gr,500	0gr,223
— de magnésium	0 089	0 008	0 070	0 061
— de fer.	0 007	0 010	»	traces
Chlorure de sodium	»	2 135	3 270	3 250
— de calcium.	»	0 072	»	0 067
— de magnésium	»	0 035	0 140	0 400
Sulfate de sodium.	»	»	0 580	0 082
— de calcium.	0 521	»	1 270	0 137
— de magnésium	1 248	»	0 120	0 248
Phosphate de calcium	0 301(?)	»	»	»
Bromures alcalins.	»	traces	0 020	»
Silice et alumine	0 704	0 019	0 010	»
Matière organique.	traces	traces	»	traces
	7 437	2 516	5 980	4 468

[1] Rémollon, village sur la rive droite de la Durance au sud-est de Gap. L'eau, très chargée d'acide carbonique, est incrustante, légèrement sulfureuse. Elle est exempte de chlorures; mais très riche en sulfate de magnésium. Les résultats de cette analyse sont fort sujets à caution.

[2] La Saulce, dans une position analogue à celle de Rémollon mais droit au sud de Gap. La température de la source qui est peu abondante varie entre 16 et 23° C.

[3] Aspres-les-Veynes, chef-lieu de canton sur la rivière du Buech, à l'ouest un peu sud de Gap. Sur les bords de la rivière il y a plusieurs sources salées à la température de 34° C. que l'administration a dû détourner ou faire combler, mais sans y parvenir, tant elles sont puissantes.

[4] Saléon, sur le Buech, en aval d'Aspres, même situation et même gisement; température de la source 17° C.

7° BAINS DE DIGNE

La ville de Digne est bâtie vers l'altitude de 630 mètres sur la rive gauche de la Bléone. Les bains thermaux qui en dépendent sont situés à deux kilomètres au sud-est, dans un petit vallon latéral.

Dans l'étude que la Société géologique a faite de la région, lors de la réunion extraordinaire à Digne, en 1872, il a été reconnu que les exploitations de plâtre situées à Champourcin, sur la rive droite de la Bléone, en amont de la ville, appartenaient aux marnes irisées recouvertes sur ce point par l'infra-lias à *Avicula contorta*. Les sources minérales émergent, précisément, du prolongement de cette assise, de telle sorte qu'il est impossible de mettre en doute leur attribution à l'étage supérieur du trias.

DIGNE (BASSES-ALPES)

L'établissement thermal est à 2 kilomètres en amont, sur le flanc droit de la vallée. Il est très ancien, mais l'*Annuaire* de 1853 le signale déjà comme fort délabré ; après quarante ans, la situation n'a pas changé.

On y trouve six sources dont le débit total est de 2 200 hectolitres ; la plus chaude est celle des *Étuves*, puis viennent les sources *Saint-Henri*, *Saint-Augustin*, *Saint-Etienne*, *Saint-Gilles*, et *Notre-Dame*. Ce sont des eaux salines, légèrement sulfureuses.

Elles ont été analysées en 1889 par M. Willm, dont l'étude a porté sur les trois sources principales. La source des Étuves marque 43°, celle des autres est de 35 à 37° ; pour Saint-Henri on a observé 36°,5. Les températures indiquées antérieurement sont plus fortes, soit 47° pour les Étuves et 43° pour la source Henri [1]. La composition de ces eaux peut être représentée par le groupement ci-dessous :

---

[1] L'*Annuaire* de 1853 désigne les six sources par les noms suivants, avec les températures respectives : sources *Saint-Martin*, 42° ; *Saint-Jean*, 42° ; *Saint-Gilles*, 41° ; *Sainte-Sophie*, 46° ; *Saint-Henri*, 36° et des *Vertus*, 33°.

	ÉTUVES	SAINT-AUGUSTIN	SAINT-HENRI
Acide carbonique des bicarbonates.	0^{gr},1857	0^{gr},1780	0^{gr},1858
— libre.	0 0175	0 0184	non dosé
Hydrogène sulfuré libre	0 0005	0 0003	0 0011
Carbonate de calcium	0 1797	0 1720	0 1800
— de magnésium	0 0263	0 0252	0 0262
Hyposulfite de sodium	0 0044	0 0087	6 0022
Chlorure de sodium.	2 5100	2 4763	2 4303
Bromure de sodium.	0 0008	traces	traces
Iodure de sodium.	traces	traces	traces
Sulfate de sodium.	0 7608	0 7388	9 9233
— de potassium	0 1623	0 1596	
— de calcium	0 6227	0 6478	0 6338
— de magnésium.	0 3526	0 3704	0 3388
Silice.	0 0147	0 0150	0 0150
Oxyde ferrique et phosphate. . .	0 0007		
Acide borique.	traces	traces	traces
Lithium		traces à peine sensibles	
Ammoniaque	traces	traces	traces
Matière organique.	traces	traces	traces
Poids du résidu à 180°.	4 6350 / 4 6447	4 6138 / 4 6332	4 5496 / 4 5494

8° GRÉOUX

Gréoux, la seconde station des Basses-Alpes, est située à plus de 50 kilomètres au sud-ouest de Digne sur les bords du Verdon, non loin de son confluent avec la Durance. Elle n'appartient plus à la montagne, mais bien aux plateaux de la Provence. D'après l'ingénieur Scipion Gras, la puissante source thermale exploitée dans cette localité émerge du calcaire néocomien surmonté par les alluvions de la vallée. A raison de l'épaisseur considérable des terrains qui recouvrent le keuper à Gréoux le gisement de cette source est bien loin d'être aussi net que celui des eaux de Digne. Toutefois étant données d'une part la composition de la source qui est principalement chlorurée sodique et sa température de 37°, qui place son réservoir à une profondeur de 800 mètres environ, de l'autre la place considérable qu'occupent les marnes irisées aux environs de Barjols, à 10 kilomètres seulement au sud de Gréoux, on ne peut guère mettre en doute la relation qui rattache l'existence de la source à cette nouvelle expansion de la partie supérieure du terrain triasique.

GRÉOUX (BASSES-ALPES)

Les bains de ce nom sont situés vers l'altitude de 320 mètres sur les bords du Verdon, non loin du confluent de cette rivière avec la Durance. Ils sont à 25 kilomètres de Manosque, station de la ligne de Gap à Marseille.

L'établissement thermal est à 500 mètres du village, dans un très beau parc. Il est très vaste et contient un hôtel pour les baigneurs. Le service balnéaire est installé dans le sous-sol où se trouvent les sources et comprend 18 baignoires en marbre blanc, deux étuves, des salles d'inhalation, une piscine médicinale, une piscine de natation, onze cabinets de douches.

Il y a deux sources, mais une seule est utilisée, c'est la source *Gravier*, dont l'extrême abondance, 17 000 hectolitres, permet un emploi très libéral, avantage auquel s'ajoute la température, qui est celle des bains. Elle est de 37° au griffon, de 36°,5 aux baignoires; l'eau de la piscine elle-même marque 36°.

L'eau de la source Gravier est légèrement sulfureuse. Elle est surtout chlorurée sodique, et bromurée ; elle est relativement pauvre en sulfates, ce qui la distingue des eaux de Digne. D'après une analyse du docteur Grange, insérée dans l'*Annuaire des eaux minérales de la France*, page 545, la sulfuration de l'eau de Gréoux atteindrait 0^{gr},050 de sulfure de calcium ; mais l'analyse qu'en a faite M. Willm en 1889 ne lui attribue que 0^{gr},0024 d'hydrogène sulfuré libre par litre (ce qui correspondrait à 0,0057 de sulfure de calcium, soit à peine le dixième). La minéralisation totale est conforme à celle indiquée par le docteur Grange, tandis qu'une analyse de Laurent en 1812 lui attribue 4 grammes de principes fixes.

Voici la composition de l'eau de Gréoux, d'après l'analyse de M. Willm :

Acide carbonique des bicarbonates .	0^{gr},1837
— libre	0 0266
Hydrogène sulfuré libre	0 0024

		BICARBONATES
Carbonate de calcium	0gr,1800	0gr,2592
— de magnésium	0 0210	0 0320
— ferreux	0 0044	0 0060
Silice	0 0316	
Hyposulfite de sodium	0 0022	
Chlorure de sodium	2 0194	
— de magnésium	0 0860	
Bromure de magnésium	0 0221	
Iodures	traces	
Sulfate de calcium	0 1346	
— de magnésium	0 0066	
— de potassium	0 1235	
— de lithium	0 0023	
Acide borique	indices	
Matière organique et pertes	0 0173	
Poids du résidu fixe à 110°	2 6510	

La recherche de l'arsenic a conduit à un résultat négatif. L'eau de Gréoux laisse déposer assez abondamment de la glairine.

Résumé. — Gréoux n'est qu'à 50 kilomètres au nord-ouest de Marseille.

Dans une direction opposée, à 100 kilomètres vers l'est de Digne, à Breil, sur les bords de la Roya, qui dans une partie de son cours sépare la France de l'Italie, on rencontre une source froide sulfatée calcique et magnésienne qui a été analysée au laboratoire de l'École des mines. Elle n'a jusqu'ici aucune importance. Toutefois comme elle constitue vers le sud la dernière manifestation du trias dans les chaînes alpines, elle présente quelque intérêt.

En effet 18 kilomètres seulement séparent Breil de Menton.

Les chaînes alpines ont donc été parcourues de proche en proche depuis le Mont-Blanc jusqu'à la Méditerranée en présentant partout une prédominance énorme de sources minérales dont le gisement a pu être rapporté avec certitude au trias. La conclusion finale qui s'impose comme conséquence de cette description, c'est que les grandes Alpes sont une région hydrominérale naturelle parfaitement définie [1].

---

[1] On a décrit toutes les sources des chaînes alpines dont on a pu recueillir les analyses. La partie méridionale de ces chaînes en renferme quelques autres qui ont été signalées par l'ingénieur Scipion Gras dans sa *Statistique géologique du département des Basses-Alpes* publiée en 1840. Il cite notamment quatre localités où il y a des sources assez riches en

Attribution au trias de la généralité des sources alpines déduite de leur composition. — Si telle est la conséquence à tirer de l'étude du gisement des sources alpines, on peut en faire la preuve en examinant avec attention leur composition. Le procédé consiste à grouper, pour chacune de celles qui ont été analysées, les éléments qui dérivent manifestement du trias, d'une part le chlorure de sodium et de l'autre les sulfates de calcium, de magnésium et de sodium, d'en faire la somme et de la comparer au résidu fixe. Le calcul donne constamment une proportion considérable que l'on peut évaluer en moyenne aux 19/20 de la minéralisation totale. Il est d'autant plus probant que le 1/20 restant consiste presque exclusivement en carbonates de calcium et de magnésium, corps qui ne jouent qu'un rôle insignifiant et banal dans la composition des eaux minérales.

Les deux tableaux suivants reproduisent les résultats des opérations effectuées sur toutes les sources triasiques des chaînes alpines. On a dû y maintenir la distinction essentielle établie entre les analyses entreprises pour la revision de l'*Annuaire* et celles que l'on a recueillies de divers côtés pour compléter la publication.

---

chlorure de sodium pour avoir donné lieu à des exploitations, savoir : Moriez, Tartonne, Castellet-les-Sausses et Lambert.

1° Sur le territoire de la première commune, on rencontre à droite de la route qui conduit à Barrême, près du hameau Gévaudan, une eau renfermant entre 1/6 et 1/7 de son poids de sel marin ;

2° La fontaine salée de Tartonne est figurée sur la carte du dépôt de la guerre. Elle est moitié moins minéralisée que la précédente ;

3° A Castellet-les-Sausses, dans la partie supérieure du cours du Var, une source salée émerge du fond de la vallée. Pour en interdire l'exploitation, on a dû la noyer en y faisant passer un courant d'eau empruntée à ce torrent ;

4° Enfin on trouve près d'une grange appelée Jaumanette, sur le territoire de Lambert, une source qui sort de la mollasse marine. Elle est signalée comme ayant une saveur plutôt amère que salée, corrélative de la présence d'un sel de magnésie. Les constructions entreprises dans le but de l'exploiter ont été abandonnées.

D'un autre côté, au hameau de la Colle, situé dans un ravin latéral à la vallée du Verdon, à deux kilomètres au sud-ouest de Castellane, on exploite un puissant dépôt gypseux d'où sort une source minérale tellement abondante qu'à quelques pas plus loin elle fait tourner une roue hydraulique.

Les quatre sources chlorurées sodiques citées plus haut se trouvent dans des conditions de gisement analogues à celle de la Colle. Elles prennent toutes naissance aux abords d'amas de gypse que l'on rapportait, en 1840, au terrain de lias, faute d'avoir reconnu dans la région l'existence du système triasique. Aucun doute n'existe plus actuellement sur l'attribution de ces amas au trias.

Les manifestations de ce terrain signalées par la statistique géologique des Basses-Alpes présentent quelque intérêt. Ce sont, en effet, autant de jalons établissant un lien entre les sources minérales disséminées dans cette partie de la chaîne. Ainsi Lambert situé à 15 kilomètres au nord de Digne rattache aux sources qu'on y exploite celles des environs de Gap. Dans la direction du sud-est, Moriez, Castellane et Castellet sont autant d'étapes qui relient le chef-lieu des Basses-Alpes à Breil, situé à la frontière d'Italie.

SOURCES DES CHAINES ALPINES ANALYSÉES POUR LA REVISION
DE L' « ANNUAIRE DES EAUX MINÉRALES »

NOMS DES SOURCES	CHLORURES de sodium de potassium et de magnésium	SULFATES alcalins et terreux	TOTAUX des chlorures et des sulfates	RÉSIDU fixe total	PROPORTION pour laquelle les chlorures et les sulfates entrent dans le résidu
1. Saint-Gervais, source de Mey. . .	1ᵍʳ,7899	2ᵍʳ,9840	4ᵍʳ,7379	5ᵍʳ,0018	943 p. 1000
2. Allevard.	0 5434	0 9083	1 4517	1 7925	811 [1] —
3. Uriage.	6 1196	3 2210	9 3346	9 7007	960 —
4. La Motte-les-Bains, source du Puits.	2 9742	2 0632	5 0374	5 3409	943 —
5. Salins-Moutiers	12 6581	3 3094	15 9675	16 6729	958 —
6 Brides.	1 8318	3 5076	5 3394	5 7189	934 —
7. Digne, source de l'Etuve.	2 5100	1 9028	4 4128	4 6350	953 —
8. Gréoux	2 1054	0 2692	2 3746	2 6510	896 —

SOURCES MINÉRALES DES ALPES DONT LES ANALYSES ONT ÉTÉ EMPRUNTÉES
A DIVERSES PUBLICATIONS

1. Chamonix	0 0123	0 1590	0 1713	0 3411	550 p. 1000
2 Bourg-Saint-Maurice.	0 0048	1 6115	1 6163	2 463	657 [2] —
3. L'Echaillon (Savoie)	3 6346	1 4004	5 0350	5 5584	906 —
4. Sala ou Chapelle du Bard	3 1100	0 1330	3 2430	3 3720	962 —
5. La Ferrière	0 5500	0 2040	0 7540	0 8090	930 —
6. Laval	0 3880	2 1750	2 5630	2 6130	981 —
7. Domène	3 4290	1 1910	4 6200	4 7600	970 —
8. La Terrasse	1 2120	0 1760	1 3880	1 5810	877 —
9. Corenc.	1 4730	0 1870	1 6600	1 8050	920 —
10. L'Echaillon (Isère).	0 3830	0 1890	0 5720	0 725	789 —
11. Soulieux.	1 3100	3 5400	4 8500	5 2900	917 —
12. La Paute.	0 2560	0 2640	0 5200	0 5640	922 —
13. Le Monétier de Briançon.	0 6085	1 9680	2 5765	3 1360	822 —
14. Les Guibertes	0 4320	2 2400	0 6720	1 4560	461 [3] —
15. Plan-de-Phazy	5 0563	2 9747	8 0310	8 9306	899 —
16. Saint-Bonnet.	0 2090	0 3020	0 5110	0 9330	547 [4] —
17. Champoléon	0 0210	0 1320	0 1530	0 1700	900 —
18. La Saulce	2 4200	»	2 4200	2 5160	891 —
19. Rémollon	»	1 7690	1 7690	7 4370	240 [5] —
20. Aspres-lès-Veynes	3 4100	1 9700	5 3800	5 9800	900 —
21. Saléon.	3 7170	0 4670	4 184	4 6800	894 —
22. Breil.	0 0696	0 9947	1 0543	1 4573	724 —

[1] 0,3168 de carbonates de calcium, de strontium, de magnésium et ferreux, formant 177 p. 1000 du résidu.
[2] 0 8043 de carbonates de calcium, de magnésium et ferreux, formant 326 p. 1.000 du résidu.
[3] Carbonates de calcium et de magnésium 0,784, soit 539 p. 1.000 du résidu.
[4] Carbonates de calcium et de magnésium 0,327, formant 383 p. 1.000 du résidu.
[5] Source incrustante contenant 4 gr. de carbonates de calcium, de magnésium et ferreux, soit 627 p. 1000.

Conclusions. — En présentant sous une forme sommaire la composition de la presque totalité des sources minérales des chaînes alpines, les tableaux conduisent à quelques autres conclusions qu'il importe de faire ressortir. Comme on peut le remarquer, le type hydrominéral de ces chaînes n'a plus la simplicité et la fixité de composition que l'on constate dans celui des Vosges. Avec des éléments à peu près constants, il offre au contraire d'un point à l'autre des variations assez étendues, tenant aux proportions pour lesquelles ils y entrent. On peut assez facilement y reconnaître quatre des catégories distinguées dans la classification des eaux minérales. Celle des eaux chlorurées sodiques est représentée par Arbonne et par Salins-Moutiers. Viennent ensuite les chloro-sulfatées où les chlorures sont encore prédominants, tels qu'Uriage, l'Echaillon de Savoie, le Plan-de-Phazy, Gréoux et quelques autres moins connues, Sala, Domène, la Terrasse, Corenc, la Saulce, Aspres et Saléon. Dans celles de Saint-Gervais, d'Allevard, de la Motte, de Brides, de Digne, du Monestier de Briançon, de Saint-Bonnet, les sulfates font à peu près équilibre aux chlorures ou les dépassent même en poids. Enfin la source de Bonneval, à Bourg-Saint-Maurice, est une sulfatée calcique et magnésienne franche dans laquelle les chlorures sont à peine représentés. Pour la classification des sources des grandes Alpes il faut également tenir compte des altérations assez fréquentes qui transforment les sulfates terreux en sulfures.

Toutes ces variations s'expliquent de la manière la plus naturelle par des changements de composition correspondant dans les assises du terrain triasique où les sources ont leurs réservoirs. Elles n'en sont en définitive que l'expression fidèle.

9° SOURCES MINÉRALES DIVERSES DES CHAINES ALPINES :

FARETTE, COISE, ROQUEBILLIÈRE ET SAINT-MARTIN-LANTOSQUE

Pour ne pas interrompre la démonstration que nous croyons avoir faite de l'attribution au terrain triasique de la totalité des sources minérales des chaînes alpines précédemment décrites, nous avons à dessein omis de signaler deux sources peu importantes qui prennent naissance à la limite septentrionale de la région entre Albertville et Montmélian. Il faut y revenir.

SOURCE FARETTE D'ALBERTVILLE (SAVOIE)

Au hameau de Farette, situé dans la montagne à une assez grande hauteur au-dessus de Conflans, territoire d'Albertville, il existe une source minérale qui émerge d'éboulis de micaschistes. Elle est ferrugineuse et arsénicale, froide et d'ailleurs peu volumiueuse. L'exploitation de cette source a été autorisée en septembre 1876.

Voici, d'après une analyse de M. Willm, faite en 1888, la composition de cette eau :

			BICARBONATES
Acide carbonique des bicarbonates. . . .	0gr,1344		
— — libre.	0 0010		
Carbonate de calcium	0gr,0875	0gr,1313	
— de magnésium	0 0390	0 0594	
— ferreux.	0 0073	0 0102	
— manganeux.	0 0005	0 0006	
Silice	0 0176		
Sulfate de magnésium.	0 0254		
— de sodium	0 0049		
— de potassium	0 0031		
Chlorure de sodium.	0 0047		
— de lithium	faibles traces		
Matière organique	traces		
Acide azotique . . . . ⎫			
Arsenic, iode, cuivre. . . . . ⎭	traces très faibles		
Total par litre	0 1900		
Poids du résidu sec	0 1908		

La source abandonne un dépôt ocreux très arsénical; ce dépôt sec renferme 1,58 p. 100 d'oxyde de manganèse et 74,1 d'oxyde ferrique dont il faut déduire 5,5 d'arséniate ferrique; on a trouvé en effet 3,10 p. 100 d'anhydride exigeant 2,4 Fe² O³.

Comme on peut le remarquer, la source Farette n'est autre chose qu'une manifestation du terrain cristallophyllien qui constitue la chaine de Belledonne. Elle reproduit la minéralisation faible et toujours très simple des sources de ces sortes de terrain.

COISE (SAVOIE)

A 30 kilomètres environ au Sud-Ouest d'Albertville, à Coise, village de 1.600 habitants, du canton de Chamoux (arrondissement de Chambéry), à 2 kilomètres de Cruet, station du chemin de fer de Chambéry à Modane, il y a une source jouissant d'une certaine réputation dans la région. Elle émerge sur la rive gauche de l'Isère d'une des terrasses de la vallée. L'eau de cette localité, qui ne possède pas d'établissement, n'est utilisée qu'en boisson, comme eau de table. Sa température est de 12° et son débit journalier de 576 hectolitres. Elle renfermerait d'après une analyse de M. Pyram Morin, de Genève, faite en 1851 :

Acide carbonique libre.	4cc,8
Oxygène.	4 4
Azote	20 65
Gaz des marais	14 75
Bicarbonate de sodium	0gr,8136
— de potassium.	0 0045
— d'ammonium	0 0151
— de magnésium	0 0191
— de calcium	0 0115
Sulfate de magnésium. . . . . . ⟩	0 0033
Phosphate calcique	traces
Silicate d'aluminium.	0 0162
Iodure de magnésium.	0 0077
Bromure de magnésium	0 0015
Chlorure de magnésium	0 0034
Chlorure de sodium.	0 0041
Crénate de fer.	0 0020
Glairine.	0 0122
Total par litre.	0 9142

Les sources Farette et de Coise ne constituent pas à proprement parler des exceptions à la règle qui place l'hydrologie minérale des chaînes alpines dans la dépendance du trias. On peut remarquer en effet qu'au point de vue du gisement, rien ne s'oppose à ce que de pareilles sources coexistent avec des eaux triasiques. L'absence de celles ci aux environs d'Albertville résulte de ce que la bande de terrain keupérien qui flanque le versant nord-ouest de la chaîne de Belledonne se trouve interrompue à la hauteur de cette ville, comme on l'a vu dans la description géologique de la région.

La seule exception importante à l'hydrologie minérale de la haute chaîne résulte de l'existence, aux environs de Saint-Martin-Lantosque, de sources sulfurées sodiques présentant tous les caractères de leurs similaires des Pyrénées. Il y a deux groupes assez distincts situés vers la limite septentrionale du département des Alpes-Maritimes. Le plus important est figuré sur la carte du dépôt de la guerre sous le nom de bains de Berthemont, territoire de Roquebillière, un peu au-dessous du point coté 1 044 mètres, à la naissance du vallon du Spaillart ou Espaillart, latéral à la vallée de la Vésubie. Le second se trouve à 3 kilomètres vers l'ouest au quartier de Cros, également au fond d'un petit vallon. La carte en marque l'emplacement dans la commune de Saint-Martin-Lantosque sous la désignation de source sulfureuse.

BERTHEMONT-ROQUEBILLIÈRE (ALPES-MARITIMES)

La station thermale de Berthemont est située à 4 kilomètres de la commune de Roquebillière dont elle dépend. L'établissement et les dépendances sont construits sur un plateau élevé, à 868 mètres d'altitude, et adossés à de hautes montagnes entre la vallée de la Vésubie qu'elle domine et la vallée de l'Espaillart. Les eaux de Berthemont paraissent avoir été connues des Romains, mais ce n'est que récemment que la station s'est constituée. Son éloignement des grandes voies de communication est malheureusement un obstacle à son développement ; elle est à une cinquantaine de kilomètres de Nice. Outre l'établissement de bains, on trouve à Berthemont plusieurs hôtels et chalets.

Les eaux de Berthemont sont nettement sulfurées sodiques ; elles sont onctueuses, blanchissent à l'air et laissent déposer de la barégine et du soufre. Les sources sont situées dans une gorge traversée par l'Espaillart, à 1 006 mètres d'altitude. Sur la rive gauche du torrent se trouve la *Source Saint-Julien* et sur la rive droite et, en face, la *Source Saint-Jean-Baptiste*. Ces deux sources ont une température de 29°,5 à 30°,5 (la température de l'air étant de 20 à 22°) ; le débit journalier de chacune d'elles est de 432 hectolitres ; c'est la source Saint-Jean-Baptiste qui est plus particulièrement utilisée pour les bains. Une troisième source sort du flanc de la montagne du Caillé, à l'altitude de 1 150 mètres environ : c'est la *Source Saint-Michel,* dont le débit est de 62 hectolitres et la température de 19°, soit à peu près celle du lieu.

L'analyse de ces trois sources a été faite par M. Willm en 1892, sur la demande de la commission de revision de l'*Annuaire.* Elles ont accusé toutes trois sensiblement la même sulfuration. Les sources Saint-Julien et Saint-Jean-Baptiste offrent du reste une composition tout à fait identique. La source Saint-Michel renferme plus de carbonate de sodium et une quantité de carbonate de calcium presque négligeable.

COMPOSITION DES EAUX DE BERTHEMONT

	SAINT-JULIEN	SAINT-JEAN-BAPTISTE	SAINT-MICHEL
Acide carbonique libre	Indéterminé	Nul	Indéterminé
Sulfure de sodium	0^{gr},0312	0^{gr},0312	0^{gr},0312[1]
Hyposulfite de sodium.	0 0047	0 0047	indéterminé
Carbonate de sodium	0 0186	0 0270	0 0639
— de calcium	0 0222	0 0170	0 0047
— de magnésium	0 0032	traces	traces
Sulfate de sodium.	0 0660	0 0667	0 0640
— de potassium	0 0087	0 0089	
Chlorure de sodium.	0 0392	0 0386	0 0425
Silice	0 0492	0 0514	0 0568
Oxyde ferrique	0 0006	»	»
Iodures et borates	faibles traces	faibles traces	faibles traces
Matière organique approximative. .	0 0068	0 0059	indéterminé
Poids du résidu à 150°.	0 2504	0 2514	0 2631
Résidu sulfaté { observé.	0 · 2918	0 2970	0 3248
{ calculé	0 2927	0 2942	3238
Teneur de l'eau en bicarbonates :			
Bicarbonate de sodium { CO³NaH. .	0 0295	0 0428	0 1013
{ C²O⁵Na². .	0 0263	0 0383	0 0904
— de calcium	0 0317	0 0245	0 0068
— de magnésium	0 0048	traces	traces

[1] C'est la sulfuration observée au laboratoire; sur place, elle était un peu plus faible, soit de 0gr,0250.

D'après une analyse de M. Roubaudi, pharmacien-chimiste à Nice, l'eau de Berthemont (la source n'est pas indiquée) contient $0^{gr},05$ de sulfure de sodium ; 0,3 de bicarbonate de sodium, pour une minéralisation fixe de $0^{gr},3$. En 1878 Bouis, à l'Académie de médecine, lui a assigné 9 milligrammes d'hydrogène sulfuré, ce qui correspond à $0^{gr},0206$ de sulfure de sodium, pour un total de $0^{gr},206$.

La source *Saint-Martin de Vésubie* ou *Saint-Martin de Lantosque* est froide et paraît avoir une constitution analogue.

B. — SOURCES MINÉRALES DES CHAINES SUBALPINES

Généralités. Groupes formés par les chaînes subalpines. — Les chaînes secondaires disposées à la périphérie des Alpes de la Savoie et du Dauphiné sont beaucoup moins bien dotées que ces dernières sous le rapport hydrominéral. Les sources y sont en effet moins nombreuses et la plupart d'entre elles ne sont guère connues en dehors de la région. Toutefois Aix-les-Bains appartient aux chaînes subalpines et la grande notoriété justement acquise par cet établissement rachète en partie leur infériorité.

On ne retrouve plus dans les sources minérales de ces chaînes les analogies de composition qui caractérisent celles de la haute montagne. C'est la conséquence des circonstances de gisement très diverses dans lesquelles elles se trouvent placées. Si, au lieu de les envisager dans leur ensemble, on en forme des agglomérations régionales, on arrive néanmoins à reconnaître qu'il y a encore entre elles quelques affinités.

Les sources des chaînes subalpines ont paru pouvoir être réparties en cinq groupes qui, en allant du nord vers le sud, se présentent dans l'ordre suivant :

1° Groupe d'Annecy, comprenant les sources de La Caille (commune d'Allonzier), de Bromines (commune de Sillingy), de Saint-André, de Menthon et du Petit-Bornand ;

2° Groupe d'Aix-les-Bains, formé tant par les sources remarquables de cette station que par celles de Marlioz, de Challes et de Cruet, qui en sont peu éloignées et placées d'ailleurs dans des conditions de gisement analogues ;

3° La Bauche, source ferrugineuse isolée dans le massif de la Grande-Chartreuse ;

4° Choranche, source sulfureuse également isolée dans le Royans;

5° Enfin groupe des sources bicarbonatées à bases terreuses disséminées à l'ouest du Drac et du Buech, le Monestier de Clermont, Oriol de la commune de Cornillon-en-Trièvе, Aspres-les-Veynes et Saint-Pierre d'Argençon.

1° GROUPE D'ANNECY

Les sources qui constituent le groupe d'Annecy sont disséminées sur un espace assez considérable. Bromines et La Caille, les deux stations les plus importantes de la région, se trouvent aux pieds de la petite chaîne connue sous le nom de montagne de la Balme, la première à 6 kilomètres au nord-ouest d'Annecy, la seconde à 12 kilomètres au nord, un peu en aval du pont par lequel la route de Genève franchit la gorge profonde du torrent des Usses. Saint-André est situé au sud-est de Seyssel, sur les bords du Fier, près de son confluent avec le Rhône. Menthon est sur la rive droite du Lac, au pied du Roc de Chère.

Enfin la source du Petit-Bornand, la plus excentrique du groupe, prend naissance dans la vallée du Borne au sud de Bonneville et à 25 kilomètres au nord-est d'Annecy.

D'après l'analyse exécutée, pour la revision de l'*Annuaire*, sur l'eau de La Caille, elle reproduit la minéralisation un peu banale des sources des terrains calcaires. Elle n'en diffère en réalité que par la faible proportion d'hydrogène sulfuré qu'elle renferme. Le gisement rend bien compte de cette altération. D'après Maillard[1], qui a publié des études très intéressantes sur les massifs alpins des environs d'Annecy, le terrain néocomien qui affleure au fond des gorges de La Caille est constitué, au niveau des sources, par un calcaire noirâtre très compact et par des marnes noires, glaiseuses. La présence du bitume qui imprègne ces couches est manifestement l'origine de la sulfuration de l'eau de La Caille.

Toutes les sources du groupe paraissent être également sulfureuses. Il ne faut pas perdre de vue que la région située sur la rive gauche du Rhône aux environs de Seyssel et de Pyrémont est très riche en gisements d'asphalte qui y sont exploités et dont l'action désoxydante est très énergique.

---

[1] Maillard, conservateur du musée d'Annecy, Note sur la géologie des environs d'Annecy, la Roche, Bonneville, etc. *Bulletin du service de la carte géologique de la France*, n° 6, novembre 1884.

La Caille est la seule source du groupe d'Annecy qui soit franchement thermale.

LA CAILLE (HAUTE-SAVOIE)

L'établissement thermal de La Caille est situé au fond du ravin des Usses, au-dessous du pont suspendu qui fait partie de la route d'Annecy à Genève, c'est-à-dire à une profondeur de 150 mètres ; on y accède soit par un sentier très escarpé, soit par une petite route de voitures. Plusieurs sources prennent naissance au niveau moyen du torrent.

L'établissement qui comprend plusieurs petits corps de bâtiments, avec logements pour les baigneurs, avait, en ce qui concerne le service balnéaire, été reconstruit à neuf, mais une crue violente du torrent en octobre 1888 l'a en grande partie détruit, ne laissant que quelques baignoires de l'établissement précédent. Néanmoins la source qui l'alimente ne paraît pas avoir eu à en souffrir et sa température était la même qu'auparavant, soit de 30°.

Voici le groupement hypothétique établi d'après l'analyse faite par M. Willm :

		BICARBONATES	
Hydrogène sulfuré libre	0^{gr},0095		
Acide carbonique des bicarbonates	0 1959		
— libre	0 0167		
Carbonate de calcium	0 1447	0^{gr},2085	
— de magnésium	0 0454	0 0692	
— ferreux	0 0032	0 0044	
— de sodium	0 0224	0 0317	(0,0355 CO^{3}NaH).
Hyposulfite de sodium	0 0040		
Sulfate de sodium	0 0197		
— de potassium	0 0070		
Chlorure de sodium	0 0077	0 0576	
Silice	0 0192		
Iodures; borates	traces		
Sels de lithium, d'ammonium	traces		
Matière organique	traces		
	0 2733	0 3714	
Poids du résidu à 110°	0 2736		
Alcalinité (acide sulfurique nécessaire)	0 2166		

L'eau de La Caille est une eau sulfurée accidentelle et le principe sulfuré est l'hydrogène sulfuré libre, ainsi qu'un peu d'hyposulfite de sodium. Une analyse de M. P. Morin, de Genève, attribue une partie de la sulfuration à du sulfure de calcium (0^{gr},0052, avec 0,0071 d'hydrogène sulfuré). La sulfuration observée par M. Willm en 1889 correspondait à 0^{gr},0095 d'hydrogène sulfuré, ce qui correspond exactement à la sulfuration totale d'après M. Pyram Morin ; il n'y a donc divergence à cet égard que quant à l'interprétation. Sa minéralisation en sels fixes d'après M. Morin est de 0^{gr},2613 par litre (en ne tenant compte que des carbonates neutres) ; l'analyse de M. Willm indique le nombre 0^{gr},2733.

BROMINES (SILLINGY) (HAUTE-SAVOIE)

La source sulfureuse désignée sous ce nom est située à 6 kilomètres d'Annecy, sur la route de Seyssel. Sa température est de 16° et son débit journalier de 900 hectolitres. M. Barbier, dans la *Savoie thermale*, la cite comme sulfhydratée alcaline et gazeuse. La sulfuration à la source est de 5° Dupasquier, ce qui correspond à 0,0067 d'hydrogène sulfuré, ou à 0,0154 de sulfure de sodium ; la minéralisation en sel fixe est de 0^{gr},280 par litre.

Cette eau est captée et aménagée pour bains et buvette, dans un petit établissement comprenant 7 cabinets de bains, avec 14 baignoires.

MENTHON-SAINT-BERNARD (HAUTE-SAVOIE)

Cette petite station, à 1 kilomètre environ du village de ce nom, est située sur la rive droite du lac d'Annecy, dans une situation très pittoresque. Le bassin de captage de la source qui alimente l'établissement actuel, confortablement installé et comprenant 25 baignoires, est un travail romain, d'autres vestiges témoignent de l'époque reculée à laquelle remonte son existence. Menthon est signalé en 1741 dans un ouvrage médical de Benoit Voysin ; mais c'est de 1865 que date son importance relative actuelle.

La source émerge à 300 mètres de l'établissement. Elle a été étudiée par Calloud en 1865, mais seulement au point de vue qualitatif. Elle est minéralisée d'après cet hydrologiste par du sulfure de sodium (environ 0^{gr},010 par litre) et par du bicarbonate de calcium et de l'acide carbonique libre. La température est de 14° et son débit journalier de 1 080 hectolitres.

PETIT-BORNAND (HAUTE-SAVOIE)

Les eaux sulfureuses du Petit-Bornand, arrondissement de Bonneville, ont figuré, en 1858, à l'exposition de Turin, mais elles ne sont pas exploitées et mériteraient de l'être, tant en raison de leur situation que de leur nature. Elles ont une température de 20° et leur sulfuration est de 7° Dupasquier, correspondant à 0^{gr},0094 d'hydrogène sulfuré ou de 0^{gr},0218 de sulfure de sodium.

SAINT-ANDRÉ (HAUTE-SAVOIE)

Les eaux sulfureuses de Saint-André, à l'entrée du val du Fier, sont situées à peu de distance de Rumilly ; elles sont froides (8°) et leur sulfuration est de 11° (soit

0^{gr},0147 d'hydrogène sulfuré ou 0^{gr},0338 de sulfure de sodium). La source formée par 3 griffons a été découverte en 1854 ; les eaux sont en même temps bicarbonatées sodiques, d'après Calloud.

2° GROUPE D'AIX-LES-BAINS

Les sources du groupe d'Aix sont toutes situées à la base des escarpements qui dominent du côté de l'est le lac du Bourget, Chambéry et la route qui de cette ville se rend d'une part à Grenoble, de l'autre à Montmélian et à Saint-Jean-de-Maurienne. Pour Aix et Marlioz, séparés seulement par une distance de 1 500 mètres, l'escarpement n'est autre que la paroi abrupte par laquelle se termine du côté du couchant le massif des Bauges. Élevé de 900 mètres au-dessus des coteaux de Pugny et de Mouxy sous le parallèle d'Aix, ce massif est, à la Croix ou Dent de Nivolet, à plus de 1 200 mètres de hauteur au-dessus de Chambéry. On rencontre Challes à 4 kilomètres, au sud-est de cette ville, à gauche de la route de Grenoble, dominée également par des montagnes aux flancs escarpés. Enfin la source de Cruet se trouve encore plus à l'est dans la vallée de l'Isère aux pieds du mont Chavray, dont l'altitude est de 1 440 mètres.

Dans ces diverses situations les sources qui composent le groupe d'Aix ont un trait commun, elles sont en rapport avec des failles parfaitement accusées dans le relief du sol et dont l'amplitude, comparable à la hauteur des escarpements qui les dominent, est par conséquent colossale. Sur la carte géologique de la Savoie, Lory a figuré au bas de la paroi des Bauges un accident de cette nature qui se dirige de Chambéry sur Mentens et Pugny. Il faut remarquer que les sources d'Aix et de Marlioz n'émergent pas directement de cette grande dislocation, car elles en sont à 3 kilomètres vers l'ouest. Comme cela se produit si fréquemment, on est donc conduit à admettre que les cheminées par lesquelles elles arrivent au jour correspondent à des accidents secondaires, latéraux à la faille principale. L'existence de pareils accidents est suffisamment mise en évidence par la disposition plongeante du massif de la Chambotte, outlier détaché des Bauges en bordure sur la rive droite du lac, qui de 960 mètres qu'il atteint vers sa pointe septentrionale, descend successivement à 817 mètres à la croix de Biolle, puis à 528 mètres au droit du village de Saint-Innocent, aux portes d'Aix.

Le gisement des sources d'Aix est représenté dans la coupe géologique suivante, prise entre le massif des Bauges et le lac du Bourget et passant par les chalets du Revard, la montagne de la Cluse, Mentens, Mouxy, Aix-les-Bains, la maison du Diable au bas du coteau de Tresserve et le petit Port. On y a également figuré par un pointillé, la projection du massif de la Chambotte qui s'abaisse vers Aix, son revers occidental formant la berge ardue du lac, tandis que le versant oriental prolongé vers le sud vient araser les sources de cette localité.

La coupe met bien en évidence la faille terminale du massif des Bauges. On y voit, en effet, le terrain urgonien qui s'élève aux environs de la Cluse à l'altitude de 1 460 mètres tomber brusquement sous Mouxy à 414 et descendre à Aix à 260 mètres par suite du plongement de l'assise vers le lac. A une petite distance vers l'ouest il est recouvert par la mollasse tertiaire miocène qui constitue le sol de la colline de Tresserve en bordure sur le lac.

Quant à l'accident secondaire, comme il est dans le plan de la coupe, il n'a pas pu y être figuré. On peut remarquer toutefois que la ligne droite dirigée de la source de soufre sur celle d'alun qui en est distante de 150 mètres est normale à la montagne de la Cluse dirigée à peu près nord-est, sud-ouest.

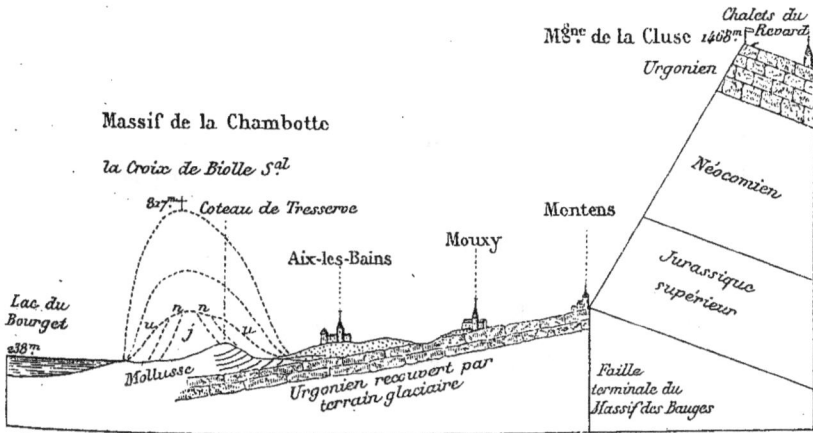

Fig. 15. — Coupe géologique du massif des Bauges au droit d'Aix-les-Bains, avec projection du massif de la Chambotte.

Échelle $\frac{1}{80\,000}$. Les hauteurs multipliées par 2,5.

Nota. — Le massif de la Chambotte qui n'est pas dans le plan de la coupe, est représenté par un pointillé plongeant vers Aix : j, jurassique ; n, néocomien ; u, urgonien.

Les deux sources de Saint-Simon et de la Boisse, dont les analyses figurent à la suite de celles du groupe d'Aix, sont de simples eaux de terrasses diluviennes ou glaciaires. Elles ont, par conséquent, la plus grande analogie avec les sources d'eau douce et ne sont signalées qu'à raison de l'emploi qu'on en fait dans la région comme eaux minérales de table.

Aix-les-Bains (Savoie)

Aix-les-Bains, une des principales villes d'eaux françaises, est assise à l'altitude moyenne de 260 mètres dans une position très pittoresque, entre le lac du Bourget à l'ouest et l'escarpement abrupt d'une hauteur de 1 200 mètres, qui se termine vers l'est par les sommets du Revard et la Dent de Nivolet.

Les Romains avaient fait d'Aix une de leurs grandes stations thermales, mais ce n'est qu'au xviie et surtout au xviiie siècle, que les eaux de cette station ont commencé à reconquérir leur ancienne réputation. En 1776, le roi Victor-Amédée III fit poser la première pierre de l'établissement dont il ne reste que quelques vestiges. Les thermes actuels et les travaux de captage ont été commencés en 1855 sous la direction de M. François et de l'architecte Pellegrini; mais leur achèvement ne date que de l'annexion de la Savoie à la France. L'établissement a reçu en 1881 une extension importante par la construction de l'annexe sud. La première installation comportait 48 baignoires, 6 piscines dont deux grandes, 51 grandes douches disposées dans le soubassement, au premier et au deuxième étages ; 16 douches de vapeur ou étuves divisées en 6 bouillons, 8 étuves, 4 douches locales et 4 tambours pour humage ; 2 salles d'inhalation, 2 salles de pulvérisation, 4 bains de pieds, 2 douches en cercle, 4 douches ascendantes et trois buvettes dont une pour gargarisme. L'annexe y a ajouté une grande salle d'inhalation, 4 douches de pieds, une salle de pulvérisation; 13 grandes douches dont 6 avec baignoires et 2 avec bouillon.

L'établissement, qui appartient à l'État, est administré en régie directe.

Les thermes d'Aix sont surtout réputés pour leurs douches, dont la puissance est en rapport avec le volume d'eau dont on dispose.

Indépendamment du grand établissement thermal, on trouve à Aix un établissement pour les indigents et un hospice contenant 108 lits, gratuits et payants.

Il y a à Aix deux sources thermales : l'une, dite *Eau de soufre*, a son griffon à peu près au niveau du sol, dans l'établissement même et ne dessert que les bains du rez-de-chaussée. La seconde, qui porte le nom impropre d'*eau d'Alun* et précédemment de *source Saint-Paul*, sourd dans une grotte naturelle très remarquable dominant l'établissement ainsi qu'un grand réservoir où elle est amenée par un conduit souterrain. Un autre réservoir reçoit l'eau froide destinée à être mélangée à l'eau thermale. Ces réservoirs fournissent toute l'eau des douches et des piscines. Les deux sources thermales fournissent l'énorme volume de 30 300 hectolitres, dont les 2/3 proviennent de la source d'Alun.

La température est de 45° pour l'eau de Soufre et de 47° pour l'eau d'Alun ; mais cette température est exposée à quelques variations.

Les eaux d'Aix sont très peu minéralisées et offrent les caractères d'une eau sulfureuse dégénérée ; outre une petite quantité d'hydrogène sulfuré libre, elles contiennent des hyposulfites.

Elles ont été analysées en 1838 par M. Bonjean, de Chambéry, qui leur attribue une minéralisation totale de $0^{gr},4300$ pour l'eau de Soufre et $0^{gr},4107$ pour l'eau d'Alun. La commission de revision de l'*Annuaire* chargea M. Willm en 1877 de les soumettre à un nouvel examen. Les résultats qu'il a obtenus ne diffèrent pas notablement de ceux de M. Bonjean ; néanmoins la minéralisation a été trouvée un peu plus forte. Ce dernier avait signalé dans les sources de Soufre et d'Alun des quantités de sulfate d'aluminium représentées par $0^{gr},0548$ et $0^{gr},0620$, tandis que les analyses de M. Willm abaissent cette teneur à $0^{gr},0081$ et $0^{gr},0003$. Dans l'analyse publiée dans le tome VII des *Travaux du Comité consultatif d'hygiène*, ce sel figure au nombre des principes minéralisateurs ; mais nous devons faire remarquer que son existence à côté des carbonates alcalino-terreux n'est pas admissible, c'est ce qui nous a déterminés à modifier cette première interprétation ; aussi le groupement donné page suivante est-il différent :

En outre, le résidu ne renferme pas les *hyposulfites* préexistant dans l'eau et qui y existent à la dose de $0^{gr},0091$ d'hyposulfite de calcium.

La matière organique ne figure pas dans le tableau ci-dessous, car elle s'est trouvée détruite par la calcination de la partie soluble du résidu. La teneur est d'environ $0^{gr},030$ par litre.

La température de l'eau, en août 1877, était de 43°,5 pour l'eau de Soufre et de 44°,6 pour l'eau d'Alun.

	EAU DE SOUFRE	EAU D'ALUN
Hydrogène sulfuré	0gr,00337 à 0gr,0042	0gr,00374
Soufre des hyposulfites	0gr,0038	0 0038
Acide carbonique dégagé par l'ébullition.	0 0988	0 0882
Azote	13cc	12 ,5
Carbonate de calcium.	0gr,1894	0gr,1623
— de magnésium	0 0105	0 0176
— ferreux	0 0010	0 0008
Silice	0 0479	0 0540
Alumine.	0 0024	0 0001
Phosphate de calcium.	0 0066	traces
Sulfate de calcium	0 0864	0 0781
— de magnésium.	0 0835	0 0493
— de sodium	0 0337	0 0545
Chlorure de sodium.	0 0300	0 0274
Sels de lithium et de potassium	traces	traces
— de strontium	douteux	douteux
Iodures	traces	traces
	0 4914	0 4441
Poids du résidu sec.	0 4925	0 4537
Bicarbonates primitivement dissous :		
Bicarbonates de calcium.	0 2727	0 2337
— de magnésium.	0 0160	0 0255
— ferreux	0 0014	0 0012

L'analyse de l'air du cabinet de douches dit d'*Enfer* y a accusé la présence de 15 centimètres cubes à 22 centimètres cubes d'hydrogène sulfuré par mètre cube, soit $\frac{1}{66000}$ à $\frac{1}{45000}$, quantité évidemment approximative et variable.

Les eaux d'Aix laissent déposer à leur émergence une matière analogue à la barégine offrant une odeur sulfurée très prononcée et donnant, après dessiccation à 100°, 54 p. 100 de cendres. Celles-ci renferment 37,4 p. 100 de silice, 10 p. 100 d'oxyde de fer ; 4,9 d'alumine ; 1,65 d'anhydride phosphorique, indépendamment de la chaux et de sels solubles dans l'eau.

MARLIOZ (SAVOIE)

Marlioz est un petit hameau à 2 kilomètres d'Aix-les-Bains et y est relié par une bonne route et un service de voitures. Ses eaux, qui ne sont guère utilisées que depuis 1850, sont employées par les baigneurs d'Aix en boisson, inhalations et pulvérisations dans un élégant pavillon qui contient 3 salles d'inhalation, 7 douches pharyngiennes, nasales, etc., diverses douches ascendantes. Des cabinets de bains et de douches se trouvent dans un bâtiment latéral et comportent 24 baignoires.

Les eaux de Marlioz sont froides (11°), sulfurées sodiques et iodurées. Elles ont été analysées en 1838 par M. Bonjean et en 1877 par M. Willm. M. Bonjean a signalé dans cette eau 0^{gr},067 de sulfure de sodium et 0^{gr},0102 d'hydrogène sulfuré pour une minéralisation totale de 0,439, tandis que, d'après M. Willm, la sulfuration correspond à 0^{gr},0410 de sulfure Na^{2}S, soit 0,0295 de sulfhydrate NaHS qu'il pense exister dans l'eau, et une minéralisation totale bien plus élevée, soit 0^{gr},637 ; ces résultats sont consignés dans le tableau suivant :

Sulfhydrate de sodium . .	0^{gr},0295	(corr. à 0,0411 de sulfure).
Carbonate de calcium . .	0 1912	
— de magnésium .	0 0011	
Oxyde de fer et alumine. .	0 0024	
Silice	0 0260	
Sulfate de sodium	0 2631	
— de calcium	0 0605	
Chlorure de magnésium. .	0 0640	
Iodure de sodium.	0 0015	
	0 6393	

CHALLES (SAVOIE)

Challes se trouve à 5 kilomètres de Chambéry dans une fort belle situation, à 290 mètres d'altitude, non loin de la route d'Italie. Elle est dominée vers l'est par des escarpements qui s'élèvent à 600 mètres et au-dessus.

L'établissement thermal actuel, un peu écarté du village, ne date que de 1876 et est construit sur les sources mêmes. Il comprend un sous-sol servant à l'embouteillage et à l'emmagasinement de l'eau à exporter, un rez-de-chaussée et un étage. Au rez-de-chaussée se trouvent la buvette, deux salles d'inhalation, deux salles de pulvérisation, un local pour l'hydrothérapie et le service médical. Au premier étage, une installation de 22 baignoires. Les réservoirs d'eau pour les salles d'inhalation et l'hydrothérapie se trouvent dans les combles.

Les eaux minérales de Challes sont froides (10°,5), mais leur composition chimique est des plus remarquables : sulfurées et carbonatées sodiques, elles sont en outre bromurées et très fortement iodurées; leur sulfuration est de beaucoup supérieure à celle de toutes les eaux sulfureuses connues. D'après un travail de M. Willm dont les résultats sont indiqués ci-dessous, la sulfuration est due, d'une manière incontestable, à du sulfhydrate de sodium. Ces recherches, entreprises pour la revision de l'*Annuaire*, ont été exécutées en 1877-1878 et insérées dans le tome VII du *Recueil des Travaux du Comité consultatif d'hygiène*.

Malgré leur forte sulfuration, les eaux de Challes ne sont douées que d'une faible odeur, mais leur saveur est hépatique et très amère. Il y a deux sources à Challes, la *Grande Source* et la *Petite Source*; cette dernière ne diffère de l'autre que par une minéralisation beaucoup plus faible et par un débit plus faible. La grande source elle-même ne donne guère plus de 2 000 litres par vingt-quatre heures. Voici la composition trouvée pour ces deux sources :

	GRANDE SOURCE	PETITE SOURCE
Acide carbonique libre	0^{gr},0675	indéterminé
Azote	24^{cc},3	
Titre sulfurométrique : Soufre . .	0^{gr},2127	0^{gr},00337
Sulfhydrate de sodium (NaHS) . .	0 3594	0 0059
Carbonate de sodium	0 5952	0 1146
Carbonate de calcium.	0 0772	0 1325
— de magnésium	0 0496	0 0206
Silice	0 0227	0 0232
Alumine (?).	0 0059	
Sulfate de sodium	0 0638	0 1557
Chlorure de sodium.	0 1554	0 0232
Bromure de sodium.	0 00376	»
Iodure de sodium.	0 01235	0 0080
	1 34531	0 4837
Bicarbonates primitivement en dissolution :		
Bicarbonate de calcium	0 1112	0 1908
— de magnésium.	0 0757	0 0314
— de sodium C^{2}O^{5}Na^2. . .	0 8423	0 1622
— — CO^{3}NaH. . . .	0 9433	0 1816

CRUET (SAVOIE)

Les eaux sulfurées et carbonatées sodiques, froides, de cette localité ont une minéralisation qui rappelle celle de Challes. A côté du sulfure de sodium, elles renferment de l'hyposulfite, du bicarbonate, du sulfate, de l'iodure et du bromure de sodium.

SAINT-SIMON (SAVOIE)

La source de ce nom, située à 1 500 mètres d'Aix, sur la route d'Annecy, est une eau très faiblement minéralisée, dont la température est de 19,8 et le débit de 432 hectolitres par jour. Elle a été découverte en 1830 et n'est utilisée qu'en boisson, dans un pavillon aménagé pour huit buvettes. L'eau a été analysée en 1853, par M. Kramer, de Milan, qui lui assigne la composition suivante :

Carbonate de calcium	0gr,2352
— de magnésium	0 0162
Silice	0 6083
Alumine avec traces de fer	0 0017
Magnésie (sans doute à l'état de silicate?)	0 0148
Sulfate de sodium	0 0089
— de potassium	0 0039
— de magnésium	0 0112
Chlorure de magnésium	0 0003
Matière organique	0 0207
Pertes	0 0026
	0 3238

Cette eau fait l'objet d'une exportation peu étendue, surtout à destination d'Aix-les-Bains.

LA BOISSE (SAVOIE)

Source ferrugineuse, alcaline, bicarbonatée, froide, à 1 kilomètre de Chambéry. Elle jouissait d'une grande vogue vers la fin du siècle dernier. M. Calloud, qui l'a analysée en 1858, lui assigne la composition suivante, par litre :

Acide carbonique	462cc,5
Carbonate de calcium	0gr,2220
— de fer	0 1250
Sulfate de calcium	0 0625
— de sodium	0 0088
— de magnésium	0 0025
Chlorure de sodium	0 0275
— de calcium	0 0150
— de magnésium	0 0062
Silice	0 0262
Matière végéto-animale	0 0600
Pertes	0 0256
	0 5813

3° LA BAUCHE

Sur la carte géologique de la Savoie déjà citée, la source de la Bauche est figurée un peu au-dessus du village de ce nom, à l'ouest de la route qui, de Voreppe, se dirige sur Belley par Saint-Laurent-du-Pont et les Echelles.

Elle sourd par l'altitude de 550 mètres à la naissance d'un petit vallon latéral à la vallée du Guiers-Mort. Elle est en outre signalée comme sortant des assises de la mollasse miocène marine qui ont été redressées et portées à cette hauteur par le soulèvement de la chaîne des Alpes occidentales. Dans le massif de la Grande-Chartreuse, ce terrain est composé de couches calcaires, fossilifères, surmontées par une grande épaisseur de mollasses sableuses, alternant avec des poudingues impressionnés.

Dans toute l'étendue du territoire français l'élément constitutif essentiel de la mollasse marine étant un sable quartzeux associé à de l'hydroxyde de fer qui lui communique une teinte ocreuse foncée, rien n'est plus naturel que d'y rencontrer des sources de la nature de celle de la Bauche. Nous signalons ce niveau pour la première fois; mais c'est un des plus étendus et des plus constants pour ces sortes de sources et nous aurons à en citer de nombreux exemples.

LA BAUCHE (SAVOIE)

Le petit village de la Bauche, canton des Échelles, appartient au massif subalpin de la Grande-Chartreuse. La source ferrugineuse sourd dans le parc du château de la Bauche. Elle n'est exploitée qu'en buvette et pour l'exportation; il n'y a pas d'installation balnéaire, mais un hôtel permet de recevoir les buveurs. On s'y rend par Lépin-d'Aiguebelle, à 8 kilomètres, sur la ligne de Lyon à Chambéry.

L'eau de la Bauche est froide (11°,5) et son débit journalier n'est que de 43 hectolitres, sa saveur est franchement ferrugineuse et elle manifeste une légère odeur d'hydrogène sulfuré par l'agitation. Elle n'a été mise à jour qu'en 1862, mais paraît avoir été connue très anciennement. Elle a été analysée en 1862 par Calloud et en 1889 par M. Willm pour la revision de l'*Annuaire.* Nous extrayons du rapport qu'il a communiqué à la Commission (*Recueil*, t. XX), et en les résumant, quelques considérations sur la constitution de cette eau :

L'eau de la Bauche absorbe l'iode, mais cette absorption n'est pas due à un principe sulfureux, mais bien à l'oxydabilité du carbonate ferreux et de la matière organique; elle décolore rapidement le permanganate de potassium à froid, ainsi que le nitrate d'argent ammoniacal et même les solutions alcalines de cuivre. La matière organique de l'eau n'offre pas les caractères assignés par Berzelius aux acides crénique et apocrénique. Quelle que soit du reste sa nature, elle joue un rôle important en assurant la conservation de l'eau. Immédiatement après le remplissage des bouteilles à la source, l'eau abandonne des flocons d'hydrate ferrique dus à une aération momentanée ; mais après quelques semaines, ce dépôt disparaît de nouveau et l'eau reprend une limpidité parfaite, ce qui ne peut être attribué qu'à l'action réductrice de la matière organique.

Le résidu de l'évaporation de l'eau de la Bauche contient presque tout le fer à l'état d'hydrate ferrique ; néanmoins une petite portion se redissout avec la matière organique lorsqu'on reprend le résidu par l'eau.

Voici comment peuvent se grouper les résultats obtenus à l'analyse :

Acide carbonique des bicarbonates.	0^{gr},3272
— libre	0 0516 (26 ,1)
Hydrogène sulfuré	traces

	PRINCIPES FIXES	SELS PRÉEXISTANT DANS L'EAU (bicarbonates.)
Carbonate de calcium.	0^{gr},2651	0^{gr},3817
— ferreux	0 0572	0 0789
— de manganèse	0 0031	0 0047
— de magnésium	0 0168	0 0256
— de sodium.	0 0039	0 0055 (CO^3 Na H)
— d'ammonium.		0 0490 (CO^3 H Az H^4)
Phosphate de calcium.	0 0024	
Silice	0 0208	
Sulfate de sodium	0 0012	
— de potassium	0 0003	0 0518
Chlorure de sodium	0 0025	
Matière organique	0 0244	
Arsenic	faibles traces	
Iode, acide azotique	traces	
	0 3979	0 5972
Poids du résidu de 1^{lit} à 100° . . .	0 3785 (1)	
Poids du résidu sulfaté { observé .	0 4592	
{ calculé. . .	0 4598	

Calloud avait trouvé beaucoup plus de fer, qu'il faisait figurer comme bicarbonate (0^{gr},1426) et crénate (0,0305), soit au dosage 0^{gr},0793 d'oxyde ferrique, contre 0^{gr},0415 (manganèse compris) correspondant à la teneur du tableau ci-dessus. Il signale de plus 0,0422 d'hyposulfite de sodium, sans traces de sulfates.

Le dépôt spontané formé par les eaux de la Bauche et celui qui

1 L'écart est dû à ce que le résidu renferme de l'oxyde ferrique et non du carbonate ferreux.

résulte de la concentration de l'eau, et qui est employé pour la confection de pastilles médicinales, ont été également analysés. Ils renferment, après dessiccation à 160° :

	DÉPÔT SPONTANÉ	DÉPÔT PAR ÉVAPORATION
Oxyde ferrique.	82^{gr},30	15 ,60
— de manganèse.	traces	races
Carbonate de calcium.	7 55	22 40
— de magnésium	»	1 25
Phosphate de calcium.	traces	1 90
Silice	4 21	9 21
Alumine.		0 22
Matière organique insoluble	8 03	9 36
Matière organique soluble.	»	0 51
Sels solubles.	»	0 43
	102 09	100 88

(L'excès de poids sur le pourcentage provient en partie de ce que le tableau représente tout le fer à l'état d'oxyde ferrique, tandis que le dépôt renferme le fer à un degré d'oxydation moins complet.)

4° CHORANCHE

Au Mas des Chartreux, sur les bords de la Bourne, à 2 kilomètres en amont de Pont-en-Royans et à pareille distance de Choranche, on rencontre une source sulfureuse froide, d'un petit volume, qui est connue depuis longtemps. Cette source, qui a été autorisée en 1891, émerge des marnes néocomiennes recouvertes partiellement par le calcaire urgonien plongeant de l'est à l'ouest sous un angle de 15°. Elle est captée dans un puits de 8^{m},70 de profondeur.

CHORANCHE (ISÈRE)

L'analyse faite au laboratoire de l'Académie de médecine attribue à l'eau de Choranche la composition suivante :

Sulfure de sodium	0^{gr},0500
Sulfate de calcium	0 0680
— de magnésium	0 0945
Chlorure de sodium.	0 1033
— de potassium	0 0193
— de magnésium	0 1330
Silice	0 0240
	0 4921

5° SOURCES FERRUGINEUSES

MONESTIER DE CLERMONT, ORIOL, TERRITOIRE DE CORNILLON,
ASPRES-LES-VEYNES ET SAINT-PIERRE-D'ARGENÇON

Les sources composant le cinquième groupe distingué dans les chaînes subalpines sont toutes à la température du lieu et elles ne diffèrent des sources d'eau douce que par la proportion de gaz acide carbonique et des sels de magnésie et de fer qu'elles renferment. Celles du Monestier de Clermont, au nombre de trois, sont à proximité de ce village, une des stations du chemin de fer de Grenoble à Marseille.

La carte du dépôt de la guerre signale celles d'Oriol entre le grand et le petit Oriol, deux hameaux dépendant de la commune de Cornillon en Trièves, non loin du bourg de Mens où s'installent les baigneurs. Sur ce point on ne compte pas moins de cinq sources. Les unes et les autres émergent du terrain oxfordien de bas en haut et paraissent sub-artésiennes.

Quant à Saint-Pierre-d'Argençon, c'est un village du département des Hautes-Alpes situé à l'ouest du Buech et non loin d'Aspres-les-Veynes où il y a deux sources minérales récemment autorisées qui rentrent dans la même catégorie. La source de Saint-Pierre connue sous le nom de Fontaine-Vineuse a une très ancienne réputation.

Disséminées sur un espace qui, du nord au sud, ne comprend pas moins de 40 kilomètres, toutes ces sources présentent une grande analogie de composition. Elles forment en réalité un groupe très compact dont on a cherché à expliquer le gisement.

A cet égard les avis sont loin d'être concordants. La plupart des ingénieurs qui ont étudié la région sous ce point de vue, ont été amenés à considérer les sources comme émergeant d'une même nappe qu'ils placent vers la base de l'étage oxfordien. L'ingénieur des mines Dubois, qui a été chargé d'instruire en 1876 les demandes en autorisation relatives aux sources Amélie et Valentine d'Oriol, a fait, au contraire, intervenir la dislocation du sol qui s'étend des environs de Champ près Vizille vers le bourg de Mens.

Sans contester le niveau des points d'émergence qui paraît assez bien établi, la première explication pèche, à notre sens, par un point capital; elle ne rend nullement compte de la proportion considérable d'acide carbonique que renferment les sources du groupe. Nous serions donc assez disposé à les considérer comme étant essentiellement des sources de failles et à attribuer leur minéralisation exceptionnelle à la présence des roches éruptives connues sous le nom de spilites dont on trouve de nombreux pointements dans la région, notamment au Grand Oriol.

LE MONESTIER DE CLERMONT (ISÈRE)

Chef-lieu de canton à 800 mètres d'altitude, station du chemin de fer de Grenoble à Gap, à 43 kilomètres de Grenoble. A proximité du bourg il y a trois sources ferrugineuses.

Celle dont l'analyse est reproduite ici sort d'un puits peu profond. Il s'en dégage de nombreuses bulles de gaz carbonique et il s'y forme un dépôt ferrugineux. L'eau est limpide, piquante ; sa température est de 12°, celle de l'atmosphère étant 21°. D'abord étudiée par Gueymard, elle a été analysée plus tard par Leroy, professeur à la faculté des sciences de Grenoble, qui lui a assigné la composition suivante :

Acide carbonique libre et des bicarbonates.	1 474cc
Azote	24
Bicarbonate de sodium	0gr,794
— de calcium	0 886
— de magnésium.	0 547
— ferreux	traces
Chlorure de sodium	0 050
Sulfate de sodium.	0 333
— de calcium.	0 015
— de magnésium.	0 016
Silice et alumine	0 033
Silicates de sodium et de calcium	traces
	2 674

SOURCE SABINA-ALEXANDRA

On peut encore citer l'analyse faite en 1887 au laboratoire de l'Académie de médecine à l'appui de l'autorisation d'exploiter la source dite : *Sabina-Alexandra*.

Bicarbonate de sodium.	2gr,200
— de calcium	1 460
— de magnésium.	0 430
Chlorure de sodium	0 140
Sulfate de sodium.	0 090
	4 320

Elle serait notablement plus minéralisée que la précédente.

GRAND ET PETIT ORIOL (ISÈRE)

Sur les territoires de ces hameaux, qui dépendent de la commune de Cornillon en Trièves, on ne compte pas moins de huit sources exploitées. Elles jaillissent aux abords du petit ruisseau dirigé à peu près Nord-Sud qui coule du Grand vers le

Petit Oriol. Elles sont signalées par leurs dégagements de gaz et leurs dépôts d'hydroxyde de fer.

Les deux analyses suivantes exécutées par Leroy et Gueymard s'appliquent aux sources *Accarias* et *Bordonnenche* autorisées en 1859. Les résultats sont rapportés à 1.000 grammes d'eau.

	N° 1	N° 2
Acide carbonique libre	1lit.002	0lit.920
Bicarbonate de calcium	1 505	1 581
— de magnésium	0 162	0 162
— ferreux.	0 095	0 095
— de sodium	—	0 087
Sulfate de calcium	0 013	—
— de magnésium.	0 091	—
— de sodium.	0 009	0 105
Chlorure de sodium	0 019	0 025
Silice, etc.	0 018	0 025
Matière organique.	indét.	indét.
	1 912	2 080

On peut citer quelques analyses plus récentes. Celles qui ont été faites en 1876 au laboratoire de l'Académie de médecine sur les sources *Amélie* et *Valentine* ont donné les résultats suivants :

	AMÉLIE	VALENTINE
Carbonate de sodium	0gr,211	0gr,134
— de calcium.	1 405	1 240
— de magnésium.	0 254	0 127
Sesquioxyde de fer.	0 050	0 045
Chlorure de sodium	0 020	0 015
Sulfate de sodium	0 085	0 054
Résidu insoluble.	0 015	0 010
	2 010	1 625

D'après une analyse du même laboratoire, la source dite *Auvergne* qui sourd au Grand-Oriol, présente la composition suivante :

Carbonate de sodium 0gr,090
—   de calcium. 1 163
—   de magnésium 0 060
—   ferreux. 0 038
Sulfate et chlorure de sodium 0 070
Silice 0 020
                                         1 441

Ces sources ont une température de 18°.

SAINT-PIERRE-D'ARGENÇON (HAUTES-ALPES)

Village du canton d'Aspres-lès-Veynes. La source qui y jaillit, a une température de 13°1, elle est très gazeuse. Elle renferme d'après le docteur Niepce :

Acide carbonique.	792cc
Carbonate de calcium.	0gr,792
— de magnésium.	0 068
— ferreux	0 053
Sulfate de sodium	0 059
— de calcium	0 160
— de magnésium	0 023
Chlorure de sodium.	0 032
Silice et alumine.	0 140
Perte.	0 040
	1 367

ASPRES-LÈS-VEYNES OU SUR BUECH (HAUTES-ALPES)

Les deux sources dites de l'*Aigle* et de la *Bergère*, autorisées à Aspres-les-Veynes en 1888, sont situées non loin de la Fontaine-Vineuse. Elles appartiennent comme les précédentes à la nappe aquifère suivie depuis le Monestier de Clermont dans l'Isère. Elles sourdent à deux kilomètres et demi au nord du Bourg à la moitié de la hauteur des collines entre lesquelles coule le torrent : le Buëch.

D'après une analyse de M. Truchot, elles présentent la composition suivante :

Acide carbonique libre.	1gr,180
Bicarbonate de sodium	0 078
— de potassium.	traces
— de calcium	1 174
— de magnésium	1 107
— ferreux	0 070
Chlorure de sodium	0 005
Silice	0 064
	1 498

C. — GROUPES DU MONT VENTOUX

Répartition des sources de la région en deux groupes. — Les sources minérales que l'on peut considérer comme se trouvant dans la dépendance du mont Ventoux forment deux groupes assez distincts. Le premier comprend les trois stations de Montbrun-les-Bains, de Propiac et de Condorcet, situées au pied septentrional de la montagne. On peut y rattacher, par analogie, celle de Poyols qui, quoiqu'elle soit un peu excentrique, appartient comme les précédentes à la partie orientale du département de la Drôme.

Au second groupe se rattachent les établissements dépendant des communes de Beaumes, de Gigondas et de Vacqueyras, situées sur le revers opposé du Ventoux, non loin de sa terminaison occidentale. Ce sont notamment ceux de Beaumes de Venise, de Montmirail et d'Urban-Vacqueyras.

Toutes les sources de ces deux groupes sont froides. La plupart d'entre elles sont sulfatées calciques et magnésiennes. Celle de Poyols est principalement chlorurée sodique. Par leur composition, les unes et les autres rappellent les sources des chaînes alpines et elles semblent avoir la même origine.

La constitution géologique de la région du Ventoux a été jusqu'ici peu étudiée et elle présente encore bien des lacunes. On est fondé à penser que, si la présence du terrain triasique n'y a pas encore été constatée, c'est faute par les explorateurs de n'avoir pas su le reconnaître à ses caractères lithologiques si typiques et si remarquables, comme cela a eu lieu pendant si longtemps pour le département voisin des Basses-Alpes.

On possède d'ores et déjà quelques données qui permettent d'espérer que la lacune sera comblée. En effet, dans un rapport sur le gisement de la source de Propiac remontant à une époque assez reculée, M. l'ingénieur Villot annonce que le village est bâti sur les marnes noires du lias et qu'à leur voisinage, par suite de dislocations manifestes, on rencontre, en stratification discordante, les calcaires magnésiens désignés sous le nom de *cargneules*, avec de nombreux amas de gypse. C'est dans ces assises que se font jour toutes les eaux minérales chlorurées et chloro-sulfatées calciques du bassin de Propiac [1].

Quant à la source minérale de Montmirail connue sous le nom d'eau verte, elle prendrait naissance, d'après M. Villot, dans des conditions géologiques qui rappelleraient complètement celles de ce petit bassin.

C'est également la conclusion que l'on peut tirer de la description géologique du Vaucluse par Scipion Gras [2].

Le sol des environs de Gigondas et de Vacqueyras s'y trouve, il est vrai, rapporté au terrain oxfordien. Pour expliquer les anomalies qu'il présente, l'auteur a été conduit à considérer comme des produits métamorphiques les puissants dépôts de gypse, les dolomies et les

[1] Dans le rapport de M. Villot, l'étage supérieur du terrain triasique se trouve implicitement désigné par cette périphrase : dans le terrrain de cargneules il n'y a à Propiac que des eaux minérales. C'est précisément la caractéristique des marnes irisées.

[2] Description géologique du département du Vaucluse, par Scipion Gras, ingénieur en chef des Mines, Paris, 1862.

marnes versicolores avec cristaux de quartz qui paraissent en faire partie. Toutefois les roches les plus caractéristiques du terrain triasique sont décrites avec tant de précision qu'il est impossible de ne pas admettre sa présence dans cette partie de la chaîne du Ventoux. L'assimilation ressort de la manière la plus nette de la comparaison que l'auteur en fait aux masses gypseuses et à d'autres roches modifiées qui se rencontrent, ajoute-t-il, sur un grand nombre de points de la chaîne des Alpes où elles ne caractériseraient aucun niveau géologique. A l'appui de cette thèse il cite les environs de Digne, le Briançonnais, la Maurienne et la Tarentaise, c'est-à-dire les principales régions de la chaîne où l'existence du trias a été reconnue par les observateurs les plus autorisés[1].

Il faut remarquer d'ailleurs que ce terrain est représenté par plusieurs pointements sur la carte géologique annexée à la description que M. Kilian a faite de la montagne de Lure. Or cette montagne relie le Ventoux aux Alpes[2].

Le gisement de la source de Condorcet, située à un kilomètre au sud du village de ce nom dans un ravin dépendant du bassin de l'Eygues, a été étudié par M. Lachat. D'après cet ingénieur, elle émergerait au toit d'un filon de célestine ou strontiane sulfatée associé à de puissants dépôts de gypse et présentant tous les caractères d'une formation geysérienne.

Cette formation serait intercalée dans le terrain oxfordien; mais l'amas gypseux et le filon de sulfate de strontiane correspondent à une ligne anticlinale qui présente tous les caractères d'une fracture, de telle sorte que rien n'indique qu'ils fassent partie intégrante de ce terrain[3].

MONTBRUN-LES-BAINS (DRÔME)

L'établissement thermal de Montbrun (arrondissement de Nyons,

---

[1] Qu'en 1862, époque de transition déjà fort éloignée où on n'avait pas, sur l'extension du terrain triasique en France et dans les contrées adjacentes, les idées qui ont fini par prévaloir on ait méconnu son existence dans la région du Ventoux, on peut l'excuser. On ne saurait user de la même indulgence pour les publications plus récentes. Dans ce nombre figure la feuille géologique d'Orange explorée par M. Carez et publiée en 1888. L'existence du trias y est passée sous silence et il n'est pas fait mention du métamorphisme qui pouvait la faire soupçonner. Les sources minérales, si intéressantes du groupe de Montmirail, n'ont plus, dès lors, aucune raison d'être et de fait il n'en est pas fait mention dans la légende de la feuille.

[2] Description géologique de la montagne de Lure (Basses-Alpes), par W. Kilian, docteur ès sciences, Paris, 1889.

[3] Note sur un filon de strontiane sulfatée, par M. Lachat, ingénieur en chef des Mines. (*Annales des Mines*, t. XX, 7e série, 1881.)

canton de Séderon) est situé à 1 kilomètre du village, à l'altitude de 620 mètres, en face du versant septentrional du mont Ventoux. Il est à 40 kilomètres environ de Carpentras, son principal point d'accès.

On trouve à Montbrun deux sources sulfurées calciques froides (11°,5) n'offrant que peu de différences dans leur minéralisation, la source des *Roches* et celle des *Plâtrières*; la première est deux fois plus sulfurée que la seconde et renferme environ le double de sels magnésiens. La source des Roches, la plus rapprochée de l'établissement, est aménagée dans une grotte et dépose une grande quantité de boues riches en barégines.

La source des Plâtrières, un peu en amont de l'établissement, est captée dans un puits, d'où elle se rend à l'établissement. Elle ne subit pas d'altération dans ce trajet. Le débit total des sources est de 2400 hectolitres par vingt-quatre heures.

D'après les analyses faites par M. Willm en 1892-1893, ces eaux ont pour composition :

	ROCHES	PLATRIÈRES
Acide carbonique des bicarbonates	0gr,1281	0gr,1654
— — libre.	0 0246	0 0376
Carbonate de calcium	0 1365	0 1800
— de magnésium.	0 0076	0 0067
Sulfure de calcium[1]	0 0194	0 0090
Hyposulfite de calcium	traces	traces
Silice.	0 0532	0 0340
Sulfate de calcium.	1 7758	1 7748
— de magnésium.	0 4284	0 1950
— de sodium.	0 0646	0 0406
— de potassium.	0 0061	0 0044
— de lithium.	0 0015	traces
Chlorure de sodium	0 0293	0 0203
Ammoniaque, fer	traces	traces
Brome et iode	traces très faibles	
Matière organique et pertes.	0 1176	0 1020
Résidu vers 200°	2 6400	2 3668
Bicarbonates préexistant dans l'eau :		
Bicarbonates de calcium	0 1966	0 2592
— de magnésium	0 0115	0 0102

[1] La sulfuration ne s'abaisse que fort peu par le transport.

L'établissement thermal est vaste et bien aménagé; il est construit dans un parc de 5 hectares et renferme au rez-de-chaussée 50 cabinets de bains, 6 cabinets de douches et autant pour l'inhalation et la pulvérisation. Les étages supérieurs contiennent les logements pour les baigneurs, qui trouvent aussi à se loger au village.

Les boues produites par la source des roches renferment, d'après une analyse de l'École des mines, 0,45 p. 100 de soufre dissous et une quantité de soufre correspondant à 1,15 p. 100 de sulfure de calcium dans la partie insoluble. Une autre analyse, faite à l'École des ponts et chaussées en 1888, lui attribue 0,74 p. 100 de soufre, à l'état libre ou combiné. Voici d'après M. Willm, leur composition après dessiccation dans le vide, pour en empêcher l'altération :

Soufre libre [1].	4,63
— combiné [2].	0,86
Carbonate de calcium	14,20
— de magnésium.	2,60
Oxyde ferrique [3].	3,56
Sulfate de calcium	25,00 environ.
Sable	39,30
Alumine.	2,10
Phosphate calcique.	0,40
Matière organique	6,80
	99,45

Séchée dans le vide, la boue perdait encore 0,9 p. 100 d'eau à 100°.

PROPIAC (DRÔME)

Composition d'après une analyse exécutée au bureau d'essais de l'École des Mines.

		BICARBONATES ANHYDRES
Acide carbonique des bicarbonates	1gr,3800	
— libre	0 1430	
Carbonate de calcium.	0 9822	1gr,4143
— de magnésium.	0 4620	0 7040
— de sodium.	0 0382	0 0540
Sulfate de sodium	0 3955	
— de potassium.	0 4350	
Chlorure de sodium.	0 8207	
Silice.	0 0300	
Oxyde ferrique et alumine.	traces	
Total par litre.	3 1636	

Cette analyse a été faite en 1867 pour rectifier celles qui sont consignées dans l'*Annuaire* de 1851-54, p. 594 et 595 et qui paraissent avoir été exécutées sur des mélanges d'eau minérale et d'eau douce.

[1] Soufre enlevé par le sulfure de calcium.

[2] Soufre mis ensuite en liberté, sans dégagement notable d'hydrogène sulfuré, par l'action de l'acide chlorhydrique; était combiné à l'état de sulfure de calcium ou de fer.

[3] En partie à l'état d'oxyde ferreux ou de sulfure.

CONDORCET (DRÔME)

Composition de l'eau de Condorcet, d'après une analyse exécutée en 1863 dans le laboratoire de l'Académie de médecine :

Sulfate de calcium	1gr,929
— de magnésium	0 181
Carbonate de calcium	0 101
Chlorure de sodium	0 009
	2 220

POYOLS (DRÔME)

La source de Poyols prend naissance dans la région montagneuse de Die, vers la naissance de la vallée de la Drôme. Le village est bâti sur les bords du torrent de la Béoux au pied oriental d'une crête rocheuse qui s'élève à 1525 mètres.

D'après une analyse exécutée en 1863 par O. Henry, l'eau de Poyols connue sous le nom de Miral, présente la composition suivante :

Bicarbonates de calcium et de magnésium	0gr,460
Chlorure de sodium	5 730
— de potassium	0 930
— de calcium (?)	1 400
— de magnésium	1 380
Sulfates de sodium et de calcium	0 330
Iode et brome	0 0007
Sesquioxyde de fer	0 030
Silice et silicates.	0 045
Matière organique	
	10 3057

MONTMIRAIL (VAUCLUSE)

Le hameau de Montmirail dépend de la commune de Gigondas (canton de Beaumes), à 16 kilomètres d'Orange et à peu près autant de Carpentras, au pied méridional du mont Ventoux ; il est à l'altitude de 180 mètres.

La station thermale de ce nom comprend un hôtel pour les baigneurs et l'établissement de bains, situé au fond d'une gorge à parois verticales schisteuses, fortement imprégnées de bitume dont l'odeur est très manifeste. C'est dans cette gorge que se trouve la source sulfureuse qui alimente l'établissement. Celui-ci contient 30 cabinets de bains, une buvette, des cabinets de douches et de pulvérisation. Non loin de la source sulfureuse se trouve une source ferrugineuse, comme la première fortement minéralisée. Enfin, à 2 kilomètres environ de l'établissement, se rencontre la source d'eau purgative, dite *Eau verte* en raison de la couleur verdâtre qu'elle offre vue sous une grande masse. Elle sourd au fond d'une grotte à parois de gypse compact tapissées d'efflorescences gypseuses et parsemées de taches vertes.

La température des diverses sources de Montmirail est de 14 à 15°.

L'*eau sulfureuse* a été examinée en 1818 par Vauquelin qui lui assigne 10 centimètres cubes d'hydrogène sulfuré et un résidu fixe de 2^{gr},40, principalement composé de sulfates. O. Henry, qui en a repris l'analyse en 1856, lui attribue 2 grammes comme minéralisation totale, avec 0^{gr},040 de sulfure de calcium et 0,0706 d'hydrogène sulfuré.

Les analyses récentes de M. Willm confirment la sulfuration de cette eau, quant au sulfure de calcium ; mais la forte dose d'hydrogène sulfuré signalée par Henry doit être réduite à néant; c'est une indication erronée qui se rencontre dans beaucoup d'analyses d'eaux sulfureuses faites par cet auteur.

L'*Eau verte*, la plus intéressante de Montmirail, a été analysée en 1856 par O. Henry qui y mentionne 9^{gr},3 de sulfate de magnésium et 5 grammes de sulfate de sodium, avec un résidu fixe de 17^{gr},3. Les résultats de l'analyse entreprise en 1892-1893 par M. Willm sont encore plus remarquables : le poids de résidu fixe atteint 25^{gr},16 sur lesquels plus de 14 grammes de sulfate de magnésium et de 9 grammes de sulfate de sodium ; le rapport entre ces deux sulfates est sensiblement le même que dans l'analyse de Henry. Il est à noter que l'eau analysée avait été recueillie à la fin d'août 1892 après une période de sécheresse.

Ces résultats placent l'Eau verte de Montmirail à côté des eaux purgatives les plus renommées de la Bohême et de la Hongrie.

Voici la composition de ces deux sources :

COMPOSITION DE L'EAU VERTE

		BICARBONATES	
Acide carbonique des bicarbonates.	0^{gr},0930		
— libre .	0 0111		
Carbonate de calcium.	0 0823	0^{gr},1185	
— de magnésium .	0 0200	0 0303	
— ferreux.	traces	»	
Silice .	0 0161	Sels cristallisés	
Sulfate de magnésium.	14 1772	29 0633	
— de sodium .	9 1235	20 6885	
— de potassium .	0 3163	»	
— de calcium .	0 9760	1 2342	
Chlorure de sodium .	0 4095		
Bromures .	traces très faibles		
Phosphates .	—		
Matière organique et pertes .	0 0425		
Poids du résidu à 230° .	25 1634		

COMPOSITION DE L'EAU SULFURÉE

Acide carbonique des bicarbonates.	0gr,2652	
— libre	0 0259	
Sulfure de calcium	0 0389 ([1])	
Hyposulfite de calcium	0 0018	
		BICARBONATES
Carbonate de calcium.	0 2900	0gr,4176
— de magnésium	0 0097	0 0147
Silice.	0 0170	
Sulfate de calcium	1 1070	
— de magnésium.	0 4662	
— de sodium	0 1331	
— de potassium	0 0239	
Chlorure de sodium.	0 1487	
Ammoniaque, fer.	traces	
Brome, iode	faibles traces	
Matière organique	0 0861	
Poids du résidu vers 200°	2 3224	

Quant à la source ferrugineuse de Montmirail, elle est peu important̄e. Voici quelle est sa composition, calculée d'après une analyse de l'École des mines, faite en 1877 :

Acide carbonique des bicarbonates.	0gr,2816	
— libre	»	
		BICARBONATES
Carbonate de calcium.	0 3092	0gr,4451
— ferreux.	0 0126	0 0174
Silicate de calcium (SiO³Ca).	0 0273	
Silice en excès	0 0088	
Sulfate de calcium	0 8664	
— de magnésium	0 2904	
— de sodium	0 2802	
— de potassium.	0 0096	
Chlorure de sodium	0 0895	
Matière organique.	0 0050	
Poids du résidu fixe. . . .	1 9050	

BEAUMES (VAUCLUSE)

Les sources exploitées à Beaumes, chef-lieu de canton du département de Vaucluse, sous la qualification collective de Beaumes-de-Venise, sont au nombre de quatre, savoir :

1° Grande source magnésienne ; 2° Sedlitz français n° 1; 3° Sedlitz français n° 2; 4° Marine.

---

[1] Après transport et plusieurs mois d'embouteillage, la sulfuration de l'eau ne s'est trouvée que peu diminuée, on y a encore constaté 0gr,035 de sulfure de calcium.

D'après les analyses exécutées en 1885 à l'appui de l'arrêté portant autorisation de les exploiter, elles auraient les compositions suivantes :

	GRANDE SOURCE MAGNÉSIENNE	SEDLITZ FRANÇAIS N° 1	SEDLITZ FRANÇAIS N° 2	MARINE
Chlorures alcalins	0gr,580	10gr,571	10gr,380	3gr,910
— de calcium (?).	2 430	2 680	4 380	4 585
— de magnésium.	0 730	0 185	0 710	0 135
Sulfates alcalins.	»	2 710	»	»
— de calcium . . .	0 220	»	0 105	0 180
— de magnésium .	0 260	»	0 010	0 010
— ferreux	traces	traces	traces	traces
Silice	0 010	0 010	0 010	0 010
	4 230	16 156	15 595	8 830

Ces sources émergent de dépôts de gypse pyriteux redressés.

URBAN-VACQUEYRAS (VAUCLUSE)

D'après l'analyse exécutée en 1869 dans le laboratoire de l'Académie de médecine, la source sulfurée calcique exploitée dans cette localité renferme :

Acide sulfhydrique. 0gr,012
Bicarbonate de calcium 0 584
— de magnésium 0 461
Sulfate de sodium 0 606
— de calcium. 1 125
— de magnésium 0 429
Chlorure de sodium 0 074
Silice 0 030
                                                  3 321

Résumé. — Comme on peut le remarquer, les analyses des sources de la région du Ventoux confirment les indications tirées du gisement, en montrant qu'elles ont toutes une composition franchement triasique. Les éléments de cette nature entrent, en effet, dans le résidu fixe de chacune d'elles pour les proportions suivantes qui sont rapportées à 1,000, savoir :

Source du Rocher à Montbrun 841
La Platrière à Montbrun. 850
Condorcet 955
Poyols. 954
Source sulfurée de Montmirail. 830
Eau verte à Montmirail. 975

Cette dernière occupe une place à part dans la série du mont Ventoux. C'est celle dans laquelle les éléments d'origine triasique sont au maximum. Elle se rapproche, en outre, des eaux franchement purgatives par la forte proportion de sulfates de magnésium et de sodium qu'elle renferme.

Des renseignements que l'on possède sur les eaux de Buda-Pesth, il résulte que ce sont des sources artésiennes provenant de sondages très profonds, entrepris aux abords de la ville. Elles tireraient leur minéralisation des gros bancs de dolomie qui constituent essentiellement l'infra-lias ou étage rhétien, immédiatement superposé aux marnes irisées.

Cette attribution soulève quelques objections. D'une part, on ne voit pas bien comment on peut faire dériver la minéralisation des eaux hongroises de la dolomie infraliasique ; si on considère d'autre part que les deux étages ont été souvent confondus sur le terrain par des observateurs expérimentés, tant le passage de l'un à l'autre est graduel, et si on tient compte des difficultés inhérentes à la distinction des étages avec les matériaux informes extraits des trous de source, on ne sera pas éloigné de penser que les eaux purgatives de Pesth sont également keupériennes.

Il y aurait là, entre cette ville et Montmirail, un rapprochement intéressant, parce qu'il permettrait de fonder quelque espoir sur le succès de recherches profondes pour obtenir, dans la région du Ventoux, des eaux comparables à celles de Buda-Pesth.

PROVENCE

Sources minérales de la Provence : Aix, Velleron, le Luc, Saint-Martin-de-Renacas, les Camoins et le Roucas-Blanc. — Les sources thermales qui prennent naissance dans l'intérieur de la ville d'Aix, tiennent sans conteste le premier rang en Provence. Ce sont même les seules qui aient quelque notoriété.

La composition de ces sources leur assigne une origine manifestement volcanique. L'étude du gisement confirme cette appréciation, en révélant l'existence au château de Beaulieu, situé à dix kilomètres au nord de la ville, d'un pointement basaltique accompagné de tufs et de scories. D'après la feuille géologique d'Aix, publiée en 1889, ce basalte serait d'âge miocène.

Quant à la faille nécessaire pour expliquer la présence de sources thermales dans la partie septentrionale de la ville, elle n'est pas moins apparente. Ce quartier est, en effet, dans le prolongement occidental de la montagne jurassique de Sainte-Victoire qui s'élève, comme une muraille verticale à 700 mètres de hauteur, au-dessus de la plaine où on exploite le bassin lignitifère crétacé de Fuveau.

On rencontre là, au cœur de la Provence, un accident comparable par son amplitude à celui des Bauges et qui est très propre à justifier la place donnée à la région à côté des Alpes dans la description hydro-minérale de la France.

La source froide de Velleron, située à 15 kilomètres à l'est d'Avignon appartient à la même catégorie que celle d'Aix.

La Provence, qui confine aux Alpes vers le sud-ouest, a avec ces montagnes un autre trait commun. C'est encore une région où le trias tient une place très considérable. Il s'y rencontre avec les caractères typiques qu'il a en Lorraine. On peut citer, comme autant de gisements classiques de ce terrain, les environs de Cannes, la montagne de Grasse, les hauts plateaux qui s'étendent sur 80 kilomètres de longueur au sud-ouest de cette ville vers Draguignan, le Luc, Toulon, le Beausset, la Sainte-Beaume et Barjols [1].

L'eau qui a été analysée en 1884 au bureau d'essais de l'École des mines sous le nom de *la Pioule*, fait partie d'un groupe de trois sources jaillissantes obtenues par la voie du forage dans la plaine basse de ce nom qui s'étend au sud du bourg de Luc, chef-lieu de canton du département du Var. Le gisement de ces sources a été rapporté par les ingénieurs de la circonscription aux grès et argilites du terrain permien qui constitue le sol de la plaine étendue aux pieds des montagnes des Maures, massif cristallophyllien dans lequel dominent le gneiss, le mica-schiste et la granulite. Dans le bourg même du Luc, le terrain d'où émergent les sources est recouvert par des grès triasiques, cuprifères qui rappellent complètement ceux des environs de Sarrelouis dans la Prusse Rhénane.

La source sulfureuse de Saint-Martin-de-Renacas a une autre origine. Elle appartient au bassin miocène lacustre de Manosque, qui occupe la rive droite de la Durance et dans lequel il y a à la fois des couches de lignite et des amas de gypse et, par conséquent, tous les éléments nécessaires à la production de pareilles sources. On en connaît plusieurs

[1] Parmi les sources triasiques de la Provence, on pourrait citer Gréoux sur les bords du Verdon, près de son embouchure dans la Durance. Nous n'avons, en effet, introduit cette station dans la description des chaînes alpines que pour ne pas la séparer de Digne, sa similaire dans le département des Basses-Alpes.

autres dans le bassin, notamment à Dauphin et à Montfuron. Les sources minérales de ce petit bassin n'ont qu'une importance très secondaire et ne sont guère utilisées que dans la région.

Il en est de même de la source sulfatée calcique des Camoins et de celle du Roucas-Blanc situées dans la banlieue de Marseille. Cette dernière est principalement chlorurée sodique.

Aix (Bouches-du-Rhône)

Une seule des nombreuses sources minérales qui jaillissent dans l'intérieur de la ville d'Aix en Provence est utilisée pour l'usage médical, c'est celle de *Sextius*, du nom du proconsul romain auquel on attribue la construction des premiers thermes. Elle se fait jour par cinq griffons très rapprochés. Sa température est de 36°,5, mais s'abaisse de 1 à 2 degrés pendant les temps de sécheresse. Son volume, qui est de 3700 hectolitres par vingt-quatre heures, subit également quelques variations avec les saisons. Sa minéralisation est très faible.

L'établissement thermal, fondé en 1779 et reconstruit de 1857 à 1870, occupe l'emplacement des thermes romains dans le faubourg du Nord, à l'altitude de 205 mètres. Indépendamment des logements pour les baigneurs, d'une salle de réunions, etc., et d'une galerie vitrée, chauffée par l'eau minérale et servant de promenoir, on y trouve 26 cabinets de bains, 2 cabinets de douches variées, une salle de pulvérisation et d'inhalation, un bain de siège à eau courante et une piscine de natation de 100 mètres environ de superficie. L'établissement est entouré d'un vaste jardin [1].

Une analyse de l'eau de Sextius, exécutée en 1837 par Robiquet, ne lui attribue que 0^{gr},226 de résidu fixe par litre, mais d'après une analyse de l'École des mines en 1873, ce résidu est de 0^{gr},2540. En combinant

---

[1] La Commission de l'*Annuaire* avait chargé M. Willm, au début de l'année 1893, de procéder à une nouvelle analyse de l'eau de la source Sextius. Mais les résultats obtenus ont paru trop singuliers pour être admis sans la plus extrême réserve. Ils témoignent d'une altération accidentelle et superficielle tout en en laissant la cause problématique.

Voici, simplement à titre de document, le résumé des résultats obtenus sur deux envois, absolument identiques, parvenus à Lille le 27 mars et le 29 mai 1893.

Le résidu sec pesait 0^{gr},360 avec 0^{gr},1800 de carbonates alcalino-terreux, 0,0005 de carbonate ferreux, 0,0370 de chlorures alcalins, 0,046 de sulfates alcalino-terreux et 0,011 de silice. Le surplus, soit environ 0,084, été formé par les *acétates* de calcium et de magnésium; la présence de ces sels a été mise hors de doute par leur transformation en acétate d'argent et par les réactions générales des acétates. En dehors de ces sels d'origine inexplicable, la composition générale est très voisine de celle trouvée par l'École des Mines.

les résultats consignés dans cette analyse, on arrive au groupement suivant :

		BICARBONATES
Acide carbonique des bicarbonates . .	$0^{gr},1346$	
— libre.	»	
Carbonate de calcium	0 1410	$0^{gr},2032$
— de magnésium	0 0054	0 0088
— ferreux.	0 0056	0 0078
Silicate de magnésium (SiO^3Mg)	0 0210	
Silice en excès	0 0078	
Chlorure de sodium.	0 0228	0 1002
Sulfate de sodium.	0 0228	
Sulfate de magnésium	0 0218	
Matière organique	0 0040	
	0 2522	0 3200
Poids du résidu fixe.	0 2540	

VELLERON (VAUCLUSE)

La source de Velleron émerge aux pieds des collines situées à l'est du village. Elle s'élève de la profondeur en dégageant de grosses bulles de gaz acide carbonique. Une analyse exécutée en 1859 par M. O. Henry lui assigne la composition suivante :

Acide carbonique libre.	$0^{gr},460$
Bicarbonates de sodium et de potassium. .	1 450
— de calcium.	0 498
— de magnésium.	0 119
— ferreux.	0 002
Sulfates de sodium et de calcium	0 730
Chlorure de sodium.	0 007
Silice ou silicates, alumine (?).	
Phosphates ferreux. Principe arsénical (traces). Matières organiques.	0 100
	2 906

LA PIOULE, COMMUNE DU LUC (VAR)

Composition de la source d'après l'analyse exécutée au bureau d'essais de l'École des mines en 1884.

Acide carbonique libre	$0^{gr},825$
Bicarbonate de calcium	0 4234
— de magnésium.	0 0288
— ferreux	0 0055
Sulfate de calcium.	0 1360
— de magnésium.	0 0918
Chlorure de sodium	0 0195
— de potassium.	0 0009
Silice	0 0360
Matière organique	0 0027
	0 7446

LES CAMOINS ET LE ROUCAS-BLANC (BOUCHES-DU-RHÔNE)

Ces deux sources sont situées sur le territoire de Marseille. La première est une sulfurée calcique accidentelle, émergeant du terrain miocène. La seconde est principalement chlorurée sodique.

JURA

Orographie et constitution géologique du Jura. Place qu'il occupe dans l'hydrologie minérale de la France. — Le Jura français n'a pas été figuré sur la carte comme région hydrominérale distincte. Quoiqu'il soit assez étendu et qu'il ait des altitudes supérieures à 1 700 mètres, ce massif montagneux n'a pas de sources thermales, circonstance qui tient à ce que les assises sédimentaires qui en forment exclusivement le sol, sont plutôt ployées que disloquées. Les failles ne manquent pas toutefois dans le Jura, mais, comme on l'a annoncé dans les généralités, elles ont le plus souvent pour effet de se manifester sous la forme de sources d'eau douce remarquables par leur volume. Telle est, par exemple, dans le pays de Gex, celle de Divonne bien connue par l'établissement hydrothérapique dans lequel elle est utilisée.

Au point de vue hydrominéral, le Jura a de grandes affinités avec les Alpes qu'il contourne vers le Nord et auxquelles il confine dans le Bugey près de Belley. C'est pourquoi on a jugé à propos d'en faire un appendice du chapitre dans lequel les sources thermales alpines sont passées en revue.

Le massif du Jura, très développé au nord de la plaine helvétique dans les cantons d'Aarau, de Soleure, de Neuchâtel, pénètre sur le territoire français entre Montbéliard et Pontarlier et, changeant de direction, il s'étend à peu près du nord vers le sud. Il forme le sol de la partie orientale et montagneuse des départements du Doubs, du Jura et de l'Ain. Cette chaîne secondaire est constituée par les divers étages des terrains jurassique et crétacé. Le trias, sans y être très étendu en surface, joue un rôle prépondérant dans l'hydrographie minérale de la contrée.

Les eaux minérales peu nombreuses du Jura dérivent toutes en effet de ce terrain, comme celles des grandes chaînes alpines. Elles comprennent deux sources chlorurées sodiques : Salins et Lons-le-Saulnier. Il y a en outre un pareil nombre de sources sulfatées calciques et magnésiennes moins connues : Guillon, aux abords de la vallée du

Doubs dans l'arrondissement de Beaume-les-Dames, et la Gadinière canton de Saint-Rambert. Il faut encore rapporter au trias les sources de la Muire, commune de Jouhe, arrondissement de Dôle, et du Mont-Roland à la Joux, commune de Supt, arrondissement de Poligny, analysées au bureau d'essais de l'École des Mines en 1865 et 1880.

Salins. — Petite ville du département du Jura située vers l'altitude de 360 mètres sur la route de Paris à Pontarlier dans une gorge profonde où coule la Furieuse. Levallois, auquel on doit les travaux de recherches qui ont fait reconnaître en 1831-32 la présence du sel gemme à Salins, en a donné une bonne description [1].

La coupe transversale ci-contre, qui n'est qu'une variante de celle jointe à sa note, est très propre à mettre en évidence l'origine des sources salées exploitées de temps immémorial dans cette localité.

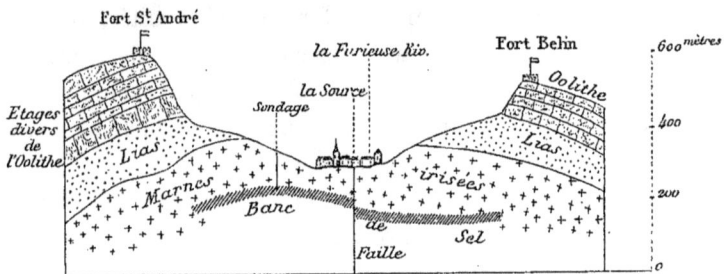

Fig. 16.

Echelle des longueurs et des hauteurs, $\frac{1}{20,000^e}$.

Comme on peut le remarquer, les terrains y sont relevés en forme de voûtes concentriques. Les sources s'élèvent, à l'aide d'une faille, du terrain de marnes irisées qui occupe le fond de la gorge. Le banc de sel qui leur donne naissance, a été rencontré par la sonde à la profondeur de 236m,24 et il a été traversé sur une épaisseur de près de 8 mètres. Sur les premières pentes des montagnes entre lesquelles la gorge est encaissée, on constate la présence du grès infraliasique, puis du calcaire à gryphées arquées et des marnes qui couronnent habituellement cette formation. A ces pentes douces, sur lesquelles s'étendent les vignobles renommés de Salins, succèdent des escarpements abrupts formés par les tranches des calcaires appartenant aux divers étages de

[1] *Note sur le gisement du sel gemme dans le département du Jura*, par M. Jules Levallois, ingénieur en chef des Mines. *Annales des mines.*

l'oolithe inférieur qui rendent presque inaccessibles les forts élevés à leurs sommets.

Un des principaux résultats des recherches entreprises par Levallois a été d'établir l'identité complète du gisement des bancs de sel gemme découverts dans le Jura et de ceux qui sont exploités en Lorraine dans la vallée de la Seille.

Les sources utilisées à Salins, tant pour l'établissement balnéaire que pour la fabrication du sel, sourdent des fissures d'une dolomie d'un jaune grisâtre au fond d'un puits de 18 mètres de profondeur, connu sous le nom de *Puits à Muire*.

Il y a dans la ville un autre puits dit : *à Gray* un peu plus élevé que le précédent et qui est creusé dans un magnifique albâtre blanc.

SALINS (JURA)

Salins-du-Jura est une ville de 6 000 habitants située vers l'altitude de 360 mètres. Un embranchement la relie à la ligne de Besançon à Bourg.

On y exploite pour les usages balnéaires des sources salées, dont la plus importante est connue sous le nom de *Puits-à-Muire*. La température de l'eau est de 10 à 11°, c'est-à-dire la moyenne du lieu.

L'établissement, situé au centre de la ville, a pris la place d'une usine affectée à la fabrication du sel. Il est disposé pour servir d'hôtel et comprend 63 baignoires en fonte émaillée, 4 cabinets de douches et une grande piscine de natation de 850 hectolitres. On y a établi en outre une installation hydrothérapique.

Voici quelle est la composition de l'eau du Puits-à-Muire, d'après une analyse du Dr Réveil faite en 1865 :

Chlorure de sodium	22gr,74515
— de potassium	0 25662
— de magnésium	0 87012
Bromure de potassium	0 03065
Iodure	traces
Sulfate de calcium	1 41666
— de potassium	0 68080
Carbonates de calcium et magnésium. .	traces
Total par kilogramme	26 00000

On fait aussi usage à Salins des eaux mères et des sels d'eaux mères. Les eaux mères renferment d'après le Dr Réveil :

Chlorure de sodium.	168gr,0400
— de magnésium	60 9084
Bromure de potassium	2 8420
Iodure	traces
Sulfate de potassium.	65 5856
— de sodium	22 0600
Oxyde de fer.	traces
Total par kilogramme	319 4360

LONS-LE-SAULNIER

Cette ville, située comme Salins à la lisière occidentale du Jura, à 40 kilomètres de distance environ vers le sud, a également des bains d'eau salée. Ils sont alimentés par une source contenant 10 grammes de chlorure de sodium par litre[1].

GUILLON-LES-BAINS (DOUBS)

Près Baume-les-Dames dans la vallée du Cuisancin, affluent du Doubs, il y a, à Guillon, un petit établissement contenant 16 cabinets de bains, et deux piscines. Il est alimenté par une source froide connue sous le nom de *Fontaine puante*. C'est une sulfureuse accidentelle, chlorurée sodique dérivant du terrain triasique.

On dispose à Guillon des eaux mères de la saline de Misserey près Besançon et il y a un établissement hydrothérapique.

Une analyse d'Ossian Henry remontant à 1871 assigne à la source de Guillon la composition suivante :

Azote	0gr,01800
Acide carbonique libre.	0 01100
Acide sulfhydrique	0 00283
Bicarbonate de calcium	0 01800
Sulfates de sodium et de calcium	0 07400
Sulfure de calcium	0 01540
— de magnésium	indices
Chlorure de sodium	0 31900
— de potassium.	sensible
Silicate terreux (?).	0 03000
Fer, phosphate de calcium.	traces
Bromure alcalin.	traces sensibles
Matières organiques.	indéterminées
	0 45640

[1] A un kilomètre et demi à l'ouest de Lons-le-Saulnier se trouve l'importante saline de Montmorot. Un sondage exécuté sur ce point en 1831, sous la direction de Levallois, a traversé, avant d'atteindre le sel exploité, 129m,12 de marnes, de gypse et de grès dépendant du terrain keupérien. Il a été poussé à 164m,29 sans sortir du banc de sel, de telle sorte que, sur ce point, il n'a pas moins de 35 mètres de puissance. On y a trouvé le minéral rouge connu sous le nom de polyhalithe qui accompagne l'assise dans la vallée de la Seille en Lorraine. Comme toute la lisière occidentale du Jura, les environs de Lons-le-Saulnier sont extraordinairement faillés. Ils présentent par conséquent plus que le reste de la région des conditions favorables à la formation des sources minérales ayant leurs réservoirs dans les profondeurs du sol.

Le sondage de Montmorot justifie l'attribution de la source de Lons-le-Saulnier au terrain keupérien.

SOURCE DE LA GADINIÈRE, CANTON DE SAINT-RAMBERT, ARRONDISSEMENT DE BELLEY (AIN)

Cette eau a été analysée en 1857 à l'École des Mines. D'après les données de l'analyse, on peut déduire le groupement suivant :

Acide carbonique des bicarbonates	0gr,3164
— libre	0 0356
Bicarbonate de calcium.	0 4458
— de magnésium.	0 0640
Sulfate de calcium	1 7170
— de magnésium	0 3300
Chlorure de sodium	0 0241
Silice.	0 0100
	2 5909
Soit avec les carbonates neutres	2 4227

La source de la Gadinière émerge du terrain triasique dans la coupure parcourue par le chemin de fer entre Culoz et Ambérieux, non loin de cette dernière localité.

LA MUIRE, COMMUNE DE JOUHE, ARRONDISSEMENT DE DÔLE (JURA)

Composition déduite de l'analyse de l'École des Mines (août 1865).

Acide carbonique en excès sur les carbonates neutres.	0gr,0502
Carbonate de calcium.	0 6072
— de magnésium.	traces
— de sodium.	0 0593
Chlorure de sodium	1 3543
Sulfate de sodium	0 5787
Silice.	0 0250
	2 6245
Poids du résidu fixe	2 6600

SOURCE DU MONT-ROLAND, A LA JOUX, COMMUNE DE SUPT, ARRONDISSEMENT DE POLIGNY (JURA)

Composition d'après une analyse du bureau d'essais de l'École des Mines (1880).

Acide carbonique libre	0gr,0642
Bicarbonate de calcium	0 5430
— de magnésium	0 1187
— ferreux.	0 0120
Sulfate de calcium.	0 4998
— de magnésium	0 2271
Chlorure de sodium.	1 5416
— de potassium.	0 0274
— de lithium.	traces notables
Silice.	0 0325
Matières organiques	0 0030
	3 0051
Poids du résidu fixe	

CHAPITRE IX

Extension de la région pyrénéenne sous le rapport hydrominéral. — Les Pyrénées, qui comptent tant de stations importantes, constituent un des principaux éléments de la richesse hydrominérale de la France. Envisagée sous ce point de vue, la région a besoin d'être définie. Elle n'est pas en effet exclusivement limitée à la chaîne ; mais comme l'énonce la légende de la carte, elle s'étend en réalité d'une part aux Corbières, de l'autre aux collines du Béarn, de la Chalosse et de l'Armagnac. Il faut également y comprendre la région voisine de Salies du Salat, à laquelle Leymerie a appliqué le nom de Petites Pyrénées de la Haute-Garonne.

En ce qui touche les Corbières, il suffit de faire remarquer qu'elles ne sont autre chose qu'une recurrence des Pyrénées en saillie sur leur alignement général. Leur réunion à la chaîne principale est donc justifiée par l'impossibilité où l'on se trouve d'établir entre les deux régions une démarcation bien tranchée et rationnelle.

Quant aux sources thermo-minérales disséminées en assez grand nombre dans la partie occidentale de la plaine sous-pyrénéenne, la relation qui les rattache à la montagne, n'est pas moins apparente. Comme le montre la figure 17 ci-contre, on peut remarquer qu'elles forment un certain nombre de groupes, tous alignés parallèlement à l'axe de la chaîne. Cette disposition remarquable est intimement liée à un des traits les plus caractéristiques de la constitution géologique du sol de la contrée. Dans leur partie atlantique, les Pyrénées ont une large base souterraine qui se manifeste par une série de grandes rides formées lors de leur soulèvement. Masquées en partie par les dépôts

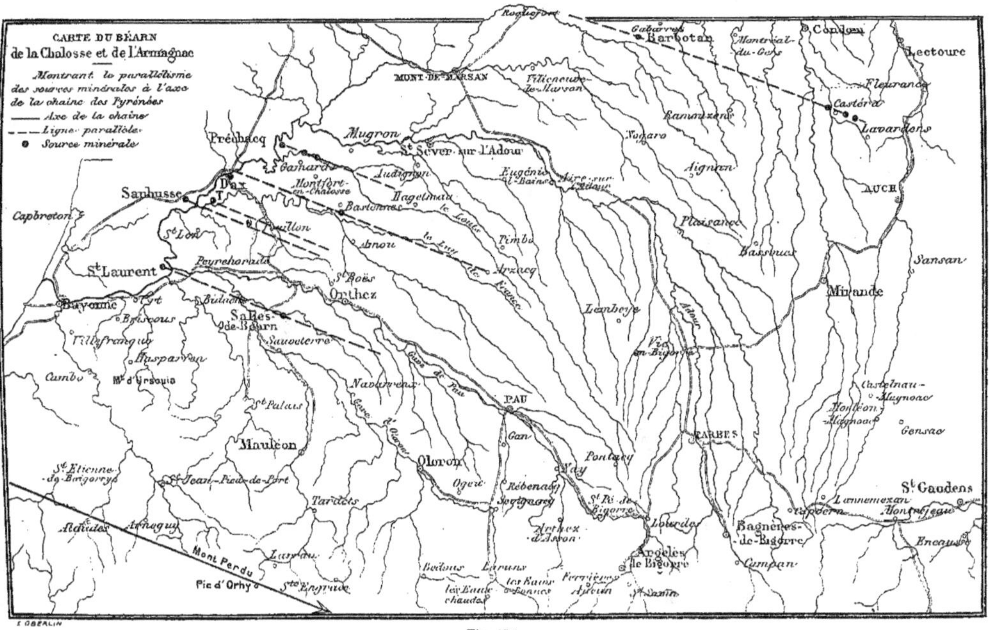
CARTE DU BÉARN
de la Chalosse et de l'Armagnac
Montrant le parallélisme
des sources minérales à l'axe
de la chaîne des Pyrénées
Axe de la chaîne
Ligne parallèle
Source minérale
MONT-DE-MARSAN
Barbotan
Condom
Lectoure
Préchacq
Mugron
St Sever sur l'Adour
Dax
Saubusse
Capbreton
St Laurent
Bayonne
Peyrehorade
Orthez
Salies-de-Béarn
Sauveterre
Navarrenx
PAU
Oloron
Mauléon
St Jean-Pied-de-Port
Cambo
Mt d'Ursouia
Mont Perdu
Pic d'Orhy
Lourdes
Argelès de Bigorre
TARBES
Bagnères-de-Bigorre
Mirande
AUCH
St Gaudens
Lannemezan
Montréjeau
Eaux-Bonnes
Eaux-Chaudes
E. OBERLIN

Fig. 17 [1].

tertiaires postérieurs, ces rides sont signalées par d'assez nombreux jalons pour qu'il soit possible de les reconstituer.

Les sources thermo-minérales du Béarn, de la Chalosse et de, l'Armagnac émergent toutes des failles qui accompagnent ces accidents et c'est pourquoi elles ne peuvent être séparées de celles qui prennent naissance au pied même de la chaîne et dans des conditions identiques. On reconnaîtra d'ailleurs que les unes et les autres présentent des affinités de composition très propres à resserrer le lien qui les unit sous le rapport du gisement[2].

Le Plateau Central et les Vosges ont donné lieu à des rapprochements

[1] La carte qui est figurée à la page 313, n'est autre chose que le canevas de celle à l'échelle du millionième qui a été publiée en 1889 par le service géologique et dont le dessin a été exécuté avec beaucoup de soins et d'exactitude par M. Thuillier.

Dans le coin sud-ouest de cette carte, l'axe de la chaîne des Pyrénées est figuré par un trait plein dont le mont Orhy au-dessus de Larrau forme un des points de repère. Le cadre très restreint de la carte n'a pas permis de donner à ce trait toute l'étendue désirable; mais la flèche qui le termine, indique que dans son prolongement sud-est il rencontre le Mont-Perdu. Il jalonne également les principales sommités des Pyrénées atlantiques.

A l'extrémité opposée de la carte, dans le coin nord-est, la ligne droite pointillée Roquefort Cézan rencontre, dans son trajet de 75 kilomètres, les sources thermales de Barbotan, de Castera et de Lavardens. Entre ces deux dernières s'interpose la source sulfurée calcique accidentelle du Maska, froide à raison de son faible débit.

La seconde ligne pointillée occupe la partie centrale de la Chalosse et coïncide avec le cours inférieur de la rivière le Louts. On trouve sur ses bords les deux sources du Bulcheron et de Sainte-Marie et au débouché de la vallée, sur les bords de l'Adour, la source fortement thermale de Préchacq.

La troisième ligne partant d'un point situé sur les rives de ce fleuve, à proximité de Dax, suit le Luy de France dans la partie la plus étendue de son cours. La station qu'elle rencontre au-dessous de Bastennes est celle de Donzacq.

Sur la quatrième ligne on aperçoit d'abord la source exploitée au bas du village de Tercis, qui y est désignée, faute de place, par une simple initiale. Elle est conjuguée avec les sources salées du Lanot et du Hour qui émergent à 10 kilomètres plus loin vers le sud-est aux pieds du monticule ophitique connu sous le nom de Montpeyroux.

Enfin la cinquième ligne qui traverse la partie méridionale de la Chalosse, réunit les bains de Jouannin à Saubusse à la source salée de Bidaous ou par altération Bidas au nord de Pouillon.

La sixième ligne traverse le Béarn. Elle montre que dans l'alignement du fameux Bayaa de Salies, il y a au nord-ouest sur le bord de l'Adour un pointement triasique d'où émerge la source salée de Saint-Laurent.

[2] Il n'est pas hors de propos de rappeler comment cette relation, qui est capitale pour l'hydrographie minérale du Sud-Ouest, a été établie. Elle a eu pour point de départ la rencontre d'un petit pointement crétacé à la métairie de Bordères, située dans le vallon de Colègne entre Cézan et Lavardens. On n'a pas tardé à reconnaître qu'en le reportant sur la carte géologique du Gers, alors en cours d'exploration, il se trouvait sur le prolongement de ceux qui avaient été antérieurement signalés au Nord-Ouest dans les petites Landes, à Roquefort et aux abords de la route de Saint-Justin à Gabaret. D'un autre côté la ligne droite tirée de Roquefort à la métairie de Bordères, dont la direction Est 23° Sud, Ouest 23° Nord ne s'éloigne guère de l'axe de la chaîne pyrénéenne, rencontrait sur son trajet de 75 kilomètres d'abord les sources thermales de Barbotan, territoire de Cazaubon, puis aux abords de Bordères la station du Castera-Verduzan et celles moins connues du Maska et de la fontaine chaude de Lavardens. La coïncidence entre l'accident et la position des sources étant complète, la relation en a été déduite comme un corollaire qui s'imposait. (E. Jacquot, *Sur le gisement des sources minérales du département du Gers et sur les relations qui les rattachent au système des Pyrénées*, Comptes rendus de l'Académie des sciences, 8 mai 1865.)

analogues. Toutefois l'expansion de la montagne vers la plaine ne s'y manifeste pas sur une étendue comparable à celle qu'elle acquiert dans les Pyrénées. Le groupe hydrominéral de Dax n'est pas situé à moins de 75 kilomètres de l'axe de la chaîne et la faille d'où jaillissent les sources de Barbotan et du Castera-Verduzan se trouve à 50 kilomètres plus loin vers le Nord.

Au point de vue hydrominéral la région pyrénéenne comprend donc :

A. La partie de la chaîne située sur le territoire français ;

B. Les Corbières ;

C. Les petites Pyrénées de la Haute-Garonne ;

D. Le Béarn ;

E. La Chalosse ;

F. La partie de l'Armagnac qui renferme les sources de Barbotan et du Castera-Verduzan.

L'ordre naturel à suivre dans la description hydrominérale de la contrée se trouve déterminé par cette division.

A. -- CHAINE DES PYRÉNÉES

Orographie, hydrographie et constitution géologique des Pyrénées. — La chaîne des Pyrénées est une des régions les mieux définies de la France méridionale. Beaucoup plus régulière que la chaîne des Alpes, elle s'étend de la Méditerranée à l'Océan Atlantique sous forme d'un rempart dirigé E. 18° Sud, à Ouest 18° Nord. Sa longueur entre les deux mers est de 429 kilomètres. Vers son milieu, à la hauteur du Tuc de Mauberme, la chaîne est rompue et rejetée de 25 kilomètres vers le Sud. Elle se compose donc en réalité de deux chaînes rectilignes et parallèles, réunies par un chaînon transversal, disposition qui l'a fait comparer à une baïonnette.

Les plus hautes altitudes se trouvent non loin de la rupture, à l'origine de la chaîne atlantique et, pour partie, en territoire espagnol ; ce sont :

Le Néthou du groupe des Monts-Maudits, vers la naissance de la
    vallée de la Pique . . . . 3 404 mètres.
Le pic Posets à l'ouest du précédent à la hauteur du port d'Oo. 3 367 —
À une cinquantaine de kilomètres vers l'ouest, à la naissance de

la vallée du Gave de Pau se trouve le Mont-Perdu qui occupe
le troisième rang avec une hauteur de . . . .   3 352 mètres.
    Les principales sommités de la chaîne atlantique sont ensuite :
Le Vignemale, au sommet de la vallée de Cauterets . . . . .   3 290   —
Le Balaïtous, au droit de celle d'Azun. . . . . · . . .   3 146   —
Le pic du Midi d'Ossau, sous le méridien de Pau, un peu en avant
    du faîte de la chaîne . . . .   2 885   —
Le pic d'Anie ou Ahunemendi, borne frontière du pays basque
    entre les vallées d'Aspe et de Mauléon. . . . .   2 504   —
Le mont Orhy au-dessus de Larrau, pays de Soule. . . . . . .   2 017   —
Enfin la grande Rhune au sud de Saint-Jean-de-Luz   900   —
Dans la direction de l'est la chaîne méditerranéenne se maintient
    à de grandes hauteurs jusqu'à la naissance de la vallée du Tech.
    Les sommités principales sont :
Le tuc de Mauberme. . . . .   2 880   —
La pyramide du Montvalier, un peu au nord du faîte entre les
    vallées de Castillon et du Salat. . . . .   2 839   —
Le Montcalm, au sommet de la vallée de Vicdessos . . . .   3 080   —
Le Puigmal, dominant la source de la Sègre au sud de Mont-
    louis. . . . .   2 909   —
Enfin le pic de Costabonna au-dessus de la station de la Preste
    à la naissance de la vallée du Tech. . . . .   2 404   —

Avec le versant opposé de cette vallée commence la chaîne des Albères qui fait suite vers l'Est à celle des Pyrénées. Sa longueur entre Prats de Mollo et le cap Cerbère est d'environ 60 kilomètres. Elle n'a plus d'altitudes supérieures à 1 500 mètres et elle s'abaisse assez rapidement dans cette direction pour que vers son milieu la route de Perpignan en Espagne puisse la franchir sans dépasser la cote 290 mètres.

Dans le sens de sa largeur la chaîne des Pyrénées présente, dans son relief, quelques anomalies Au lieu de s'abaisser régulièrement vers la plaine à partir de la ligne de faîte, elle ondule plusieurs fois dans ce sens. De là vient qu'à d'assez grandes distances de cette ligne on rencontre vers le Nord des montagnes très élevées. Le pic du Midi de Bigorre dans le bassin de l'Adour et le Canigou entre la Têt et le Tech sont les exemples les plus saillants de ce relèvement latéral de la chaîne. Le premier à 25 kilomètres en avant du faîte, presque aux confins de la plaine, est à l'altitude de 2 877 mètres. Le second à 2 785 mètres est séparé de l'axe par une distance de 16 kilomètres.

Dans le bassin de la Garonne, au Nord de Saint-Béat, la chaîne non loin de sa terminaison septentrionale se relève également d'une manière brusque dans les montagnes des forêts de Gars et de Cagire ; pic du Gars 1 757 mètres, sommet de Pique-Poque 1 899 mètres.

Enfin les Pyrénées ariégeoises donnent lieu à des observations analogues. Dans l'angle formé par l'Ariège entre Foix, Tarascon et Ax, le Saint-Barthélemy atteint à la Chapelle l'altitude de 2 349 mètres et le pic des Trois-Seigneurs dans la montagne de Tabe, qui en forme le prolongement vers l'ouest, s'élève encore à 2 199 mètres au Nord de Tarascon.

Ces relèvements de la chaîne correspondent en général à de grands accidents géologiques, tels que la réapparition des terrains de transition les plus anciens ou même à celle du granite et du gneiss. Ils ne sont pas sans influencer l'hydrologie minérale de la chaîne.

Le territoire français dont nous avons à nous occuper n'a pas dans les Pyrénées la régularité de la chaîne, circonstance qui tient à ce qu'il ne remonte pas toujours jusqu'à la ligne de partage des eaux. Ainsi toute la partie supérieure du bassin de la Garonne est, sous le nom de Val d'Aran, dans la dépendance de l'Espagne. A l'extrémité occidentale de la chaîne, la frontière, tracée d'une façon complètement arbitraire, n'a également rien de commun avec l'orographie. En revanche à l'extrémité opposée le territoire français déborde sur le versant méridional, englobant tout le plateau de Carlitte et la plaine de la Cerdagne qui s'étend à ses pieds.

On peut évaluer à 13 000 kilomètres carrés l'étendue superficielle des Pyrénées françaises, soit environ 2,5 p. 100 de la surface de la France continentale [1].

Au point de vue hydrographique la chaîne des Pyrénées peut être partagée en trois segments de grandeurs très inégales.

Le tiers occidental appartient au bassin de l'Adour, auquel il faut joindre celui presque insignifiant de la Nivelle.

La Garonne recueille les eaux de toute la partie centrale des Pyrénées sur la moitié environ de leur longueur.

Enfin le sixième restant constitue le versant méditerranéen.

En s'en tenant aux seuls cours d'eau qui pénètrent dans l'intérieur

[1] Comme on peut le remarquer, ce n'est guère que la moitié de la superficie des Alpes françaises. Mais cette infériorité est rachetée par l'espace qu'occupent les régions annexées aux Pyrénées au point de vue hydrominéral. En voici le détail :

Corbières	1 300 kil. carrés
Petites Pyrénées de la Haute-Garonne	550 —
Collines du Béarn, de la Chalosse et de l'Armagnac	12 050 —
Total	13 900 kil. carrés

Si on restitue ce complément à la chaîne, on reconnaît que la surface sur laquelle s'étendent les stations thermales dans le sud-ouest forme 5,2 p. 100 du territoire français.

de la chaîne, les principaux affluents de l'Adour sont la Nive et le Gave, formé par la réunion des deux cours d'eau du même nom : celui d'Oloron et celui de Pau. Le premier reçoit les eaux de la partie de la chaîne qui s'étend jusqu'au Pic du Midi par trois rivières importantes : le Gave du pays de Soule ou Saison, le Vert et le Gave d'Aspe. Quant au Gave de Pau ou Grand Gave qui a sa source dans l'intérieur du cirque de Gavarnie, il a, en amont d'Argelès, deux affluents principaux ; à gauche le Gave de Cauterets et à droite le Bastan ou torrent de Barèges.

La Garonne, qui sur sa rive gauche a reçu la Pique près de Saint-Béat, recueille en débouchant de la montagne, un second affluent qui double son débit, c'est la Neste formée des deux rivières du même nom : la Neste de Louron, et celle d'Aure. Sur sa rive droite, la Garonne reçoit d'abord le Ger ou rivière d'Aspet, puis, près de Salies, le Salat accru du Garbet, de l'Arac et du Lèz, enfin, à une petite distance en amont de Toulouse, l'Ariège.

Cette rivière présente dans la partie supérieure de son cours une anomalie remarquable que l'on ne retrouve au même degré dans aucun des grands cours d'eau qui descendent de la chaîne. Après avoir coulé, comme ces derniers, normalement au faîte de la montagne elle s'infléchit tout à coup à Ax pour suivre jusqu'à Tarascon un profond sillon dont l'orientation E. 30° S. à O. 30° N. ne s'éloigne pas beaucoup de la direction des Pyrénées. A Tarascon la rivière se dirige vers Foix et Pamiers en reprenant le sens initial de son cours.

L'Ariège a quelques affluents importants parmi lesquels il convient de signaler les ruisseaux d'Orlu, d'Ascou et d'Aston qui s'y réunissent, les deux premiers à Ax, le dernier aux Cabanes, mais surtout la rivière de Vicdessos dont l'embouchure est un peu en amont de Tarascon.

Le versant méditerranéen de la chaîne a trois cours d'eau principaux : l'Aude, la Têt et le Tech. Ces deux derniers coulent de l'Ouest un peu Nord vers l'Est parallèlement à l'arête qui rattache le Canigou au faîte de la montagne.

A l'instar de ce qui a lieu dans tous les massifs montagneux de quelque importance, les Pyrénées présentent dans leur partie centrale un noyau de roches cristallophylliennes, granite, gneiss, micaschistes, granulite, etc. [1]. Toutefois ce noyau est bien loin de s'étendre à toute la

---

[1] En donnant un aperçu de la constitution géologique des Pyrénées qui forme le préambule obligatoire de la description hydrominérale de la chaîne, nous devons faire une observa-

partie atlantique de la chaîne et, par exception, on constate qu'il s'arrête, du côté de l'Ouest, à la vallée du Gave d'Ossau située à 120 kilomètres environ des bords du golfe de Gascogne.

Dans l'intervalle on ne trouve plus en effet que deux pointements cristallophylliens d'importance secondaire, le premier à Biriatou, dans la vallée de la Bidassoa, et le second à la montagne d'Ursouia, qui se trouve près de Cambo, très en saillie sur l'axe de la chaîne. Les Eaux-

tion préalable. La composition des terrains qui forment le sol de ces montagnes et leur ordre de succession, sont assez bien connus pour qu'on puisse les suivre dans toute leur étendue. La structure de la chaîne, qui est très complexe, est au contraire à peine élucidée, les études qu'elle comporte nécessitant des dispositions spéciales, appropriées au relief accidenté du sol et notamment le campement sur les hauteurs qui s'impose. Il n'y a là d'ailleurs que l'application d'une observation générale que nous avons déjà eu l'occasion de faire, en constatant que l'étude de la composition du sol est partout bien en avance sur celle des accidents qui ont concouru à en former le relief.

Rien n'est plus propre à mettre en évidence la structure compliquée de la chaîne que le contraste offert par deux de ses principaux pics, le Néthou d'une part et de l'autre le Mont-Perdu. Quoiqu'ils ne soient séparés que par une distance de 60 kilomètres, ils ne présentent aucune analogie. En effet, le premier est constitué par le granite et les vallées de la Garonne et de la Pique qui descendent de ses contreforts, présentent, en dehors de quelques plissements, la succession normale des terrains sédimentaires. On constate au contraire, au sommet du Mont-Perdu, la présence des assises les plus récentes affectées par le soulèvement des Pyrénées, l'étage supérieur du système crétacé et même le nummulitique. En descendant à Gavarnie et à Gèdre où on rencontre le gneiss granulitique du Chaos, on recoupe de haut en bas tous les terrains qui entrent dans la constitution du sol des Pyrénées. Cette disposition inverse de celle qui est propre à la plupart des massifs montagneux, est assez fréquente dans la chaîne.

Le relèvement assez commun de celle-ci dans le sens transversal n'est pas sans produire, dans la disposition d'ensemble des terrains, une grande perturbation. On en a un exemple très frappant dans le coude brusque formé par la Garonne aux abords du défilé de Saint-Béat, aux pieds des sommets boisés de Gars et de Cagire. On rencontre en effet sur ce point et dans un très petit espace un grand nombre de terrains d'âges très différents.

C'est d'abord, dans l'angle entre la Garonne et la Pique, le monticule isolé de Géry formé par le gneiss que recoupent de nombreux filons de granulite avec de volumineux cristaux de tourmaline.

Un peu plus au Nord, les schistes ardoisiers satinés que l'on exploite à Chaum et à Fronsac sur les bords de la Garonne sont généralement rapportés au cambrien.

On semble dès lors autorisé à en conclure que les énormes blocs de marbre qui constituent au nord et à l'est de Saint-Béat le cap det Mount et le cap d'Arie, ne sont autre chose que la dalle cambrienne, métamorphosée par les filons de granulite qui la recoupent. A l'entrée du bourg par la route d'Espagne, elle présente la division en feuillets caractéristique de l'assise.

Au sud du cap d'Arie on trouve trois localités bien connues par leurs gisements de fossiles du terrain silurien supérieur, savoir : la Chapelle Saint-Martin à Marignac, Ladivert et l'entrée du chemin qui monte aux Argut sur le territoire de Lez.

Vers l'Ouest le marbre de Campan, qui forme le couronnement de la formation dévonienne, se montre sous forme de voûte semi-circulaire dans le flanc du coteau de Cierp.

Enfin le chemin qui monte de Saint-Béat au village de Boutx en suivant le pied oriental du cap det Mount, est jalonné par de nombreux pointements ophitiques avec des intercalations de marnes versicolores qu'il est assez naturel de rapporter au trias.

Le rapprochement paraît d'autant plus fondé qu'au sud-est, dans le revers boisé du coteau de Lez, le terrain permien apparaît sous la forme de grès siliceux, bruns, ferrifères.

L'accumulation d'un si grand nombre d'assises hétérogènes dans un espace de quelques kilomètres carrés aux pieds des Pics de Gars et de Pique-Poque correspondant au relèvement de la chaîne est manifestement corrélative d'un réseau de failles très compliqué et dont l'étude n'est pas sans présenter de grandes difficultés.

Chaudes, situées dans la vallée d'Ossau, sont les premières sources sulfurées sodiques que l'on rencontre quand on parcourt les Pyrénées à
partir de l'Ouest. Il est impossible de ne pas voir déjà dans cette coïncidence l'indice d'une relation manifeste. Comme nous aurons occasion
de le faire remarquer, elle se poursuit dans toute l'étendue de la chaîne.

À l'encontre de ce qui a lieu dans les Alpes, les terrains paléozoïques
sont très développés dans les Pyrénées. Les systèmes cambrien, silurien, dévonien, carbonifère et permien sont donc plus ou moins largement représentés dans l'intérieur de la chaîne.

La série paléozoïque débute par une puissante formation composée,
à sa base, de schistes quartzeux et phylladiens et, à son sommet, d'une
assise calcaire d'un faciès lithologique tellement caractéristique qu'on
ne saurait la confondre avec aucune autre de même nature. Elle a été
signalée, il y a près de cinquante ans, sur le revers septentrional de la
Maladetta par l'ingénieur Durocher, un des rares géologues qui ait fait
des études stratigraphiques sérieuses dans les Pyrénées. À une
époque beaucoup plus récente, la formation a été reconnue à cette
place, c'est-à-dire en superposition directe sur le noyau cristallophyllien, dans toute l'étendue de la chaîne occupée par les sources sulfureuses. Dans la description qui en a été faite, le dépôt calcaire, très
propre à la caractériser, est désigné sous le nom de *dalle*, pour rappeler son emploi et sa tendance à se diviser en un nombre considérable
de petites couches aux faces planes [1]. Par la position qu'elle occupe,
cette formation est manifestement assimilable au système établi par le
service géologique français sous la dénomination de schistes et phyllades de Saint-Lô ou par abréviation sous celle de Cambrien.

La formation atteint sur quelques points, notamment dans la vallée
d'Ossau, une épaisseur de 3 000 mètres dont le tiers environ pour la
dalle.

Celle-ci joue dans les Pyrénées un rôle considérable. Par sa puissance elle se trouve placée hors de pair au-dessus de toutes les autres
assises de même nature et c'est surtout à son extension dans la partie
centrale de la chaîne que les Pyrénées doivent leur caractère de
montagnes essentiellement calcaires, se différenciant sous ce rapport
des autres massifs répartis sur le territoire français.

[1] E. Jacquot. *Note sur le système cambrien*, Comptes rendus de l'Académie des sciences,
séance du 7 novembre 1887 et *Note sur la constitution géologique des Pyrénées. Le système
cambrien.* (*Bulletin de la Société géologique*, t. XVIII, 3ᵉ série.)

La dalle tire principalement son importance de ce qu'elle est le siège des principaux gîtes minéraux de la chaîne. C'est en effet à cette assise qu'appartiennent les riches gisements ferrifères de la région du Canigou, ainsi que ceux de même nature anciennement exploités dans la vallée de l'Ariège entre les Cabanes et Luzenac.

Le fameux Rancié de Vicdessos, les mines de plomb argentifère de Bentaillou dans la vallée du Lez, les gîtes de blende situés sur les flancs du Montvalier et beaucoup d'autres, dont l'énumération serait trop longue et ne présenterait pas d'intérêt, sont également enclavés dans la dalle magnésifère.

Au point de vue hydrominéral, la formation cambrienne présente, dans les Pyrénées, beaucoup d'intérêt. Disposée en effet en couches relevées dans une position voisine de la verticale à la surface des pointements granitiques ou gneissiques, elle sert de cheminée dans leur trajet ascendant aux sources sulfurées sodiques qui sourdent à ce niveau. Dans la plupart des cas, elle est à cette place profondément métamorphosée par les roches éruptives ambiantes et notamment par la granulite.

C'est ce que l'on voit bien en parcourant les galeries de captage des sources de Bagnères-de-Luchon. Elles sont ouvertes dans des schistes micacés, empâtant des grains de quartz bipyramidés.

La dalle se trouve aussi fréquemment aux abords des sources de cette catégorie. En se reportant à la figure de la page 331, on reconnaîtra que les Eaux-Chaudes prennent naissance au mur de cette assise, tandis que les Eaux-Bonnes, qui appartiennent à la classe des chloro-sulfurées sodiques, en occupent le toit. Elles sont en conséquence géologiquement séparées des premières par toute l'épaisseur de l'assise qui, dans ces parages, n'a pas moins de 1,000 mètres de puissance[1].

---

[1] Pour achever de caractériser la dalle, nous empruntons à la Notice de 1890 quelques renseignements complémentaires sur la composition de cette assise qui forme un horizon si remarquable dans toute l'étendue de la chaîne occupée par les eaux sulfurées sodiques. C'est une roche anomale, en ce sens qu'elle renferme constamment une assez forte proportion de carbonate de magnésium et qu'elle offre assez fréquemment tous les caractères d'une dolomie C'est ce que l'on voit notamment à la Butte du Trésor, petit monticule situé dans la partie élevée du village des Eaux-Bonnes et d'où émergent les sources qui alimentent la station. La roche de la Butte est une dolomie d'un gris bleuâtre, offrant l'éclat nacré propre à cette espèce minérale. Les matériaux exploités à la cascade du Gros-Hêtre, à environ 2 kilomètres plus loin vers l'Est, sont également dolomitiques. Ils appartiennent comme la Butte à la partie la plus élevée de l'assise qui plonge là vers le fond de la vallée du Valentin où elle est recouverte, sur le chemin d'Aas, par des schistes noirs, ampéliteux, dépendant du terrain silurien.

A l'appui de ces déterminations nous donnons les résultats des analyses exécutées par

Par suite de la place qu'ils occupent dans la chaîne, les terrains paléozoïques superposés à la formation cambrienne n'ont plus, au point de vue hydrominéral, qu'une importance très secondaire. On ne peut y rapporter en effet que le gisement des sources ferrugineuses très répandues, il est vrai, dans la région, mais qui n'ont toutes qu'une notoriété purement locale. Elles dérivent presque exclusivement de la décomposition des pyrites disséminées dans les assises schisteuses qui entrent pour la plus grande partie dans la constitution de ces terrains et le plus souvent dans les schistes siluriens. C'est notamment de ces schistes qu'émergent les sources situées au sud du bourg de Sentein qui ont été autorisées en 1854.

La formation triasique, placée au-dessus des terrains paléozoïques à la base de la série secondaire, occupe une place considérable dans la

M. Ogier sur des échantillons recueillis aux points ci-dessus désignés. Elles rectifient celles faites antérieurement au Bureau d'essais de l'École des mines, en établissant la véritable composition de ces roches :

1° DOLOMIE DE LA BUTTE DU TRÉSOR		OXYGÈNE		RAPPORTS	2° DOLOMIE DE LA CASCADE DU GROS-HÊTRE			
						OXYGÈNE		RAPPORTS
Chaux	30,40	8,51		1	31,35	8,81		1
Magnésie	20,85	8,07	} 8,13	1	21,35	8,25	} 8,40	1
Protoxyde de fer.	0.27	0,06			0,67	0,15		1
Acide carbonique calculé. . . .	46,60	33.69		4	47,80	34,56		4
Matières siliceuses et alumineuses	1,35	»		»	0,55	»		»
	99,47				101,72			

Les roches analysées sont donc bien des dolomies de la formule $CaCO^3 + (Mg Fe) CO^3$ et dans lesquelles une petite proportion de carbonate de magnésium est remplacée par du carbonate ferreux.

M. Ogier a également analysé un échantillon de roche dure provenant de la promenade Jacqueminot qui s'élève par de nombreux lacets sur le plateau de Gourzy, dominant la station des Eaux-Bonnes du côté du sud. Il y a trouvé :

Chaux	37,00
Magnésie	4,80
Protoxyde de fer	0,40
Acide carbonique	34,05
Matières siliceuses avec un peu d'alumine.	23,80
Total.	100,05

Dans l'échantillon de la promenade Jacqueminot la proportion du carbonate de calcium est six fois et demie celle du carbonate de magnésium. La roche n'en reste pas moins un calcaire magnésien d'une composition peu commune. La comparaison avec les deux premières analyses met également en évidence une augmentation très notable de l'élément quartzeux. C'est ce qui arrive assez fréquemment aux assises de la dalle situées à ce niveau. On y trouve même des couches complètement siliceuses, comme cela a lieu à l'entrée de la grande tranchée par laquelle on accède à l'ancienne route de Laruns aux Eaux-Chaudes. Toutefois les roches de cette nature constituent une exception et n'empêchent pas de considérer la dalle comme étant surtout calcaire et magnésienne.

région pyrénéenne. Il convient de s'y arrêter, parce qu'elle joue un rôle très important dans l'hydrographie minérale de cette région.

Beaucoup d'eaux minérales de la chaîne dérivent en effet du trias. Mais dans les contrées annexes : Corbières, Petites-Pyrénées, Béarn et Chalosse, c'est l'élément minéralisateur le plus répandu et, sauf de rares exceptions, toutes les sources doivent lui être rapportées. Enfin, quoiqu'il ne paraisse pas dans la partie de l'Armagnac qui renferme les sources thermales de Barbotan et du Castera-Verduzan, la composition de ces sources décèle sa présence, de telle sorte que l'on ne saurait mettre en doute son existence dans la profondeur, sous le pli de terrain crétacé qui s'étend entre Roquefort et Lavardens.

Réduit par Dufrénoy, contre toute vraisemblance, à son assise inférieure, le trias se montre dans la région pyrénéenne avec ses trois termes et, contrairement à ce que l'on observe dans les Alpes, il présente une composition qui rappelle celle des contrées classiques : Lorraine, Franche-Comté, Provence.

Le grès bigarré peut facilement être distingué, par ses caractères lithologiques, des grès et poudingues permiens sur lesquels il repose dans la plupart des cas.

A cette assise exclusivement gréseuse succède un étage presque entièrement calcaire et dolomitique qui ne saurait être rapporté qu'au muschelkalk, quoiqu'on n'y ait pas trouvé les fossiles qui le caractérisent. Il y a à cet égard une preuve stratigraphique irréfutable, tirée de son intercalation entre le grès bigarré d'une part et, de l'autre, les marnes irisées. L'examen du faciès lithologique, si typique, conduit à la même conclusion. Enfin elle est encore corroborée par la disposition relative des assises calcaires et des bancs dolomitiques.

Les marnes irisées couronnent constamment la formation. On y trouve à leur place toutes les assises propres à cet étage, notamment les *cargneules* et les petites couches de calcaire magnésien terreux, connues en Lorraine sous le nom de *dolomie moyenne*. Les dépôts de gypse y sont très communs et tous les gîtes de sel exploités dans le sud-ouest appartiennent à cette assise. Ils s'y trouvent exactement sur l'horizon de ceux de Dieuze, de Vic, de Moyenvic et des environs de Nancy.

Le trias se présente donc dans la région pyrénéenne avec sa composition normale.

Au point de vue du gisement, il y a une distinction capitale à établir entre les lambeaux triasiques de la région. Dans la montagne on les

rencontre habituellement sous forme de petits bassins allongés parallèlement à l'axe de la chaîne et enclavés dans des plis du terrain paléozoïque. Ils remplissent fréquemment les cols, disposition qui peut être
expliquée par la faible résistance que les roches de la formation ont
opposée aux dénudations. Les trois termes de la série triasique s'y
trouvent alors presque toujours représentés.

Dans la plaine, au contraire, ils apparaissent le plus souvent par
failles, au milieu d'assises plus récentes, crétacées ou nummulitiques et,
dans ce cas, ils sont bien rarement complets.

Dans tous les cas, les pointements triasiques de la région du sud-ouest
présentent une disposition d'ensemble très remarquable. Ils sont
alignés parallèlement à l'axe de la chaîne sur des étendues qui atteignent
des centaines de kilomètres; ce qui explique la situation très remarquable des sources qui en dérivent. Le trias apparaît notamment, par
failles, vers la limite de la montagne et de la plaine, où il donne
naissance à une série de sources dont Cambo, Bagnères-de-Bigorre et
Capvern constituent les principaux types. Ainsi se trouve expliquée
l'antinomie que présentent les Alpes et les Pyrénées au point de vue
hydrominéral. Tandis que, par suite du peu d'épaisseur des terrains
paléozoïques dans la première région, les sources d'origine triasique
sont situées dans la haute chaîne, aux abords du Mont-Blanc et du
Pelvoux, elles se trouvent reléguées, dans la seconde, à la naissance
de la plaine.

Dans la région pyrénéenne le trias est presque constamment accompagné par les roches éruptives auxquelles Palassou avait appliqué la
dénomination de *roches vertes* et qui doivent celle d'*ophites*, conservée
dans la science, à l'illustre chimiste Bayen, qui en a fait la première
analyse.

Les roches de la formation triasique en contact avec les ophites ont
été profondément modifiées. Les calcaires du muschelkalk sont
fréquemment transformés en marbres ou à l'état de brèches renfermant
des cristaux de quartz et de couzeranite. Dans les marnes, le métamorphisme est accusé par la présence d'un silicate d'alumine et de magnésie
complètement attaquable par l'acide chlorhydrique. Enfin le fer oligiste
est abondant dans toutes les roches qui se trouvent au voisinage des
gîtes ophitiques. Ces modifications constituent la différence la plus
saillante entre le trias pyrénéen et celui des contrées classiques; mais
comme elles sont purement locales, elles ne font pas obstacle à ce que

l'assimilation constatée tant dans l'ensemble que dans les détails ne conserve pas toute sa valeur [1].

[1] On a jugé à propos de décrire avec quelques détails les terrains sédimentaires de la chaîne pyrénéenne qui jouent un rôle important dans la genèse des eaux minérales. C'est ainsi qu'on a été amené à faire connaître la composition des formations cambrienne et triasique d'où dérivent les deux principales catégories de sources de cette nature dans la région.

On n'aurait toutefois qu'une idée très incomplète de la constitution géologique des Pyrénées, si on ne passait rapidement en revue la série paléozoïque qui forme, avec le terrain cambrien et les roches cristallophylliennes, la masse principale de ces montagnes.

Tel est l'objet de la présente note.

Le terrain silurien se montre dans toute l'étendue de la chaîne en superposition sur la dalle. Il y est très développé et ne le cède guère, sous le rapport de la puissance, à la formation cambrienne.

Il en diffère beaucoup par sa composition qui consiste presque exclusivement en schistes carburés, noirâtres. On y trouve, à divers niveaux, quelques petites assises de calcaire schisteux de couleur foncée qui ont été confondues avec la dalle, quoiqu'elles ne la rappellent que de fort loin. Vers sa base le terrain renferme des quartzites, comme on le voit dans la vallée de Cauterets au nord du Limaçon, et mieux encore dans la vallée d'Aure à la sortie du bourg d'Arreau sur la route d'Auch. Sur quelques points on rencontre à la partie supérieure de la formation une assise de calcaire d'un noir bleuâtre qui est fossilifère. On y trouve la *Cardiola interrupta* avec de grands orthocères. On a également signalé la présence de graptolites à ce niveau.

On est assez généralement disposé à subordonner la reconnaissance du terrain silurien dans les Pyrénées à la présence de l'assise fossilifère. Pour montrer combien ce point de vue est erroné, il suffit de faire remarquer que les gisements fossilifères jusqu'ici découverts ne constituent que quelques points isolés et très clairsemés dans l'étendue de la chaîne. Leymerie, qui l'a parcourue tout entière, ne faisait aucune difficulté de reconnaître la formation silurienne au faciès lithologique de ses schistes.

La roche éruptive signalée par ce géologue dans la vallée de la Pique, au passage à niveau d'Anos au sud de Signac sur le chemin de fer le Montréjeau à Bagnères-de-Luchon, et à laquelle il a donné le nom d'eurilite, se montre avec une telle fréquence dans le terrain silurien qu'elle semble en faire partie intégrante. On en rencontre de nombreux pointements aux Arguts dessus et dessous, villages qui dominent la route du val d'Aran au sud de Saint-Béat. Elle est également très développée dans la région située sur la figure de la page 331 au sud-ouest de Laruns. L'eurilite n'est autre chose qu'une granulite euritique, remplie le plus souvent d'une énorme quantité de petits cristaux de pyrite de fer.

Rien n'est plus commun que de rencontrer ce minéral dans les schistes des terrains de transition des Pyrénées. Toutefois il n'est nulle part aussi abondant que dans les schistes siluriens. Aussi sont-ils constamment signalés par les dépôts ocreux que l'on rencontre à leur voisinage. Ces dépôts proviennent en général de suintements dus à l'état schisteux de la roche, constamment redressée dans une position voisine de la verticale. Quand ils prennent plus d'importance, ils donnent naissance à des sources.

Le terrain dévonien est très développé dans les Pyrénées. C'est encore une formation puissante composée, pour la plus grande partie, de schistes argileux de couleurs variées, passant à l'ardoise. On trouve à sa base et à son sommet deux assises fossilifères, formant des limites parfaitement définies. L'assise inférieure a été reconnue pour la première fois en 1841 par M. de Pinteville aux Cornes de Barada situées sur les hauteurs du flanc droit de la vallée de Lavedan au nord de Gèdre. Elle est caractérisée par la présence du *Pleurodyctium problematicum* et de grands spirifères et elle forme un horizon dans toute l'étendue de la chaîne. L'assise supérieure est le marbre griotte à goniatites de Campan dont la carrière type, celle qui a fourni les magnifiques matériaux employés à la décoration du palais de Trianon, se trouve dans la vallée de l'Adour, à 14 kilomètres au sud du bourg, au bas de la route qui descend du col d'Aspin.

Le terrain carbonifère tient, dans les Pyrénées, beaucoup moins de place que les deux précédents. Il y est principalement représenté par deux assises: d'une part le calcaire carbonifère et de l'autre un petit dépôt houiller que sa flore étudiée par M. Zeiller place à la partie supérieure de la formation. La première assise est surtout développée dans la région du Pic

Généralités sur l'hydrologie minérale de la chaîne des Pyrénées. — Au point de vue hydrominéral les Pyrénées forment, comme tous les massifs montagneux jusqu'ici décrits, une région naturelle bien définie. En effet, à part quelques exceptions dont il conviendra de rendre compte, la plupart des sources thermales de la chaîne peuvent être rangées dans deux catégories bien distinctes.

Dans la France continentale, les Pyrénées sont le gisement de prédilection des eaux sulfurées sodiques. Il suffit de citer les Eaux-Chaudes, Cauterets, Saint-Sauveur, Barèges, Bagnères-de-Luchon, Ax et Amélie-les-Bains pour montrer qu'elles leur doivent en grande partie leur notoriété.

La chaîne est également très riche en sources chlorurées sodiques ou sulfatées calciques et magnésiennes dérivant du trias. Bagnères-de-Bigorre, Capvern, Eucausse, Audinac et Ussat sont les stations les plus connues parmi celles assez nombreuses qui utilisent les eaux de cette nature.

Les analyses exécutées pour la revision de l'*Annuaire* ont conduit à l'établissement d'une catégorie intermédiaire, se distinguant des eaux sulfurées sodiques franches par la proportion du chlorure de sodium qu'elle emprunte vraisemblablement au terrain triasique. A cette classe appartiennent les sources d'Eaux-Bonnes, de Gazost, de Labassère, de Germs et de Beaucens.

Les trois catégories d'eaux thermales distinguées occupent dans l'intérieur des Pyrénées des positions bien distinctes. Les sources sulfurées sodiques émergent vers la naissance des vallées dans la partie centrale et élevée de la chaîne, tandis que celles qui ont une

---

du Midi de Pau qui est une porphyrite de l'âge de Culm. Quant au dépôt houiller, il a été exploité à Ibantelly au sud de Sare. On l'a reconnu sur le territoire espagnol dans la plaine du Roumigat à 4 kilomètres au sud du col du Pourtalet et au Plan des étangs dans la vallée de l'Essera. Sur les deux premiers points, il est immédiatement recouvert par des poudingues du grès rouge.

Dans son essai sur la constitution géognostique des Pyrénées publiée en 1823, de Charpentier, élevé à l'Ecole de Freyberg, avait déjà donné, sous le nom de grès rouge, une bonne description du système permien dans l'intérieur de la chaîne. Il y avait même suivi en signalant avec assez de précision les principales localités où on le rencontre : la montagne d'Ustelleguy près de Bidarray, la vallée de Baigorry, les pics de Jarra et d'Aradoy au nord de Saint-Jean-Pied-de-Port, les hauteurs situées à la naissance des vallées d'Aspe et d'Ossau, le Mont-Perdu, les environs d'Arreau et la grande bande située au sud du bassin triasique de Saint-Girons à Saint-Martin-de-Cieralp au sud de la route de Foix. Dans ces derniers temps la présence du grès rouge sur ce dernier point a été confirmée par la rencontre que M. l'ingénieur Nentien y a faite à Castelmir d'un mélaphyre rappelant complètement ceux d'Oberstein. Méconnu par Dufrenoy, le terrain permien n'a pas été rétabli dans la chaîne sans soulever beaucoup d'objections, comme cela a eu lieu d'ailleurs pour toute l'étendue du territoire français où il se montre.

origine triasique appartiennent au contraire à sa partie déprimée. On les rencontre assez souvent à la jonction de la montagne et de la plaine. Les eaux chloro-sulfurées sodiques occupent une place intermédiaire. La carte hydrominérale met assez bien en évidence cette disposition constante des sources minérales pyrénéennes.

Sous le rapport hydrominéral, les Albères se distinguent nettement du reste de la chaîne. On n'y rencontre plus de sources sulfurées sodiques et celles qui dérivent du trias y font également défaut. Toutes les eaux minérales de cette petite région sont bicarbonatées mixtes, composition corrélative d'une provenance volcanique. Elles se rattachent aux roches basaltiques quaternaires très répandues en Catalogne sur le versant méridional de ces montagnes aux environs des caps Cerbère et de Creus et du golfe de Rosas. La loi qui fait dériver les sources de cette catégorie des émanations volcaniques, se vérifie donc à l'extrémité orientale de la chaîne des Pyrénées.

Les sources minérales de ces montagnes, aussi distinctes par leur composition que par la place qu'elles occupent, peuvent donc être reparties sous les quatre rubriques suivantes :

1° Sources sulfurées sodiques ;

2° Sources chloro-sulfurées ;

3° Sources provenant du trias ;

4° Sources d'origine volcanique.

On a rangé dans une catégorie distincte, sous le n° 5, les sources de composition variée qui n'ont pu prendre place dans cette classification, notamment les eaux ferrugineuses de la chaîne.

1° SOURCES SULFURÉES SODIQUES

La catégorie des eaux sulfurées sodiques signalée dans le chapitre des généralités comme étant une des mieux définies sous le rapport de sa composition ne l'est pas moins au point de vue du gisement. En effet, toutes les sources de cette classe prennent naissance dans des conditions analogues et dont la plus importante est le contact par faille des terrains sédimentaires et des roches cristallophylliennes. Du côté de l'ouest elles commencent à paraître, avec le premier pointement un peu étendu des roches de cette nature, au fond de la vallée d'Ossau, où se trouve la station des Eaux-Chaudes, territoire de Laruns. En parcourant le versant septentrional de la chaîne à partir de ce point on ne rencontre plus une seule vallée importante qui n'ait son groupe de sources sulfurées sodiques. En effet, les trois vallées principales entre lesquelles se bifurque dans la montagne celle du Gave de Pau, Saint-Savin, Lavedan et Bastan renferment les stations de Cauterets, de Saint-Sauveur et de Barèges. Les deux Neste ont chacune leurs bains sulfureux, celle d'Aure à Sagaret près du défilé d'Eget sur le territoire de Tramezaygues, celle de Louron au sud du village de Loudenvielle. Ces sources bien peu connues méritent d'être citées, parce qu'elles complètent la série et qu'elles établissent un trait d'union entre Barèges et Bagnères-de-Luchon dans la vallée de la Pique. Sur les bords de la Garonne à l'est de Luchon on trouve la station de Lès qui est en territoire espagnol. Dans le bassin de l'Ariège, affluent de droite de ce fleuve, on rencontre plusieurs groupes d'eaux sulfurées. Le plus important constitue la station d'Ax ; il y en a un second à Merens à 6 kilomètres au sud de cette ville et un troisième à 3 kilomètres en amont des Cabanes sur le ruisseau d'Aston, un des principaux affluents de l'Ariège. Les sources sulfurées sodiques dépendant de la vallée de l'Aude appartiennent à la petite région granitique connue sous le nom de Quérigut. Elles prennent toutes naissance dans la gorge étroite située à la hauteur du bourg de ce nom. Il y a trois groupes qui se présentent dans l'ordre suivant lorsqu'on remonte la vallée :

1° Les sources tempérées d'Usson au bas du château ruiné de ce nom, territoire de Rouze ;

2° A 1 kilomètre plus haut, les Eaux-Chaudes figurées sur la carte du Dépôt de la Guerre et non utilisées ;

3° Enfin à 2 kilomètres en amont les sources thermales qui alimentent les bains de Carcanières et d'Escouloubre.

Malgré l'exiguïté de son échelle, la carte hydrominérale donne une idée assez exacte de la disposition très remarquable des sources sulfurées qui constituent le groupe du Canigou. Cette montagne, la plus élevée de la chaîne dans le Roussillon, n'est autre chose que l'extrémité septentrionale d'un éperon qui s'en détache au pic de la Mort de l'Escoula et qui s'avance dans la direction nord-est sur une quinzaine de kilomètres. Les vallées de la Têt et du Tech qui l'encadrent, en reproduisent la direction et les sources minérales qui y sont réparties forment une sorte d'auréole enveloppant le Canigou dans les trois directions du nord, de l'est et du sud. Ce sont, en descendant la vallée de la Têt : les Graus d'Olette, commune de Nyer; Canaveilles, Molitg et Nossa, commune de Vinça, auxquelles il faut joindre les sources de Fontpédrousse au sud-ouest des Graus, non loin de la petite place forte de Mont-Louis. Dans la vallée du Tech on trouve deux stations : la Preste à sa naissance et Amélie-les-Bains à 10 kilomètres de son débouché dans la plaine de Céret.

Les sources sulfurées sodiques d'Amélie sont les dernières que l'on rencontre dans la direction de l'est. Entre cette station et les Eaux-Chaudes il y a une distance de 240 kilomètres formant un peu moins des trois cinquièmes de la longueur de la chaîne. Dans l'intervalle on ne compte pas moins de 220 sources presque toutes exploitées.

Il y a quelques groupes remarquables tant par le volume que par la température de leurs eaux. Tel est notamment celui des Graus d'Olette situé au bas de la rampe par laquelle la route de Prades à Bourg-Madame s'élève sur le plateau de Carlitte. Les sources, qui donnent par jour l'énorme débit de 22 000 hectolitres, s'annoncent d'assez loin par la buée abondante qui s'en échappe. On n'en utilise qu'une très faible partie et de la route on aperçoit le torrent d'eau chaude qu'elles déversent dans la Têt. Ax, avec ses soixante sources fortement thermales dont quelques-unes, émergeant sur la voie publique, imprègnent l'atmosphère de gaz sulfuré, est également une curiosité naturelle.

Enfin les nombreuses sources de Cauterets, disséminées sur un espace de 3 kilomètres entre la ville au nord et l'entrée du Val de Jéret au sud, constituent également un groupe assez important pour qu'on ait été conduit à y introduire des divisions.

Quant à la station des Escaldas, figurée sur la carte hydrominérale au sud-ouest des Graus d'Olette, elle ne se rattache aux précédentes que par la catégorie à laquelle elle appartient. C'est, en effet, un hameau de la commune de Dorres située sur le versant méridional de la chaîne dans le bassin de la Sègre, un des affluents de l'Ebre. Il y a cinq sources thermales sulfurées sodiques aux Escaldas et une sixième non utilisée au village. D'après la place qu'elle occupe, la région de Dorres confine du côté de l'Est à l'Andorran et elle n'est française que par suite de l'irrégularité de la délimitation de la frontière dans ces parages. Comme on peut le pressentir, les Escaldas et la source de Dorres sont les deux premiers jalons du côté de l'est d'une série de sources sulfurées sodiques symétriquement disposées, sur le revers méridional ou espagnol de la chaîne, à celles qui occupent le versant opposé. Sur la carte on en voit un troisième dans la station andorrane de las Caldas qui se trouve dans la vallée de l'Embalire, à l'est du chef-lieu de cette petite région.

D'après leurs températures constamment fort élevées les sources sulfureuses des Pyrénées ont leurs réservoirs à des profondeurs comprises entre 1 500 et 2 500 mètres. Leur gisement est dès lors corrélatif de dislocations du sol pouvant leur servir de cheminées dans leur trajet ascendant. Il n'est pas sans intérêt de signaler les plus remarquables des accidents de cette nature.

La figure ci-contre représente en plan le gisement des sources des Eaux-Chaudes. La station est située au sud du fameux défilé du Hourat à la séparation de deux terrains de compositions et d'allures très différentes. Le défilé est ouvert dans la dalle magnésifère et celle-ci s'étend en couches fortement inclinées vers le Nord jusqu'à l'entrée du hameau où elle est remplacée par des assises crétacées reposant sur un granite avec cristaux d'amphibole. Ces deux terrains s'élèvent au contraire par une pente douce dans la direction opposée vers Gabas. Du fond de la vallée le gisement des sources est indistinct par suite des causes d'erreur avec lesquelles on est aux prises. L'observatoire le mieux placé pour le reconnaître est le sommet du sentier qui se dirige sur les Eaux-Bonnes par le col de Gourzy. En ce point situé à une altitude d'environ 1 700 mètres, on est sur les schistes quartzeux auxquels est superposée l'assise calcaire du Hourat dont on voit les affleurements en relief vers le Nord. En plongeant dans la vallée, on remarque que le granite avec la craie qu'il supporte est enclavé de toutes parts, sauf du côté du sud, dans la formation de transition qui constitue la partie élevée des deux flancs de la vallée. Il y pénètre donc en réalité sous forme d'un coin fort aigu à l'extrémité duquel les sources jaillissent, comme le montre le plan vu des hauteurs [1].

---

[1] La figure 18 sur laquelle on a représenté l'accident très complexe auquel les sources minérale des Eaux-Chaudes et des Eaux-Bonnes doivent leur existence comporte un commentaire.

Le canevas de la figure est emprunté à la carte du dépôt de la guerre à l'échelle du $\frac{1}{80.000}$. On l'a réduit autant que possible en vue de faire ressortir la constitution géologique du sol. Il ne comprend donc que la représentation du système hydrographique et celle des principaux centres de population. On y a joint quelques cotes propres à faire ressortir le relief du sol.

Le Gave d'Ossau venant de Gabas et des hautes montagnes qui forment le cortège du Pic du Midi de Pau traverse la partie occidentale de la carte dans une direction voisine du sud au nord, en touchant successivement aux Eaux-Chaudes, à Laruns et à Béost.

Le Valentin, le principal affluent du Gave dans la région, a, entre Gourrette où il descend de la haute montagne et son embouchure près d'Assouste, un cours remarquablement recti-

CARTE GÉOLOGIQUE DE LA RÉGION DES EAUX-CHAUDES ET DES EAUX-BONNES

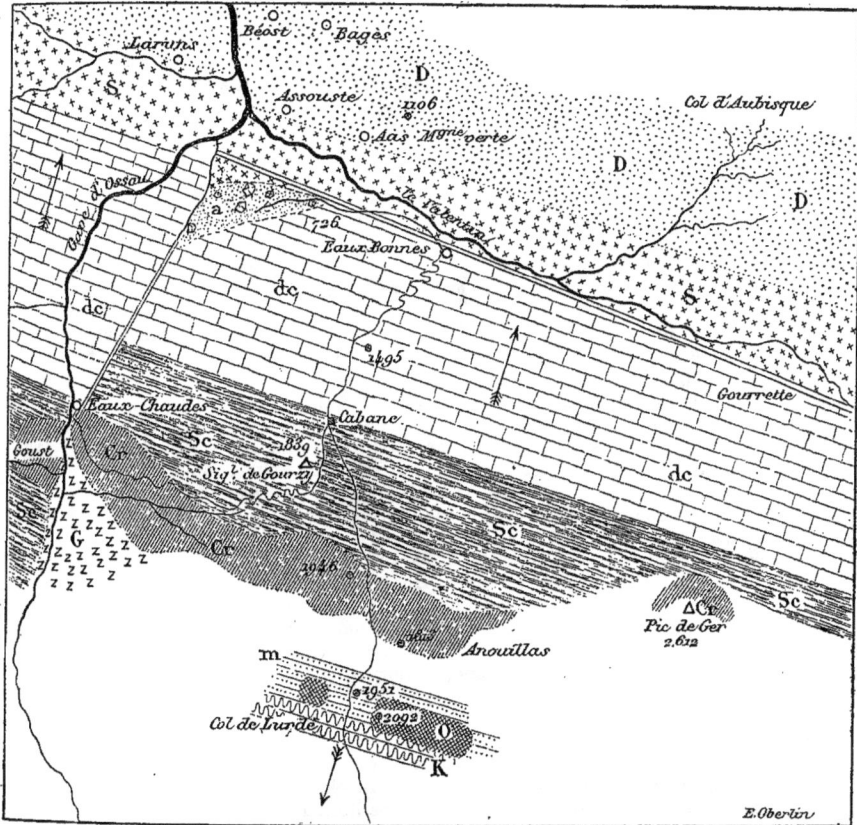

Fig. 18.

ligne. Il coule dans un profond sillon qui reproduit assez exactement la direction des Pyrénées.

Le plateau compris entre ces deux cours d'eau, qui est à une altitude moyenne de 1 800 à 1.900 mètres, s'élève exceptionnellement à 2 612 mètres, dans le Pic de Ger qui domine toute la contrée.

En s'en tenant à la partie septentrionale du plateau qui présente seule de l'intérêt pour le gisement des sources des Eaux-Chaudes et des Eaux-Bonnes, on peut remarquer que la dalle magnésifère y occupe le plus de place. Elle s'y présente en couches fortement relevées et bosselées, plongeant vers le nord un peu est et reposant du côté du sud sur des phyllades et des schistes injectés de quartz qu'il est impossible de ne pas rapporter au système cambrien. Le contact des deux assises s'observe sur une grande étendue. Parmi les nombreux points où on peut le voir on a signalé, comme le plus connu, la cabane servant de buvette qui se trouve à la bifurcation des chemins qui conduisent d'une part à la montagne de Ger, de l'autre au col de Lurdé et au lac d'Artouste.

La station d'Ax occupe également dans la vallée de l'Ariège une place corrélative de dislocations très complexes dans le sol ambiant. La

C'est donc la dalle que l'on rencontre dans le fameux défilé du Hourat (le Trou) où il n'y a place que pour le Gave qui coule au fond d'un gouffre et pour la route qui est entaillée en encorbellement sur sa rive droite. C'est également cette assise qui est mise à jour par les promenades Jacqueminot, de l'Impératrice et Horizontale, situées aux abords des Eaux-Bonnes. Sur ces divers points elle présente le faciès caractéristique de l'assise typique qui se trouve sur le revers septentrional de la Maladetta et à la Peña Blanca du port de Venasque. Enfin, d'après une observation déjà ancienne de M. Des Cloizeaux, elle est métallifère à la Coume-d'Aas, située à une heure de marche au sud-est des Eaux-Bonnes. On y trouve une ancienne exploitation ouverte sur un gîte de blende mélangée de galène et associée à du carbonate de zinc concrétionné. Il y a en outre de petits dépôts de pyrite transformés en hématite. (*Bulletin de la Société Géologique*, t. XIX, 2e série, 1861-1862).

Le gisement des Eaux-Chaudes est mis en pleine évidence sur la figure. On y voit, en effet, le granite à amphiboles recouvert par la craie, qui occupe vers le sud une place assez importante dans la vallée d'Ossau, s'abaisser dans la direction du nord et diminuer en même temps de largeur jusqu'à l'entrée de la station où il se termine en biseau. Les sources thermales prennent naissance sur la rive droite du Gave, au contact par faille de la roche granitoïde et du terrain cambrien qui forme l'encaissement de la gorge.

Quant aux sources des Eaux-Bonnes, elles sont en relation avec une autre faille reconnue par les travaux de captage exécutés, il y a une trentaine d'années, sur la source d'Orteig qui émerge au bas de la station, sur les bords du Valentin. Cette faille est d'ailleurs assez nettement accusée par le cours rectiligne de la rivière entre Gourrette et les Eaux-Bonnes.

La promenade Horizontale qui est figurée sur le plan, recoupe la dalle dans la moitié environ de son parcours à partir des Eaux-Bonnes. Elle est ensuite ouverte en plein dans le terrain glaciaire. Parvenu à son extrémité, on remarque que l'horizon est complètement fermé, dans la direction de l'ouest, par les roches du Hourat qui s'élèvent sous forme d'une muraille abrupte. Cette disposition est corrélative d'un accident transversal secondaire que l'on a figuré sur le plan. Il est presque normal à la faille des Eaux-Bonnes et il aboutit aux Eaux-Chaudes.

Du côté du nord la dalle du Hourat et des Eaux-Bonnes est recouverte par la série normale des formations superposées au système cambrien. On rencontre donc successivement dans cette direction les terrains silurien et dévonien. Ce dernier est signalé dans l'ardoisière d'Aas, à la Montagne verte et au col d'Aubisque par les gisements fossilifères que l'on rencontre à sa base dans toute l'étendue de la chaîne.

Ce qui offre plus d'intérêt pour le gisement des Eaux-Bonnes, c'est le petit bassin triasique reconnu dès 1861 par M. Des Cloizeaux au col de Lurdé. En outre des pointements d'ophite déjà figurés sur la carte jointe à l'essai sur la constitution géognosique des Pyrénées par de Charpentier (1823) ce savant y a signalé la présence d'un petit dépôt de gypse, de calcaires cloisonnés, remplis de cristaux de pyrite maclée et enfin d'un calcaire gris compact, renfermant de nombreux cristaux aciculaires de quartz noir et grisâtre, pouvant dès lors être assimilé à la brèche calcaire située à Biarritz sur la plage de la côte des Basques entre Mouligna et Chabiagne.

De l'étude que nous avons faite de la région en 1885 (Sur la composition et le gisement du système triasique dans la région pyrénéenne, *Bulletin de la Société géologique*, 3e série, t. XVI) il résulte que le petit bassin triasique du col de Lurdé forme, à la surface de la plaine d'Anouillas recouverte par de grandes plaques de calcaire crétacé, pétries de rudistes (*Hippurites organisans*) un bourrelet qui s'élève à 2 092 mètres dans le grand pointement ophitique situé à l'est du chemin. Toutes les assises ont un plongement très accusé du nord au sud, vers la Tume et la plaine du Sousouéou, situées en dehors des limites de la figure. Les deux termes supérieurs du trias, le muschelkalk et les marnes irisées, sont représentés dans ce petit bassin. Pour le premier, c'est la série entière avec ses marnes grises, ses gros bancs calcaires, ses assises minces à surfaces vermiculées, enfin ses couches puissantes de dolomie formant le couronnement habituel de la formation. Quant aux marnes irisées, elles sont principalement accusées par leurs cargneules et leurs dépôts de gypse, car le quartier de Lurdé est recouvert d'un épais gazon.

Ce petit bassin triasique de Lurdé n'est pas isolé sur ces hauteurs. Il paraît s'étendre en effet au moins jusqu'au col d'Ar, situé à 4 kilomètres à l'est un peu sud, car on y a rencontré des cargneules.

La reconnaissance du trias à cette place est capitale pour l'étude du gisement des sources chloro-sulfurées sodiques des Eaux-Bonnes.

grande dépression parallèle à l'axe de la chaîne dans laquelle cette rivière pénètre en faisant un coude brusque présente tous les caractères d'une faille. Entre Ax et Tarascon elle est encaissée surtout du côté du Nord dans des escarpements abrupts qui traduisent leur origine. Toutes les assises y sont relevées dans des positions voisines de la verticale. D'un des flancs de la vallée à l'autre, on observe en outre, dans la constitution géologique du sol, des oppositions qui ne peuvent s'expliquer que par un accident. Enfin, comme dernière preuve de l'existence d'une faille entre Ax et Tarascon, on peut encore citer les nombreux pointements d'ophite que l'on observe à Vèbres et à Lordat. Vers le Sud-Est cette faille est prolongée par l'étroit vallon d'Orlu où coule l'Oriège et qui offre tous les caractères d'une fracture. Un peu au Nord de ce dernier, le vallon d'Ascou débouche à Ax dans la vallée de l'Ariège, déterminant dans le relief du sol une nouvelle et profonde coupure, de telle sorte que cette ville d'eaux se trouve placée au centre d'un étoilement à quatre branches qui n'est certainement pas sans influence sur le rôle hydro minéral qu'elle joue. On l'a figuré[1].

[1] Le fragment détaché de la carte du dépôt de la guerre à l'échelle du $\frac{1}{80,000}$ qui constitue la figure 19, est très instructif pour l'étude du gisement des sources thermales de la station d'Ax-les-Thermes.

Cette ville d'eaux occupe le coin sud-est de la figure.

L'Ariège, sur les bords de laquelle elle est bâtie prend naissance à la Font-Nègre au pied du pic du même nom, à l'ouest du col de Puymorens, sur la frontière de l'Andorran. Conformément à une disposition qui ne présente guère d'exceptions, cette rivière commence à couler normalement à l'axe de la chaîne, arrosant successivement sur son parcours d'une trentaine de kilomètres l'Hospitalet et Merens. Parvenue à Ax, elle s'infléchit subitement pour suivre jusqu'au delà des Cabanes à quelques kilomètres au sud de Tarascon un profond sillon dont l'orientation E. 30° S. à O. 30° N. ne s'éloigne pas beaucoup de la direction de la chaîne et qui est prolongée vers le sud-est par l'étroit vallon d'Orlu.

Le coude brusque formé par l'Ariège à Ax est une révélation pour l'étude de la genèse des sources minérales de cette station. On ne saurait, en effet, y voir autre chose que l'indice de la faille qui leur sert de cheminée dans leur trajet ascendant.

Cette faille est déjà manifeste dans le relief du sol. En effet, tandis que la route d'Ax à Tarascon et à Foix, située sur la rive gauche de l'Ariège, est tracée sur les flancs de coteaux dont l'altitude dépasse rarement 900 mètres, le revers opposé de la vallée présente des escarpements abrupts s'élevant à plus de 1 200 mètres et qui trahissent leur origine, comme on le voit dans le rocher qui domine le petit village d'Appi, dans le coin nord-ouest de la figure.

L'accident est également bien mis en évidence par la constitution géologique du sol qui d'un des flancs de la vallée à l'autre présente des contrastes frappants.

Les roches de la rive droite appartiennent en grande partie à la formation jurassique.

On ne trouve au contraire sur la rive gauche rien de plus récent que le terrain cambrien qui dans les coteaux de Luzenac, de Lassur, des Cabanes et du Pech, est superposé aux roches cristallophylliennes et notamment aux gneiss glanduleux et granulitiques qui constituent le fond de la vallée de l'Ariège dans la direction de l'Hospitalet. Ce terrain, qui est bien à sa place, se présente ici avec sa composition normale, les schistes quartzeux et les phyllades qui en forment la base étant recouverts sur les bords de l'Ariège par une assise calcaire dans laquelle il est impossible de ne pas reconnaître *la dalle* tant à ses caractères si typiques qu'aux nombreux gisements d'hématite qui y ont été exploités jusque vers la fin du siècle dernier pour alimenter les forges catalanes des vallées de l'Ariège et d'Aston.

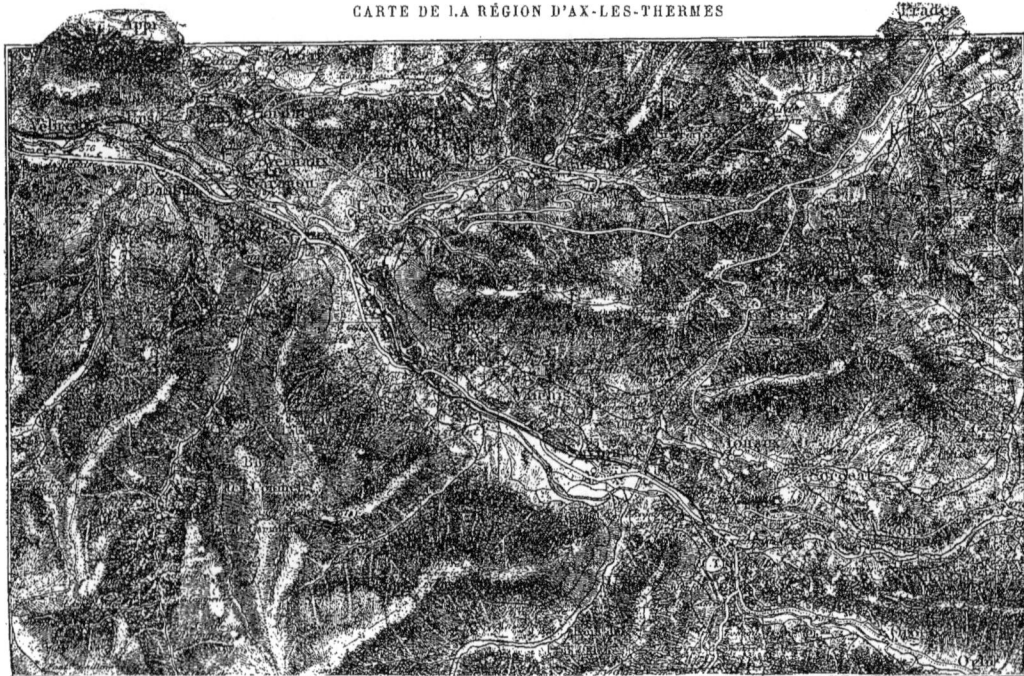

Pl. xi.

Au nord du village de Rouze, à l'entrée de la gorge étroite où prennent naissance les sources sulfurées sodiques de Carcanières et d'Escouloubre, on constate également l'existence d'un accident considérable. Au droit du hameau d'Usson, le granite du Quérigut est flanqué, vers le nord, par des schistes carburés noirâtres, paraissant appartenir au terrain silurien. Ils sont redressés verticalement et c'est sur leurs tranches que s'élève à une grande hauteur, dans une position inexpugnable, le château ruiné de ce nom. Il est impossible de voir un plus beau relief de faille.

La situation remarquable des sources qui forment le cortège du Canigou dans les vallées de la Têt et du Tech, est également le résultat d'une dislocation profonde. En effet, tandis que la masse imposante de cette montagne formée de granite et de gneiss s'élève à près de 2 800 mètres, le terrain de transition disposé à sa périphérie ne dépasse que bien rarement l'altitude de 1 000 mètres. La séparation déjà très nette accusée par cette énorme différence de niveau l'est également par les allures anomales des terrains de transition qui plongent en général vers le massif cristallin et se présentent dans quelques cas complètement renversés à sa surface. Les sources thermales prennent toutes naissance aux points où la terrasse de transition se raccorde avec ce massif et c'est pourquoi elles en dessinent si exactement les contours.

Pour mettre complètement en évidence le gisement des sources sulfurées sodiques, il ne suffit pas de signaler les accidents que l'on observe à leurs points d'émergence. Il n'importe pas moins de rechercher la nature des roches qui les accompagnent habituellement et qui paraissent jouer un rôle dans leur formation.

Une de celles que l'on rencontre le plus fréquemment dans leur voisinage immédiat est la granulite. La belle roche de cette espèce à mica blanc palmé de la montagne de Superbagnères à Luchon se trouve dans toutes les collections de minéralogie. On s'accorde à lui attribuer le métamorphisme des schistes d'où sortent les sources.

A Ax la granulite, sous forme de simples dykes ou de masses puissantes, pointe de toutes parts. Elle constitue notamment le monticule de forme conique situé au Sud-Est de la ville et au sommet duquel s'élève la statue de la Vierge. On exploite la granulite sur le flanc droit de la vallée à l'entrée de la route qui, par l'Hospitalet, conduit au col de Puymorens. Elle se montre également sur le revers opposé de la vallée au pied du chemin qui conduit au fort récemment construit sur ce point. Enfin dans la direction du Nord, elle est mise à jour par les nombreux lacets de la route de Prades. Le type habituel est une roche à grands cristaux de feldspath et de tourmaline avec de larges lamelles de mica blanc souvent palmé.

On la retrouve en filons dans la gorge de l'Aude aux abords des Bains de Carcanières et d'Escouloubre, et comme elle offre beaucoup plus de résistance à la décomposition que le granite qui constitue le sol du plateau du Quérigut, elle paraît en relief à la surface du sol sous forme de petites crêtes ardues dirigées à peu près Est-Ouest qui donnent à cette région une physionomie particulière.

La granulite accompagne également les nombreux groupes de sources thermales disposés autour du Canigou.

Elle paraît sous forme de filons à éléments indistincts traversant le gneiss dans la tranchée à laquelle l'établissement des Graus est adossé.

Le gisement des sources d'Amélie est très remarquable. Elles prennent toutes naissance aux pieds d'une paroi rocheuse abrupte, constituée par le gneiss, d'où sort par une gorge étroite, simple fissure usée par le travail de l'eau, le Mondoni, torrent impétueux. Le village et les établissements de bains sont bâtis au pied de cet escarpement sur des schistes lustrés très quartzeux, superposés au gneiss. Sur la place de l'Église les schistes sont recoupés par de gros filons de granulite.

Cette roche accompagne également les sources de la Preste à la naissance de la vallée du Tech. On en rencontre un dyke dans le ravin que la route de Prats de Mollo traverse avant d'atteindre l'établissement.

De l'étude du sol des environs des Escaldas on peut conclure que les circonstances du gisement des eaux sulfurées sodiques répandues sur le versant septentrional de la chaîne se poursuivent sans modifications sur le revers opposé. Les sources de cette station émergent du granite non loin de son contact avec des schistes quartzifères, noirâtres, présentant tous les caractères propres au terrain cambrien. Au voisinage des sources on observe des filons de granulite. On en rencontre d'ailleurs sur la plus grande étendue du plateau de Carlitte auquel les bains sont adossés, notamment près de la chapelle Saint-Martin dans la vallée d'Angoustrine et aux sources de l'Aude et de la Têt.

L'étude du gisement des eaux sulfurées sodiques conduit à un autre rapprochement qui n'est pas sans intérêt au point de vue de leur genèse. Il est assez fréquent de trouver aux abords des sources de cette nature l'assise calcaire et dolomitique signalée sous le nom de dalle dans l'exposé sommaire de la constitution géologique des Pyrénées, et qui y tient une si grande place.

On a vu que les sources des Eaux-Chaudes prenaient naissance à la base de la dalle. Prolongée vers l'Est, l'assise que l'on peut suivre jusqu'à la roche Bazen le long de la route thermale d'Argelès se dirige en ligne droite sur le Limaçon dans la vallée de Cauterets et elle touche à Barèges dans celle du Bastan. Malgré les difficultés d'observation résultant de l'extension des boues glaciaires à la surface des roches vives aux abords de cette station, on aperçoit très distinctement quelques couches de dalle dans le fossé de la route qui de Barèges se dirige vers le col du Tourmalet. Elles se trouvent sur ce point, par rapport au massif granitique de Néouvieille, dans une situation comparable à celles dont Durocher a constaté la présence à la Maladetta.

Le Limaçon est à 3 kilomètres au Nord de Cauterets et tout le groupe méridional des sources de cette station y compris la Raillère émerge en plein terrain granitique. Toutefois en montant de la ville aux Bains de César, des Espagnols et de Pauze-Vieux situés sur le revers oriental de la vallée, on observe, au-dessus des schistes métamorphiques d'où sortent les eaux de ces thermes, des calschistes ayant la plus grande analogie avec la dalle.

C'est encore cette assise qui constitue le sol sur lequel est bâtie la jolie petite ville de Saint-Sauveur en face de Luz. Sous la station le Gave de Pau coule au fond d'un gouffre, comme cela arrive à tous les torrents qui rencontrent la dalle.

On la retrouve sous forme d'une dolomie cristalline à petites facettes avec de nombreux cristaux de pyrite dans le défilé d'Eget de la vallée d'Aure, où prend naissance la source sulfurée sodique sise sur le territoire de Tramezaygues.

Dans la vallée de l'Ariège elle recouvre, avec son facies caractéristique habituel, les escarpements des coteaux situés sur la rive gauche de cette rivière entre les Cabanes et Luzenac. Ses affleurements prolongés vers le Sud-Est aboutissent à l'importante station d'Ax.

Enfin rien n'est plus commun que de rencontrer la dalle aux abords des sources thermo-minérales qui constituent le cortège du Canigou: elle se présente notamment sous la forme d'un marbre zoné, métamorphosé par la granulite au voisinage immédiat de la Preste, des Graus d'Olette et de Canaveilles.

Comme on l'a annoncé dans l'aperçu de la constitution géologique des Pyrénées, les principaux gîtes minéraux qu'elles renferment sont enclavés dans la dalle magnésifère cambrienne. Il y a donc dans toute l'étendue de la chaîne, entre ces gîtes et les sources sulfurées, une relation de position très remarquable qu'il est impossible de méconnaître. Elle est surtout mise en évidence dans la région du Canigou. On voit en effet les dépôts d'hématite associés à la dalle envelopper cette montagne dans une courbe semi-elliptique concentrique à celle des sources et dont les principaux jalons sont les exploitations de Nyer, d'Escaro, du Torrent, de Sahore, de Fillols, de Velmanya et de la Tour des Batère près de Corsavy.

D'un autre côté, rien n'est mieux établi que la formation des minerais de la région par la voie aqueuse. Leur gisement est, en effet, comparable aux dépôts sidérolithiques, très répandus dans les calcaires du Jura. En parcourant les exploitations du Roussillon, qui s'effectuent partout à ciel ouvert, on peut remarquer que le dépôt ferrifère s'est substitué partiellement à la dalle dont on n'aperçoit plus que quelques îlots pointant irrégulièrement à la surface du sol. Beaucoup de sulfures métalliques présentent, dans les Pyrénées, des circonstances de gisement analogues. Enfin, dans l'étude que Gruner a faite des gîtes de manganèse des vallées des deux Nestes, il est arrivé à une conclusion identique [1].

On peut en tirer une conséquence importante au point de vue de la genèse des sources sulfurées sodiques. Ces importantes manifestations de l'enveloppe solide du globe paraissent n'être, en effet, autre chose que les représentants, à l'époque actuelle, de celles auxquelles les sulfures métalliques et les gîtes ferrifères dérivés du carbonate ont dû leur existence pendant la période paléozoïque. Au cours de la description des eaux minérales de la France, on a eu maintes fois l'occasion de signaler l'analogie du gisement qu'elles présentent avec les filons métallifères. Elle n'apparaît nulle part avec plus d'évidence que dans les Pyrénées.

Il n'y a là, il est vrai, qu'un simple rapprochement qui ne rend nullement raison des réactions auxquelles les eaux sulfurées sodiques doivent leur existence. A notre sens, mieux vaut s'abstenir que d'essayer

[1] Mémoire sur le gisement et le mode de formation des minerais de manganèse des Pyrénées, suivi de quelques considérations sur le rôle des sources minérales dans la formation de certains minerais par M. Gruner, ingénieur en chef des Mines. (*Annales des Mines*, t. XVIII, 4ᵉ série, 1850.)

de pénétrer les secrets des laboratoires mystérieux dans lesquelles elles prennent naissance. Remarquons qu'ils sont placés dans des conditions de température et de pression irréalisables et qu'on ne connaît même pas la nature des roches ambiantes. De fait, aucune des hypothèses produites pour expliquer la formation de ces sources n'a résisté à un examen sérieux. Tout au plus peut-on faire observer que le bore et le lithium qu'elles renferment constamment à l'état de traces font partie intégrante essentielle de deux des minéraux constitutifs de la granulite, la tourmaline et le mica blanc.

EAUX-CHAUDES (HAUTES-PYRÉNÉES)

Les Eaux-Chaudes, dépendant de la commune de Laruns, sont situées à 6 kilomètres de cette localité, au delà de la profonde gorge du Hourat, sur la rive droite du gave d'Ossau et à 675 mètres d'altitude. L'établissement, qui est la propriété de la commune de Laruns, a été construit vers 1850 et restauré en 1870 ; sa façade principale est tournée vers le midi et il est flanqué sur ses trois autres côtés d'hémicycles extérieurs dans lesquels sont disposés les installations balnéaires, réservoirs, buvettes, cabinets de bains et piscines.

Des sept sources que l'on trouve aux Eaux-Chaudes, trois seulement sont consacrées aux bains ; ce sont celles désignées sous les noms de le *Clot*, l'*Esquirette chaude* et *Le Rey* ; les autres ne sont utilisées qu'en boisson ; ce sont l'*Esquirette tempérée, Baudot, Larressec* et *Minvielle*.

Les trois sources des bains ne donnent que 1 152 hectolitres par 24 heures ; les sources tempérées n'en donnent que 340 et la source Minvielle, qui est froide, seulement 27.

Voici les températures de ces sources relevées en 1867 par MM. Mialhe et Lefort :

	LE CLOT	L'ESQUIRETTE CHAUDE	LE REY	BAUDOT	LARRESSEC	MINVIELLE
Au griffon . . .	36°25	35°0	33°50	»	24°35	»
À la buvette . .	34°50	34°0	32°75	25°50	24°00	10°60
Aux baignoires.	33°65	33°2	32°50	»	»	»

L'Esquirette tempérée marque 31°,5. Les températures relevées, généralement à la buvette, par M. Willm en 1882, sont conformes aux observations ci-dessus ; la source Minvielle marquant 1° de plus, soit 11°,6.

Au point de vue chimique, les sources des Eaux-Chaudes ont été étudiées par Longchamp, Fontan, Gintrac, qui se sont contentés en général d'en déterminer le degré sulfurométrique et d'y doser le chlorure de sodium, la source Baudot a été analysée en 1852 par Filhol. En 1867, MM. Lefort et Mialhe ont fait une étude plus complète de ces eaux, qui a été reprise en 1882-1883 par M. Willm pour la revision de l'*Annuaire*. Les résultats, qui sont consignés ci-dessous, sont conformes à ceux publiés par MM. Lefort et Mialhe, avec une légère augmentation de la minéralisation, augmentation due à un peu de chlorure de sodium et à de la silice, mais avec une alcalinité notablement plus faible. Les différences sont surtout marquées pour la source Minvielle.

Comme pour leurs voisines les Eaux-Bonnes, dont elles sont distantes de 8 kilomètres, les Eaux-Chaudes sont très faiblement alcalines et presque dépourvues d'acide carbonique fixe ; leur sulfuration est faible.

	LE CLOT	ESQUIRETTE CHAUDE	LE REY	BAUDOT	LARRESSEC	MINVIELLE
Acide carbonique libre . .	0gr,0085.7	0gr,0094	0gr,0106	0gr,0110	0gr,0132	0gr,0138
Sulfure de sodium	0 0089	0 0088	0 0088.5	0 0096	0 0081	0 0047
Hyposulfite de sodium . .	0 0079	0 0076	0 0070	0 0070	0 0066	0 0016
Carbonate de calcium . .	0 0012	0 0011	0 0011	0 0017	0 0008	traces
Silicate de sod^{ium} (SiO^3 Na^2)	0 0185	0 0190	0 0162	0 0177	0 0200	0 0307
Silice en excès.	0 0496	0 0501	0 0496	0 0490	0 0522	0 0335
Sulfate de calcium	0 0699	0 0698	0 0705	0 0603	0 0652	0 0605
Sulfate de sodium	0 0694	0 0702	0 0657	0 0783	0 0654	0 0394
Chlorure de sodium . . .	0 0843	0 0831	0 0884	0 0827	0 0844	0 0663
— de potassium . .	0 0075	0 0072	0 0069	0 0080	0 0077	0 0061
— de magnésium .	non dosé	0 0020	non dosé	0 0024	nondosé	0 0013
Lith^{ium}. Fer. Ammoniaque.	traces	traces	traces	traces	traces	traces
Iode. Arsenic	traces	traces	traces	traces	traces	traces
Mat^{res} organiques et pertes.	0 0016	0 0047	0 0045.5	0 0063	0 0016	0 0078
TOTAL par litre . . .	0 3188	0 3236	0 3188	0 3230	0 3120	0 2519
Alcalinité observée [1] . .	0 0270	0 0283	0 0240	0 0255	0 0255	0 0318
— calculée		0 0273	0 0252	0 0277	0 0270	0 0306
— des carbonates et silicates. . .	0 0160	0 0163	0 0141	0 0157	0 0168	0 0247

[1] Acide sulfurique nécessaire.

CAUTERETS (HAUTES-PYRÉNÉES)

La petite ville de Cauterets est située à l'altitude de 980 mètres sur le gave de ce nom, au pied de montagnes boisées qui la dominent de plus de 1 200 mètres. Elle est le centre d'excursions qui comptent parmi les plus belles des Pyrénées et constitue une de ses stations thermales les plus fréquentées. Elle est reliée par une bonne route à la station de Pierrefitte, dont elle est éloignée de 11 kilomètres.

On compte à Cauterets 22 sources sulfurées sodiques qui sont disséminées le long de la vallée sur une étendue de 3 kilomètres, ce qui a conduit à les utiliser dans un grand nombre d'établissements, quoique la plupart des sources soient la propriété d'un groupe de communes désigné sous le nom d'ancienne vallée de Saint-Savin.

Les établissements, au nombre de 9, se partagent en trois groupes :
1° dans la ville : les *Thermes des OEufs*, de *César et des Espagnols*, du *Rocher* et *Rieumizet*.

2° A l'Est : à 120 mètres environ au-dessus de la place de Cauterets, les thermes de *Pauze-Vieux* et de *César-Nouveau*.

3° Au Sud, on rencontre d'abord, à 1 kilomètre de Cauterets, l'établissement de la *Raillère* qui domine la ville de 125 mètres, puis les thermes du *Petit-Saint-Sauveur*, 136 mètres; du *Pré*, 150^m,8; du *Bois*, 240 mètres. Il faut y joindre la buvette de *Maouhourat* à l'altitude de 178 mètres au-dessus de la place.

Les *Thermes des OEufs*, les plus considérables et les plus modernes de Cauterets, sont placés sur la rive gauche du gave et sont entourés d'un grand parc de construction récente, ils offrent tout le confort désirable et tous les appareils perfectionnés demandés aujourd'hui par le traitement hydrominéral. On y trouve 26 cabinets, un système complet de douches, pour les deux sexes, et une piscine de 160 mètres carrés, à eau sulfureuse courante, avec une température de 27 à 30°, une petite piscine, etc. L'établissement est alimenté par la source des OEufs formée par 6 griffons d'eau à 53-56° amenés d'une hauteur de 178 mètres; le débit de cette source est de 5 900 hectolitres par 24 heures.

Les *Thermes de César et des Espagnols*, construits en 1824, alimentés par les sources de ce nom, renferment 24 baignoires, 12 petites et 4 grandes douches, des salles d'inhalation et de pulvérisation, une buvette et des gargarisoirs.

Les *Néothermes*, autrefois *thermes du Rocher* et *de Rieumizet*, du nom

Les sources qui y sont utilisées, renferment 23 cabinets de bains, 2 cabinets de douches à faible pression, douches diverses, bains de siège, etc.

Les *thermes de Pauze-Vieux*, reconstruits en 1852, contiennent 14 baignoires, des cabinets de douches et une buvette.

Les *thermes de César Nouveau* utilisent la source César dans le voisinage immédiat de son griffon. Ils renferment 10 cabinets de bains, 1 cabinet de douches et une buvette.

La *Raillère* est très fréquentée par les baigneurs de Cauterets. L'établissement, inauguré en 1819, est construit sur la source même, sur la rive gauche du Gave. Sa façade de 90 mètres est précédée d'une terrasse et renferme 34 cabinets de bains et des douches. La buvette, contiguë au griffon, est très fréquentée.

Le *Petit-Saint-Sauveur* est un établissement particulier construit en 1870 contenant 16 baignoires, des douches et une buvette.

L'*établissement du Pré* possède 17 cabinets de bains, des douches et une buvette.

Les *thermes du Bois* sont modernes; on y trouve deux piscines et 4 cabinets de bains avec douches.

La source *Maouhourat* jaillit dans une grotte où est installée la buvette. La source des *Yeux* est à proximité de cette grotte.

Quant aux différentes sources de Cauterets, voici quelles sont leurs températures, leur sulfuration et leur alcalinité, indépendantes du sulfure, d'après quelques auteurs :

	TEMPÉRATURE			SULFURATION			
	DESCLOIZEAUX	FILHOL	WILLM	DESCLOIZEAUX	FILHOL	DUBOURCAU	WILLM
César	46°,85	48°,5	47°,0	0gr,0270	0gr,0267	0gr,0231	0gr,0243
Espagnols	44 25	46 20	46 0	0 0221	0 0254	0 0200	0 0219
Pauze-Vieux	44 75	44 50	» »	0 0258	0 0245	0 0130	»
Rieumizet	23 0	» »	» »	0 0246	»	0 0146 Rocher	»
La Raillère	38 6	39 0	39 0	0 0197	0 0185	0 0170	0 0205
Pré	43 5	47 0 Buron	» »	0 0221	0 0224	0 0128	»
Petit-Saint-Sauveur. . . .	38 0	30 0	33 8	0 0165	0 0090	0 0130	0 0221
Bois.	42 85	44 0 Buron	» »	0 0172	0 0149	0 0105	»
Œufs	53 8	55 0	» »	0 0289	0 0192	0 0149	»
Maouhourat	49 0	49 0	» »	0 0184	0 0154	0 0105	»
Yeux	» »	30 0 Gintrac	» »	»	0 0179 Gintrac	»	»

ALCALINITÉ INDÉPENDANTE DES SULFURES, EXPRIMÉE EN CARBONATE DE SODIUM

	FILHOL	DUBOURCAU	WILLM
César	0^{gr},0568	0^{gr},0398	0^{gr},0415
Espagnols	0 0337	0 0423	0 0325
Pauze-Vieux	0 0380	0 0450	»
Rocher.	»	0 0424	»
La Raillère.	0 0385	0 0390	0 0390
Pré	»	0 0411	»
Petit-Saint-Sauveur	0 0424	0 0370	0 0283
Bois.	0 0402	0 0451	»
Œufs	0 0385	0 0387	»
Maouhourat	0 0256	0 0380	»

D'après les expériences de Filhol, ce sont les eaux de César et de la Raillère qui se conservent le mieux après transport.

Les eaux de Cauterets ont été étudiées par Longchamp, O. Henry, Gintrac, Filhol, M. Descloizeaux, mais ces recherches ne comportent dans leur ensemble que la sulfuration et la température respectives des diverses sources. Seul Filhol a fait en 1861 l'analyse complète d'un certain nombre de sources, notamment *César*, la *Raillère*, *Maouhourat*, les *Œufs* pour lesquelles la minéralisation totale nette était de 0^{gr},2192 (Raillère) à 0,2553 (Œufs). En 1878, M. Garrigou a publié une analyse de la source du Rocher dans laquelle il signale une minéralisation de 0^m,2510 avec 0,0146 de sulfure de sodium et la présence d'un certain nombre de métaux.

Chargé par la commission de revision de l'*Annuaire* de l'examen des sources de Cauterets, M. Willm a fait en 1883 l'analyse des sources de César et des Espagnols, appartenant au groupe de l'Est, et de la Raillère, du groupe Sud; le Petit-Saint-Sauveur n'a été examiné qu'au point de vue de la sulfuration, indiquée dans un des tableaux précédents. Voici la composition trouvée pour les sources analysées :

	SOURCES		
	CÉSAR	des ESPAGNOLS	de LA RAILLÈRE
Acide carbonique libre	0^{gr},0298	0^{gr},0188	0^{gr},0267
Sulfure de sodium	0 0243	0 0219	0 0205
Hyposulfite de sodium.	0 0119	0 0158	0 0090
Silicate de sodium (SiO³ Na²)	0 0281	0 0243	0 0241
— de calcium (SiO³ Ca).	0 0130	0 0134	0 0165
— de magnésium (SiO³ Mg)	0 0020	0 0021	0 0029
Silice en excès sur ces silicates.	0 0454	0 0476	0 0414
Sulfate de sodium.	0 0282	0 0320	0 0334
— de potassium	0 0064	0 0068	0 0057
Chlorure de sodium.	0 0656	0 0632	0 0484
— de lithium.	traces	traces	traces
Iodure de sodium et bromure	traces	traces	traces
Borates. Phosphates.	traces	traces	traces
Oxyde de fer	traces	traces	0 0008
Ammoniaque.	traces	traces	traces
Sulfarsénite de sodium	traces	traces	traces
Matière organique	0 0292	0 0120	0 0240
TOTAL	0 2541	0 2393	0 2267

BARÈGES (HAUTES-PYRÉNÉES)

Le village de Barèges est une longue rue bâtie sur la rive gauche du Bastan, sur la route qui va de Luz au haut de la vallée de Campan, par le col du Tourmalet. Il est à 19 kilomètres de Pierrefitte. Dominé vers le Nord par le pic du Midi de Bigorre et vers le sud par le pic d'Ayré, il n'est habitable que pendant quelques mois de l'année. Situé à 1 232 mètres d'altitude, c'est la station la plus élevée des Pyrénées, après les Escaldas. La vallée offre un aspect désolé, dû à l'extension du terrain glaciaire.

La découverte des eaux de Barèges remonte à plusieurs siècles, mais leur réputation ne date que de 1677, époque à laquelle Mme de Maintenon y conduisit le jeune duc du Maine. On y installa un hôpital militaire en 1760. Réédifié depuis, en face de l'établissement thermal avec lequel il communique par un conduit souterrain, il peut recevoir 400 soldats.

On compte douze sources à Barèges, toutes thermales et sulfurées sodiques. Les plus importantes sont le *Tambour*, l'*Entrée*, *Polard* et la

Source Nouvelle ; les températures sont comprises entre 32° et 45°. Elle descend jusqu'à 26 et 24° pour les petites sources *Louvois* et *Ramond*. L'établissement, qui est la propriété du groupe des sept communes de l'ancienne vallée de Saint-Savin, contient 1 buvette, 31 baignoires, 2 piscines, 3 cabinets de douches, une douche ascendante et trois salles réservées aux bains de pieds, aux gargarismes et au humage. L'installation laisse à désirer sur divers points.

L'étude chimique des eaux de Barèges a été entreprise d'abord par Longchamp, puis par Boullay et Henry, Fontan, Gintrac, Pagès ; plus tard par Filhol et M. Descloizeaux. Filhol en a fait une étude plus complète en 1860. En 1883, la Commission de revision de l'*Annuaire* jugea utile de soumettre ces eaux à un nouvel examen et chargea M. Willm de ce soin [1]. Avant de donner les résultats de ces analyses, nous allons jeter un coup d'œil sur les observations thermométriques et sulfurométriques faites à diverses époques et par divers observateurs :

	SULFURATION : $Na^2 S$					
	LONGCHAMP	FONTAN	GINTRAC (1841)	DESCLOIZEAUX (1850)	FILHOL (1860)	WILLM (1883)
Tambour. . .	0^{gr},0498	0^{gr},0384	0^{gr},0434	0^{gr} 430	0^{gr},0404	0^{gr},0392
Entrée. . . .	0 0393	0 0218	0 0372	0 0381	0 0372	0 0358
Polard. . . .	0 0270	0 0273	0 0254	0 0252	6 0238	»
Bain-Neuf . .	»	»	0 0341	0 0356	0 0341	0 0255 (Source Nouvelle)
Dassier . . .	»	»	0 0241	0 0264	0 0234	»
La Chapelle .	»	»	0 0186	0 0227	0 0203	»
	TEMPÉRATURE					
Tambour. . .	44°,35	44°,75	45°,0	43°,9	45°,0	44°,5
Entrée. . . .	42 0	40 8	40 9	»	»	41 8
Polard. . . .	38 2	37 35	38 0	35 9	38 0	»
Bain-Neuf . .	»	37 5 (Pagès)	»	»	»	35°,5-36° (Source Nouvelle)
Dassier . . .	»	34 3	»	»	35 0	»
La Chapelle .	28 45	31 8	31 0	»	31 0	»

BARZUN. — La source de ce nom est située à moins de 1 kilomètre en aval de Barèges, sur la rive droite du Bastan. Exploitée autrefois sur place dans un petit établissement, elle a été conduite en 1881 à Luz afin de permettre son utilisation dans un climat plus doux. Malgré la distance de 6 kilomètres et la différence d'altitude (600 mètres), l'eau ne paraît pas

---

[1] *Recueil des travaux du Comité consultatif d'Hygiène,* t. XV.

subir d'altération notable dans sa sulfuration, d'après les essais comparatifs faits par M. Filhol. L'eau à son griffon possède une température de 29° (29°,6 d'après Filhol). Elle dégage beaucoup de gaz azote.

Les eaux de Barzun comme celles de Barèges renferment beaucoup de barégine ; elles ne blanchissent pas à l'air comme celles de Luchon.

L'analyse des eaux de Barèges, portant sur les trois sources principales, et sur celle de Barzun, prises au griffon, ont conduit M. Willm aux résultats suivants :

	BARÈGES			BARZUN
	TAMBOUR	ENTRÉE	SOURCE NOUVELLE	
Acide carbonique libre . . .	0^{gr},0219	0^{gr},0241	0^{gr},0251	0^{gr},0302
Sulfure de sodium	0 0392	0 0358	0 0255	0 0296
Hyposulfite de sodium	0 0107	0 0110	0 0118	0 0095
Silicate de sodium ($SiO^3 Na^2$) .	0 0580	0 0610	0 0555	0 0619
— de calcium ($SiO^3 Ca$) .	0 0108	0 0087	0 0084	0 0096
— de magnésium	0 0013	0 0013	0 0008	0 0008
Silice en excès	0 0528	0 0518	0 0391	0 0347
Chlorure de sodium.	0 0418	0 0385	0 0305	0 0349
— de lithium.	traces	traces	traces	traces
Sulfate de sodium.	0 0173	0 0190	0 0306	0 0211
— de potassium	0 0065	0 0097	non dosé	0 0070
Iodures. Bromures	traces	traces	traces	traces
Borates. Phosphates.	traces	traces	traces	traces
Ammoniaque.	traces	traces	traces	traces
Sulfarsénite de sodium . . .	0 0002	0 0002	0 0002	0 0001.5
Oxydes de fer et de manganèse	0 0011	0 0008	traces	0 0012
Matière organique (barégine).	0 0308	0 0266	0 0202	0 0264
TOTAL PAR LITRE . . .	0 2705	0 2644	0 2226	0 2398.5
Alcalinité totale ($SO^4 H^2$ nécessaire)	0 1035	0 1038	0 0838	0 0960
— des silicates [1] . . .	0 0563	0 0588	0 0507	0 0588

[1] Comme pour les eaux de Saint-Sauveur et de Cauterets. on a attribué l'alcalinité, indépendante des sulfures, à des silicates seuls et non à des carbonates, le résidu de l'évaporation dans le vide ne faisant pas effervescence avec les acides.

SAINT-SAUVEUR (HAUTES-PYRÉNÉES)

Hameau dépendant de Luz, dont il est éloigné d'un kilomètre et demi en amont sur la rive gauche du gave de Pau, à une altitude de 770 mètres, sur le flanc d'une gorge très étroite.

On trouve deux établissements à Saint-Sauveur : l'un, propriété des communes de la vallée de Saint-Savin, est alimenté par la *Source des Dames*, d'un débit de 1 450 hectolitres, avec une température de 34°, 3. L'établissement comprend une vingtaine de cabinets de bains et des douches, les cabinets donnent sur une cour recouverte par une toiture vitrée. L'autre établissement, datant de 1838, est une propriété particulière ; il est situé beaucoup plus haut et est entouré d'un parc. Il porte le nom de la *Hountalade* comme la source qui l'alimente. Cette source ne fournit que 180 hectolitres d'eau ayant une température de 22°.

La composition des eaux de Saint-Sauveur a été établie par Long-champ, Gintrac, M. Descloizeaux, Filhol et en dernier lieu par M. Willm, en 1883, pour la revision de l'*Annuaire*. Les résultats obtenus ne diffèrent pas notablement de ceux de ses prédécesseurs, au moins quant à la sulfuration.

	SOURCE DES DAMES	HOUNTALADE
Acide carbonique libre	$0^{gr},0206$	$0^{gr},0165$
Sulfure de sodium	0 0246	0 0208
Hyposulfite de sodium	0 0120	traces
Silicate de sodium ($SiO^3 Na^2$)	0 0293	0 0389
— de calcium ($SiO^3 Ca$)	0 0128	0 0110
— de magnésium.	0 0012	0 0012
Silice en excès	0 0406	0 0388
Chlorure de sodium.	0 0705	0 0786
— de lithium.	traces	traces
Sulfate de sodium	0 0330	0 0281
— de potassium	0 0080	0 0076
Iodure de sodium et bromure	traces	traces
Borates. Phosphates.	traces	traces
Ammoniaque.	traces	traces
Oxyde de fer.	traces	0 0005
Matière organique	0 0236	0 0238
TOTAL PAR LITRE	0 2556	0 2493
Alcalinité totale (acide sulfurique nécessaire) . . .	0 0664	0 0678
— des silicates [1]	0 0355	0 0417

[1] Même observation que pour Barèges.

TRAMEZAYGUES (HAUTES-PYRÉNÉES)

Cette source sulfurée sodique, d'une température de 20°, a été découverte en 1848, à peu de distance du défilé d'Eget, à une altitude de 970 mètres, sur les bords de la Neste, à 14 kilomètres d'Arreau. Petit établissement de 4 baignoires. Cette eau a été analysée sur place par Latour de Trie et à Paris par O. Henry.

Voici d'après ces analyses quelle est la composition de cette eau, telle qu'elle est consignée dans l'*Annuaire* de 1854 :

Sulfure de sodium	0^{gr},022
Carbonate de sodium	0 028
— de potassium	0 004
— de calcium	0 014
— de magnésium	0 012
— de fer (ou sulfure)	0 004
Sulfate de sodium	0 030
— de magnésium	0 020
Chlorure de sodium	0 022
— de magnésium	0 020
Silicate de calcium	0 016
Iodure et bromure de sodium	0 008
Glairine rudimentaire	0 018
	0 218

LOUDENVIELLE (HAUTES-PYRÉNÉES)

Petite station située vers 700 mètres d'altitude, dans l'arrondissement de Bagnères-de-Bigorre, sur la Neste de Louron. L'établissement dit du Couret utilise plusieurs sources froides, dont une sulfureuse. D'après une analyse faite à l'École des Mines en 1877, celle-ci renferme :

Sulfure de sodium	0^{gr},0216
Silicate de sodium	0 0213
Carbonate de calcium	0 0330
— de magnésium	0 0025
Silice libre	0 0122
Oxyde de fer	0 0012
Sulfate de sodium	0 0579
Chlorure de sodium	0 0448
Matière organique	0 0175
	0 2120

Le résidu d'un litre d'eau pèse 0^{gr},2130. Le tableau ci-dessus est calculé d'après les données de l'analyse.

CADÉAC (HAUTES-PYRÉNÉES)

Cadéac est situé dans la vallée d'Aure, à 3 kilomètres au sud d'Arreau, sur la rive gauche de la Neste. Ses eaux prennent naissance près du village, les unes sur la rive droite, les autres sur la rive gauche de la Neste. Elles alimentent deux petits établissements.

L'établissement Fisse, sur la rive gauche, comprend 12 cabinets de bains, un cabinet de douche, salles d'inhalation, etc.; l'établissement de la rive droite comprend 10 baignoires [1].

---

[1] Les bains de Cadéac, situés à 1 kilomètre au sud du village de ce nom, occupent dans la vallée d'Aure une position très avancée vers le nord, et exceptionnelle eu égard à la nature des eaux sulfurées sodiques qui les alimentent. Il y a lieu de faire remarquer, à cet égard, qu'ils sont dans la dépendance d'un pointement granitique assez étendu qui se trouve dans la vallée voisine de Louron, aux environs du bourg de Bordères. On est d'autant plus autorisé à faire ce rapprochement qu'il y a également dans cette vallée des bains sulfureux signalés sur la carte du dépôt de la guerre à Menvielle, c'est-à-dire à la lisière septentrionale du pointement.

Les eaux sont froides et très sulfurées et renferment, d'après Gintrac :

		SULFURE DE SODIUM	TEMPÉRATURE
Rive gauche	Source Est (buvette)	$0^{gr},0678$	$15°,65$
	— Ouest (au réservoir) . .	0 0237	» »
	Petite source extérieure	0 0772	13 50
Rive droite	Source principale	0 0750	13 50
	— chauffée pour bains. . .	0 0430	» »

BAGNÈRES-DE-LUCHON (HAUTE-GARONNE)

La ville de Luchon s'élève au fond de la vallée de la Pique, à une altitude de 630 mètres. Sa situation, dans un des plus beaux sites des Pyrénées, jointe à sa richesse hydrominérale, en font une de nos villes d'eaux les plus importantes et l'établissement thermal, qui est une propriété de la commune affermée à une compagnie, est certainement un des plus parfaits. Il renferme 121 baignoires avec douche locale, une grande piscine de natation et 3 petites piscines ; six salles de grandes douches, des étuves et des salles d'inhalation.

Les sources au nombre de 19 (Filhol en a examiné environ 40 griffons) sont toutes thermales et leur température, d'après MM. François et Filhol, est comprise entre 68° (source Bayen) et 38° (Richard nouvelle) ; les extrêmes observés en 1884 sont 64°,5 pour la source Bayen et 35° pour la source Bordeu n° 2. La sulfuration de ces sources s'élève jusqu'à $0^{gr},0763$ de sulfure de sodium (Bayen) et s'abaisse jusqu'à $0^{gr},0032$ (Ferras ancienne).

Sources sulfureuses. — Les eaux sulfureuses de Bagnères-de-Luchon ont été l'objet d'un travail très étendu et très approfondi de la part du regretté Filhol, qui l'a consigné dans son important ouvrage : *Eaux minérales des Pyrénées*, publié en 1853. L'éminent hydrologiste y expose en détail les expériences faites durant plusieurs années, de 1849 à 1853, sur la sulfuration de ces eaux, et portant sur toutes les sources de la station ; sur les variations qu'elles peuvent éprouver dans leur sulfuration, dans leur température et dans leur débit. D'après lui, ces variations auraient une assez grande amplitude dans certaines sources, entre autres dans les sources Ferras.

Les analyses complètes publiées par Filhol ne s'étendent qu'à neuf sources, et la composition élémentaire n'est indiquée que pour l'une d'elles, la source de la Reine. Le groupement est indiqué pour les sources Bayen, de la Reine, de la Grotte supérieure, Azémar, Richard supérieure, Blanche, Ferras n° 1, Bordeu n° 1 et de la Grotte inférieure. Ces analyses sont consignées dans l'*Annuaire des eaux de la France pour* 1853 (p. 512).

Les analyses entreprises par M. Willm en 1884-1885 pour la revision de l'*Annuaire*[1] portent sur treize sources qui sont, en allant du Nord au Sud : les sources *Richard nouvelle* ou *supérieure, Richard ancienne* ou *inférieure,* de la *Reine, Bayen,* de la *Grotte supérieure, Ferras ancienne* et *Ferras nouvelle, Bosquet, Bordeu* n°s 1, 2, et 3, du *Pré* n°s 1 et 2.

Les températures et les déterminations sulfhydrométriques ont été observées à la source même, en octobre 1884, et ont fourni les chiffres consignés dans le tableau ci-dessous :

Durant ces observations la pression atmosphérique ne s'est guère écartée de 711 millimètres.

NOMS DES SOURCES		TEMPÉRATURE		SULFURE DE SODIUM	HYPOSULFITE DE SODIUM
Bayen		64°,5		0^{gr},0763	0^{gr},0038
Reine		57	5-58°	0 0544	0 0057
Grotte supérieure		59[1]		0 0490	0 0047
Richard nouvelle ou supérieure		48		0 0484	0 0057
Richard ancienne ou inférieure		41		0 0328	0 0025
Ferras nouvelle		40		0 0271	0 0028
— ancienne		36		0 0077	0 0019
Bosquet		44		0 0586	0 0019
Bordeu	N° 1	57	5	0 0769	non déterminé
	N° 2	35		0 0191	non déterminé
	N° 3	47	48	0 0648	0 0019
Pré	N° 1	62		0 0753	0 0047
	N° 2	42	6	0 0517	0 0025

[1] 52°,5 à la buvette.

Parmi les autres sources, citons encore la source d'*Etigny*, 43°,3 et 0^{gr},0336 de sulfure de sodium, *Blanche*, 47°,2 et 0^{gr},0368 de sulfure; *Azémar*, 53°,17 et 0^{gr},0497 de sulfure, suivant les indications de Filhol.

L'importance thérapeutique qu'il faut attribuer à l'alcalinité de ces eaux nous engage à donner ici l'échelle de l'alcalinité totale et de celle

[1] *Travaux du Comité consultatif d'Hygiène,* t. XVI.

indépendante du sulfure. L'alcalinité est représentée par la quantité
d'acide sulfurique SO⁴H² nécessaire pour la saturer.

NOMS DES SOURCES	ALCALINITÉ TOTALE	NOMS DES SOURCES	ALCALINITÉ due au SULFURE [1]	NOMS DES SOURCES	ALCALINITÉ des CARBONATES
Bosquet.	0^{gr},1410	Bordeu n° 1. . .	0^{gr},0962	Bosquet.	0^{gr},0677
Bayen	0 1383	Bayen	0 0958	Bordeu n° 2. . .	0 0622
Bordeu n° 1 . . .	0 1362	Pré n° 1	0 0942	Grotte supérieure	0 0492
Pré n° 1	0 1333	Bordeu n° 3. . .	0 0810	Richard nouvelle.	0 0483
Grotte supérieure	0 1107	Bosquet	0 0733	Bayen	0 0424
Reine.	0 1093	Reine.	0 0680	Reine.	0 0413
Richard nouvelle	0 1088	Pré n° 2	0 0649	Bordeu n° 1. . .	0 0400
Bordeu n° 3. . .	0 1053	Grotte supérieure	0 0615	Pré n° 1	0 0391
— n° 2. . .	0 0862	Richard nouvelle.	0 0605	Ferras ancienne .	0 0371
Pré n° 2	0 0823	— ancienne.	0 0410	— nouvelle .	0 0351
Richard ancienne	0 0705	Ferras nouvelle .	0 0271	Richard ancienne	0 0295
Ferras nouvelle .	0 0657	Bordeu n° 2. . .	0 0240	Bordeu n° 3. . .	0 0243
— ancienne .	0 0448	Ferras ancienne.	0 0077	Pré n° 2.	0 0174

[1] Cet ordre est le même évidemment pour le degré de sulfuration.

Dans le groupement des éléments cette alcalinité partielle a été
attribuée à des carbonates ; en effet, l'acide carbonique est presque
dans tous les cas (sauf deux) suffisant pour former une quantité de
bicarbonates correspondant à cette alcalinité, que Filhol attribuait
à des silicates. Si le fer figure comme oxyde dans le groupement, c'est
par ignorance de l'état dans lequel il est en dissolution. Filhol
admettait, ce qui est fort possible, que ce fer est dissous à l'état de
sulfure en combinaison avec le sulfure de sodium. Peut-être est-il en
combinaison dans la barégine ; celle-ci laisse en effet des cendres
renfermant 3 p. 100 d'oxyde de fer.

Filhol ne signale que des traces d'acide carbonique dans les eaux de
Luchon ; pourtant, ainsi qu'il résulte des tableaux de l'analyse, cet
élément est loin d'être négligeable et entraîne même pour la constitution chimique de l'eau une interprétation toute différente.

Nous croyons devoir donner ici, outre le groupement hypothétique
des éléments, les résultats de l'analyse élémentaire.

COMPOSITION ÉLÉMENTAIRE DES EAUX SULFUREUSES DE BAGNÈRES-DE-LUCHON, PAR LITRE

	DAYEN	REINE	GROTTE SUPÉRIEURE	RICHARD NOUVELLE	RICHARD ANCIENNE	FERRAS NOUVELLE	FERRAS ANCIENNE	BOSQUET	BORDEU² N° 1	BORDEU² N° 2	BORDEU² N° 3	PRÉ N° 1	PRÉ N° 2
Acide carbonique total	0gr,0523	0gr,0462	0gr,0484	0gr,0440	0gr,0196	0gr,0331	0gr,0274	0gr,0515	non dosé	non dosé	0gr,0427	0gr,0600	0gr,0359
Soufre des sulfures	0 0313	0 0223	0 0201	0 0199	0 0121	0 0110	0 0032	0 0241	0gr,0314	0gr,0078	0 0206	0 0309	0 0212
Acide hyposulfureux (S^2O^3O) . .	0 0026	0 0040	0 0032	0 0040	0 0018	0 0020	0 0013	0 0013	non dosé	non dosé	0 0013	0 0032	0 0018
— sulfurique (SO^3O)	0 0092	0 0353	0 0379	0 0384	0 0389	0 0501	0 0728	0 0237	0 0256	0 0765	0 0573	0 0117	0 0533
— carbonique (CO^3O)	0 0264	0 0240	0 0301	0 0284	0 0178	0 0192	0 0186	0 0360	0 0341	0 0383	0 0177	0 0237	0 0092
Chlore	0 0553	0 0469	0 0512	0 0390	0 0308	0 0308	0 0187	0 0474	0 0360	0 0501	0 0560	0 0383	0 0378
Silice	0 0933	0 0670	0 0762	0 0650	0 0595	0 0569	0 0466	0 0796	0 0920	0 0938	0 0925	0 0899	0 0663
Oxyde ferrique (avec manganèse)	0 0021	0 0031	0 0030	0 0011	0 0004	0 0009	0 0031	0 0009	0 0020	0 0000	0 0017	0 0010	0 0010
Alumine	»	»	»	»	»	0 0002	0 0002	0 0003	0 0003	0 0003	0 0003	»	»
Sodium	0 0975	0 0810	0 0914	0 0722	0 0621	0 0573	0 0428	0 0934	0 1044	0 1118	0 0962	0 0086	0 0616
Potassium	0 0041	0 0036	0 0053	0 0056	0 0071	0 0050	0 0042	0 0049		0 0057	0 0074	0 0007	
Calcium	0 0045	0 0107	0 0076	0 0140	0 0095	0 0109	0 0172	0 0082	0 0061	0 0057	0 0118	0 0043	0 0131
Magnésium	0 0005	0 0013	0 0007	0 0021	0 0007	0 0007	0 0034	0 0019	0 0007	traces	0 0016	traces	0 0028
Cuivre	traces	traces	traces	traces	traces	traces	traces	traces	traces	traces	traces	traces	traces
Lithium¹	traces	traces	traces	traces	traces	traces	traces	traces	traces	traces	traces	traces	traces
Ammoniaque. Iode. Acide phosphorique	traces	traces	traces	traces	traces	traces	traces	traces	traces	traces	traces	traces	traces
Acide borique	traces notables	traces notables	traces notables	traces notables	traces notables	traces notables	traces notables	traces notables	traces notables	traces notables	traces notables	traces notables	traces notables
TOTAUX DES MATIÈRES FIXES . . .	0gr,3268	0gr,2994	0gr,3267	0gr,2897	0gr,3006	0gr,3450	0gr,2321	0gr,3237	0gr,3426	0gr,3942	0gr,3687	0gr,3292	0gr,2748

¹ La quantité de lithium, d'après un dosage fait sur l'eau de la Grotte, peut être évaluée à 0gr,4 environ par litre.

² La réunion des sources Bordeu, examinée au regard de la terrasse, avait une température de 48°,3 et une sulfuration totale correspondant à 0gr,0310 Na²S.
Le même mélange, sous la galerie, à la réunion des naissants, avait une température de 48° et une sulfuration de 0gr,0305 Na²S. Ces observations, paraissant indiquer un abaissement dans la température et la sulfuration, ont conduit à examiner séparément les naissants 1, 2 et 3.
Voici à cet égard les données indiquées par Filhol :

Température	49°	44°,4	40°
Sulfure de sodium	0,0715	0,0635	0,0552

GROUPEMENT HYPOTHÉTIQUE DES ÉLÉMENTS DE... LES EAUX SULFUREUSES DE BAGNÈRES-DE-LUCHON

	BAYEN	REINE	GROTTE SUPÉRIEURE	RICHARD NOUVELLE OU SUPÉRIEURE	RICHARD ANCIENNE OU INFÉRIEURE	FERRAS NOUVELLE	FERRAS ANCIENNE	BOSQUET	BORDEU N° 1	BORDEU N° 2	BORDEU N° 3	PRÉ N° 1	PRÉ N° 2
Acide carbonique combiné	0gr,0379	0gr,0352	0gr,0440	0gr,0416	0gr,0...	0gr,0275	0gr,0274	0gr,0328	0gr,0354	0gr,0512	0gr,0260	0gr,0337	0gr,0135
— — libre	0 0144	0 0110	0 0044	0 0033	0 01..	0 0056	»	»	»	»	0 0167	0 0243	0 0224
Sulfure de sodium (Na²S)	0 0763	0 0544	0 0490	0 0484	0 03..	0 0271	0 0077	0 0586	0 0769	0 0191	0 0648	0 0753	0 0517
Hyposulfite de sodium (S²O³Na²)	0 0038	0 0057	0 0047	0 0057	0 00..	0 0028	0 0019	0 0019	non dosé	non dosé	0 0019	0 0045	0 0025
Chlorure de sodium	0 0911	0 0772	0 0848	0 0643	0 064.	0 0325	0 0310	0 0780	0 0923	0 0973	0 0923	0 0954	0 0623
Carbonate de sodium	0 0315	0 0074	0 0298	0 0039	»	0 0043	»	0 0419	0 0283	0 0522	»	0 0315	»
— de calcium	0 0113	0 0267	0 0190	0 0350	0 0350	0 0275	0 0371	0 0205	0 0152	0 0143	0 0290	0 0108	0 0153
— de magnésium	0 0017	0 0053	0 0024	0 0072	traces	0 0025	»	0 0024	traces	»	traces	»	»
Silicate de magnésium	»	»	»	»	traces	»	0 0048	0 0080	»	»	»	»	»
Silice libre ou en excès	0 0933	0 0670	0 0762	0 0650	0 06..	0 0369	0 0438	0 0748	0 0020	0 0938	0 0923	0 0899	0 0663
Sulfate de sodium	0 0062	0 0456	0 0466	0 0446	0 06..	0 0618	0 0785	0 0290	0 0297	0 1132	0 0655	0 0037	0 0249
— de potassium	0 0091	0 0079	0 0117	0 0122	0 01..	0 0113	0 0094	0 0110			0 0127	0 0167	0 0131
— de magnésium	»	»	»	»	»	»	0 0143	»	»	»	0 0080	»	0 0139
— de calcium	»	»	»	»	»	»	0 0080	»	»	»	»	»	0 0236
Oxyde de fer (avec manganèse)	0 0021	0 0031	0 0030	0 0011	0 00..	0 0009	0 0031	0 0009	0 0029	0 0009	0 0017	0 0010	0 0010
Alumine	»	»	»	»	»	0 0002	0 0002	0 0003	0 0003	0 0003	»	»	»
Sels de lithium et d'ammoniaque	traces	traces	traces	traces	traces	traces	traces	traces	traces	traces	traces	traces	traces
Borates, phosphates, iodures, cuivre	traces	traces	traces	traces	traces	traces	traces	traces	traces	traces	traces	traces	traces
TOTAUX PAR LITRE	0 3264	0 3003	0 3272	0 2884	0 30..	0 3448	0 2368	0 3249	0 3391	0 3911	0 3687	0 3298	0 2766
Poids du résidu séché vers 180°	0 3460	0 3164	0 3308	0 2988	0 31..	0 2766	0 2748	0 3290	0 3692	0 4154	0 4046	0 3581	0 2980
Différence : matière organique approximative	0 0196	0 0161	0 0036	0 0094	0 0...	0 0318	0 0380	0 0041	0 0301	0 0243	0 0359	0 0284	0 0214
Résidu converti en sulfates; observé	0 4194	0 3692	0 4010	0 3510	0 3...	0 2867	0 2668	0 4194	0 4416	0 4499	0 4534	0 4257	0 3290
Résidu sulfaté, calculé d'après l'analyse	0 4196	0 3697	0 4025	0 3558	0 3...	0 2855	0 2652	0 4170	0 4398	0 4535	0 4523	0 4260	0 3307
Alcalinité, exprimée en acide sulfurique — observée	0 1383	0 1093	0 1107	0 1088	0 0...	0 0657	0 0448	0 1410	0 1362	0 0862	0 1053	0 1333	0 0805
— d'après le groupement	0 1379	0 1070	0 1106	0 1072	0 0...	0 0647	0 0436	0 1401	0 1362	0 0875	0 1097	0 1342	0 0784

Les principales divergences entre les analyses ci-dessus et celles de Filhol portent sur les points suivants :

1° Sur la somme des matières trouvées dans ces eaux ;

2° Sur la teneur en silice et en sodium ;

3° Sur l'alcalinité totale, qui a été attribuée à des carbonates et non à des silicates ;

4° Sur la présence de l'alumine.

Nous ne pouvons comparer qu'une partie des analyses ci-dessus à celles de Filhol, ce sont celles qui portent sur les sources Bayen, de la Reine, de la Grotte supérieure, Richard nouvelle et Bordeu n° 1.

Voici d'abord les différences sur le poids des matières tenues en dissolution :

	BAYEN	REINE	GROTTE SUPÉRIEURE	RICHARD NOUVELLE	BORDEU N° 1
Filhol	0gr,2270	0gr,2511	0gr,2559	0gr,2557	0gr,2306
Willm	0 3460	0 3164	0 3308	0 2988	0 3692

L'augmentation constatée tient en grande partie à la silice, comme le montrent les chiffres ci-dessous, ainsi qu'à l'acide carbonique :

	BAYEN	REINE	GROTTE SUPÉRIEURE	RICHARD NOUVELLE	BORDEAU N° 1
Filhol	0gr,0580	0gr,0490	0gr,0511	0gr,0540	0gr,0575
Willm..	0 0933	0 0670	0 0762	0 0650	0 0920[1]

[1] Pour les autres Bordeu, on a pour la silice 0gr,0938 et 0gr,0925. Pour l'une des sources Ferras, les moins minéralisées de la station, Filhol a au contraire trouvé plus de silice, soit 0gr,0709 (contre 0gr,0569 ou 0gr,0466).

A côté de cette augmentation de la silice, nous en observons une semblable sur le sodium et il en résulte une alcalinité beaucoup plus considérable. Filhol exprime cette alcalinité en carbonate de sodium ; si nous la rapportons à la même unité, nous trouvons pour l'alcalinité (abstraction faite de celle du sulfure) :

	BAYEN	REINE	GROTTE SUPÉRIEURE	RICHARD NOUVELLE	BORDEU N° 1	PRÉ N° 1	BOSQUET
Filhol.	0gr,0308	0gr,0284	0gr,0255	0gr,0350	0gr,0209	0gr,0308	0gr,0346
Willm.	0 0452	0 0446	0 0530	0 0522	0 0432	0 0430	0 0731

Quant à la température et à la sulfuration, il n'y a pas à signaler de différences bien notables pour les sources dont l'identité est bien établie.

Enfin, pour l'alumine que Filhol signale en quantité considérable (jusqu'à $0^{gr},0292$ de silicate d'alumine), elle fait à peu près complètement défaut dans ces eaux, comme dans les autres du reste.

Nous devons, en terminant, attirer l'attention sur un point très important, le débit des diverses sources de Luchon, en le comparant à ce qu'il était à l'époque du grand travail de Filhol. Des jaugeages faits en 1883 et 1884 et de ceux faits vers 1850 nous pouvons établir le parallèle suivant, en nous bornant aux cas où la comparaison est possible :

NOMS DES SOURCES	DÉBIT EN LITRES PAR 24 HEURES		
	1883	1884	1850
Ferras nouvelle, ancienne et Enceinte	11,670	10,660	?
Bayen	?	?	5,000
Bosquet	14,400	15,150	31,500
Groupe des Bordeu	72,000	86,400	33,523
Richard ancienne	22,730	20,090	10,002
— nouvelle.	50,820	57,600	17,420
Azémar.			18,800
Richard tempérées n°s 1 et 2. . . .	?	?	21,723
Étigny	10,800	9,290	?
Blanche	14,400	19,200	41,200
Reine	72,000	54,000	73,220
Grotte inférieure	8,640	10,040	10,725
— supérieure	7,216	5,570	12,425
Sengez.	15,420	13,090	51,417
Romains	?	?	7,200
Eaux tièdes? (38°).	72,000	72,000	?
TOTAUX des sources mères . .	372,096	372,090	334,355

Le débit total peut être considéré, si l'on tient compte de quelques lacunes, comme étant resté le même. Il n'en est pas ainsi pour les sources prises individuellement. Il paraît évident qu'il y a eu des modifications dans le trajet souterrain des eaux, et si l'on compare les années 1883 et 1884, dans lesquelles les jaugeages ont été faits dans les mêmes conditions, on voit que ces modifications sont fréquentes, car si le total reste le même, les changements pour certaines sources présentent des écarts assez considérables.

Examen d'une barégine recueillie dans la galerie François (sources Bordeu). — Cette barégine, séchée dans le vide, se réunit en une

masse très dure, assez facile pourtant à pulvériser. Elle brûle en
dégageant beaucoup d'acide sulfureux et en laissant une cendre très
ferrugineuse dans laquelle se rencontrent des grains de sable très durs,
rayant le verre, et qui proviennent évidemment du sol sur lequel la
barégine a été recueillie. Cette barégine, qui laisse environ 30 p. 100 de
cendres, renferme beaucoup de soufre, facile à enlever par le sulfure
de carbone. Voici, au surplus, sa composition générale évidemment
sujette à variation, et abstraction faite du sable :

Matière organique azotée (par différence) . .	40,22
Soufre libre.	36,61
Silice	18,26
Oxyde ferrique	2,16
Phosphate tricalcique.	1,17
Sels solubles dans l'eau (sulfate calcique). .	0,81
Alumine.	0,77
	100,00

L'alumine provient manifestement des sables argileux accompagnant
la barégine et dont il est fait abstraction ici.

L'analyse élémentaire de la matière organique, abstraction faite des
cendres, a fourni les résultats suivants rapportés à 100 grammes de
matières organiques :

Carbone = 47,80 p. 100. — Hydrogène = 6,47 p. 100. — Azote = 6,88 p. 100.

La barégine renferme de plus une petite quantité de sels ammoniacaux (0,28 p. 100 d'ammoniaque) et des traces d'*iode*.

Source froide. — Indépendamment des sources sulfureuses, on croit
devoir donner ici la composition de l'eau de la *Source froide*, en raison
de son fréquent emploi pour couper les eaux sulfureuses employées
pour les bains, et de son mélange naturel avec certaines de ces eaux.

TEMPÉRATURE = 16°,2

Acide carbonique libre.	0^{gr},0006	
Carbonate de calcium.	0	0193
Sulfate de calcium	0	0472
— de magnésium.	0	0240
— de potassium	0	0070
— de sodium.	0	0191
Azotate de sodium	0	0043
Chlorure de sodium.	0	0057
Silice	0	0301
Oxyde ferrique (crénaté?)	0	0031
Matière organique	0	0409
Résidu séché à 120°.	0	1692

À 5 kilomètres au sud de Luchon, près de l'entrée de la pittoresque vallée du Lys, on rencontre une source sulfurée sodique autorisée en 1882 et exploitée dans un très petit établissement. Elle présente un intérêt plutôt théorique que pratique, en ce qu'elle occupe, par rapport à Luchon, une position symétrique déterminée par le renversement des couches le long du chemin du Port de Venasque. Au Nord du Val de Burbe celles-ci plongent en effet vers le Nord, tandis qu'au delà leur inclinaison est en sens inverse.

D'après l'analyse qu'en a faite Filhol, la source du Pont de Ravi est une sulfureuse sodique franche, comme le prouvent les résultats suivants :

Sulfure de sodium	0gr,0120
Chlorure de sodium.	0 0200
Sulfate de sodium.	0 0284
Silicate de sodium	0 0386
— de calcium	0 0261
— de magnésium.	0 0051
Matière organique	0 0320
	0 1622

La source du Pont de Ravi émerge d'un calcaire schisteux noirâtre rempli de pyrites. Sa température est de 18° 1/2. Son volume très faible n'est que 9 litres par minute.

Ax (Ariège)

La petite ville d'Ax est à 27 kilomètres de Tarascon sur Ariège; elle est le point terminus de la ligne ferrée du département de l'Ariège. Elle est située à la jonction de trois vallées traversées par les rivières Ariège, Oriège et Ascou; son altitude est de 716 mètres.

Les sources d'Ax sont très nombreuses; on n'en compte pas moins de cinquante-cinq. Aussi le groupe occupe-t-il une place importante parmi les eaux sulfurées sodiques de la région pyrénéenne. Sous le rapport de la thermalité, il tient avec Olette le premier rang; il renferme, en effet, une source dite *Rossignol-Supérieur*, dont la température est de 77 1/2 degrés. En ce qui concerne le volume, il ne vient qu'en seconde ligne, après les *Graus-d'Olette*. Le débit total de ses sources est évalué à 13 300 hectolitres par vingt-quatre heures.

Celles-ci émergent dans la partie orientale de la ville, aux abords d'une ligne droite dirigée de l'établissement du Couloubret sur celui du

Teich. On peut y distinguer trois agglomérations assez bien définies. La première est à l'Est-Nord-Est sur la rive droite du ruisseau d'Ascou ; elle renferme onze sources produisant, en nombre rond, 4 000 hectolitres par jour. On n'y signale aucune source à température très élevée, la plus chaude dite du *Bain-Fort* n'accusant que 45 degrés centigrades. L'agglomération intermédiaire comprend les vingt-neuf sources situées entre le ruisseau d'Ascou et l'Oriège : son débit est évalué à 6 000 hectolitres. On y trouve les sources les plus chaudes de la station, notamment le Rossignol-Supérieur et l'Inférieur. Sept des sources de ce groupe prennent naissance sur la voie publique et sont utilisées pour les usages domestiques. Enfin le troisième groupe est à l'Est-Sud-Est de la ville sur la rive gauche de l'Oriège. Il renferme quinze sources dont deux, Viguerie et la Grande-Pyramide, méritent d'être citées à raison de leur volume et de leur température élevée. Le débit total du troisième groupe dit du *Teich* peut être évalué en nombre rond à 3 000 hectolitres par vingt-quatre heures.

La station d'Ax possède quatre établissements. A l'extrémité septentrionale de la nappe aquifère sulfureuse se trouve le Couloubret, le plus ancien et le plus connu comme ayant établi la réputation des eaux d'Ax. Le Teich-Saint-Roch est à l'extrémité opposée de la nappe, au pied du monticule de la Vierge ; il est construit au milieu d'un parc planté de beaux arbres et arrosé par de belles eaux. Entre les deux se placent : le Breilh installé dans une des dépendances de l'hôtel Sicre, et l'établissement Modèle de construction assez récente sur la rive gauche du torrent d'Ascou.

Les ressources balnéaires que présentent ces établissements sont importantes. On y compte cent cinquante-six baignoires, douze cabinets de douches locales et quatre salles de grandes douches. Il y a en outre de nombreuses buvettes, mais aucun établissement n'est pourvu de piscines à eau courante, malgré la grande abondance de l'eau.

La commission de revision de l'*Annuaire* a donné mission à M. Willm, en 1886, de procéder aux analyses des eaux d'Ax [1].

Les principales sources qui desservent les divers établissements thermaux d'Ax sont les suivantes :

Couloubret : sources du *Mystère*, *Bain-Fort*, *Pilhes* et *Montmorency*, cette dernière non sulfureuse.

---

[1] *Recueil des travaux du Comité consultatif d'Hygiène*, t. XVI.

Teich : sources *Viguerie, Joly, Saint-Roch, à droite,* et *Eau-Bleue* [1].

Breilh : sources *Filhol, Petite-Sulfureuse, Fontan* et *Longchamp*.

Modèle : sources *Alcaline, Grande-Sulfureuse* et des *Abeilles*.

Voie publique : *Rossignol-Supérieur, Rossignol-Inférieur, Canons.* La source du Rossignol-Supérieur devant être amenée à l'établissement du Couloubret, on trouvera son analyse avec celles des eaux de cet établissement.

Les eaux de ces diverses sources ne présentent des différences saillantes que dans leur température et leur sulfuration. Leur minéralisation totale ne varie que dans des limites très restreintes. Le poids du résidu, converti en sulfates, a pour maximum $0^{gr},2800$ par litre (source Filhol) et pour minimum $0^{gr},2406$ (source Pilhes) ; les mêmes sources offrent le maximum $0^{gr},0954$ de silice et le minimum $0^{gr},0766$; la source non sulfureuse de Montmorency étant mise à part.

La température, sauf dans quelques cas (Abeilles, Eau-Bleue), est celle observée au griffon. La température la plus élevée est celle du Rossignol-Supérieur qui marque $77^{o},6$; la source Pilhes, la moins minéralisée, est aussi la moins thermale, soit $31^{o},5$. Les tableaux ci-dessous indiquent l'échelle des températures et celle de la sulfuration, d'abord en sulfure de sodium net, après défalcation de l'hyposulfite, puis en sulfure de sodium brut ; nous avons mis en regard les valeurs indiquées par Filhol pour quelques-unes des sources ; on pourra y remarquer quelques différences assez sérieuses. Ainsi, pour la Petite-Sulfureuse (Breilh), l'écart de la température est de $12^{o},4$ et celui du sulfure de $0^{gr},0058$; mêmes divergences pour la source Filhol (Breilh), etc.

Le quatrième tableau indique l'alcalinité totale et l'alcalinité indépendante du sulfure ; les chiffres indiquent la quantité nécessaire d'acide sulfurique pour la neutralisation. Comme pour les eaux de Luchon, cette dernière alcalinité est due à des carbonates et non à des silicates, ainsi que l'a montré l'étude du résidu de la distillation de l'eau dans le vide. Le résidu ainsi obtenu faisait effervescence avec les acides et était tout à fait exempt de sulfure.

---

[1] Cette désignation résulte de la teinte opaline bleuâtre qui présente souvent cette eau, par suite d'une certaine quantité de soufre mis en liberté. C'est une eau sulfureuse en grande partie dégénérée.

Pour la plupart des eaux d'Ax, la quantité d'acide carbonique total nécessaire pour former des bicarbonates correspond à très peu de chose près à l'alcalinité, sulfure déduit. Pour l'eau de Montmorency (non sulfureuse) et pour l'Eau-Bleue, l'alcalinité est un peu supérieure et doit donc être attribuée pour une petite part à du silicate.

ÉCHELLE DES TEMPÉRATURES ET DE LA SULFURATION DES EAUX THERMALES D'AX [1]

NOMS DES SOURCES	TEMPÉRATURE	
	WILLM	FILHOL
	Degrés	Degrés
Rossignol-Supérieur.	77,6	77,5
Rossignol-Inférieur	77,2	»,
Canons.	76,2	75,4
Viguerie.	73,8	73,2
Joly.	69,6	»
Grande-Sulfureuse	69,5	»
Filhol.	66,9	54,0
Longchamp	61,3	»
Alcaline.	56,0	»
Fontan	54,5	53,0
Mystère	49,5	»
Bain-Fort	45,6	43,8
Eau-Bleue (à la buvette).	45,5	42,0
Saint-Roch, à droite	40,8	45,0
Gaston-Phebus	36,9	»
Abeilles (à la buvette).	36,0	»
Petite-Sulfureuse.	32,6	45,0
Pilhes.	31,5	»
Montmorency	25,7	30,3

NOMS DES SOURCES	SULFURATION EN Na^2S NET
Grande-Sulfureuse.	$0^{gr},0261$
Joly.	0 0232
Petite-Sulfureuse	0 0228
Viguerie.	0 0226
Canons.	0 0224
Filhol.	0 0222
Rossignol-Supérieur.	0 0212
Longchamp	0 0199
Abeilles	0 0196
Mystère	0 0183
Bain-Fort	0 0179
Saint-Roch, à droite	0 0174
Fontan	0 0160
Alcaline.	0 0114
Eau-Bleue	0 0037

[1] Les noms en italiques indiquent les sources pour lesquelles l'analyse complète n'a pas été faite.

Pilhes. 0 0025
Gaston-Phebus . . . .   »
Montmorency. . . . .   »

NOMS DES SOURCES	SULFURATION BRUTE	D'APRÈS FILHOL
	Grammes	Grammes
Grande-Sulfureuse	0,0282	»
Joly	0,0250	»
Petite-Sulfureuse	0,0242	0,0184
Viguerie.	0,0243	0,0284
Canons.	0,0239	0,0270
Filhol	0,0253	0,0184
Rossignol-Supérieur.	0,0236	0,0270
Longchamp	0,0219	?
Abeilles	0,0213	?
Mystère	0,0198	?
Bain-Fort	0,0199	0,0196
Saint-Roch, à droite	0,0198	0,0184
Fontan	0,0175	0,0221
Alcaline	0,0137	?
Eau-Bleue	0,0062	0,0018
Pilhes	0,0031	?
Gaston-Phebus	0,0045	?
Montmorency.	»	»

ÉCHELLE DE L'ALCALINITÉ DES EAUX D'AX, D'APRÈS L'OBSERVATION DIRECTE,
EXPRIMÉE EN SO⁴H² NÉCESSAIRE

ALCALINITÉ TOTALE		ALCALINITÉ DUE AU SULFURE	ALCALINITÉ DUE AUX CARBONATES	
	Grammes			Grammes
Viguerie	0,0735		Eau-Bleue	0,0571
Mystère	0,0715		Montmorency.	0,0568
Filhol	0,0696		Pilhes	0,0549
Petite-Sulfureuse . . .	0,0696		Mystère	0,0486
Rossignol-Supérieur .	0,0696		Fontan.	0,0476
Bain-Fort	0,0681		Bain-Fort	0,0456
Fontan.	0,0677	MÊME ORDRE QUE POUR LA SULFURATION	Saint-Roch.	0,0451
Grande-Sulfureuse. . .	0,0676		Viguerie	0,0451
Saint-Roch, à droite .	0,0670		Alcaline	0,0450
Longchamp	0,0664		Rossignol-Supérieur. .	0,0430
Joly	0,0654		Filhol	0,0417
Eau-Bleue	0,0617		Longchamp	0,0414
Abeilles	0,0617		Petite-Sulfureuse . . .	0,0410
Alcaline	0,0593		Abeilles	0,0371
Pilhes	0,0580		Joly	0,0363
Montmorency.	0,0568		Grande-Sulfureuse. . .	0,0348

Les tableaux suivants indiquent la composition des diverses sources
d'Ax, groupées suivant les établissements qu'elles desservent :

AX. — GROUPE DU COULOUBRET

	BAIN-FORT	MYSTÈRE	PILHES	LOSSIGNOL-SUPÉRIEUR	MONTMO-RENCY
	Gr.	Gr.	Gr.	Gr.	Gr
Acide carbonique des bicarbonates.	0,0419	0.0446	0,0498	0,0378	0,0444
Acide carbonique libre.	»	»	0,0012	0,0030	»
Sulfure de sodium.	0,0179	0,0183	0,0025	0,0212	»
Hyposulfite de sodium	0,0079	0,0060	0,0025	0,0095	»
Sulfate de sodium	0,0349	0,0319	0,0393	0,0274	0,0367
— de potassium	0,0120		0,0089	0,0096	0,0071
Chlorure de sodium	0,0215	0,0234	0,0230	0,0208	0,0173
Carbonate de sodium	0,0359	0,0406	0,0475	0,0373	0,0323
— de calcium	0,0135	0,0123	0,0117	0,0069	0,0185
— de magnésium. . . .	traces	traces	traces	0,0006	0,0015
Silicate de sodium.	»	»	»	»	0,0101
Silice libre	0,0852	0,0908	0,0766	0,0941	0,0405
Oxyde ferrique	traces	traces	traces	0,0009	0,0009
Matières organiques	0,0140	0,0061	0,0122	0,0043	0,0196
Ammoniaque, iode, lithium . .	traces	traces	traces	traces	traces
Borates et phosphates	traces	traces	traces	traces	traces
Sulfarsénites	tr. faibles	tr. faibles	tr. faibles	tr. faibles	tr. faibles
Résidu de 1 litre séché à 180°. .	0,2428	0,2294	0,2242	0,2326	0,1845[1]
Résidu sulfaté calculé	0,2643	0,2593	0,2384	0,2653	0,1930
— — observé	0,2612	0,2606	0,2406	0,2626	0,1922
Alcalinité d'après le groupement	0,0688	0,0726	0,0585	0,0691	0,0575
— observée.	0,0681	0,0715	0,0580	0,0696	0,0568
Les carbonates ci-dessus correspondent aux bicarbonates ci-dessous :					
Bicarbonate de sodium anhydre.	0,0508	0,0575	0,0673	0,0528	0,0457
— de calcium	0,0194	0,0177	0,0168	0,0099	0,0266
— de magnésium. . .	traces	traces	traces	0,0009	0,0003

[1] Résidu très coloré.

AX. — GROUPE DU TEICH

	VIGUERIE	JOLY	Sᵀ-ROCH A DROITE	EAU-BLEUE
	Gr.	Gr.	Gr.	Gr.
Acide carbonique des bicarbonates	0,0369	0,0349	0,0407	0,0470
Acide carbonique libre.	»	0,0056	»	»
Sulfure de sodium.	0,0226	0,0232	0,0174	0,0037
Hyposulfite de sodium	0,0070	0,0073	0,0095	0,0101
Sulfate de sodium. . . . . . : .	0,0250	0,0275	0,0360	0,0473
— de potassium.	0,0108	0,0091		0,0103
Chlorure de sodium	0,0222	0,0193	0,0222	0,0245
Carbonate de sodium.	0,0358	0,0322	0,0418	0,0306
— de calcium	0,0070	0,0085	0,0075	0,0207
— de magnésium. . . .	0,0013	0,0006	traces	0,0031
Silicate de sodium (SiO³Na²) . . .	»	»	»	0,0051
Silice en excès. . . . . . : . . .	0,0932	0,0931	0,0951	0,0851
Oxyde ferrique.	0,0002	0,0003	traces	»
Matières organiques	0,0017	0,0055	0,0017	traces
Ammoniaque, iode, lithium. . . .	traces	traces	traces	traces
Borates et phosphates	traces	traces	traces	traces
Sulfarsénites	tr. faibles	tr. faibles	tr. faibles	tr. faibles
Résidu de 1 litre séché à 180°. . .	0,2268	0,2266	0,2312	0,2403[1]
Résidu sulfaté calculé	0,2605	0,2585	0,2648	0,2702
— — observé	0,2596	0,2600	0,2658	0,2702
Alcalinité d'après le groupement.	0,0706	0,0677	0,0679	0,0610
— observée	0,0735	0,0654	0,0670	0,0617
Les carbonates ci-dessus correspondent aux quantités ci-dessous de bicarbonates :				
Bicarbonate de sodium (anhydre).	0,0626	0,0587	0,0591	0,0433
— de calcium	0,0101	0,0122	0,0108	0,0298
— de magnésium. . . .	0,0019	0,0009	traces	0,0047

[1] Le résidu, pesant 0,2398, était tout à fait incolore.

AX. — GROUPE DU BREILH

	FILHOL	PETITE-SULFUREUSE	FONTAN	LONGCHAMP
	Gr.	Gr.	Gr.	Gr.
Acide carbonique des bicarbonates.	0,0384	0,0371	0,0428	0,0332
— libre	0,0025	0,0028	»	0,0098
Sulfure de sodium.	0,0222	0,0228	0,0160	0,0199
Hyposulfite de sodium.	0,0123	0,0056	0,0060	0,0080
Sulfate de sodium.	0,0275	0,0155	0,0285	0,0332
— de potassium	0,0094	0,0083		0,0094
Chlorure de sodium.	0,0252	0,0250	0,0226	0,0281
Carbonate de sodium	0,0332	0,0392	0,0446	0,0249
— de calcium.	0,0108	0,0052	0,0073	0,0165
— de magnésium	0,0013	traces	traces	traces.
Silice.	0,0954	0,0945	0,0930	0,0924
Oxyde ferrique	0,0007	traces.	traces	traces
Matières organiques et non dosées.	0,0182	0,0197	0,0095	0,0128
Ammoniaque, iode, lithium . . .	traces	traces	traces	traces
Borates et phosphates.	traces	traces	traces	traces
Sulfarsénites	tr. faibles	tr. faibles	tr. faibles	tr. faibles
Résidu de 1 litre séché à 180° . .	0,2562	0,2358	0,2275	0,2452
Résidu sulfaté observé.	0,2800	0,2558	0,2540	0,2672
— d'après le groupement.	0,2815	0,2548	0,2544	0,2683
Alcalinité observé.	0,0696	0,0696	0,0677	0,0664
— d'après le groupement .	0,0708	0,0701	0,0685	0,0643

Les bicarbonates ci-dessus correspondent aux quantités ci-dessous de bicarbonates :

Bicarbonate de sodium (anhydre).	0,0470	0,0555	0,0631	0,0338
— de calcium	0,0156	0,0075	0,0105	0,0237
— de magnésium. . . .	0,0020	traces	traces	traces

AX. — ÉTABLISSEMENT MODÈLE

	ALCALINE	GRANDE-SULFUREUSE	ABEILLES
	Gr.	Gr.	Gr.
Acide carbonique des bicarbonates	0,0407	0,0283	0,0337
— libre	0,0019	0,0093	0,0073
Sulfure de sodium.	0,0114	0,0261	0,0196
Hyposulfite de sodium.	0,0094	0,0104	0,0066
Sulfate de sodium.	0,0305	0,0374	0,0373
— de potassium.	0,0087	0,0121	0,0111
Chlorure de sodium	0,0224	0,0200	0,0224
Carbonate de sodium.	0,0365	0,0219	0,0241
— de calcium	0,0105	0,0115	0,0137
— de magnésium.	0,0012	traces.	0,0011
Silice.	0,0833	0,0836	0,0870
Oxyde ferrique.	0,0003	traces.	»
Matières organiques et non dosées.	0,0034	0,0082	0,0098
Ammoniaque, iode, lithium	traces	traces	traces
Borates et phosphates	traces	traces	traces
Sulfarsénites	tr. faibles	tr. faibles	tr. faibles
Résidu de 1 litre séché à 180°	0,2176	0,2312	0,2327
Résidu sulfaté observé	0,2440	0,2590	0,2560
— d'après le groupement	0,2438	0,2592	0,2560
Alcalinité observée.	0,0593	0,0676	0,0617
— d'après le groupement	0,0595	0,0653	0,0604
Les carbonates ci-dessus correspondent aux bicarbonates ci-dessous :			
Bicarbonate de sodium (anhydre)	0,0518	0,0310	0,0341
— de calcium.	0,0151	0,0166	0,0197
— de magnésium	0,0018	traces.	0,0017

La température élevée de la plupart des eaux d'Ax utilisées pour les bains nécessite un refroidissement préalable. Pour diminuer autant que possible l'altérabilité de l'eau par cette opération, on la fait circuler à plein tuyau dans un serpentin couché dans un courant d'eau froide. Sa température se trouve alors abaissée à 17 ou 20 degrés et sa sulfuration s'est également affaiblie. On relève l'une et l'autre en mélangeant l'eau serpentinée avec une quantité d'eau sortant du griffon nécessaire pour élever la température du bain à 35-36 degrés.

Pour connaître le degré d'altération subie par le serpentinage, on a déterminé la sulfuration de l'eau Viguerie ainsi refroidie, ainsi que celle d'un bain préparé :

	GRIFFON	EAU REFROIDIE A 17°	BAIN PRÉPARÉ
	Gr.	Gr.	Gr.
Na²S brut.	0,0243	0,0152	0,0168
Na²S net . . . . , . .	0,0226	0,0133	?
Hyposulfite	0,0070	0,0079	?

Une expérience analogue faite sur l'eau de la Grande-Sulfureuse a donné :

	GRIFFON	EAU AMENÉE A 23°,2
	Gr.	Gr.
Na²S brut	0,0287	0,0145
Na²S net.	0,0261	0,0120
Hyposulfite.	0,0104	0,0100

Le refroidissement de cette eau s'effectue dans un parcours à plein tuyau de 850 mètres.

La circulation de l'eau sur un parcours de moitié l'a abaissée à 23°,8 et la sulfuration brute était la même que dans la première expérience, soit 0gr,0144.

MÉRENS (ARIÈGE)

Près du village de ce nom à 8 kilomètres Sud d'Ax, sur la route d'Ax à Puycerda, on rencontre trois sources sulfureuses, non utilisées. La supérieure possède une température de 45° et renferme 0gr,0061 de sulfure de sodium, d'après Filhol; la source intermédiaire marque 36° et contient 0gr,0022 de sulfure ; enfin la source inférieure (30°) renferme 0gr,0032 de sulfure et laisse déposer une barégine rouge.

Les analyses de ces trois sources faites à l'Ecole des Mines en 1881, leur assignent cependant une sulfuration beaucoup plus forte que les déterminations de Filhol[1].

	SOURCE DITE DES BAINS	SOURCE DE LA CHALANHILLE	SOURCE DE SAILLENS
Acide carbonique libre	»	0gr,0051	0gr,0142
Sulfure de sodium	0gr,0186	0 0217	0 0082
Bicarbonate de sodium	0 0958	0 0983	0 0692
— de calcium	0 0752	0 0669	0 0478
— de magnésium	0 0067	0 0061	0 0041
— ferreux	0 0028	0 0032	0 0025
Chlorure de sodium	0 0258	0 0266	0 0112
— de potassium	0 0021	0 0024	0 0009
Sulfate de sodium	0 0293	0 0275	0 0243
Silice	0 0862	0 0885	0 0623
Matière organique	0 0028	0 0029	0 0032
Résidu fixe par litre	0 3453 / 0 2900	0 3441 / 0 2930	0 2337 / 0 1960

CARCANIÈRES ET USSON (ARIÈGE), ESCOULOUBRE (AUDE)

Les sources minérales de Carcanières, d'Usson et d'Escouloubre forment un groupe assez compact aux confins des départements de l'Ariège et de l'Aude

Elles prennent naissance au fond de la gorge de l'Aude et sont disséminées sur une étendue d'environ 3 kilomètres et demi comptés à partir et en amont du château ruiné d'Usson.

Les sources d'Usson et de Carcanières, situées sur la rive gauche du torrent, dépendent du département de l'Ariège. Celles d'Escouloubre

[1] La rencontre d'un second groupe de sources sulfurées sodiques au sud d'Ax dans la vallée de l'Ariège paraît être une anomalie en contradiction avec les règles posées pour le gisement des sources de cette nature. Il n'en est rien, comme on va le voir. En effet à la hauteur de Mérens le terrain cristallophyllien qui constitue le sol de la vallée jusqu'à l'Hospitalet est traversé par une bande d'assises de transition dirigée à peu près Est-Ouest. Les sources de Mérens émergent au contact de cette bande qui correspond manifestement à un accident, de telle sorte qu'elles rentrent dans la règle générale, au point de vue de leur gisement.

sont sur la rive opposée et appartiennent au département de l'Aude. Les points d'émergence de ces sources sont échelonnés de la manière suivante dans la gorge. Celles d'Usson sont au point le plus bas. On trouve ensuite en remontant la vallée :

2° Le groupe principal des sources de Carcanières alimentant les établissements de Roquelaure ou de la Baraquette et Lesparre ;

3° Enfin les sources d'Escouloubre et celles de la rive gauche du torrent qui ont donné lieu à la création du second établissement de Carcanières sous le nom d'Esparre.

Les quatre établissements que renferme la gorge de l'Aude entre Usson et Carcanières sont reliés à Quillan par une bonne route de terre qui traverse le défilé de Pierre-Lis. Ils ont peu d'importance et sont bien loin de présenter le confortable que l'on rencontre dans la plupart des stations thermales de la chaîne. Ils rachètent heureusement leurs défectuosités par leur bon marché qui en rend l'accès facile à la population peu aisée.

Les travaux antérieurs sur ces eaux se bornent à quelques analyses sommaires de l'École des mines et de l'Académie de médecine, analyses effectuées seulement sur les eaux transportées et ne donnant par conséquent aucune notion certaine sur leur constitution chimique. Les analyses qui suivent ont été exécutées par M. Willm en 1887 pour la revision de l'*Annuaire*.

Toutes ces eaux renferment des traces d'arsenic parfaitement nettes, mais la dose de 1 milligramme annoncée pour l'eau d'Usson est évidemment beaucoup trop forte et nous pensons qu'on a voulu dire 1 dixième de milligramme ; en effet, l'anneau formé par le résidu de 10 litres d'eau dans l'appareil de Marsh pesait environ 1 milligramme, et toutes les eaux de ces stations examinées à ce point de vue ont donné des anneaux de la même importance.

CARCANIÈRES (ARIÈGE)

On y rencontre une douzaine de sources dont les températures sont comprises entre 59 et 25° ; la plus chaude est celle de la *Régine ;* les principales des autres sources portent les noms de *Mis*, 55° ; *Bain fort,* 49°,7 ; *Siméon*, 39°,3 ; *Marie*, 35°,3 qui desservent l'établissement Esparre et les sources *Baraquette neuve* (bain fort), 54°,2 ; *Baraquette vieille* (bain doux), 45°,3 ; *Buvette de la Vierge*, 36°, qui alimentent l'établissement de Roquelaure.

CARCANIÈRES (ETABLISSEMENT DE ROQUELAURE)

	BARAQUETTE NEUVE (Bain fort)	BARAQUETTE VIEILLE (Bain doux)	BUVETTE de la VIERGE
	Gr.	Gr.	Gr.
Acide carbonique des bicarbonates . .	0,0566	0,0584	0,0553
— libre	»	»	»
Sulfure de sodium	0,0259	0,0110	0,0079
Hyposulfite de sodium	0,0070	0,0066	0,0074
Carbonate de sodium	0,0560	0,0645	0,0587
— de calcium	0,0090	0,0050	0,0053
— de magnésium	0,0021	0,0004	traces
Silicate de sodium (SiO^3Na^2)	0,0038	0,0178	0,0258
Silice en excès	0,0899	0,0737	0,0715
Sulfate de sodium	0,0146	0,0233	0,0167
— de potassium	0,0099		0,0086
Chlorure de sodium	0,0117	0,0108	0,0101
Iode, lithium, arsenic[1], fer	traces	traces	traces
Phosphates, borates	traces	traces	traces
Matière organique (par différence) . . .	0,0125	0,0055	0,0154
Poids du résidu à 150°	0,2424	0,2186	0,2274
Bicarbonates primitivement dissous :			
Bicarbonate de sodium	0,0955	0,0913	0,0830
— de calcium	0,0130	0,0072	0,0076
— de magnésium	0,0032	0,0006	traces
Alcalinité[2] . . . . . (observée	0,0960	0,0917	0,0892
(calculée	0,0983	0,0934	0,0902
Résidu converti en (observé	0,2794	0,2584	0,2580
sulfates . . . . (calculé	0,2783	0,2593	0,2584

[1] 1 dixième de milligramme environ.
[2] Exprimée en acide sulfurique nécessaire.

CARCANIÈRES (ÉTABLISSEMENT ESPARRE)

	SOURCE MARIE	SOURCE SIMÉON	SOURCE de la RÉGINE	BAIN FORT
	Gr.	Gr.	Gr.	Gr.
Acide carbonique des bicarbonates	0,0545	0,0581	0,0540	0,0582
— libre	»	»	»	»
Sulfure de sodium	0,0122	0,0123	0,0150	0,0140
Hyposulfite de sodium	0,0057	0,0063	0,0057	0,0057
Carbonate de sodium	0,0535	0,0552	0,0589	0,0644
— de calcium	0,0090	0,0108	0,0053	0,0046
— de magnésium . . .	0,0021	0,0026	0,0007	0,0007
Silicate de sodium (SiO^3Na^2) . . .	0,0246	0,0228	0,0172	0,0154
Silice en excès	0,0715	0,0818	0,0841	0,0836
Sulfate de sodium	0,0206	0,0210	0,0142	0,0162
— de potassium	0,0075	0,0074	0,0089	0,0095
Chlorure de sodium	0,0117	0,0117	0,0128	0,0111
Iode, lithium, arsenic, fer	traces	traces	traces	traces
Phosphates, borates	traces	traces	traces	traces
Matière organique (par différence)	0,0122	0,0071	0,0114	0,0072
Poids du résidu séché à 150° .	0,2306	0,2390	0,2312	0,2344

	SOURCE MARIE	SOURCE SIMÉON	SOURCE de la RÉGINE	BAIN FORT
Bicarbonates primitivement dissous :	Gr.	Gr.	Gr.	Gr.
Bicarbonate de sodium.	0,0757	0,0781	0,0833	0,0911
— de calcium	0,0130	0,0156	0,0076	0,0066
— de magnésium. . . .	0,0032	0,0039	0,0011	0,0011
Résidu converti en (observé . . .	0,2688	0,2846	0,2666	0,2768
sulfates. . . . . (calculé . . .	0,2690	0,2826	0,2667	0,2748
Alcalinité [1] . . . . (observé. . . .	0,0941	0,0956	0,0902	0,0936
(calculée . . .	0,0957	0,0985	0,0930	0,0948

[1] En acide sulfurique nécessaire.

USSON (ARIÈGE)

Cette petite station, à 3 kilomètres en aval de Carcanières, sur la rive gauche de l'Aude, renferme plusieurs sources thermales. La source *Condamy*, qui a 23°,3, et la source *Rosine*, 19°,8, qui servent aux bains et une source moins abondante, la *buvette Soumain*, 26°,5 ; d'autres sources de même nature, mais non encore captées, sourdent sur la rive droite, et ont une température de 20 à 23°.

	SOURCE CONDAMY	SOURCE SOUMAIN
	Gr.	Gr.
Acide carbonique des bicarbonates.	0,0383	0,0376
— libre	—	—
Sulfure de sodium	0,0129	0,0140
Hyposulfite de sodium.	0,0088	0,0079
Carbonate de sodium	0,0366	0,0268
— de calcium.	0,0090	0,0151
— de magnésium	traces.	0,0019
Silicate de sodium	0,0281	0,0295
Silice en excès	0,0510	0,0662
Sulfate de sodium	0,0099	0,0241
Sulfate de potassium	0,0087	0,0054
Chlorure de sodium.	0,0092	0,0100
Oxyde ferrique (sulfure ?)	0,0004	0,0003
Iode, lithine, arsenic	traces.	traces.
Phosphates.	traces.	traces.
Matière organique (par différence)	0,0088	0,0170
Résidu séché à 150°.	0,1834	0,2182
Bicarbonates primitivement dissous :		
Bicarbonate de sodium.	0,0518	0,0380
— de calcium	0,0130	0,0217
— de magnésium.	traces.	0,0029
Résidu converti en sulfates. (observé.	0,2192	0,2472
(calculé.	0,2199	0,2478
Alcalinité [1]. (observée.	0,0823	0,0813
(calculée.	0,0813	0,0834

[1] Acide sulfurique nécessaire.

La source Rosine offre la même composition que la source Condamy, avec $0^{gr},0118$ de sulfure de sodium et $0^{gr},0080$ d'hyposulfite.

ESCOULOUBRE (AUDE)

L'établissement de ce nom utilise cinq sources, soit en bains, soit comme buvettes; ce sont, dans l'ordre de leur température, les sources *Poulpry*, 49°; *Lætitia*, 42°,1 ; *Courent*, 40°,4 ; *Marie*, 38°,1 et *Bonnail*, 21°,2. Leur composition est représentée dans le tableau ci-dessous :

	SOURCE COURENT	SOURCE POULPRY	SOURCE BONNAIL	SOURCE MARIE	SOURCE LÆTITIA
	Gr.	Gr.	Gr.	Gr.	Gr.
Acide carbonique des bicarbonates	0,0530	0,0530	0,0598	0,0572	0,0429
— libre	»	»	»	»	»
Sulfure de sodium	0,0128	0,0129	0,0115	0,0139	0,0141
Hyposulfite de sodium.	0,0041	0,0036	0,0022	0,0050	0,0050
Carbonate de sodium	0,0370	0,0377	0,0681	0,0634	0,0456
— de calcium	0,0058	0,0058	0,0038	0,0052	0,0057
— de magnésium	0,0006	non dosé	traces	traces	traces
Silicate de sodium (SiO^3Na^2). . .	0,0220	0,0228	0,0131	0,0181	0,0322
Silice en excès	0,0705	0,0700	0,0736	0,0695	0,0674
Sulfate de sodium	0,0194	0,0230	0,0218	0,0226	0,0223
— de potassium	0,0057		0,0055		
Chlorure de sodium.	0,0109	0,0104	0,0099	0,0110	0,0095
Iode, lithium, arsenic[1], fer . . .	traces	traces	traces	traces	traces
Phosphates, borates.	traces	traces	traces	traces	traces
Matière organique (par différence)	0,0103	0,0130	0,0091	0,0147	0,0182
RÉSIDU séché à 150° . . .	0,2188	0,2222	0,2186	0,2234	0,2200
Bicarbonates primitivement dissous :					
Bicarbonate de sodium	0,0807	0,0817	0,0963	0,0896	0,0645
— de calcium	0,0085	0,0085	0,0055	0,0075	0,0082
— de magnésium . . .	0,0009	traces	traces	traces	traces
Résidu converti en sulfates . . .	0,2580	0,2592	0,2532	0,2572	0,2582
Résidu d'après le groupement . .	0,2571	0,2589	0,2536	0,2573	0,2569
Alcalinité[2]. . { observée.	0,0921	0,0921	0,0916	0,0941	0,0921
{ calculée	0,0928	0,0936	0,0915	0,0957	0,0943

[1] 1 dixième de milligramme environ.
[2] Exprimée en acide sulfurique nécessaire SO^4H^2.

SAINT-THOMAS (PYRÉNÉES-ORIENTALES)

Le hameau de Saint-Thomas situé sur la rive droite de la Têt, à quelques kilomètres de Montlouis, possède 3 sources sulfureuses :

1° La *Grande source* très abondante, d'une température de 58 à 60°, suivant les observateurs; sa sulfuration correspond à $0^{gr},0275$ de sulfure de sodium (Roux).

2º La *source du Bain*, 45º d'après Anglada ; 57 à 58º d'après d'autres auteurs. Sulfuration = 0^{gr},0248 (Roux).

3º La *source de la Prairie* (buvette) marque 48º. On y a signalé 0^{gr},0211 de sulfure de sodium.

GRAUS-D'OLETTE (PYRÉNÉES-ORIENTALES)

La station des Graus-d'Olette n'appartient pas à la commune de ce nom, dont elle est éloignée de 5 kilomètres au sud, mais au territoire de Nyer ; on la rencontre sur la route de Prades à Puycerda quand on a dépassé le tunnel situé au droit du village de Canaveilles et dominant le ravin où se trouve l'établissement thermal de ce nom. La station des Graus-d'Olette est située au débouché du ravin du Fayet et s'annonce d'assez loin par la buée abondante que répandent dans l'atmosphère ses sources chaudes aussi nombreuses que puissantes. On n'en compte pas moins de 42 donnant, par 24 heures, l'énorme débit de 22 000 hectolitres. Une faible partie seulement de ce volume est utilisée et le reste se déverse dans la Têt.

Les sources d'Olette forment 3 groupes assez distincts, placés tous sur la rive droite de la Têt. Le premier, dit de Saint-André, s'étend entre le pont de la route d'Espagne et les Graus. Sur un terrain un peu plus élevé et vers l'est se trouve le groupe de l'Exalada. Enfin, celui de la Cascade est placé plus haut encore, le long de la gorge du Fayet.

La thermalité des eaux d'Olette est comprise entre 79º,4 et 27º.

En 1886, l'établissement thermal comprenait 28 cabinets avec baignoires en marbre dont quelques-unes munies d'appareil de douches, ainsi qu'une salle d'inhalation. L'établissement est en outre installé en hôtel en raison de son isolement de tout centre de population.

Depuis les analyses de Bouis père vers 1850, les eaux d'Olette n'ont été soumises à aucun examen de revision. La commission pour la revision de l'*Annuaire* a donc chargé M. Willm de ce travail en 1886.

Ces eaux sont de deux sortes : les *eaux sulfureuses* et les eaux dites *alcalines*. Ces dernières ne sont autre chose que les eaux sulfurées *dégénérées* et leur alcalinité est en réalité plus faible que celle des eaux sulfureuses de toute la quantité qui correspond au sulfure alcalin.

Le eaux sulfureuses qui ont été soumises à de nouvelles analyses sont celles de la *Cascade*, de la source *Saint-André*, de la *source nº 4*, de la source dite *Eaux-Bonnes*. La source de la Cascade n'est pas utilisée et si on a jugé utile de la soumettre à l'analyse, c'est que c'est la plus chaude de la station et qu'elle figure déjà à l'*Annuaire*.

DESCRIPTION DES RÉGIONS HYDROMINÉRALES DE LA FRANCE 375

Les eaux dégénérées les plus importantes d'Olette par leur emploi sont les sources Cérola et n° 23 (buvette).

Voici l'alcalinité de ces eaux, comparée à celle des sources sulfureuses et exprimée en acide sulfurique. Nous y joignons immédiatement la température et la richesse en sulfure de sodium :

	TEMPÉRATURE	Na²S	ALCALINITÉ	
			TOTALE	sans le SULFURE
	Degrés.	Gr.	Gr.	Gr.
Cascade	79,4	0,0191	0,1009	0,0770
Saint-André.	74,9	0,0234	0,1000	0,0706
Buvette n° 4.	41,5	0,0137	0,0873	0,0699
Eaux-Bonnes	42,2	0,0156	0,0902	0,0706
Cérola	52,5	»	0,0675	
Buvette n° 23	33,1	»	0,0804	

Une particularité très importante de ces eaux dégénérées est la présence de *nitrates* en proportion relativement considérable.

Rappelons à ce propos que les eaux de Plombières, analogues aux eaux d'Olette pour la thermalité et pour l'alcalinité, renferment également des nitrates [1]. Il y a donc une grande analogie entre les eaux de Plombières et les sulfureuses dégénérées d'Olette, tant par la nature des principes minéralisateurs que par le dosage moyen de ces éléments et par la thermalité.

Les analyses de Bouis accusent pour les eaux d'Olette une minéralisation beaucoup plus forte que celle des eaux similaires de la région et présentent des écarts assez notables d'une source à l'autre.

Voici quelques résultats à cet égard :

	CASCADE	SAINT-ANDRÉ	BUVETTE N° 4
	Gr.	Gr,	Gr.
Résidu total.	0,4597	0,4315	0,3500
Silice.	0,1640	0,1430	0,1000

Il y aurait donc des différences très sérieuses d'une source à l'autre, en n'envisageant que les principes inaltérables de l'eau. Les analyses

[1] Voir tome X du *Recueil des travaux du Comité consultatif*, p. 378.

de M. Willm montrent au contraire qu'il y a entre toutes ces eaux une similitude presque complète : résidu variant de 0,2377 à 0,2438 ; silice, de 0,0860 à 0,0898, pour les eaux sulfureuses. Résidu de $0^{gr},272$ à 0,283 et 0,0821 à 0,0895 de silice dans les eaux dégénérées. La différence à ce point de vue entre celles-ci et les eaux sulfureuses résulte de la transformation du principe sulfuré en sulfate et de la présence d'azotates. Ces eaux dégénérées sont, en outre, un peu plus carbonatées (carbonate calcique et de magnésium) que les eaux sulfureuses dont elles dérivent. La minéralisation est donc plus faible que celle indiquée par Bouis et la teneur de la silice notamment est moins considérable.

Les eaux d'Olette sont remarquables par l'abondance des glairines qui se développent à leur émergence. Ces glairines sont diversement colorées : elles sont d'un blanc grisâtre, rousses ou d'un vert foncé.

Elles ne renferment pas de soufre libre comme celles de Luchon ; à part cela, et en faisant abstraction des cendres qu'elles laissent à l'incinération, leur composition élémentaire s'en rapproche beaucoup. Voici les résultats fournis par l'analyse des barégines après leur dessiccation dans le vide et rapportés à 100 parties de matière organique. Le poids des cendres dont on a fait la déduction était de 10,77 p. 100 pour la barégine rouge de la Cascade et de 43,5 p. 100 pour la barégine verte de la source Cérola.

	BARÉGINE VERTE	BARÉGINE ROUGE
Carbone.	44,28	40,91
Hydrogène.	7,34	6,94
Azote	5,24	6,12
Oxygène (par différence).	43,14	46,03
	100,00	100,00

Sans attacher trop d'importance à ces résultats, on peut en déduire cependant ce fait que la barégine verte des sources dégénérées est plus oxygénée que la barégine rouge. Remarquons encore que la barégine rouge se couvre de moisissures blanches pendant sa dessiccation dans le vide, ce qui ne se produit pas sur la barégine verte qui conserve sa couleur. (Les glairines vertes sont surtout fréquentes aux sources d'eau dégénérée ou à une certaine distance des sources sulfureuses.)

GRAUS-D'OLETTE

	EAUX SULFUREUSES				SULFUREUSES DÉGÉNÉRÉES	
	CASCADE	SAINT-ANDRÉ	EAUX-HOMMES	BUVETTE N° 4	CÉROLA	BUVETTE N° 23
	Gr.	Gr.	Gr.	Gr.	Gr.	Gr.
Sulfure de sodium.	0,0191	0,0234	0,0156	0,0137	»	»
Hyposulfite de sodium	0,0156	0,0164	0,0153	0,0139	»	»
Carbonate de sodium.	0,0431	0,0481	0,0482	0,0515	0,0509	0,0610
— de calcium	0,0060	0,0050	0,0050	0,0060	0,0103	0,0230
— de magnésium.	traces.	0,0004	traces.	traces.	0,0007	0,0011
Silicate de sodium (SiO³Na²) . . .	0,0366	0,0235	0,0278	0,0177	0,0121	»
Silice en excès.	0,0738	0,0750	0,0739	0,0773	0,0821	0,0895
Sulfate de sodium	0,0165	0,0156	0,0234	0,0351	0,0546	0,0535
— de potassium.	0,0103	0,0139	0,0113	0,0114	0,0085	0,0090
Chlorure de sodium	0,0167	0,0181	0,0176	0,0172	0,0168	0,0224
Azotate de sodium.	»	»	»	»	0,0357	0,0238
Acide borique, arsenic, iode, acide phosphorique	traces.	traces.	traces.	traces.	traces.	traces.
Matière organique (par différence). .	0,0373	0,0446	0,0243	0,0186	0,0075	0,0065
Résidu à 120°, par litre	0,2750	0,2840	0,2624	0,2624	0,2792	0,2898
Acide carbonique en excès sur les bicarbonates.	»	»	»	»	»	0,0040
Les carbonates ci-dessus sont dissous à l'état de bicarbonates :						
Bicarbonate de sodium (CO³NaH) . .	0,0683	0,0762	0,0763	0,0816	0,0807	0,0967
— de calcium (C²O⁵Ca) . .	0,0086	0,0072	0,0072	0,0086	0,0148	0,0331
— de magnésium (C²O⁵Mg).	traces.	0,0006	traces.	traces.	0,0010	0,0017
Résidu converti en sulfates.	0,2950	0,2960	0,2908	0,2876	0,2976	0,3126
— d'après le calcul	0,2941	0,2949	0,2900	0,2884	0,2983	0,3134

CANAVEILLES (PYRÉNÉES-ORIENTALES)

L'établissement des Graus de Canaveilles, assez éloigné du village pe ce nom, est situé à 1 kilomètre et demi des Graus d'Olette, sur le bord de la Têt dans un défilé profond et étroit, beaucoup au-dessous de la route de Perpignan à Puycerda, à laquelle il est relié par un sentier.

Les sources qui alimentent l'établissement sourdent au niveau des eaux moyennes de la Têt. Elles marquent 60° environ à leur émergence, mais leur captage est insuffisant et ces eaux coulent à découvert dans une rigole. Une nouvelle source a récemment été captée dans des conditions convenables et l'eau s'élève dans une colonne immédiatement à côté de l'établissement. C'est la *Source Lucie*, qui marque 41°,8. Une autre source, *Saint-Jacques*, qui se trouve également dans de bonnes conditions de captage, est utilisée comme buvette; sa température est de 36°,8.

Voici la composition de ces deux sources, qui ont été analysées en 1877[1] :

	SOURCE LUCIE	SOURCE SAINT-JACQUES
Acide carbonique des bicarbonates.	0gr,0433	0gr,0433
— — libre.	»	»
Sulfure de sodium	0 0186	0 0177
Hyposulfite de sodium.	0 0025	0 0021
Carbonate de sodium	0 0428	0 0466
— de calcium.	0 0085	0 0052
— de magnésium	0 0003	traces.
Silicate de sodium (SiO³Na²).	0 0252	0 0197
Silice en excès	0 0746	0 0709
Sulfate de sodium.	0 0437	0 0476
— de potassium	0 0104	0 0062
Chlorure de sodium.	0 0140	0 0130
Lithium, iodures, borates	traces.	traces.
Oxyde ferrique.	traces.	0 0003
Matière organique (par différence)	0 0070	0 0131
Résidu séché à 150°	0 2476	0 2124
Résidu converti en sulfates. { observé.	0 2938	0 2756
{ par le calcul. . .	0 2930	0 2767
Alcalinité (acide sulfurique nécessaire)	0 0919	0 0862
Bicarbonates primitivement en dissolution :		
Bicarbonate de sodium (anhydre).	0 0606	0 0660
— de calcium	0 0122	0 0075
— de magnésium	0 0003	traces.

[1] *Recueil des travaux du Comité consultatif d'hygiène*, t. XVIII.

Une autre source, désignée sous le nom de source des *Douches*, est employée en bains et en boissons. Sa température est de 38° et sa sulfuration correspond à 0^{gr},0052 de sulfure de sodium.

LE VERNET (PYRÉNÉES-ORIENTALES)

Le village du Vernet est situé à l'altitude de 620 mètres, à 11 kilomètres de Prades, sur le ruisseau de Majou qui se jette dans la Têt à Villefranche-de-Conflent.

Il y a deux établissements au Vernet : les thermes des *Commandants* et les thermes *Mercader*. Le premier, situé sur la rive gauche du Casteil, au pied de la montagne de Las Falgouses, appartient à une société qui a cherché à lui donner un développement extraordinaire hors de proportion, l'expérience l'a prouvé, avec l'afflux probable des baigneurs. Il a passé successivement entre plusieurs mains. Les thermes, fort bien aménagés, comprennent une piscine, 24 cabinets de bains et des douches et un vaporarium qui en occupe la partie centrale ; ils sont entourés d'un grand parc et de nombreux hôtels.

L'autre établissement, plus modeste mais tenu avec soin, est l'établissement Mercader, qui est situé sur la rive droite du ruisseau de Casteil.

Les thermes des Commandants sont alimentés par huit sources thermales, sans compter une source encore non utilisée, la source du *Parc* qui est à 66° et au-dessus de laquelle on a construit un pavillon destiné à un vaporarium.

Les principales sources sont les suivantes, avec leurs températures, d'après le Dr Rotureau : *Mère Source*, 57°,8 ; *Vaporarium*, 56°,2 ; *Anciens thermes*, 54°,8 ; *Petit Saint-Sauveur*, 47°,1 ; *Elisa*, 34°,8. Il faut y joindre la source dite *Eaux-Bonnes*, qui marque 48°.

Les thermes Mercader utilisent 3 sources nommées *Ursule*, 39°,5, de la *Providence*, 37°,3, et de la *route de Casteil*, 36°,6.

Les eaux du Vernet ont été analysées par Anglada et par Bouis. Le premier a trouvé pour une des sources 0^{gr},0593 de sulfure de sodium, pour une minéralisation totale de 0^{gr},2258 ; le second indique pour deux des sources de l'établissement Mercader 0^{gr},0413 de sulfure et une minéralisation totale de 0^{gr},2671 et de 0^{gr},2112. Cette sulfuration est certainement trop élevée. La composition de ces eaux est évidemment tout à fait analogue à celle des sources Mercader reproduite plus bas.

La commission de revision de l'*Annuaire* a fait procéder en 1877 à de nouvelles analyses. Malheureusement des circonstances spéciales et momentanées ont empêché cette mission d'aboutir complètement et pour les thermes des Commandants on a dû se borner à relever la température, la sulfuration et l'alcalinité des sources

Voici les résultats de ces observations, comparées à celles du Dr Roux pour quelques-unes de ces sources :

	TEMPÉRATURE		SULFURATION		ALCA-LINITÉ[1]
	WILLM	ROUX	WILLM	ROUX	
Source du Parc	61°	»	0gr,0190	»	0gr,0984
— des Eaux-Bonnes. .	48°	»	0 0190	»	0 0984
— du Vaporarium. . .	45°	56°2[2]	0 0185	0gr,0242	0 0877
— Saint-Sauveur . .	34°	45°2	0 0140	0 0140	0 0764
— Élisa.	32°	34°2	0 0081	0 0099	0 0706

[1] Acide sulfurique nécessaire.
[2] Sans doute au griffon, ce qui n'a été possible en 1877 que pour les sources du Parc et des Eaux-Bonnes.

Etablissement Mercader.—Trois sources alimentent cet établissement appartenant au Dr Massina : ce sont les sources *Ursule*, de la *Providence* et de la *route de Casteil*. Par suite d'une avarie arrivée au captage de cette dernière, on n'a pu qu'observer sa température, qui s'est trouvée de 36°,6. Nous donnons dans le tableau suivant le groupement des éléments pour les deux autres sources :

LE VERNET (PYRÉNÉES-ORIENTALES)

GROUPEMENT HYPOTHÉTIQUE DES ÉLÉMENTS :	SOURCE URSULE	SOURCE de la PROVIDENCE
Acide carbonique des bicarbonates.	0gr,0590	0gr,0547
Acide carbonique libre.	0 0103	0 0059
Sulfure de sodium	0 0199	0 0192
Hyposulfite de sodium.	0 0047	0 0076
Carbonate de sodium	0 0613	0 0560
— de calcium.	0 0076	0 0078
— de magnésium	0 0014	0 0013
Sulfate de sodium.	0 0312	0 0341
— de potassium	0 0063	
Chlorure de sodium.	0 0140	0 0133
Silice	0 0610	0 0616
Oxyde de fer.	0 0013	traces.
Lithium, acide borique	traces très nettes.	
Arsenic	faible indice.	
Iode.	douteux.	
Matière organique	0 0127	0 0127
Résidu séché à 150°	0 2214	0 2136
Résidu converti en sulfates. { observé	0 2522	0 2394
{ d'après le groupement	0 2516	0 2410
Alcalinité . . . . { observée.	0 0902	0 0872
{ d'après le groupement	0 0907	0 0849

MOLITG (PYRÉNÉES-ORIENTALES)

Molitg est situé au fond du vallon de Castellane, latéral à la vallée de la Têt, sur le versant opposé au Canigou. Les bains se trouvent à l'altitude de 450 mètres et sont desservis par la route de Prades au col de Jau.

Il y a à Molitg trois établissements connus sous les noms de leurs anciens propriétaires : *Lloupia*, *Barrère* et *Mamet*, actuellement réunis entre les mains de M. de Massia. Les deux premiers sont mis en communication par une galerie. L'établissement Lloupia renfermait 20 cabinets avec baignoires en marbre blanc, il a été considérablement agrandi ; l'établissement Barrère contient 9 baignoires et la maison Mamet 10. La source Mamet en raison de sa situation plus élevée est employée pour les douches.

Cinq sources alimentent ces établissements : ce sont les *sources Lloupia* n° 1 (37°,5) et n° 2 (36°,5), *Barrère* 33° et *Mamet* n° 1 et n° 2 (36°,8). La source Lloupia n° 1 est la plus importante ; son débit journalier est de 1 150 hectolitres.

Les indications consignées dans l'*Annuaire* relativement à la sulfuration de la source Lloupia sont très divergentes : $0^{gr},0436$ de sulfure de sodium d'après Anglada ; $0^{gr},0186$ d'après de Dr Roux et $0^{gr},0146$ d'après Bouis. Résidu total, 0,2094 d'après Anglada et $0^{gr},1586$ d'après Bouis.

Les analyses ci-dessous ont été faites en 1887 par M. Willm pour la revision de l'*Annuaire* (*Recueil des travaux du comité consultatif*, t. XVIII).

	LLOUPIA N° 1	SOURCE MAMET	SOURCE BARRÈRE
Acide carbonique des bicarbonates. . . .	$0^{gr},0669$	$0^{gr},0689$	$0^{gr},0675$
— libre.	»	»	»
Sulfure de sodium	0 0156	0 0142	0 0137
Hyposulfite de sodium.	0 0095	0 0057	0 0032
Carbonate de sodium	0 0721	0 0753	0 0695
— de calcium	0 0080	0 0070	0 0100
— de magnésium	traces	traces	0 0010
Silicate de sodium (SiO^3Na^2)	0 0226	0 0273	0 0267
Silice en excès	0 0455	0 0395	0 0435
Sulfate de sodium.	0 0234	0 0170	} 0 0364
— de potassium.	0 0052	0 0052	
Chlorure de sodium	0 0172	0 0175	0 0173
Oxyde de fer.	0 0006	traces	0 0005
Lithium. Ammoniaque.	traces	traces	traces
Iode. Acide borique	traces	traces	traces
Arsenic	indice	indice	indice
Matières organiques (par différence) . . .	0 0105	0 0173	0 0158
Résidu séché à 150°	0 2302	0 2260	0 2376
Résidu converti en sulfates. { observé.	0 2782	0 2710	0 2808
{ d'après le groupement.	0 2776	0 2695	0 2814
Alcalinité en SO⁴H². { observée	0 1127	0 1156	0 1166
{ calculée	0 1122	0 1161	0 1138

La source Lloupia n° 2 est solidaire du n° 1 ; elle renferme $0^{gr},0166$ de sulfure de sodium et $0^{gr},0688$ d'acide carbonique total.

NOSSA (PYRÉNÉES-ORIENTALES)

Les bains de Nossa, dépendant de la commune de Vinça, sur la ligne de Perpignan à Prades, sont situés à 1 500 mètres nord-ouest de ce village, vers l'altitude de 250 mètres. Le petit établissement n'est alimenté que par une seule source, dont la température est de 22°,4.

Son analyse, effectuée en 1877[1], par M. Willm a donné les résultats suivants :

Acide carbonique des bicarbonates. . . .	0^{gr},0766			
— libre.	»			
Sulfure de sodium	0 0110			
Hyposulfite de sodium.	0 0036	BICARBONATES.		
Carbonate de sodium	0 0869	0^{gr},1230		
— de calcium	0 0050	0 0072		
— de magnésium.	traces			
Silicate de sodium ($SiO^3 Na^2$)	0 0082			
Silice en excès	0 0596			
Sulfate de sodium.	0 0648			
— de potassium	0 0067			
Chlorure de sodium.	0 0260			
Matière organique.	0 0080			
Lithium. Acide borique	traces			
Résidu séché à 150°	0 2798			
Résidu sulfaté. { observé	0 3236			
{ calculé	0 3228			

Une autre source jaillit au niveau du torrent qui coule au pied de l'établissement. Sa température est de 20° et l'eau qu'elle fournit n'est que de l'eau sulfurée dégénérée, comme le montre sa composition :

		BICARBONATES.
Carbonate de sodium	0^{gr},0930	0^{gr},1310
— de calcium	0 0257	0 3074
Silicate de sodium.	0 0101	
Silice en excès	0 0470	
Sulfates alcalins.	0 0938	
Chlorure de sodium	0 0281	
Oxyde ferrique	0 0024	
	0 3001	

AMÉLIE-LES-BAINS (PYRÉNÉES-ORIENTALES)

La station d'Amélie est sans contredit la plus importante de celles que renferme le département des Pyrénées-Orientales. Elle est située à 39 kilomètres de Perpignan et à 4 kilomètres au nord-est de la petite ville d'Arles-sur-Tech, sous le nom de laquelle elle était anciennement connue. Le village des Bains est bâti vers l'altitude de 250 mètres, au débouché de l'étroite gorge du Mondoni dans la vallée du Tech, non loin du point où celle-ci débouche dans la plaine du Céret. Le climat, qui ne diffère guère de celui du Roussillon, et l'appropriation du calorique des sources au chauffage des appartements font d'Amélie une ville d'eau qui est fréquentée même pendant la saison d'hiver.

La station comprend un hôpital militaire et deux établissements civils connus respectivement sous les noms de *Thermes Pujade* et *Thermes romains* ou *Pereire*. Elle est alimentée par de nombreuses sources parmi lesquelles le *Grand-Escaldadou*, affecté à l'hôpital militaire, tient sans contredit la première place.

Les eaux d'Amélie ont été analysées par Anglada, qui a trouvé pour le *Grand-Escaldadou* $0^{gr},0396$ de sulfure de sodium, chiffre certainement trop fort comme cela a lieu généralement pour la sulfuration indiquée par cet hydrologue, par suite évidemment d'une méthode défectueuse.

En 1887, la commission de revision de l'*Annuaire* a chargé M. Willm de soumettre ces eaux à de nouvelles recherches.

Hôpital militaire. — L'hôpital militaire, situé à l'altitude de 240 mètres, est alimenté par la source désignée sous le nom de *Grand-Escaldadou*, propriété de l'État, qui y arrive par un aqueduc à tuyau plein d'une longueur de 500 mètres environ et la source est située à environ 30 mètres plus haut. Le débit de la source est de 352,8 litres à la minute. Les observations ont porté sur l'eau prise au griffon, sur l'eau à son arrivée à l'hôpital et sur la même eau refroidie par circulation dans un torrent d'eau froide, à son arrivée en baignoires où on la mélange avec de l'eau non refroidie.

Voici les observations :

	TEMPÉRATURE	IODE NÉCESSAIRE PAR LITRE	Na²S (BRUT)	SULFURATION D'APRÈS LE Dʳ ROUX
Au griffon	62°, [1]	5ᶜᶜ,85	$0^{gr},0228$	$0^{gr},0203$
Après le parcours . . .	57 8	4 42	{ 0 0173 { 0 0151 net.	0 0161
Eau refroidie	»	3 40	0 0133	»

[1] 61°,13 d'après l'*Annuaire* où sont consignées les observations du Dʳ Roux.

Deux grandes piscines, l'une pour les officiers, l'autre pour les soldats ; de nombreuses baignoires et douches, une salle d'inhalation ; des étuves constituent l'installation balnéaire de cet établissement aussi remarquable par ses dimensions que par son agencement.

On trouvera dans le tableau qui suit l'analyse complète de cette eau :

	HÔPITAL MILITAIRE	ÉTABLISSEMENT PUJADE		
	GRAND-ESCALDADOU [1]	SOURCE ARAGO	SOURCE PASCALONE	SOURCE CHOMEL
Acide carbonique des bicarbonates . . .	0^{gr},0794	0^{gr},0778	0^{gr},0752	0^{gr},0772
— — libre	»	»	»	»
Sulfure de sodium	0 0151	0 0183	0 0144	0 0168
Hyposulfite de sodium	0 0087	0 0016	0 0025	0 0047
Carbonate de sodium.	0 0796	0 0848	0 0861	0 0848
— de calcium	0 0100	0 0076	0 0054	0 0065
— de magnésium	0 0006	0 0008	0 0009	0 0010
Silicate de sodium (Si O^3 Na^2)	0 0375	0 0311	0 0418	0 0427
Silice en excès.	0 0510	0 0590	0 0504	0 0484
Sulfate de sodium	0 0461	0 0531	0 0616	0 0612
— de potassium	0 0113	0 0153	0 0107	0 0113
Chlorure de sodium	0 0367	0 0428	0 0394	0 0404
Oxyde de fer	0 0006	0 0008	0 0006	0 0011
Matières organiques (par différence).	0 0232	0 0220	0 0186	0 0135
Iode, lithium, acide borique.		traces très nettes		
Arsenic.	faible	tr. faible	tr. faible	tr. faible
Résidu à 150°	0 3204	0 3372	0 3324	0 3324
Résidu converti { observé	0 3718	0 3932	0 3914	0 4028
en sulfates. { d'après le groupement	0 3708	0 3910	0 3917	0 4008
Alcalinité . . . { observée.	0 1333	0 1328	0 1372	0 1392
{ d'après le groupement	0 1330	0 1352	0 1371	0 1414
Bicarbonates anhydres primitivement dissous :				
Bicarbonate de sodium.	0 1146	0 1200	0 1218	0 1200
— de calcium.	0 0144	0 0109	0 0078	0 0094
— de magnésium	0 0009	0 0012	0 0014	0 0015

[1] À l'arrivée à l'établissement.

Établissement Pujade. — Parmi les nombreuses sources qui alimentent cet établissement, nous ne citerons que les principales ; ce sont les *sources Arago* (grande piscine), *Chomel* (buvette) et *Pascalone* (buvette). Les autres sources qui desservent les baignoires sont : la *source Amélie* et la *source Anglada* qui paraissent identiques à la source Arago.

On a trouvé pour les températures de ces diverses sources les résultats suivants :

	ANGLADA	ARAGO	AMÉLIE	CHOMEL	PASCALONE
Willm	60°,2	60°,5	51°,0	47°	51°,2
Dr Roux	»	60 23	48 75	»	»

La composition trouvée pour trois de ces sources est indiquée dans le tableau précédent :

Les thermes Pujade sont installés pour la saison d'hiver, très fréquentée à Amélie ; les salles du rez-de-chaussée sont toutes chauffées par l'eau thermale et toutes les parties de l'établissement sont en communication directe entre elles.

Établissement des Thermes romains ou Pereire. — Trois sources ont été examinées sur place et ont donné les résultats suivants :

	TEMPÉRATURE	Na²S (BRUT)	ALCALINITÉ
Petit-Escadadou	63°,5 [1]	0gr,0228	»
Source Fanny.	62 8	0 0173	0gr,1333
Source dite *alcaline* (buvette). . .	40	0 0133	0 1333

[1] 63°,75 d'après le Dr Roux.

La composition de ces eaux est évidemment la même que celle des autres sources d'Amélie, qui ne présentent toutes entre elles que des différences peu marquées.

L'établissement des Thermes romains offre une installation des plus complètes.

LA PRESTE (PYRÉNÉES-ORIENTALES)

Les bains de la Preste sont situés un peu au delà du hameau de ce nom, vers l'altitude de 1,100 mètres à l'extrémité occidentale de la vallée du Tech, aux pieds du pic de Costabonna. Huit kilomètres environ séparent ces bains de la petite place forte de Prats-de-Mollo.

Il y a deux sources à la Preste. Elles sourdent dans un ravin au contact du grand épanchement granulitique signalé à l'extrémité du chemin qui vient de Prats-de-Mollo. La source supérieure a peu d'importance, mais l'inférieure est au contraire très puissante. C'est cette dernière qui alimente l'établissement. Elle est désignée sous le nom de *Grande Source*, ou *Source d'Apollon*, et possède une température de 44°.

L'établissement très spacieux sert d'hôtel ; il est entouré d'un parc et de terrasses dominant les gorges du Tech et de son affluent, la Llabane.

A la demande de la Commission de revision de l'*Annuaire*, l'eau de la Preste a été soumise à l'analyse en 1887 par M. Willm :

Acide carbonique des bicarbonates . . .	0^{gr},0507
Acide carbonique libre	0 0033
Sulfure de sodium.	0 0099
Hyposulfite de sodium	0 0008
Carbonate de sodium.	0 0541
— de calcium	0 0059
— de magnésium.	0 0006
Silice.	0 0399
Oxyde de fer	0 0006
Sulfate de sodium	0 0275
— de potassium.	0 0049
Chlorure de sodium	0 0031
— de lithium	traces
Borates. Phosphates	traces
Arsenic.	faibles traces
Matières organiques (par différence). . .	0 0271
Total.	0 1744

Bicarbonates anhydres primitivement dissous :

Bicarbonate de sodium.	0 0765
— de calcium	0 0085
— de magnésium.	0 0009
Résidu converti { observé.	0 1780
en sulfates. . { calculé d'après le groupement.	0 1768
Alcalinité . . . { observée	0 0715
{ calculée	0 0690

Les analyses consignées dans l'*Annuaire* (Anglada) accusent un résidu de 0^{gr},1337 avec 0^{gr},0127 de sulfure de sodium (0^{gr},0156, d'après le Dr Roux).

Les Escaldas (Pyrénées-Orientales)

La station des Escaldas est un hameau dépendant de la commune de Villeneuve, canton de Saillagouse (Pyrénées-Orientales), dont les eaux sont sulfurées sodiques.

Quoiqu'elle soit à 1 350 mètres d'altitude, la station la plus élevée de celles réparties sur le territoire français, les Escaldas sont dans une situation privilégiée. Adossées aux premières pentes du plateau de Carlitte, les constructions sont garanties contre les atteintes du vent du nord par l'élévation du plateau. De la terrasse sur laquelle elles s'élèvent l'œil embrasse un paysage aussi vaste que pittoresque ; c'est la plaine de la Cerdagne française, arrosée par la Sègre, couverte de riches récoltes et encadrée de toutes parts, sauf du côté du débouché de la vallée, dans un cirque de hautes montagnes, aux cimes neigeuses.

Indépendamment de deux buvettes, trois sources principales sont utilisées aux bains des Escaldas. Il y en a une sixième sans emploi au village de Dorres situé à 3 kilomètres à l'ouest de la station [1]. A raison de sa situation et quoiqu'elle soit facilement accessible aux voitures qui font le trajet entre la gare de Prades et Bourg-Madame, la station des Escaldas est surtout fréquentée par les Espagnols.

Trois sources sont utilisées pour bains : ce sont les sources *Colomer* (ou *Grande source*), *Merlat* et de la *Cazette* (de la Tartère d'en Margail). La température de la première est de 42°,3, celle des deux autres, de 33° ; deux buvettes ont été installées en outre aux sources *Pastourale* (26°,1) et de *Saint-Joseph* (18°,3). A 1 kilomètre des Escaldas se trouve la source de Dorres, très abondante et dont la température est de 40°,4. Cette source, qui appartient à la station des Escaldas et qui est mentionnée dans l'*Annuaire des eaux minérales,* est pour le moment sans emploi, mais elle est convenablement captée et a été utilisée autrefois. Son importance comme débit nous engage à joindre son analyse à celles des sources de l'établissement.

[1] Dans la même région des Pyrénées il convient de signaler les sources sulfureuses chaudes qui prennent naissance dans la vallée de l'Embalire, rivière de l'Andorre, à l'est du chef-lieu. Elles se trouvent sur le prolongement de celles des Escaldas et de Dorres, et ont avec elles une analogie manifeste, qui se reproduit même dans le nom de *Las Caldas* sous lequel elles sont connues.

LES ESCALDAS

	SOURCES					
	COLOMER	MERLAT	de LA CAZETTE	PASTOURALE	SAINT-JOSEPH	DE DORRES
Acide carbonique des bicarbonates..........	0^{gr},0257	0^{gr},0256	0^{gr},0254	0_{gr},0260	0^{gr},0281	0^{gr},0230
Sulfure de sodium......	0 0251	0 0120	0 0154	0 0122	0 0114	0 0182
Hyposulfite de sodium.....	0 0126	0 0154	0 0135	0 0125	0 0132	0 0160
Sulfate de sodium......	0 0078	0 0231	0 0149	0 0165	0 0136	0 0193
— de potassium.....	0 0061	0 0231	0 0055	0 0042	0 0061	0 0193
Carbonate de sodium.....	0 0214	0 0203	0 0239	0 0260	0 0280	0 0189
— de calcium....	0 0075	0 0065	0 0054	0 0050	0 0055	0 0084
— de magnésium...	0 0012	0 0010	0 0007	traces.	traces.	traces.
Silicate de sodium (SiO^3Na^2).	0 0148	0 0226	0 0219	0 0202	0 0238	0 0146
Silice en excès........	0 0599	0 0562	0 0568	0 0571	0 0525	0 0586
Chlorure de sodium.....	0 0082	0 0091	0 0105	0 0082	0 0091	0 0118
Oxyde ferrique........	0 0002	0 0004	0 0005	traces.	traces.	traces.
Arsenic............	traces[1].	traces.	traces.	traces.	traces.	traces.
Iodures. — Acide borique. — Acide phosphorique. — Sulf-arsénite..........	traces.	traces.	traces.	traces.	traces.	traces.
Matière organique (par différence)...........	0 0150	0 0128	0 0078	0 0113	0 0111	0 0074
Résidu séché à 150°....	0 1798	0 1794	0 1768	0 1732	0 1746	0 1732
Bicarbonates correspondant aux carbonates neutres :						
Bicarbonate de sodium (CO^3NaH)	0 0339	0 0322	0 0379	0 0412	0 0444	0 0300
— de calcium (C^2O^5Ca).	0 0108	0 0094	0 0078	0 0072	0 0079	0 0121
— de magnésium (C^2O^5Mg)	0 0018	0 0015	0 0011	traces.	traces.	traces.
Résidu sulfaté observé....	0 2054	0 2032	0 2076	0 1966	0 2016	0 2019
— sulfaté calculé....	0 2059	0 2028	0 2072	0 1976	0 2008	0 2019
Alcalinité[2] observée......	0 0725	0 0629	0 0682	0 0588	0 0632	0 0637
— calculée......	0 0719	0 0594	0 0652	0 0605	0 0648	0 0614

[1] Peut être évalué à 0^{mgr},1 par litre.
[2] Exprimée en acide sulfurique nécessaire SO^4H^2.

Les températures observées ne diffèrent que fort peu de celles indiquées par Anglada et plus tard par Roux (42°,5 et 42°,15 pour la source Colomer; 33°,5 et 35°1 pour la source Merlat; 40 à 41° pour la source de Dorres).

Le même accord ne s'observe pas pour la sulfuration. Voici les résultats observés par les différents auteurs, et pour rendre les autres comparables, nous donnons les chiffres de la sulfuration *brute*, calculée par l'iode total, en sulfure de sodium :

	COLOMER	MERLAT	DORRES
Anglada	0^{gr},0333	»	»
Roux.	0 0186	0^{gr},0155	0^{gr},0200
Garrigou et Compario.	0 0124	0 0098	»
Willm. . . { Sulfure brut	0 0281	0 0158	0 0221
{ Sulfure net.	0 0251	0 0120	0 0182

Il n'existe comme analyses des eaux des Escaldas que celles faites par Anglada des sources Colomer et Merlat.

Les analyses d'Anglada accusent pour la source Colomer un résidu de 0^{gr},1445 et pour la source Merlat 0^{gr},2298. On voit par le tableau des analyses que le résidu est sensiblement le même pour toutes les sources, et que ces sources ne diffèrent les unes des autres que par leur sulfuration et, dans un ordre inverse, par la proportion des sulfates. L'acide carbonique observé est insuffisant pour répondre à l'alcalinité indépendante du sulfure ; celle-ci est donc due en partie à du silicate.

2° SOURCES CHLORO-SULFURÉES SODIQUES

L'institution dans la chaîne des Pyrénées d'une catégorie de sources chloro-sulfurées sodiques bien distincte de celle qui comprend les sulfurées franches résulte, comme on l'a vu, de la comparaison des analyses exécutées pour la revision de l'*Annuaire*. Elle est également basée sur les différences que l'on observe dans les conditions de gisement de ces deux classes de sources. Elle repose donc sur une double base indiscutable. C'est ce qu'il convient d'établir.

D'après l'énumération faite dans le paragraphe des généralités sur l'hydrologie minérale de la chaîne, la classe comprendrait cinq groupes de sources, savoir : Eaux-Bonnes, Gazost, Labassère, Germs, et Beaucens. La composition de la source Hountalade de cette dernière localité ne nous est connue que par le résumé qu'en donne la statistique de 1883 et c'est par simple analogie qu'elle a été introduite dans la classe. Pour les quatre autres groupes, nous possédons au contraire des bases certaines d'appréciation.

On commettrait une erreur manifeste en prenant pour terme de comparaison les sources des Eaux-Chaudes, les plus rapprochées de la station des Eaux-Bonnes. Elles s'écartent en effet déjà des eaux sulfurées franches et par leur composition elles forment une transition entre ces dernières et les chloro-sulfurées. A leur défaut on peut recourir à Cauterets, la première station que l'on rencontre dans la direction de l'Est et y choisir la Raillère, la plus importante de ses sources. Or, voici les résultats auxquels conduit la comparaison des sources chloro-sulfurées avec cette dernière. L'écart entre la somme des principes fixes qu'elles renferment est considérable. On passe en effet de $0^{gr},2267$ chiffre du résidu fixe de la Raillère à $0^{gr},43$ pour Labassère, puis à $0^{gr},53$ pour la source noire de Gazost, à $0^{gr},60$ en nombre rond pour les sources des Eaux-Bonnes et enfin à $0^{gr},67$ pour Germs. En décomposant ces différences on reconnaît qu'elles portent surtout sur le chlorure de sodium représenté à la Raillère par $0^{gr},0484$, tandis qu'il s'élève dans la source de Labassère à $0^{gr},2521$, dans celle de Gazost à $0^{gr},3810$, à $0^{gr},266$ dans la source vieille des Eaux-Bonnes et enfin à $0^{gr},4112$ dans la source n° 3 de Germs. D'un autre côté, un nouveau principe étranger aux sources sulfurées sodiques, dont les bases sont presque exclusivement alcalines, le sulfate de chaux apparaît dans les les eaux chloro-sulfurées; s'il est peu abondant à Gazost, il s'élève aux Eaux-Bonnes à $0^{gr},154$, soit au quart de la minéralisation totale. Telles sont les différences essentielles que l'on constate et qui suffisent à expliquer l'excédant de minéralisation des eaux chloro-sulfurées. On peut en tirer une conclusion ferme au point de vue de l'établissement d'une classe se distinguant nettement des sources sulfurées sodiques.

L'étude du gisement conduit au même résultat. Rien n'est plus propre à montrer la différence qui existe, à ce point de vue, entre les deux catégories que de comparer les places occupées par les Eaux-Chaudes et les Eaux-Bonnes, dans la vallée d'Ossau. La première est au mur et la seconde au toit de l'assise de calcaire magnésifère qui couronne la formation cambrienne. Elles sont donc séparées par toute l'épaisseur de cette assise qui n'est pas inférieure à mille mètres. La butte du Trésor d'où émergent les sources des Eaux-Bonnes est constituée par une dolomie cristalline, appartenant à une des assises les plus élevées de l'étage.

Les sources de Labassère, de Gazost et de Germs occupent dans l'intérieur de la chaîne une position un peu plus septentrionale que les Eaux-Bonnes. Elles sourdent, la première à la naissance de la vallée de l'Ossouet, la seconde sur le cours supérieur du Nez, près de la bifurcation de ce torrent. Entre ces deux sources, il y a à Germs, au lieu dit Dubaou, un groupe de cinq griffons formant entre elles une sorte de trait d'union. Le grand épanchement de granulite qui, du monticule de Géry près de Saint-Béat, s'étend en ligne droite vers le Nord-Ouest, sur une longueur d'une quarantaine de kilomètres à travers la Barousse et la vallée d'Aure, se dirige vers les points d'émergence de ces sources sur le versant septentrional du Pic du Midi de Bigorre. Comme sur toute l'étendue de son parcours, il fait réapparaître, en les relevant, les assises les plus anciennes du terrain de transition, on est autorisé à penser qu'il n'est pas étranger à la genèse de ces sources dans la position anomale qu'elles occupent.

Quant aux éléments d'origine triasique qui entrent dans leur composition, ainsi que dans celle des Eaux-Bonnes, ils proviennent manifestement des pointements de cette nature très développés au Nord et au Sud de cette station, ainsi que dans la région du Pic de Bigorre.

Eaux-Bonnes (Basses-Pyrénées)

Le village des Eaux-Bonnes est bâti à 750 mètres d'altitude dans une gorge traversée par le Valentin, torrent qui se jette près de Laruns dans le gave d'Ossau. Il est situé à 6 kilomètres de Laruns.

La station thermale comprend deux établissements. Le *grand établissement*, situé dans la partie la plus élevée du village, date de 1853 ; il renferme 20 baignoires, des salles pour gargarismes, bains de pieds et douches pharyngiennes ; enfin une buvette. L'*établissement d'Orteig*, beaucoup plus modeste, utilise la source de ce nom, qui prend naissance au bord du Valentin ; il renferme 8 baignoires, une douche et une buvette.

On compte huit sources d'eaux minérales à Bonnes, dont la température est de 22 à 32,75. Les principales sont la *Source Vieille*, source d'*En-bas*, la *Source Nouvelle*, la source d'*Orteig* et enfin la *source froide* qui, elle, est à la température de 12° seulement et qui alimente une buvette. Le débit total ne dépasse pas 700 hectolitres par vingt-quatre heures ; ce faible volume n'a pas grande importance, attendu qu'on n'administre que peu de bains dans la station. L'exportation de l'eau est considérable.

Il résulte des analyses exécutées par Filhol en 1861 que toutes ces sources sont minéralisées à peu près de la même manière et à peu près dans les mêmes proportions.

Les eaux de Bonnes se distinguent de la plupart des eaux sulfurées sodiques des Pyrénées par plusieurs points ; leur sulfuration est moyenne, mais leur alcalinité est très faible et à peine supérieure à celle qui correspond à la sulfuration, si celle-ci est attribuée au monosulfure. C'est cette considération entre autres qui a conduit M. Willm dans son étude sur ces eaux, en 1878, à attribuer leur sulfuration à des sulfhydrates plutôt qu'à des sulfures.

Ainsi pour la Source Vieille l'alcalinité exige $0^{gr},0282$ d'acide sulfurique, quantité qui saturerait $0^{gr},0221$ de sulfure Na^2S ; or le titrage sulfurométrique en indique $0^{gr},0219$; le sulfure serait dans ce cas le seul principe alcalin de la Source Vieille. Si au contraire la sulfuration est due à du sulfhydrate, soit $0^{gr},0158$ NaHS, son alcalinité n'exige que $0^{gr},0138$ d'acide sulfurique, soit environ la moitié, le reste devant alors être attribué à des silicates. Il est à remarquer en outre que l'acide carbonique n'est qu'en quantité minime dans les eaux de Bonnes et se dégage presque entièrement par l'ébullition.

On voit que l'interprétation ci-dessus différencie notablement les eaux Bonnes des autres eaux sulfureuses sodiques. Elles s'en distinguent enfin par la richesse relative en chlorure de sodium et par la minéralisation totale.

Les sources examinées par M. Willm sont les suivantes, avec leur

	SOURCE VIEILLE	SOURCE D'ORTEICH	SOURCE FROIDE
Température	32°,5	22°,8	12°,5
Sulfure de sodium	$0^{gr},0219$	$0^{gr},0217$	$0_{gr},0188$
Sulfhydrate.	0 0158	0 0156	0 0135

température et leur sulfuration envisagée comme sulfure et comme sulf-hydrate de sodium. Dans le groupement cette sulfuration est attribuée en partie à du sulfhydrate d'ammoniaque.

Au groupement hypothétique des éléments nous croyons devoir ici joindre les résultats directs de l'analyse en raison des interprétations différentes que l'on peut donner à ceux-ci :

COMPOSITION DES EAUX-BONNES

	SOURCE VIEILLE	SOURCE D'ORTEICH	SOURCE FROIDE
Acide carbonique total	0gr,0102	0gr,0063	0gr,0171
Soufre des sulfures	0 0090	0 0089	0 0077
Acide hyposulfureux (S^2O^3)	0 0062	traces	0 0021
— carbonique combiné (CO^2O)	0 0009	traces	0 0012
— sulfurique (SO^3O)	0 1313	0 1393	0 1277
— phosphorique	traces	traces	traces
Chlore.	0 1740	0 1814	0 1429
Brome.	0 0031	0 0024	0 0011,5
Iode.	traces	traces	traces
Sodium	0 1270	0 1279	0 1156
Potassium	0 0113	0 0116	0 0071
Lithium	0 0001	0 0001,2	0 0001,2
Ammonium.	0 0049	0 0005,5	0 0005,5
Calcium	0 0160	0 0487	0 0432
Magnésium.	0 0003	0 0005	0 0007,4
Silice	0 0625	0 0670	0 0555
Arsenic	traces	traces	traces
Groupement hypothétique des éléments.	0 5736	0 5873,7	0 5055,6
Acide carbonique libre	0 0089	0 0063	0 0152
Sulfhydrate et sulfure de sodium.	0 0098	0 0140	0 0119
— d'ammonium.	0 0054	0 0016	0 0015
Hyposulfite de sodium	0 0080	traces	0 0040
Carbonate de calcium	0 0015	traces	0 0021
Silicate de sodium (SiO^3Na^2).	0 0160	0 0088	0 0210
Silice en excès	0 0552	0 0627	0 0452
Chlorure de sodium	0 2665	0 2775	0 2235
— de potassium	0 0216	0 0222	0 0138
— de lithium	0 0005	0 0007	0 0008
— de magnésium	0 0012	0 0020	0 0029
Bromure de sodium	0 0040	0 0031	0 0015
Iodure.	traces	traces	traces
Sulfate de sodium	0 0330	0 0318	0 0384
Sulfate de calcium.	0 1344	0 1666	0 1435
Sulfure d'arsenic. Acide phosphorique. .	traces	traces	traces
Matière organique.	0 0210	0 0220	0 0200
Total par litre.	0 5981	0 6131	0 5301
Résidu observé à 200°	0 5990	0 6210	0 5440

L'eau du réservoir des bains marquait 28°,5 et une sulfuration représentée par 0gr,0172 de sulfure de sodium ou par 0gr,0114 de sulfhydrate.

GAZOST (HAUTES-PYRÉNÉES)

Le village de Gazost est situé à 10 kilomètres de Lourdes et à 800 mètres d'altitude ; mais les sources de ce nom sont à 5 kilomètres au delà et à l'altitude de 900 mètres, près des sources du Nez. Ces sources d'un abord assez difficile alimentaient un petit établissement, aujourd'hui ruiné et on a cherché à utiliser leurs eaux en les amenant à Argelès ; mais la longueur du trajet et la différence d'altitude jointes aux mauvaises conditions de parcours de l'eau n'ont guère favorisé cette entreprise. Quoi qu'il en soit, on trouve à Argelès un établissement thermal convenablement aménagé.

Les eaux de Gazost ont été analysées autrefois par O. Henry qui a trouvé pour l'eau de l'une des sources une sulfuration représentée par 0gr,0320 de sulfure de sodium et 0gr,0036 de sulfure de calcium, pour une minéralisation totale de 0gr,5757.

On trouve à Gazost plusieurs sources parmi lesquelles il faut distinguer surtout la *Grande Source* ou *Burgade* et la *Source Noire*. Ce sont ces deux sources qu'a analysées M. Willm dans la mission qu'il a remplie en 1890 pour la revision de l'*Annuaire*. La Grande Source est bien captée ; c'est elle qui est amenée à Argelès ; la Source Noire est à peu près sans captage ; elle doit son nom à un abondant dépôt noir à son émergence. Les eaux sont froides (12°,5 et 14°).

Les eaux de Gazost sont, comme celles de Labassère, remarquables par leur conservation et il serait à désirer qu'on pût procéder sur place à leur embouteillage. Il est même à remarquer que leur sulfuration augmente après un certain temps d'embouteillage et même que des eaux qui ont perdu toute sulfuration, comme celle qui est amenée à Argelès, la reprennent en partie après un certain temps lorsqu'on les a mises à l'abri de l'air. Ainsi de l'eau de cette provenance a accusé 0gr,0190 de sulfure après huit mois et jusqu'à 0gr,0385 après seize mois. De semblables faits ont déjà été observés pour quelques autres eaux par Filhol.

Ce travail chimique est évidemment dû aux matières organiques ou plutôt organisées que l'eau de Gazost dépose à son émergence et encore durant son trajet jusqu'à Argelès et à Argelès même. Cette matière est une espèce de sulfuraire noire, apparaissant sous le microscope en filaments déliés. Elle se développe assez rapidement à l'air aux dépens des sulfates contenus dans l'eau, mais les sulfures produits se réoxydent. Privée de son eau mère, elle s'oxyde directement et la couleur noire, qui est due à du sulfure de fer, fait place à la couleur de la rouille.

Voici pour les deux sources observées la sulfuration dans différentes conditions :

GRANDE SOURCE				
	AU GRIFFON	A ARGELÈS	APRÈS EMBOUTEILLAGE ET TRANSPORT	
			AU GRIFFON	A ARGELÈS
Sulfure de sodium.	$0^{gr},0117$	»	$0^{gr},0338$	$0^{gr},0078$
Hyposulfite de sodium	0 0060	$0^{gr},0057$	0 0004	

SOURCE NOIRE			
	AU GRIFFON	APRÈS EMBOUTEILLAGE ET TRANSPORT	APRÈS 7 MOIS D'EMBOUTEILLAGE
Sulfure de sodium.	$0^{gr},0200$	$0^{gr},0358$	$0^{gr},0397$
Hyposulfite de sodium. . . .	0 0341[1]	0 0013	0 0012

[1] Ce résultat est sans doute entaché d'erreur, les conditions d'observation ayant été très défavorables.

Dans ces tableaux, la sulfuration est entièrement attribuée à du sulfure de sodium, mais il y a lieu d'en rapporter une partie à du sulfure de calcium, comme on l'a fait dans le groupement hypothétique ci-dessous, par suite de considérations tirées de l'ensemble de la composition chimique. Ces analyses se rapportent à l'*eau puisée au griffon et transportée*.

	SOURCE NOIRE	GRANDE SOURCE
Acide carbonique des bicarbonates.	0^{gr},0036	0^{gr},0249
— libre . . . . . .:	»	0 0147
Ammoniaque.	0 0020	0 0020
Sulfure de sodium	0 0232	0 0102
— de calcium	0 0117	0 0219
Hyposulfite de calcium	0 0012	0 0004
Carbonate de calcium.	0 0041	0 0266
— de magnésium	»	0 0014
Silicate de calcium	0 0107	»
— de magnésium	0 0018	»
Silice en excès	0 0381	0 0249
Sulfate de calcium	0 0135	0 0153
Chlorure de sodium	0 3810	0 1663
— de potassium	0 0167	0 0075
Oxyde de fer[1]	0 0014	0 0004
Iodures. Lithium . . . . , .	traces.	traces.
Matières organiques (par différence)	0 0300	0 0277
Résidus à 130-140°.	0 5334	0 3026
Résidu sulfaté. { observé	0 6286	0 3502
{ calculé	0 6268	0 3495
Bicarbonates primitivement tenus en dissolution :		
Bicarbonate de calcium	0 0059	0 0384
— de magnésium	»	0 0021
Alcalinité observée (acide sulfurique nécessaire)	0 0549	0 0725
— du groupement	0 0549	0 0745
— indépendante du sulfure	0 0148	0 0277

[1] Peut-être à l'état de sulfure ?

LABASSÈRE (HAUTES-PYRÉNÉES)

La source de Labassère, située à une altitude de 700 ou 800 mètres au haut de la vallée de l'Ossouet, tributaire de l'Adour, et à 15 kilomètres environ de Bagnères-de-Bigorre, est captée dans un bâtiment qui sert de logement au garde. Elle est froide (12 à 13°) et son débit journalier est de 280 hectolitres. Elle n'est pas utilisée sur place, mais seulement pour l'embouteillage et le remplissage des jarres que l'on transporte à Bagnères où est installée une buvette sur les indications de MM. François et Filhol[1]. La grande stabilité de l'eau permet très bien

[1] Pour éviter le contact de l'eau sulfureuse avec l'air, la jarre qui la contient est mise en communication avec un gazomètre contenant du gaz azote dégagé de la source Théas. En excerçant une pression sur le gazomètre, celle-ci se transmet à la surface de l'eau de la jarre qui peut alors s'écouler par un robinet de sortie adapté à un tube siphon plongeant au fond de la jarre.

ce mode d'emploi. Quoiqu'elle soit naturellement froide, on la chauffe à Bagnères pour la boisson, à l'aide de l'eau de la source Théas.

La grande stabilité du principe sulfureux déjà signalée par Filhol, et même antérieurement, est telle que la sulfuration de l'eau transportée à Bagnères est la même qu'au griffon [1].

Les analyses de l'eau de Labassère faites par Filhol vers 1850 lui assignaient un total de principes fixes de $0^{gr},4813$ y compris $0^{gr},1450$ de matière organique, soit $0^{gr},3363$ de principes minéraux. La sulfuration indiquée est de $0^{gr},0464$ de sulfure de sodium. C'est exactement à ce dernier résultat qu'est arrivé M. Willm dans l'analyse qu'il a entreprise en 1890 pour la revision de l'*Annuaire* ; quant à la minéralisation totale, elle est notablement plus élevée, surtout si l'on fait abstraction de la matière organique, ainsi que le montre le tableau suivant :

Acide carbonique total.	$0^{gr},0335$
— libre.	»
Ammoniaque.	0 0026
Sulfure de sodium.	0 0465 [1]
Hyposulfite de sodium	0 0038
Carbonate de sodium.	0 0277
— de calcium	0 0104
— de magnésium.	0 0040
Chlorure de sodium	0 2521
— de lithium	traces
Iodures	traces
Sulfate de sodium.	0 0105
— de potassium.	0 0167
Silice	0 0398
Matière organique (par différence)	0 0237
Total des principes fixes	0 4322
Résidu converti en sulfates { observé . .	0 5162
{ calculé . .	0 5135
Alcalinité totale (acide sulfurique nécessaire).	0 1035
— des carbonates	0 0444

GERMS (HAUTES-PYRÉNÉES)

Dans un mémoire publié en 1860, Filhol a fait connaitre les résultats des analyses qu'il a exécutées sur les cinq sources chloro-sulfurées sodiques qui sourdent

---

[1] De l'eau examinée après huit mois de séjour au laboratoire a encore accusé $0^{gr},0428$ de sulfure. Un autre échantillon recueilli en octobre 1890 a de même accusé le 10 juin 1892, c'est-à-dire après 18 mois, $0^{gr},0420$ de sulfure.

Ajoutons que Filhol a signalé des traces de fer et de cuivre dans l'eau de Labassère. On n'y a pas trouvé d'arsenic.

à Dubaou dans la commune de Germs. Nous donnons ceux qu'il a obtenus pour la source n° 3, la principale du groupe :

Sulfure de sodium	0gr,0310
— de fer.	traces
Chlorure de sodium.	0 4112
— de potassium	traces
Sulfate de sodium	0 0415
— de calcium	0 0179
Silicate de magnésium	0 0210
Carbonate de calcium	0 0028
Phosphate de calcium	traces
— de magnésium	traces
Silice	0 0460
Matière organique	0 0400
Borate de sodium.	traces
Iodure de sodium	traces
Fluorures.	traces
	0 6714

3° SOURCES MINÉRALES D'ORIGINE TRIASIQUE

Les sources minérales qui empruntent leurs éléments constitutifs au trias et plus particulièrement aux marnes irisées, sont disséminées en assez grand nombre dans toute l'étendue de la chaîne des Pyrénées.

Quelques-unes d'entre elles prennent directement naissance dans ce terrain, de telle sorte que l'on ne peut élever aucun doute sur leur gisement. On peut citer, comme exemple, les sources qui alimentent les bains de Suberlaché situés dans la vallée d'Aspe au centre de cette plaine circulaire de Bedous qui, comprise entre les défilés de Sarrance et d'Accous, mérite si bien le nom de bassin sous lequel elle est connue. La présence des trois termes du trias y a été démontrée et il a été également établi que vers le Nord-Ouest, les marnes irisées étaient recouvertes par le trias de la montagne de Layens [1].

Sur un autre point de la chaîne, dans le petit vallon latéral à la vallée de la Garonne où sont situés les établissements de Sainte-Marie et de Siradan (Hautes-Pyrénées), on voit également les sources sortir d'un pointement triasique.

Toutefois ces exemples ne constituent que des exceptions et dans la plupart des cas, les sources de cette catégorie, surtout lorsqu'elles sont thermales, émergent de terrains plus récents que le trias, notamment d'assises appartenant aux systèmes jurassique et crétacé. Il n'en est pas

[1] E. Jacquot. Sur le gisement et la composition du système triasique dans la région pyrénéenne. (*Bulletin de la Société Géologique*, 3e série, t. XVI, 1888.)

moins toujours facile de remonter à l'origine de l'agent minéralisateur parce qu'on constate invariablement sa présence dans l'amont-pendage des sources, c'est-à-dire dans le terrain où elles ont leurs réservoirs d'alimentation. On peut en fournir de nombreuses preuves.

La source sulfurée de la station de Cambo, à un kilomètre au sud du village de ce nom, prend naissance au contact du massif gneissique du Labourd et de calcaires compacts et de marnes noirâtres qui ont été rapportées au lias; mais on rencontre, dans le voisinage, des amas de gypse et des pointements d'ophite qui décèlent la présence du terrain triasique sous-jacent.

Les puissantes sources de Bagnères-de-Bigorre qui émergent de roches crétacées, sur le flanc occidental de la vallée de l'Adour dans la partie haute de la ville, sont dans une situation identique. Le col qui contourne vers le sud le mont Bédat, situé un peu en arrière des sources, met en effet à jour les roches les plus caractéristiques des marnes irisées, associées à des gîtes ophitiques.

D'après la disposition des lieux, on est fondé à penser que les bains du Salut situés à deux kilomètres au sud de Bagnères et au delà du mont Bédat sont alimentés par une nappe hydrominérale indépendante de celle de cette localité.

Les deux sources utilisées dans les établissements de Capvern, la Hount Caoute (source chaude) et le Bouridé, ainsi que celle de Labarthe-de-Neste sont dans la dépendance des pointements triasiques et ophitiques situés vers le sud aux environs d'Avezac.

Les affleurements de trias signalés à Sainte-Marie et à Siradan se prolongent dans la direction de l'Est vers Moncaup et Arguenos au pied du pic de Gars et le long de la grande dépression du sol connu sous le nom caractéristique de *Vallelongue* qui aboutit à Castillon. Ils rendent parfaitement compte de l'existence des nombreuses sources sulfatées calciques et magnésiennes situées dans le massif jurassique et crétacé compris entre la Garonne à l'ouest et le Salat à l'Est. Ce sont : Barbazan, Labarthe-Rivière sur la rive droite du fleuve, Encausse sur son affluent le Job, Couret, Ganties et Saleich. Toute cette région est remplie de pointements ophitiques qui sont autant d'indices de l'existence du trias. A partir de la vallée du Salat, dans la direction de l'Est, il y a plus que des points de repère. La formation triasique se montre en effet, avec ses trois termes : grès bigarré, muschelkalk et marnes irisées, reposant, du côté du Sud, sur des grès permiens et recouverte vers le Nord par l'infralias, comme l'a montré M. l'abbé Pouech. Des environs de Saint-Girons, où elle constitue les coteaux de Paletes et de Pégoumas, elle s'étend sans discontinuité le long de la route de Foix par Rimont, Castelnau, la Bastide-de-Sérou jusqu'à Saint-Martin-de-Carralp, c'est-à-dire sur trente-deux kilomètres de longueur.

La station d'Audinac de la commune de Montjoy est à quatre kilomètres au nord-est de Saint-Girons dans l'aval-pendage des couches triasiques. On n'éprouve donc aucune difficulté pour expliquer la présence des sources qui l'alimentent.

Il en est de même des bains d'Ussat, situés à trois kilomètres au sud de Tarascon sur les bords de l'Ariège. La vallée assez reserrée en ce point est encaissée dans des escarpements abrupts formés par des calcaires jurassiques. Les sources thermales prennent naissance à leurs bases dans une brèche à éléments calcaires qui appartient à une des parties inférieures de l'assise. Les marnes irisées qui se montrent avec de puissants amas de gypse dans la vallée d'Arnave, située à quatre kilomètres au nord d'Ussat, contiennent la clef du gisement des eaux de cette station. Il est manifeste qu'en plongeant vers le sud, elles forment le substratum du terrain jurassique et que les sources qui viennent de la profondeur, leur empruntent leurs éléments constitutifs.

En résumé, dans toute l'étendue de la chaîne l'analyse des eaux d'origine triasique et l'étude de la constitution géologique du sol se contrôlent et s'éclairent réciproquement pour aboutir à une conclusion qui est l'évidence même.

Comme on l'a fait pour la chaîne des Alpes, on a jugé à propos de dresser des tableaux qui donnent pour chacune des sources rangées dans la troisième catégorie, la proportion des éléments triasiques qu'elle renferme par rapport à son résidu fixe. On ne manquera pas de remarquer, cette proportion est toujours très considérable.

De l'inspection des tableaux on peut tirer une autre conclusion. Ils montrent en effet que le chlorure de sodium ne joue qu'un rôle très secondaire dans la composition des eaux triasiques des Pyrénées. Celles-ci se distinguent donc essentiellement de leurs similaires des chaînes Alpines qui sont surtout caractérisées par la prédominance des chlorures. La différence est tellement prononcée qu'on a pu rapprocher, avec raison, quelques-unes des eaux triasiques des Pyrénées de celles du groupe de Contrexeville qui dérivent, comme on le verra plus loin, de l'étage dolomitique du muschelkalk et ne contiennent pas de chlorure.

NOMS DES SOURCES	CHLORURES de sodium, de potassium, etc.	SULFATES alcalins et terreux.	TOTAUX des chlorures et des sulfates.	RÉSIDU fixe total.	PROPORTION pour laquelle les chlorures et les sulfates entrent dans le résidu.
SOURCES ANALYSÉES POUR LA REVISION DE L' « ANNUAIRE »					
1° Cambo (source sulf).	0^{gr},0776	2^{gr},1257	2^{gr},2033	2^{gr},3687	930 p. 1000
2° Bagnères-de-Bigorre (Grands bains) . .	0 1717	2 0999	2 2716	2 4496	927 —
3° Id. (source Salies).	0 1917	2 2386	2 4303	2 5960	936 —
4° Capvern (Hount Ca-oute)	0 0128	1 4868	1 4996	1 7004	882 —
5° Id. (le Bouridé) .	0 0081	0 7688	0 7769	0 9584	810 —
6° Encausse.	0 3229	2 4227	2 7456	2 9544	930 —
7° Audinac	0 0071	1 6108	1 6179	1 8588	871 —
8° Ussat (Grand établissement)	0 0446	0 9198	0 9644	1 1363	850 —
SOURCES DONT LES ANALYSES ONT ÉTÉ EMPRUNTÉES A DIVERSES PUBLICATIONS :					
1° Bains du Salut à Bagnères.	0 1943	2 1949	2 3892	2 5559	933 p. 1000
2° Labarthe de Neste. .	0 0330	0 0220	0 0550	0 1160	500 — (carbon.345 p.1000)
3° Barbazan	0 0090	1 8300	1 8390	2 0385	900 —
4° Sainte-Marie	»	2 0100	2 0100	2 4000	840 —
5° Siradan	0 0500	1 7490	1 7990	2 0245	890 —
6° Labarthe-Rivière . .	0 0100	0 3070	0 3170	0 3170	356 — (carbon.622 p.1000)
7° Saleich.	0 0041	0 3947	0 3988	0 8594	463 —
8° Salies-du-Salat[1]. . .	30 5710	3 3720	33 9430	34 0650	998 — (carbon.501 p.1000)

[1] Salies-du-Salat, placée ici avec les sources de la chaîne, appartient aux Petites-Pyrénées.

CAMBO (BASSES-PYRÉNÉES)

Cambo est un bourg de 1 800 habitants, à 19 kilomètres de Bayonne, ville à laquelle il est relié par une ligne ferrée. Il est situé sur la Nive qui le partage en deux parties, le Bas Cambo et le Haut Cambo où se trouvent les promenades et les hôtels. La station thermale se trouve à un kilomètre au sud, sur les bords de la Nive à l'altitude de 30 mètres. L'établissement, de construction assez récente, comprend douze cabinets de bains, des douches, une buvette. Il y a deux sources à Cambo, de nature toute différente. La première est sulfatée calcique et magnésienne, accidentellement sulfureuse; le principe sulfureux est l'hydrogène sulfuré libre. La température est de 21°,8 et le débit de

432 hectolitres. L'autre source, à peine minéralisée, est ferrugineuse et sa température est voisine de la moyenne de la contrée, soit 15°,2.

Les eaux de Cambo ont été analysées en 1827 par Salaignac. Elles ont fait en 1882 l'objet d'une nouvelle étude pour la revision de l'*Annuaire*. Voici les résultats auxquels est arrivé M. Willm.

SOURCE SULFUREUSE

Acide carbonique des bicarbonates.	0gr,1039		
— libre	0 0787	(39cc,8)	
Hydrogène sulfuré libre.	0 0023	(1 5)	
			BICARBONATES
Carbonate de calcium	0 1172	0gr,1688	
— de magnésium.	traces	traces	
— ferreux et manganeux. .	0 0010	0 0014	
Silicate de calcium	0 0338		
— de sodium.	0 0022		
Hyposulfite de calcium	0 0019		
Sulfate de calcium.	1 5791		
— de magnésium	0 5447		
— de lithium et de strontium .	traces		
Chlorure de sodium	0 0610		
— de potassium	0 0095		
— de magnésium.	0 0071		
Iodures.	traces		
Arséniates. Phosphates.	indices		
Cuivre	ind. douteux		
Matières organiques et pertes . . .	0 0113		
Poids du résidu sec	2 3688		
Résidu converti en sulfates	2 4364		
— calculé d'après le groupement	2 4396		

SOURCE FERRUGINEUSE

Acide carbonique des bicarbonates.	0gr,0099		
— libre	0 0669		
	(33cc,9)	BICARBONATES	
Carbonates de fer et manganèse. .	0 0061	0gr,0084	
— de calcium	0 0019	0 0027	
— de magnésium	0 0034	0 0052	
Silicate de calcium.	0 0255		
— de magnésium	0 0039		
Sulfate de sodium.	0 0053		
— de magnésium	0 0018		
Chlorure de sodium	0 0161		
Matière organique	0 0177		
Total par litre	0 0817	0 0866	

Il y a en outre des indices d'*acides phosphorique* et *arsenique*.

Suberlaché, commune de Bedous (Basses-Pyrénées)

Les bains de Suberlaché sont figurés sur la carte du dépôt de la guerre. Ils sont situés à l'altitude de 420 mètres, dans la vallée d'Aspe, à un kilomètre et demi au sud du bourg de Bedous, à proximité de la route d'Espagne qui se dirige sur Canfranc par le Somport. Il y a là un petit établissement renfermant douze baignoires et alimenté par une source sulfureuse calcique accidentelle qui émerge du bassin triasique avec pointements d'ophite si développés entre les défilés de Sarrance et d'Accous. A notre connaissance il n'existe pas d'analyse de la source de Suberlaché.

Bagnères-de-Bigorre (Hautes-Pyrénées)

La ville de Bagnères-de-Bigorre, chef-lieu d'arrondissement des Hautes-Pyrénées, est située à l'altitude moyenne de 580 mètres, sur les bords de l'Adour au point où ce fleuve quitte la vallée de Campan et débouche dans la plaine de Tarbes. Sa situation comme sa richesse hydro-minérale font de cette station thermale une des plus importantes des Pyrénées [1].

Dans un travail exécuté en 1841, MM. Fontan et François partagent les sources de Bagnères en cinq groupes distincts, dits de la Montagne, de la Plaine est et ouest, du Salut et les sources ferrugineuses. Cette distinction est un peu fictive, car les sources dites de la Plaine ne sont autre chose que des infiltrations du filon principal extrêmement puissant dans les graviers de la vallée, puisqu'elles peuvent être arrêtées par des travaux de captage convenables. C'est ainsi qu'à la suite de travaux exécutés il y a dix ans au voisinage des thermes de la ville par la compagnie qui en était concessionnaire on a mis à jour une source nouvelle (*Grand-Bain*) qui sourd de deux griffons captés dans la roche vive et don-

---

[1] La position qu'occupe la station de Bagnères-de-Bigorre à la limite de la montagne et de la plaine est assez constante pour celles qui sont alimentées par des sources d'origine triasique. Si, tant à l'est qu'à l'ouest cette limite est dissimulée par les énormes remblais provenant de la juxtaposition à la chaîne des plateaux tertiaires et diluviens de Lannemezan et d'Ossun, elle apparaît très nettement dans le relief du sol sur les bords de l'Adour.

Elle est également accusée par de nombreux accidents géologiques. Un des plus nets est celui que l'on rencontre sur le chemin de Bagnères à Labassère qui contourne le pied septentrional du Mont-Olivet. A peine y est-on engagé qu'on marche sur des schistes micacés paraissant métamorphiques, n'ayant plus aucun rapport avec les roches calcaires d'âge secondaire, d'où sortent les sources thermales sur le versant oriental de cette montagne.

A cinq kilomètres vers le nord, aux environs de Loucrup, le long du chemin de Bagnères à Lourdes très fréquenté par les touristes, il y a un pointement beaucoup plus étendu de terrain cristallophyllien dans une position également anomale.

Enfin, le château de Pouzac, situé aux portes de cette ville d'eau, est bien connu par les épanchements ophitiques que l'on y observe.

Ce sont là autant d'indices des accidents jusqu'ici imparfaitement étudiés, et des failles servant de cheminées aux sources thermales de Bagnères dans leur trajet ascendant.

nant près de 7 000 hectolitres par vingt-quatre heures. En même temps plusieurs petits établissements particuliers ont vu diminuer ou même tarir les filets d'eau minérale qui les alimentaient. En outre les eaux classées comme ferrugineuses le sont certainement beaucoup moins que cela ne résulte des analyses de Ganderax.

On ne compte pas à Bagnères moins d'une cinquantaine de griffons parmi lesquels la Reine, Salies, le Dauphin débitent entre 2 300 et 1 700 hectolitres. Le volume total fourni par les sources de Bagnères peut être évalué à 22 700 hectolires par vingt-quatre heures, en y comprenant le *Salut*, établissement situé à un kilomètre et demi au sud de la ville.

Les eaux de Bagnères desservent un grand nombre d'établissements dont le principal est celui des *Thermes* de la ville, parmi les autres le *Salut* est le plus important; les autres tendent à disparaître ou à être absorbés par les Thermes.

Les Thermes sont alimentés par les sources de la *Reine*, du *Dauphin*, *Roc de Lannes, Foulon, Saint-Roch, des Yeux, du Platane*, etc.

Les installations balnéaires sont disposées dans trois étages, dont un en soubassement. Elles comprennent deux buvettes alimentées par les sources de la Reine et du Dauphin, trente-quatre cabinets de bains, dont plusieurs avec douches ; onze salles de douches diverses, deux salles de pulvérisation, deux vaporariums; deux cabinets pour bains russes et une étuve à gradins. On a installé en arrière du bâtiment une grande piscine de natation qui jusqu'alors faisait complètement défaut.

La source de *Salies* alimente une buvette très importante à l'extérieur des Thermes ; c'est une des plus abondantes en même temps que la plus chaude (50°,8) ; on trouvera plus loin la température des principales sources de Bagnères.

Les bains du Salut sont les plus importants après les Thermes de la ville; ils renferment dix-huit baignoires et une salle de douches.

Quant aux autres établissements privés, ils ne sont plus qu'au nombre d'une dizaine ayant ensemble cinquante-quatre baignoires et quelques salles de douches.

Les premières analyses suivies qui ont été faites de ces eaux sont dues au docteur Ganderax et remontent à cinquante ans. En 1860, Filhol a entrepris un grand travail analytique qui a eu pour effet de mettre en lumière l'identité des eaux de Bagnères, conclusion qui ressort aussi du travail de revision exécuté en 1882 par M. Willm, travail dont les résultats sont consignés dans le tableau ci-joint.

	GRAND BAIN		SALIES	FOULON	PLATANE	ST-ROCH	DAUPHIN	YEUX	RAMPE	MAUHAU-RAT
	GRIFFON Nord-Ouest	GRIFFON Sud-Est								
Acide carbonique des bicarbonates . .	0gr,0796	0gr,0785	0gr,0700	0gr,0704	0gr,0820	0gr,0714	0gr,0773	0gr,0871	0gr,0684	0gr,0856
— libre	0 0218 (11cc,1)	0 0201 (10cc,2)	»	0 0265 (13cc,4)	0 0207 (15cc)	0 0198 (10cc)	0 0138 (7cc)	0 0055 (2cc,8)	0 0058 (3cc)	non dosé
Carbonate de calcium	0 0893	0 0882	0 0864	0 0764	0 0002	0 0775	0 0867	0 0978	0 0743	0 0956
— de magnésium	0 0010	0 0013	0 0021	0 0006	0 0021	0 0013	0 0010	0 0007	0 0017	traces
— ferreux (avec traces de manganèse). .	0 0006	0 0006	0 0012	0 0028	0 0005	0 0022	0 0007	0 0004	0 0016	0 0013
Silicate de magnésium (SiO²Mg). . . .	0 0408	0 0450	0 0360	0 0407	0 0432	0 0420	0 0350	0 0350	0 0385	0 0330
Silice en excès	0 0182	0 0153	0 0278	0 0150	0 0266	0 0204	0 0216	0 0152	0 0216	0 0174
Sulfate de calcium	1 7362	1 7321	1 8360	1 8321	1 7450	1 8408	1 8377	1 4640	1 7001	1 6564
— de magnésium	0 3562	0 3468	0 3840	0 3492	0 3540	0 3680	0 3675	0 2871	0 3860	0 3293
— de sodium	0 0167	0 0227	0 0178	0 0057	0 0234	0 0117	0 0044	0 0172	0 0142	0 0079
— de lithium	0 0008	0 0008	0 0008	0 0008	0 0008	0 0008	0 0008	0 0008	0 0008	non dosé
Chlorure de sodium	0 1622	0 1638	0 1814	0 1791	0 1754	0 1829	0 1882	0 1483	0 1803	0 1545
— de potassium	0 0095	0 0095	0 0103	0 0098	0 0098			0 0092	0 0103	0 0095
Azotate de sodium	traces	traces	traces	traces	?	?	?	0 0033	douteux	douteux
Arséniate disodique	0 0001,8	0 0001,8	0 0003	0 0002,3	0 0001,8	non dosé	non dosé	0 0003	0 0002,5	non dosé
Fluorures. Phosphates	traces	traces	traces	traces	traces	traces	traces	traces	traces	
Matière organique et pertes	0 0179	0 0197	0 0119	0 0104	0 0195	0 0174	0 0185	0 0099	0 0025,5	0 0134
Résidu séché à 150°.	2 4496	2 4460	2 5960	2 5408	2 4016	2 5650	2 5620	2 0892	2 5222	2 3183

Bicarbonates primitivement dissous :

Bicarbonate de calcium	0 1286	0 1270	0 1244	0 1100	0 1299	0 1116	0 1249	0 1408	0 1070	0 1377
— de magnésium	0 0015	0 0021	0 0032	0 0009	0 0032	0 0021	0 0015	0 0011	0 0026	traces
— ferreux	0 0008	0 0008	0 0016	0 0038	0 0006	0 0030	0 0010	0 0006	0 0022	0 0020
Minéralisation totale, sans CO² libre. .	2 4804	2 4858	2 6355	2 5757	2 5825	2 6007	2 6010	2 1327	2 5564	2 3611
Alcalinité (SO⁴H² nécessaire)	0 1274	0 1274	0 1090	0 1274	0 1323	0 1225	0 1200	0 1314	0 1110	0 1280

Voici la température observée pour les différentes sources analysées à cette occasion ; nous mettons en regard la température observée par Ganderax, telles qu'elles sont désignées dans l'*Annuaire* de 1853.

	1881	GANDERAX
Grand bain (sources nouvelles). { griffon N. O. . .	45°,0	»
{ griffon S. E. . .	45 2	»
Salies à la buvette, confinant le griffon	50 8	51°,2
Foulon (au robinet des bains, très près du griffon).	36 5	35°
Platane (au robinet des bains, à 30 mètres du griffon).	33 3	»
Saint-Roch (buvette)	46 5	41 3
Dauphin (au griffon)	49	48 7
Rampe (au griffon)	41 8	»
Yeux (robinet des bains).	33 2	35
Mauhaurat.	?	»

Pour quelques autres sources, Ganderax a indiqué les températures suivantes :

Reine	47°,5
Sources du Salut	31°,6 à 34°
Théas	51°,2
Bains du Grand Pré	35°
Roc de Lannes	45°
Sources de la Gutlière.	38°,9, 37°,6, 46°,2
Bains de Pinac	18°,7

La source de *Pinac* est légèrement sulfureuse, mais, située dans Bagnères même, elle possède la composition générale des eaux de la localité et sa sulfuration résulte du contact de l'eau avec une couche tourbeuse ; sa température n'est que de 18°,7.

On rencontre à Bagnères quelques sources ferrugineuses froides (*Angoulême*, *Brauhaubans*). Une de ces sources, analysées par Filhol ne lui a fourni que 0,0017 de carbonate de fer pour un résidu total de 0,1828.

On fait beaucoup usage à Bagnères-de-Bigorre de l'eau sulfureuse de *Labassère* (p. 397) qui est transportée chaque jour à Bagnères où, quoiqu'elle soit naturellement froide, on la chauffe à l'aide de l'eau thermale dans une buvette installée sur les indications de MM. Filhol et François dans des conditions qui en empêchent l'altération.

Sources du Salut, Bagnères-de-Bigorre

Les eaux du Salut sont un peu moins minéralisées que les autres ainsi que cela ressort des analyses du docteur Ganderax publiées il y a quarante ans. Quant à la source du bain Théas, elle est une des plus minéralisées. Voici les résultats de ces analyses, rapportées au litre :

	SALUT SOURCE INTÉRIEURE	THÉAS
Acide carbonique	37cc,2	37cc,6
Carbonate de calcium	0gr,1380	0 1560
— de magnésium	0 0100	0 0220
— de fer	0 0400	0 0880
Sulfate de calcium	0 9600	1 8520
— de magnésium	»	
— de sodium	»	0 3760
Chlorure de magnésium	0 1452	0 1960
— de sodium	0 4304	0 1140
Silice	0 0340	0 0400
Matière organique	0 0180	0 0268
Perte	0 0244	0 0440
	1 8000	2 9148

Il est à remarquer que la teneur en fer des analyses de Ganderax est toujours bien supérieure à celle qui est réellement contenue dans les eaux de Bagnères ; la minéralisation est aussi en général plus élevée.

Enfin une analyse de l'Ecole des Mines, en 1880, d'une source de la colline du Salut (anciens bains Tivoli) lui assigne la composition suivante :

Acide carbonique libre	0gr,1554
Bicarbonate de calcium	0 1041
— de magnésium	0 0250
— ferreux	0 0106
Silice	0 0255
Sulfate de calcium	1 9098
— de magnésium	0 1959
— de sodium	0 0892
Chlorure de sodium	0 1791
— de potassium	0 0152
Matière organique	0 0025
Total	2 5569
Poids du résidu fixe	2 5100

Capvern (Hautes-Pyrénées)

Les bains de Capvern, à 3 kilomètres du bourg de ce nom, station du chemin de fer entre Tarbes et Lannemezan, sont situés dans un étroit ravin, à une altitude de 560 mètres, soit beaucoup plus bas que le village. Ils comprennent deux établissements : l'un, construit sur la source dite *Hount-Caoute* (Fontaine Chaude) en 1878, est un bel édifice aménagé suivant les exigences actuelles en remplacement d'une construction encore utilisée pour les bains de 2ᵉ classe. L'autre établissement, absolument délabré, est aujourd'hui abandonné et se trouve à 2 ou 3 kilomètres du premier et beaucoup plus bas, à 435 mètres ; il est desservi par la source du *Bouridé*, source très importante par son débit.

Hount-Caoute fournit 17 400 hectolitres d'eau par vingt-quatre heures ; le Bouridé en donne environ la moitié ; les températures respectives de ces sources sont 24° et 21°,8.

L'analyse ci-dessous a été effectuée en 1884 par M. Willm pour la revision de l'*Annuaire* :

	HOUNT-CAOUTE	BOURIDÉ
Acide carbonique des bicarbonates.	0ᵍʳ,0650	0ᵍʳ,0759
— libre	0 0129	0 0221
Carbonate de calcium	0 0688	0 0805
— de magnésium.	0 0042	0 0042
— ferreux	0 0004	0 0010
Sulfate de calcium	1 1237	0 5426
— de magnésium	0 3522	0 2160
— de potassium	0 0046	0 0074
— de sodium	0 0063	0 0028
Chlorure de sodium.	0 0128	0 0081
Azotate de sodium	0 0020	0 0027
Silicate de magnésium	0 0104	0 0042
Silice en excès	0 0090	0 0111
Arsenic, cuivre, lithium.	traces	traces
Eau retenue à 220° et matière organique. . .	0 1060	0 0778
Poids du résidu à 220°.	1 7004	0 9584
Bicarbonates primitivement dissous :		
Bicarbonate de calcium	0 0991	0 1159
— de magnésium	0 0064	0 0064
— ferreux.	0 0006	0 0014

Ce qui distingue surtout les sources de Capvern de celles de Bagnères-de-Bigorre, c'est, outre leur température, leur faible teneur en chlore et en alcalis. Elles sont donc plutôt à rapprocher des eaux d'Aulus et des sources sulfatées calciques froides du département des Vosges.

LABARTHE-DE-NESTE (HAUTES-PYRÉNÉES)

La source de Labarthe-de-Neste émerge à flanc de coteau sous le bourg de Lannemezan, à l'ouest du point où la route d'Arreau à Auch débouche de la montagne pour franchir le plateau. Elle est à la température du lieu, très peu minéralisée, mais assez volumineuse.

Elle alimente un petit établissement de six baignoires.

D'après l'analyse de Latour de Trie et de Rosières elle renferme :

Carbonate de calcium	0gr,012
— de magnésium	0 024
— ferreux	0 004
Sulfate de magnésium	0 022
Chlorure de sodium	0 015
— de magnésium	0 018
Acide silicique	0 004
Glairine de barégine	0 014
Perte	0 003
	0 116

SAINTE-MARIE (HAUTES-PYRÉNÉES)

Les bains de Sainte-Marie sur la rive gauche de la Garonne, près de Salechau sur la ligne ferrée de Montrejeau à Luchon, sont situés à l'entrée de la petite vallée de Siradan, à l'altitude de 450 mètres.

L'établissement thermal comprend 16 cabinets de bains et 2 de douches et un hôtel pour les baigneurs. On trouve à Sainte-Marie quatre sources dont deux connues sous les noms *Grande Source* et de *Source Noire*. Température 17°,5. Les eaux sont sulfatées calciques et magnésiennes et renferment, suivant les analyses de Save :

Acide carbonique	160cc
Carbonate de calcium	0gr,370
— de magnésium	0 020
Sulfate de calcium	1 430
— de magnésium	0 580
	2 400

SIRADAN (HAUTES-PYRÉNÉES)

Cette station est à 1 kilomètre de Sainte-Marie, au bord d'un petit lac. L'établissement, reconstruit en 1874, offre une installation balnéaire complète et un hôtel bien aménagé. On y compte quatre sources froides, 13° : la *Source du Lac*, captée en 1852 et dont les eaux se perdaient d'abord dans le lac ; la source du *Pré*, la source de *Sarricu* et la source du *Chemin*. Le débit de la source du Lac était de

700 à 800 hectolitres avant le tremblement de terre de 1856. Cette eau renferme, d'après l'analyse de Filhol :

Acide carbonique libre.	18ᶜᶜ
Bicarbonate de calcium	0ᵍʳ,2000
— de magnésium.	0 0255
Sulfate de calcium.	1 3600
— de magnésium	0 2800
— de sodium.	0 1090
Chlorures alcalins	traces
— de calcium.	0 0500
Fer. Silice. Iode . . . . }	
Phosphate de calcium . . . . }	traces
Matière organique. . . . . }	
	2 0245

Les sources Sarrieu et du Chemin sont ferrugineuses et très peu minéralisées ; elles renferment :

	SOURCE SARRIEU	SOURCE DU CHEMIN
Acide carbonique	0ᵍʳ,0633	0ᵍʳ,0289
Carbonate de calcium	0 0449	0 0602
— de magnésium	0 0055	0 0200
Sulfate de magnésium	0 0214	0 0108
— de calcium.	0 0340	0 0160
— de sodium	0 0017	0 0030
Chlorure de magnésium . . . :	0 0102	0 0120
Oxyde de fer.	0 0106	0 0200
— de manganèse.	traces	traces
Silice	0 0050	0 0042
	0 1333	0 1462

BARBAZAN (HAUTE-GARONNE)

Village à 2 kilomètres de Loures, station de la ligne de Montréjeau à Luchon; il est situé près du lac de ce nom. L'établissement thermal comprend 16 cabinets de bains, une salle de pulvérisation et deux buvettes. Il est alimenté par trois sources : les sources de l'*Etablissement* (19°,6), du *Saule* et du *Sureau ;* la première est faiblement ferrugineuse. Elles sont toutes trois sulfatées calciques et magnésiennes. D'après les analyses de Filhol, faites en 1852, elles renferment :

	ÉTABLISSEMENT	SAULE	SUREAU
Carbonate de calcium.	0ᵍʳ,1300	0ᵍʳ,079	0ᵍʳ,087
— de magnésium.	0 0540	0 017	0 015
Sulfate de calcium	1 5040	0 448	0 534
— de magnésium	0 3080	0 190	0 220
— de sodium	0 0180	»	»
Chlorure de sodium.	0 0090	0 061	0 054
Silice.	0 0140	»	»
Oxyde de fer.	0 0015	»	»
Iode. Phosphate. Matière organique. .	traces	traces	traces
	2 0385	0 795	0 910

LABARTHE-RIVIÈRE (HAUTE-GARONNE)

La source de Labarthe-Rivière émerge des alluvions anciennes de la Garonne dans l'intérieur même de l'établissement où elle est utilisée. Son débit est évalué de 25 à 30 mètres cubes par vingt-quatre heures. Sa température est de 21° et par conséquent notablement supérieure à la moyenne de la région.

D'après une analyse du laboratoire de l'Académie de médecine qui remonte à 1878, elle renferme :

Acide carbonique libre.	0^{gr},023
Carbonate de calcium	0 202
— de magnésium	0 332
— alcalin	0 019
— ferreux.	0 011
Sulfate de calcium.	0 307
Chlorure de sodium	0 010
Silice	0 010
	0 891

C'est encore une source triasique avec prédominance des carbonates.

ENCAUSSE (HAUTE-GARONNE)

La station d'Encausse est située vers l'altitude de 360 mètres sur le ruisseau de Job, à 10 kilomètres au sud de Saint-Gaudens et non loin de la lisière où s'effectue le raccordement de la montagne et de la plaine.

Il y a deux sources : la Grande Source, propriété de la commune, et la source Dargut. La première est employée seulement en boisson. Ces sources sont du reste absolument identiques.

Un petit établissement de construction récente, renfermant vingt-quatre baignoires, utilise la seconde source.

Les sources d'Encausse sont simplement tempérées.

La température de l'eau, obervée le 17 octobre 1884, était de 19°,5; Filhol a indiqué 22 degrés.

L'eau de la *Grande source* a été analysée par Filhol. L'analyse qu'en a faite M. Willm, ne diffère pas beaucoup de celle de Filhol.

En voici les résultats :

```
Acide carbonique des bicarbonates . . . .    0gr,1550
Acide carbonique libre. . . . . . . . . .    0  0483
                                            (24 ,3)
Carbonate de calcium . . . . . . . . . .     0  1662
     —       de magnésium . . . . . . . .    0  0068
     —       ferreux . . . . . . . . . .     0  0022
Sulfate de calcium . . . . . . . . . . .     1  7816
     —    de magnésium. . . . . . . . . .    0  5766
     —    de potassium . . . . . . . . .     0  0269
     —·   de sodium. . . . . . . . . . .     0  0376
     —    de lithium. . . . . . . . . .      traces
Chlorure de sodium. . . . . . . . . . .      0  3229
Azotate de sodium. . . . . . . . . . .       0  0128
Silice. . . . . . . . . . . . . . . . .      0  0208
Borates, phosphates. . . . . . . . . . .     traces
          Total par litre . . . . . . . .    2  9544
Poids du résidu . . . . . . . . . . . .      2  9645
Alcalinité. . . . . . . . . . . . . . .      0  1681
```

Les carbonates ci-dessus donnent comme bicarbonates :

```
Bicarbonate de calcium . . . . . . . . .     0  2393
     —       de magnésium. . . . . . . .     0  0100
     —       ferreux . . . . . . . . . .     0  0033
```

Filhol avait trouvé dans l'eau d'Encausse un peu plus d'acide sulfurique et de calcium mais moins de carbonates et notablement moins de sodium (0gr,1325 avec traces de potassium). Il ne signale pas d'azotates, ni d'acide borique, mais des traces d'arsenic.

Ganties et Couret (Haute-Garonne)

A 6 kilomètres à l'est d'Encausse il y a, dans le vallon de Couret, un peu au delà de la limite du territoire voisin de Ganties, une source minérale qui alimente deux petits établissements de bains, situés dans chacune de ces communes. L'analyse de l'eau de source de Ganties a été faite par Filhol. Elle a donné les résultats suivants [1] :

```
Bicarbonate de calcium . . . . . . . . . . . . . .    0gr,2734
     —       de magnésium . . . . . . . . . . .       0  0428
     —       ferreux avec crénate . . . . . . . .     0  0030
     —       de manganèse . . . . . . . . . . .       traces
Sulfate de calcium . . . . . . . . . . . . . . .      0  0292
Chlorure de sodium. . . . . . . . . . . . . . .       0  0080
Silice. . . . . . . . . . . . . . . . . . . . .       0  0300
Ammoniaque. . . . . . . . . . . . . . . . . .         traces
Phosphate de chaux. . . . . . . . . . . . . .         —
Cuivre . . . . . . . . . . . . . . . . . . . .        —
Arsenic. . . . . . . . . . . . . . . . . . . .        —
Azotate de potassium. . . . . . . . . . . . . .     _____
                                                      0gr,3864
```

[1] On ne manquera pas de remarquer que la source de Ganties ainsi que celle de Saleich se rapprochent plus du type des eaux bicarbonatées calciques et ferrugineuses que de celui qui est propre au terrain triasique. Elles émergent cependant l'une et l'autre de pointements anomaux de ce terrain. On a vu que rien n'était plus commun que de rencontrer des minéraux ferrifères dans le voisinage de pareils gîtes. La genèse des sources de Ganties et de Saleich ne présente donc aucune difficulté.

SALEICH (HAUTE-GARONNE)

La source *Pyrène*, sur le territoire de Saleich, émerge dans une prairie formée par un terrain de transport recouvrant un calcaire noir qui a été rapporté à un des étages inférieurs du système crétacé.

Des résultats analytiques obtenus par Filhol, on peut déduire le groupement hypothétique suivant :

Acide carbonique libre.	0gr,1430
Bicarbonate de calcium.	0 3521
— de magnésium	0 0640
— ferreux	0 0100
— manganeux	0 0045
Sulfate de calcium	0 2142
— de magnésium	0 1422
— de sodium	0 0383
Chlorure de sodium	0 0041
Iodures. Phosphates	traces
Silice	0 0300
Crénates et apocrénates	traces
Cuivre. Alumine	
	0 8594

Filhol range cette eau parmi les ferrugineuses acidules.

AUDINAC (ARIÈGE)

Les bains d'Audinac sont situés à 5 kilomètres environ au nord-est de Saint-Girons, sur le chemin de cette ville à Sainte-Croix-de-Volvestre. Le hameau, qui tire toute son importance de l'exploitation des sources que l'on y rencontre, dépend de la commune de Montjoy. Il est à l'altitude d'environ 450 mètres, dans une petite dépression du sol, au milieu des coteaux qui constituent les premiers contreforts de la chaîne des Pyrénées. Les sources d'Audinac appartiennent par conséquent à la catégorie très nombreuse de celles qui émergent au voisinage de la ligne séparative de la montagne et de la plaine.

On en compte trois. La source *Chaude*, la plus importante sous le rapport du débit qui s'élève à 2 000 hectolitres environ par vingt-quatre heures, est employée principalement en bains. La source *Louise* alimente une buvette. Quant à la source des *Yeux*, elle est utilisée pour tonifier cet organe.

Les trois sources d'Audinac n'offrent dans leur composition que des différences insignifiantes. Elles sont tempérées ; les sources Chaude et Louise accusent entre 21° et 21° 1/2 ; les Yeux n'ont, il est vrai, que 16° centigrades, mais cet abaissement de température résulte manifestement soit du faible volume de la source, soit de son mélange avec une petite quantité d'eau douce.

L'établissement a la forme d'un pavillon précédé d'un promenoir à colonnades qui sert d'abri aux baigneurs en cas de mauvais temps. Il est situé au milieu d'un parc peuplé de beaux arbres.

Les eaux d'Audinac sont des eaux sulfatées calciques et magnésiennes. Elles contiennent notamment plus de sels magnésiens relativement aux sels calciques que beaucoup d'eaux similaires. Elles sont sous ce rapport comparables aux eaux de Capvern. Comme celles-ci, elles ne renferment que des doses très faibles de sels alcalins et de chlorures ; leurs températures sont très voisines. Celles d'Audinac sont seulement notablement plus alcalines.

Les analyses qu'en a faites M. Willm en 1884 pour la revision de l'*Annuaire* ne diffèrent que fort peu de celles de Filhol ; elles indiquent néanmoins pour la source Louise une minéralisation un peu plus forte c'est-à-dire identique à celle de la source Chaude.

Filhol a signalé des traces d'iode dans ces eaux.

	SOURCE CHAUDE	SOURCE LOUISE	SOURCE DES YEUX
Acide carbonique des bicarbonates. . . .	0^{gr},1916	0$_{gr}$,1962	0^{gr},1954
— libre.	0 0534	0 0678	0 0882
Carbonate de calcium	0 2148	0 2201	0 2443
— de magnésium	0 0014	0 0010	
— ferreux	0 0019	0 0020	non dosés[2].
Silicate de magnésium.	0 0218	0 0210	
Sulfate de calcium	1 2308	1 2150	1 1673
— magnésium	0 3780	0 3810	0 4340
— sodium.	0 0020	0 0102	0 0020
— de potassium et de lithium. . . .	traces	traces	traces
Chlorure de sodium.	0 0071	0 0069	0 0060
Total par litre.	1 8578	1 8572	1 8536
Poids du résidu à 200° [1]	1 8854	1 8890	1 8824
Résidu converti en sulfates.	1 9580	1 9600	1 9696
— calculé d'après le groupement. .	1 9545	1 9549	1 9664
Alcalinité observée (SO4H² nécessaire). . .	0 2303	0 2342	0 2343
— d'après le groupement	0 2334	0 2374	0 2375
Bicarbonates correspondant aux carbonates neutres :			
Bicarbonate de calcium	0 3093	0 3169	0 3518
— de magnésium	0 0021	0 0013	»
— ferreux.	0 0020	0 0028	»

[1] Résidu incomplètement déshydraté.
[2] Compris avec le carbonate de calcium.

USSAT (Ariège)

Les bains d'Ussat sont situés dans la vallée de l'Ariège, à 3 kilomètres sud de Tarascon et à l'altitude de 450 mètres environ.

Les eaux d'Ussat sont très abondantes, leur volume est évalué en nombre rond à 8 000 hectolitres par jour, ce qui permet de donner les bains à eau courante.

Des trois établissements que la station renferme, celui qui occupe la rive droite de l'Ariège est de beaucoup le plus important. Il appartient à l'hospice de Pamiers. C'est une vaste construction rectangulaire adossée à la montagne et renfermant quarante-six cabinets de bains et six cabinets de douches. Des travaux considérables ont dû être exécutés sous la direction de M. François pour mettre l'eau minérale à l'abri des crues de l'Ariège ou de leur déperdition dans ce cours d'eau. Les deux établissements de la rive gauche contiennent ensemble trente cabinets de bains, une piscine et quatre cabinets de douches.

Ce sont les établissements Saint-Vincent, appartenant à la société du Grand-Établissement, et Saint-Germain. Ces deux établissements sont alimentés à l'aide de pompes par une nappe d'eau souterraine; leurs puits sont contigus. Nul doute que l'eau du puits Saint-Germain ne possède la même composition que celle du puits Saint-Vincent.

Il n'en est pas tout à fait de même pour les eaux de la rive droite. L'eau de l'établissement Saint-Vincent est notablement plus minéralisée que celle du Grand-Établissement, comme le montre le tableau des analyses. Elle renferme notablement plus de chlorures et de sulfates, mais moins de carbonates; aussi son alcalinité est-elle un peu plus faible. Elle est encore légèrement alcaline après le dépôt des carbonates, ce qui doit être attribué à la présence de silicates. Voici leur composition d'après les analyses effectuées en 1885 par M. Willm sur la demande de la commission de revision de l'*Annuaire*.

La température de la source du Grand Établissement est de 37-38°; celle du puits Saint-Vincent, de 36°.

L'analyse des eaux d'Ussat a été faite autrefois par Filhol. Les différences qu'elle présente sont trop considérables pour ne pas être relevées. Mais il est très probable qu'elles sont le résultat d'une transposition de chiffres. En effet, le carbonate de calcium de l'analyse de Filhol (0^{gr},6992) est représenté exactement par le même chiffre que le sulfate calcique dans l'analyse de M. Willm consignée ci-dessous ($0^{gr},6995$); inversement le poids du sulfate calcique de l'analyse de Filhol ($0^{gr},1920$) se rapproche du poids du carbonate ($0^{gr},1416$).

	GRAND-ÉTABLISSEMENT	ÉTABLISSEMENT SAINT-VINCENT
Acide carbonique des bicarbonates.	$0^{gr},1276$	$0^{gr},0810$
— libre	0 0129	0 0692
Carbonate de calcium.	0 1416	0 0882
— de magnésium.	0 0027	0 0020
— ferreux et manganeux	0 0011	0 0029
Silicate de magnésium (SiO^3Mg).	»	0 0329
Silice en excès	0 0265	0 0096
Sulfate de calcium	0 6992	0 8505
— de magnésium	0 1930	0 1737
— de sodium	0 0151	»
— de potassium	0 0125	0 0134
Chlorure de sodium.	0 0446	0 0790
Azotates, sels de lithium	traces	traces
Total par litre.	1 1363	1 2522
Résidu légèrement calciné.	1 1304	1 1313
— converti en sulfates	1 2005	1 3239
Calcul du résidu en sulfates.	1 1972	1 3260
Alcalinité observée	0 1401	0 1274
— calculée (SO^4H^2 nécessaire)	0 1388	0 1211
Bicarbonates correspondant aux carbonates neutres :		
Bicarbonate de calcium.	0 2039	0 1269
— de magnésium.	0 0041	0 0030
— ferreux	0 0014	0 0040

4° SOURCES D'ORIGINE VOLCANIQUE

Les Albères, qui s'étendent entre Céret et le littoral de la Méditerranée, sont essentiellement constituées par des gneiss et des micaschistes auxquels sont superposés des schistes de transition, vraisemblablement cambriens. Mais au point de vue hydrominéral, les roches qui jouent le rôle prépondérant dans cette petite chaîne sont les basaltes répandus par petits îlots sur son versant méridional ou catalan.

Les sources gazeuses, pour la plupart bicarbonatées mixtes, sont très nombreuses dans les Albères. Elles prennent en général naissance à la limite des terrains cristallins et des schistes paléozoïques. On en rencontre à Sorède, à La Roque et à l'entrée de la plupart des vallons qui débouchent dans la plaine tertiaire de Perpignan. Les plus importantes sont celles de l'établissement de Saint-Martin-de-Fenouillat, situé sur la route d'Espagne par le Pertus à 1 500 mètres au sud du bourg du Boulou dont il dépend. Ces sources sont les seules qui aient été analysées pour la revision de l'*Annuaire*; mais on est fondé à penser qu'elles représentent assez exactement la composition du groupe entier.

LE BOULOU (PYRÉNÉES-ORIENTALES)

L'établissement du Boulou est à 1 kilomètre et demi du village de ce nom, sur la route d'Espagne, un peu avant la bifurcation qui se dirige sur Céret par Maurillas. Il est situé à 22 kilomètres de Perpignan, et à 80 mètres d'altitude aux pieds du Pic Estelle.

Les eaux du Boulou, principalement administrées en boisson, sont des eaux bicarbonatées sodiques et ferrugineuses ayant la plus grande analogie avec les eaux de Vichy, tant par la nature que par la proportion des principes minéralisateurs. Elles ont été signalées par Anglada et analysées par lui en 1833. Les sources sont au nombre de trois, celle dite du *Boulou*, la seule connue par Anglada, la source *Saint-Martin-du-Fenouillat*, nom sous lequel est aussi quelquefois désignée la station, et la source *Clémentine*.

Les eaux sont à une température peu supérieure à la moyenne du lieu, ce qui les distingue des eaux de Vichy. La source du Boulou a une température de 17°,5 et débite environ 1 500 litres par vingt-quatre heures. La source Clémentine est à 16-17° et donne 4 750 litres par jour. Enfin, la température de Saint-Martin-du-Fenouillat est de 19°.

Les eaux du Boulou ont fait en 1869 de la part de M. Béchamp l'objet d'une étude approfondie. Cette étude a été reprise en 1883 par M. Willm sur la demande de la commission de revision de l'*Annuaire*; elle a en général confirmé les résultats annoncés par M. Béchamp et a porté sur les sources du Boulou et Clémentine (la source Saint-Martin-du-Fenouillat était à cette époque mélangée d'eaux d'infiltration comme le montrait l'abaissement de sa température à 14°). D'après M. Béchamp, la minéralisation de cette source est intermédiaire entre celles des deux autres ; en faisant abstraction de l'acide carbonique libre, elle est de 7gr,78 par litre, tandis qu'elle est de 6gr,4315 pour le Boulou et 8gr,8939 pour la source Clémentine. Ajoutons qu'outre le cuivre M. Béchamp signale dans ces sources, mais avec un point de doute, la présence de traces de nickel et de cobalt ; il a également mentionné la glucine, fait confirmé par les analyses de M. Willm et la baryte que M. Willm n'a pu constater que dans les concrétions. Voici les résultats obtenus par ce dernier :

	BOULOU	CLÉMENTINE
Acide carbonique des bicarbonates.	3^{gr},3018	4^{gr},1410
— libre	2 5324	2 2480
	(1^{lit},281)	(1^{lit},137)
Carbonate de sodium	2^{gr},1804	3^{gr},5510
— de potassium.	0 1115	0 2470
— de lithium	0 0100	0 0146
— de calcium.	0 9868	0 6033
— de magnésium	0 5022	0 4455
— ferreux	0 0164	0 0274
— de manganèse	0 0024	traces
Chlorure de sodium	0 8857	1 1536
Sulfate de sodium	0 0043	0 0061
Alumine et glucine	0 0006,4	traces
Oxyde de cuivre (à l'état de carbonate ?). . .	0 0002,6	traces
Silice	0 0792	0 0681
Iodures et bromures		
Arséniates et phosphates	traces	traces
Azotates. Borates.		
Matière organique		
Poids des matières dosées, par litre	4 7798	6 1166
Poids du résidu sec.	4 8020	6 1220
Poids des bicarbonates anhydres primitivement dissous :		
Bicarbonate de sodium	3 0855	5 0250
— de potassium.	0 1471	0 3258
— de lithium	0 0159	0 0232
— de calcium	1 4210	0 8688
— de magnésium	0 7651	0 6787
— ferreux.	0 0226	0 0378
— manganeux.	0 0032	traces
Minéralisation totale moins l'acide carbon. libre.	6 4315	8 1938
Bicarbonates alcalins réels (CO³ MH) :		
Bicarbonate de sodium	3 4557	5 6280
— de potassium	0 1616	0 3580
— de lithium	0 0184	0 0269

Il se forme à la source du Boulou des concrétions compactes qui, outre 92 p. 100 environ de carbonate calcique et 1,56 de carbonate de magnésium, renferment 1,25 d'oxyde de fer et 0,17 d'oxyde de manganèse ; 3,5 de sels solubles, eau et matière organique, de petites quantités de silice et des traces de cuivre, de baryte, d'acide phosphorique.

Source Moulas du Boulou et Anna de l'Écluse (Pyrénées-Orientales)

Une autre source de la commune du Boulou, la source Moulas, et une autre de la commune de l'Écluse (arrondissement de Céret) ont été analysées à l'École des Mines en 1880 et 1881.

	MOULAS	SOURCE ANNA
Acide carbonique libre.	1^{gr},5880	1^{gr},6240
Bicarbonate de sodium.	0 0385	0 3922
— de calcium.	1 5192	1 0591
— de magnésium	0 2188	0 2595
— ferreux	0 0297	0 0080
Chlorure de sodium	0 0285	0 0812
— de potassium	traces	0 0114
Sulfate de sodium..	0 0584	0 0701
Silice	0 0642	0 0315
Matière organique	traces	traces
	1 9573	1 9130
Résidu fixe, par litre	1 3920	1 · 3800

Sorède. Laroque (Pyrénées-Orientales)

Ces sources, situées dans le massif des Albères, à 8 kilomètres à l'est du Boulou, sont ferrugineuses. La *Font Agre* de Sorède est très chargée d'acide carbonique et sa température est de 20°,9. La *Font de l'Aram* (fontaine du Cuivre) sort dans la commune de Laroque par divers orifices, sa température est de 15°,6. Voici d'après Anglada la composition de ces sources :

	SORÈDE	LAROQUE
Acide carbonique libre.	Indéterminé	Indéterminé
Carbonate de sodium	0^{gr},053	0^{gr},008
— de calcium.	0 607	0 136
— de magnésium	0 059	0 057
— de fer	0 050	0 030
— de manganèse.	traces	»
Sulfate de sodium.	0 026	0 031
Chlorure de sodium.	0 022	0 020
Silice.	0 101	0 066
Alumine	0 003	»
Matière organique	0 021	0 003
Perte.	0 025	0 012
	0 967	0 363

5° SOURCES MINÉRALES DIVERSES:

AHUSQUY, SAINT-CHRISTAU, ESCOT, LESCUN, VISCOS, VIZOS, FERRÈRE, AULUS, LESQUERDE

Les sources minérales des Pyrénées qui ne rentrent dans aucune des catégories signalées ou pour lesquelles on n'a que des renseignements incomplets, sont bien peu nombreuses. Il suffira d'en donner une description sommaire.

Ahusquy est un simple hameau comprenant deux hôtels et situé à l'altitude de 966 mètres sur les hauts plateaux qui s'étendent entre Saint-Jean-Pied-de-Port et Tardets. Il est dominé du côté du nord par un piton calcaire élevé de 1 215 mètres aux pieds duquel on trouve une source froide qui, à raison de sa position, ne peut guère être que bicarbonatée calcique. Cette source, qui appartient au syndicat du pays de Soule, n'est pas autorisée comme eau minérale ; mais la buvette est très fréquentée par les Basques, et c'est pourquoi on a jugé à propos de la faire figurer sur la carte. Elle émerge d'un calcaire noir veiné de blanc, qui a été rapporté au terrain crétacé inférieur.

Du point de la chaîne très avancé vers le Nord où se trouve la source, on a une vue très étendue qui embrasse les montagnes du pays basque jusqu'au pic d'Anie qui en forme la limite vers l'Est.

Saint-Christau, hameau de la commune de Lurbe, se trouve sur la rive droite du Gave d'Aspe au point où, sortant de la montagne, il débouche dans la plaine d'Oloron. Les sources qui alimentent l'établissement, occupent donc une position analogue à celle maintes fois signalée pour les eaux qui dérivent du trias. Toutefois la faible proportion de sulfates et de chlorures qu'on y trouve ne permet pas de les rattacher avec certitude à ce terrain, et c'est pourquoi on a jugé à propos de les classer à part.

Les fontaines d'Escot sont figurées sur la carte du dépôt de la guerre au Sud de la Pène de ce nom, que le Gave d'Aspe traverse dans un défilé étroit. Leur composition n'est pas connue et l'établissement où elles sont utilisées doit être rangé dans la catégorie de ceux très nombreux dans le Sud-Ouest dont l'existence n'est pas toujours parfaitement justifiée

Les Bains de Labéourat, territoire de Lescun, sont figurés sur la carte du dépôt de la guerre au Nord-Ouest du village de ce nom, un peu au-dessous d'un point coté 1 993 mètres. Ils appartiennent donc à la haute montagne et comme les deux stations précédentes au bassin du Gave d'Aspe. La statistique de 1883 place la source qui prend naissance sur ce point dans le terrain de transition et elle la classe parmi les eaux gazeuses arsenicales; elle lui assigne en outre une température de 22°. C'est tout ce que l'on sait de cet établissement qui, à raison de son altitude élevée, n'a qu'une importance très secondaire.

A l'encontre des bains de Labéourat les sources minérales de Vizos et de Viscos ne figurent ni dans la statistique de 1883, ni dans celle de 1892. On peut en conclure qu'elles ne sont pas autorisées et qu'elles n'ont qu'une importance toute locale. Ces deux localités sont situées dans la vallée du Gave de Pau, la première sur le flanc droit à 2 kilomètres au Nord de Luz, la seconde sur les hauts plateaux de la rive gauche, à 3 kilomètres plus loin. L'une et l'autre émergent de schistes du terrain de transition. Les analyses déjà anciennes de ces sources que nous donnons plus loin sont empruntées à l'*Annuaire* de 1854. Elles ne permettent guère de se prononcer sur leur classification.

Le village de Ferrère se trouve sur les bords de Lourse dans la Barousse, petite région naturelle du département des Hautes-Pyrénées, aux confins du département de la Haute-Garonne. D'après la statistique de 1883, il y a aux chalets de Saint-Nérée, à 4 kilomètres en amont du village, au pied de la montagne de Lanère, un petit établissement alimenté par une eau *dite des nerfs*, dont la température est de 21°. Des essais exécutés par le Dr Fontan, il résulte que cette eau est principalement carbonatée, sulfatée et chlorurée sodique, avec des traces de calcium.

Le village d'Aulus situé à l'altitude de 776 mètres au pied occidental du port de Saleix, qui met la vallée de Vicdessos en communication avec celle d'Ercé ou du Garbet occupe dans la chaîne une position comparable à celle des stations de sources sulfurées sodiques. Les eaux qui alimentent les établissements de cette localité, n'ont toutefois aucune analogie avec ces dernières. Elles en diffèrent à la fois par leur température à peine supérieure à la moyenne de la contrée, par leur composition et par leur gisement. Une galerie ouverte pour la recherche de nouvelles sources a permis d'étudier sur place leur formation. En la parcourant, on reconnaît que la minéralisation des eaux d'Aulus provient de l'action exercée par les pyrites de fer en décomposition sur des rognons calcaires et magnésiens intercalés dans les schistes talqueux qui constituent le sol du flanc gauche de la vallée du Garbet. Par leur gisement ces eaux se rapprochent donc beaucoup des eaux ferrugineuses et des sources d'eau douce de la région. Elles ont beaucoup plus d'affinités avec ces dernières qu'avec les sources thermales. Elles constituent d'ailleurs, dans la partie centrale de la chaîne, une exception dont il n'y a pas un second exemple.

Enfin, d'après la statistique de 1892, on trouve, à Lesquerde, village des Pyrénées-Orientales, à une petite distance de Saint-Paul-de-Fenouillet, une source sulfureuse calcique accidentelle, assez puissante et d'une température de 25°. Elle émerge au contact du granite et des terrains secondaires à la lisière de la montagne et elle alimente un petit établissement comprenant six baignoires. C'est tout ce que l'on sait de cette source, dont l'exploitation a été autorisée en 1875, et qui ne paraît pas avoir une grande importance.

EAUX FERRUGINEUSES

Les sources ferrugineuses sont très répandues dans toute l'étendue de la chaîne des Pyrénées. Elles proviennent le plus souvent de la décomposition de la pyrite de fer que l'on rencontre abondamment sous forme de cristaux, de veinules ou de simples mouches dans la plupart des terrains qui constituent le sol de la région, et notamment dans les schistes des formations paléozoïques. Sous l'influence de l'eau et de l'air la pyrite donne naissance à un sulfate ferreux auquel s'ajoutent d'autres bases terreuses telles que la chaux et la magnésie, quand le terrain renferme des assises calcaires. La réaction produit en même temps un dépôt ocreux de peroxyde de fer hydraté. Quand on parcourt les Pyrénées, rien n'est plus commun que de rencontrer de pareils dépôts. Ils se montrent, sur certains points dans les fossés et les rigoles qui bordent les routes, avec une abondance très propre à confirmer la généralité de la réaction à laquelle les sources ferrugineuses doivent leur existence.

Elles sont tellement nombreuses qu'il est impossible de citer les localités qui en possèdent. Elles ne sont d'ailleurs que bien rarement utilisées. Les plus connues sont celles que l'on exploite à l'extrémité occidentale du gros bourg de Seintein, dans la vallée du Lèz (Ariège). Elles émergent de schistes pyrifères appartenant au terrain silurien. On pourrait encore signaler les bains de Bulasquet dans le bassin de

Bédous, et Villelongue près de Pierrefite dans la vallée du Gave de Pau.

La composition de la source ferrugineuse de Salles, située dans la vallée de la Pique, à 4 kilomètres au nord de Luchon, peut être prise pour type de ses similaires de la région pyrénéenne. C'est pourquoi nous reproduisons, en première ligne, l'analyse que M. Willm en a faite en 1885.

SAINT-CHRISTAU (BASSES-PYRÉNÉES)

Hameau dépendant de la commune de Lurbe, à 8 kilomètres au sud d'Oloron, dans un petit vallon latéral à la vallée d'Aspe et au pied du mont Bénet, un des premiers contreforts des Pyrénées.

Les sources minérales qu'on rencontre dans cette localité sont au nombre de quatre, toutes froides, qui sont les sources du *Pêcheur* (13°,6), *Bazin*, ou source *douce de la Rotonde* (12°,8), *froide de la Rotonde* (12°,2), des *Arceaux*, 14°. Elles sont fort peu minéralisées et l'une d'elles, la source des Pêcheurs, qui l'est à peu près deux fois plus que les autres, est accidentellement sulfureuse. Il existait autrefois une cinquième source, qui a disparu, celle du *Chemin*.

La source des Arceaux et les deux sources de la Rotonde sont très abondantes et fournissent un débit journalier de 18 500 hectolitres dont près des deux tiers pour les Arceaux. Le Pêcheur ne donne au contraire qu'un faible volume.

Les eaux de Saint-Christau sont administrées en boissons, bains, douches et pulvérisation. L'établissement thermal se compose de deux bâtiments : 1° les *Bains vieux* reçoivent la source des Arceaux et contiennent 16 cabinets de bains dont 4 avec douches descendantes et 2 avec douches ascendantes, 2 buvettes et 3 petites loges pour lotions froides ; 2° la *Rotonde*, située à l'est du hameau, renferme 2 buvettes, 12 cabinets de bains, 6 douches descendantes et 2 douches ascendantes. Une 3° buvette est située à 200 mètres de la Rotonde.

Les eaux de Saint-Christau ont été analysées en 1861 par Filhol, qui y a signalé la présence du cuivre. Les analyses faites par M. Willm en 1882 ont confirmé dans leur ensemble les résultats de Filhol ; voici ceux qu'il a obtenus :

	ARCEAUX	BAZIN	SOURCE FROIDE	PÊCHEURS
Acide carbonique des bicarbonates. .	0gr,1318	0gr,1343	0gr,1296	0gr,2788
— libre	0 0192	0 0166	0 0212	0 0675
Hydrogène sulfuré.	»	»	»	0cc,0020[1]
Carbonate de calcium.	0 1320	0 1338	0 1293	0 2515
— de magnésium	0 0141	0 0138	0 0135	0 0527
— de strontium	traces	traces	traces	0 0042
— ferreux et manganeux. . .	0 0012	0 0026	0 0022	0 0012
— de cuivre.	0 0003[2]	traces ?	traces	»
Silicate de calcium	0 0338	0 0290	0 0291	0 0221
— de magnésium	0 0134	0 0180	0 0165	0 0065
Sulfate de calcium	0 0070	0 0034	traces	traces
— de magnésium.	0 0068	0 0058	0 0060	0 0270
— de sodium	0 0042	} 0 0128	0 0070	0 0819
— de potassium	0 0038		0 0031	0 0033
— de lithium	traces	traces	traces	traces
Hyposulfite de calcium	»	»	»	0 0021
Chlorure de sodium.	0 0295	0 0129	0 0127	0 0118
Azotate de sodium	0 0102	»	»	»
Ammoniaque.	»	»	»	traces
Iodates	»	»	»	faib.traces
Arséniates	indices	indices	indices	indices
Phosphates.	traces	»	traces	»
Matière organique et pertes	0 0177	traces	0 0102	0 0087
Poids du résidu par litre.	0 2740	0 2321	0 2296	0 4730

Bicarbonates primitivement en dissolution :

	ARCEAUX	BAZIN	SOURCE FROIDE	PÊCHEURS
Bicarbonate de calcium	0 1901	0 1927	0 1862	0 3622
— de magnésium	0 0215	0 0210	0 0206	0 0803
— de strontium	traces	traces	traces	0 0052
— de fer	0 0016	0 0036	0 0030	0 0016
Minéralisation totale moins l'acide carbonique libre.	0 3399	0 2992	0 2944	0 6127

[1] Cette quantité correspond à 0,0042 de sulfure de calcium dont Filhol admet la présence et pour lequel il a donné le nombre 0,0103.

[2] Ce nombre qui ne doit être considéré que comme approximatif, est voisin de celui obtenu par Filhol 0,00035). Pour la source Bazin, Filhol donne 0,0002 de sulfate de cuivre.

AULUS (ARIÈGE)

Le village de ce nom est situé à 776 mètres d'altitude sur le Garbet, affluent du Salat, à 33 kilomètres de Saint-Girons, dans la haute région montagneuse où se trouvent les pics de Montvalier et de Montcalm. La station renferme deux établissements, réunis aujourd'hui dans la même main : le grand établissement thermal et l'ancien établissement Laporte et Calvet. Les sources aujourd'hui en nombre de cinq sont les sources *Darmagnac,* des *Trois Césars, Bacque, Laporte* ou *Calvet* et *Nouvelle;* elles sont toutes sulfatées calciques, très voisines par leur minéralisation et par leur température, qui est peu éloignée de la moyenne de la contrée, soit comprise entre 20 et $14°,5$; elles n'ont qu'un débit assez faible.

Une autre source, située à 250 mètres au Sud du groupe principal, la source Lacoste a une température de $12°$ et un débit de 15 litres à la minute.

Voici quels sont aujourd'hui ces débits et ces températures :

	DÉBIT par minute	TEMPÉRATURE
Darmagnac	60^{lit}	$19°$
La Nouvelle	150	$18°3$
Bacque	5 45	$17°7$
Trois Césars	6 30	$14'8$
Laporte	2 30	$13°$

L'analyse des eaux d'Aulus a été faite en 1848 par Filhol, en 185?, par O. Henry et plus tard par M. Garrigou. La commission de revision de l'*Annuaire* a chargé M. Willm en 1878 de procéder à de nouvelles analyses qui ont été publiées dans le tome VIII du *Recueil des Travaux du Comité consultatif d'Hygiène*. Mais des remaniements importants dans le captage des sources a nécessité de nouvelles analyses en 1888-189?. Ce sont celles-ci que nous reproduisons ici et qui sont consignées dans le tome XX du même *Recueil*.

	SOURCE DARMAGNAC	SOURCE DES TROIS CÉSARS	SOURCE BACQUE	SOURCE NOUVELLE	SOURCE LAPORTE
Acide carbonique des bicarbonates .	0 ,1087	0gr,1327	0 ,1184	0gr,1103	0gr,0950
— libre	0 0182	»	0 0071	0 0128	0 0192
Carbonate de calcium.	0 1215	0 1515	0 1320	0 1240	0 1110
— ferreux et manganeux . .	0 0023	traces	0 0031	0 0016	0 0097⁴
Sulfate de calcium.	1 6483	1 7275	1 5898	1 5065	1 8618
— de magnésium.	0 2000	0 1698	0 2000	0 1777	0 2484
— de sodium.	0 0263	0 0200	0 0267	0 0222	0 0114
— de potassium¹					
— de lithium²	traces	traces	traces	traces	traces
Chlorure de sodium	0 0037	0 0039	0 0032	0 0030	0 0031
Silice	0 0172	0 0158	0 0152	0 0156	0 0210
Acides arsénique³ et phosphorique .	traces	traces	traces	traces	traces
Matière organique et restant d'eau de cristallisation	0 0735	0 0961	0 0984	0 0806	0 0451
Poids du résidu sec à 200°	2 0928	2 1846	2 0684	1 9312	2 3115
Résidu sulfaté. { observé.	2 0588	2 1434	2 0148	1 8908	2 3080
{ d'après le groupement	2 0630	2 1437	2 0173	1 8902	2 3057
Bicarbonates primitivement dissous :					
Bicarbonates de calcium	0 1750	0 2182	0 1901	0 1786	0 1598
— ferreux	0 0032	traces	0 0042	0 0022	0 0134

¹ D'après les analyses faites en 1878 le sulfate de potassium est en moyenne de 0gr.0060.
² Le lithium, dosé dans les sources Darmagnac et Calvet, y est contenu à la dose de 0mgr.1 environ.
³ L'arsenic a été dosé en 1878 dans la source Darmagnac ; sa teneur est d'environ 0mgr.3.
⁴ Dont 0,0004 de carbonate de manganèse.

VIZOS (HAUTES-PYRÉNÉES)

Dans la vallée de Lavedan, à 2 kilomètres au nord de Luz, à 100 mètres au-dessus du village de Vizos, se trouve une source sulfurée froide, peu abondante. Elle renferme d'après Bérard, de Montpellier, outre une certaine quantité de gaz sulfhydrique et d'acide carbonique, les principes fixes suivants :

Carbonate de calcium.	0gr,1247
— de magnésium.	0 0256
Sulfate de calcium	0 0490
— de magnésium	0 0050
Chlorure de calcium	0 0180
— de magnésium.	petite quantité
Matières organiques (barégine et bitume) .	0 0340
	0 2563

VISCOS ET BUÉ (HAUTES-PYRÉNÉES)

Les eaux qui portent les noms de *Viscos* et de *Bué* émergent comme la précédente des schistes paléozoïques entre lesquels la vallée du Gave de Pau est encaissée au nord de Luz. La source de Viscos est sulfurée, celle de Bué est ferrugineuse.

D'après une analyse approximative de O. Henry, l'eau de Viscos contient :

Hydrogène sulfuré . . . . }	non déterminés
Sulfure de calcium. . . . . }	
Sulfates de sodium et de calcium.	0^{gr},320
Bicarbonate de calcium . . . . }	0 120
Chlorure de sodium. . . . . }	
Silicates	0 090
Matières organiques avec traces de fer . .	0 020
	0 550

SOURCE FERRUGINEUSE DE SALLES (HAUTE-GARONNE)

Parmi les sources ferrugineuses, assez nombreuses à Luchon ou aux environs, on a jugé à propos d'analyser celle de Salles, à quelques kilomètres en aval de cette station, sur la rive droite de la Pique.

L'eau de Salles offre une réaction franchement acide. L'acidité accusée par l'essai acidimétrique correspond à 0^{gr},0330 d'acide sulfurique. Cette acidité ne peut être due qu'à du sulfate ferreux. Lorsqu'on évapore cette eau, elle conserve son acidité et donne alors avec l'ammoniaque un abondant précipité d'hydrate ferreux ou ferroso-ferrique.

Tout le fer contenu dans l'eau ne peut pas y préexister à l'état de sulfate ; une partie se trouve précipitée dans les bouteilles et ce dépôt a lieu immédiatement, au moins en partie ; sa proportion n'est pas constante.

Acide carbonique libre	0^{gr},1034
Sulfate ferreux.	0 0302
— manganeux.	0 0121
— de calcium	0 1710
— de magnésium.	0 0398
— de sodium	0 0048
— d'ammonium	0 0033
Chlorure de sodium.	0 0050
Silice	0 0112
Oxyde ferrique libre (déposé)	0 0410
Total.	0 3184
Résidu à 120°.	0 3252

L'analyse d'une source ferrugineuse voisine de la source Richard supérieure, due à Filhol et consignée dans l'*Annuaire*, page 671, lui assigne une constitution analogue, avec 0^{gr},0073 de sulfate de fer. D'après le même auteur, l'eau de Castelviel en amont de Luchon, et celle de Barcugnas, seraient de même nature.

SOURROUILLE, TERRITOIRE DE BAGNÈRES-DE-LUCHON (HAUTE-GARONNE)

Parmi les sources ferrugineuses de la région de Luchon on peut encore signaler celle de Sourrouille. Elle émerge d'un filon de pyrite arsénicale intercalé dans les schistes siluriens des gorges de Gourron au sud-ouest de cette ville d'eaux. Elle donne lieu à un abondant dépôt ocreux dans lequel Filhol a constaté la présence de l'arsenic. Elle a été autorisée en 1875 d'après les résultats de l'analyse suivante :

Carbonate de calcium	0gr,080
— de magnésium.	0 020
— ferreux	0 030
— de manganèse	traces
Sulfate de calcium	0 100
Chlorure de sodium	0 050
Arsenic et cuivre	traces
Résidu insoluble	0 008
	0 288

VILLELONGUE (HAUTES-PYRÉNÉES)

Gros bourg situé à l'entrée de la vallée de Lavedan, à une petite distance de Pierrefite-Nestalas. On y trouve deux sources ferrugineuses, dont une appartient à la commune. L'analyse qui en a été faite au laboratoire de l'Académie de médecine, à l'appui de l'autorisation d'exploiter, a donné les résultats suivants :

Sulfate de calcium.	0gr,303
— de magnésium	0 090
— de sodium	0 213
— ferreux.	0 380
— d'aluminium	0 449
Résidu insoluble	0 093
	1 528

SENTEIN (ARIÈGE)

Composition de l'eau ferrugineuse de Sentein, d'après une analyse d'Ossian Henry datant de 1854 :

Acide carbonique libre	1/8 du volume.
Bicarbonates de calcium et de magnésium.	0gr,1620
Sulfates de calcium, de magnésium et de	
sodium	0 1900
Chlorures de calcium et de magnésium.	
Crénates alcalins, sels de potassium. . . .	indiqués
Sesquioxyde de fer	0 0590
Nickel	indices
Acide silicique, alumine (?).	
Matière organique azotée	0 0007
Arsenic.	
	0 4117

Dans l'eau prise à la source, le fer est à l'état de bicarbonate et de crénate. Le chiffre donné dans l'analyse représente également le dépôt qui se forme dans l'eau après son exposition à l'air.

B. — LES CORBIÈRES

Etendue, orographie et constitution géologique des Corbières. — Sous le nom de Corbières on désigne la région de montagnes secondaires qui s'étend au Nord des derniers chaînons des Pyrénées dans le bassin de l'Aude. Du côté du Sud elle commence vers Quillan à la suite des fameux défilés de Pierre-Lis et de Saint-Georges, que cette rivière franchit en quittant la chaîne, et elle s'étend sur une largeur de 20 kilomètres environ jusqu'à la plaine de Limoux. Limitée du côté de l'Est par Durban et Tuchan, elle s'avance vers l'Ouest un peu au delà de l'Aude ; dans ce sens elle a une cinquantaine de kilomètres de longueur.

Les plus hautes altitudes de cette petite région se rencontrent vers le Sud près de la faille terminale des Pyrénées. Elles ne dépassent guère 950 mètres, à l'exception toutefois du Pech de Bugarach qui s'élève, comme une colossale pyramide, à 300 mètres plus haut (alt. 1 231 mètres).

En s'en tenant aux généralités, la constitution géologique des Corbières peut être représentée par un massif central de terrain de transition dit de Monthoumet, flanqué des terrains houiller, permien, triasique, jurassique, crétacé et nummulitique. La région est disloquée par des accidents aussi nombreux que compliqués qui ne sont pas complètement reconnus.

Hydrologie minérale des Corbières. — Alet. La Salz, Rennes-les-Bains, Campagne, Ginoles. — Source de Salses. — Toutes les eaux minérales des Corbières sourdent dans la vallée de l'Aude ou à ses abords et dans celle de la Salz un de ses principaux affluents. A l'exception de celle d'Alet, elles sont toutes dans la dépendance du terrain triasique.

Les sources bicarbonatées mixtes d'Alet, les plus septentrionales de la région, prennent naissance sur la rive droite de l'Aude. Elles émergent d'un grès quartzeux extrêmement dur, bien connu sous le nom de ce village et qui appartient à l'étage sénonien du terrain crétacé

Les sources de la petite rivière de Salz situées au fond de la vallée de Sougraigne sont figurées sous le nom de *fontaine salée* sur la carte du Dépôt de la Guerre. Entre ce point et le hameau des Clamènes on constate l'existence des assises les plus caractéristiques de l'étage supérieur du terrain keupérien : marnes versicolores avec cristaux de quartz bipyramidés, grès argileux, petites couches de calcaire magnésifère. On peut en conclure avec certitude que les gîtes de sel auxquels les sources empruntent leur salure se trouvent sur l'horizon des puissants dépôts de même nature exploités en Lorraine.

Les sources thermales de Rennes dérivent également, et de la manière la plus naturelle, de ce pointement keupérien. Il n'apparaît en effet sur ce point au milieu du terrain crétacé qu'à la faveur d'une faille dirigée à peu près Est-Ouest et dont la trace est accusée sur le flanc méridional de la vallée par le relèvement des grès crétacés, sous un angle considérable.

C'est à l'aide de ces données que l'on a figuré à la page 27 le gisement des sources thermominérales de Rennes. Pour expliquer leur débit, qui est très considérable, on a été amené à admettre que la Blanque rivière d'eau douce, affluent de la Salz, en passant sur les grès faillés près du moulin de Laferière, pénètre en partie dans le sol et qu'après être descendue jusqu'aux marnes auxquelles elle emprunte ses éléments minéralisateurs, elle remonte à la surface par un accident secondaire dirigé Nord-Sud avec une légère déviation vers l'Est, dont on a reconnu la trace dans l'approfondissement du puits de la source Marie.

Les sources minérales de Campagne et de Ginoles ont une origine analogue.

Les premières sont dans la dépendance d'un large affleurement de marnes irisées qui, partant du pied méridional du Pech de Bugarach, s'étend dans une direction voisine de l'axe de la chaîne des Pyrénées vers Saint-Ferriol et recoupe la vallée de l'Aude dans l'amont-pendage des Bains situés à moitié chemin d'Esperaza.

Les secondes, dans un petit vallon au Sud-Ouest de Quillan, sont corrélatives d'une troisième bande keupérienne apparente ou souterraine aux environs de ce bourg, c'est-à-dire à la lisière des Corbières et de la chaîne pyrénéenne.

Les sources ferrugineuses qui sourdent sur les flancs de la vallée de la Salz, aux environs du Cercle, à une petite distance au Sud des Bains-de-Rennes, ont une tout autre origine. Leur existence se rattache à la présence de la pyrite de fer dans les gîtes de jais qui ont été exploités autrefois sur ce point au milieu des grès crétacés. L'excédent de la température de quelques-unes de ces sources sur la moyenne de la contrée et la présence d'une petite quantité de chlorure de sodium dans leur résidu fixe, sont toutefois des indices de l'irruption de quelques filets d'eau thermale dans les grès où elles ont leur point d'émergement. C'est un résultat que l'on observe assez fréquemment dans la production des eaux ferrugineuses.

Aux sources des Corbières on a associé, à titre d'appendice, l'analyse de celle de Salses, qui prend naissance sur le bord occidental de l'étang de Leucate dans le prolongement de ces montagnes.

Le tableau suivant a été dressé en vue de montrer la proportion pour laquelle les éléments triasiques entrent dans la composition des sources de cette région rapportées au terrain de cette nature.

NOMS DES SOURCES	CHLORURES DE SODIUM, DE POTASSIUM ETC.	SULFATES ALCALINS ET TERREUX	TOTAUX DES CHLORURES ET DES SULFATES	RÉSIDU FIXE TOTAL	PROPORTION Pour laquelle les chlorures et les sulfates entrent dans le résidu.
1°Source de la Salz.	57ᵍʳ,9983	8ᵍʳ,6277	66ᵍʳ,6260	66ᵍʳ,8494	997 p. 1000
2°Rennes, bain Doux	0 1919	0 0879	0 2798	0 4898	571 p. 1000
3°Campagne, le Pont	0 0831	0 3160	0 3991	0 81 59	carbonates 360 p. 1000 489 p. 1000
4°Ginoles	»	0 3550	0 3550	0 6150	carbonates 488 p. 1000 577 p. 1000
5°Salses	2 2430	0 3400	2 5830	2 6590	carbonates 420 p. 1000 971 p. 1000

ALET (AUDE)

Alet est un bourg situé sur la rive droite de l'Aude, sur la ligne de Carcassonne à Quillan, à l'altitude de 190 mètres. Il y a aujourd'hui deux établissements thermaux à Alet, l'un appartenant à la Compagnie générale des eaux minérales et bains de mer et l'établissement de la Commune, de création toute récente, utilisant la source communale. Le premier, offrant une certaine importance, renferme 20 cabinets de bains dont 6 avec douches internes. Des douches variées complètent le service hydrothérapique. La source du *Rocher* (29°), spécialement affectée aux bains fournit un volume de 6 000 hectolitres par jour. La *source Buvette* est seule employée en boisson et s'exporte en assez grande quantité ; son débit est de 2 000 hectolitres et sa température de 32°. La source communale qui fait aussi l'objet d'une exportation n'a que 17°,8, d'après l'observation de M. Willm, en septembre 1890, mais on lui attribue une température de 25°, avec la dénomination *Eaux chaudes*.

Les eaux d'Alet ont été analysées autrefois par Ossian Henry et en 1877 par Filhol pour la source Buvette et la source romaine du Rocher. Enfin, en 1890, M. Willm a repris l'analyse de la source Buvette et est arrivé à des résultats assez divergents ; la principale différence, qui a son importance, réside dans la présence de carbonate de sodium qui n'est pas signalé dans les analyses de Filhol que nous croyons du reste devoir reproduire plus loin. Les analyses de M. Willm ont également porté sur la source de la commune, beaucoup moins minéralisée et dépourvue de carbonate alcalin. Le fer fait à peu près complètement défaut dans les eaux d'Alet, au moins d'après les analyses de M. Willm, qui n'y a trouvé en outre que des traces de phosphates.

	COMPAGNIE (Buvette)	COMMUNE
Acide carbonique des bicarbonates.	0^{gr},3176	0^{gr},2185
— libre	0 1055	0 0090
	(53^{cc})	(4^{cc},5)
Carbonate de calcium.	0 2322	0 1508
— de magnésium	0 0851	0 0820
— ferreux	»	traces
— de sodium	0 0286	»
Sulfate de sodium	0 0189	0 0154
— de potassium	0 0163	0 0067
— de lithium	0 0008	traces
— de magnésium.	»	0 0019
Chlorure de sodium	0 0488	0 0152
Azotate de sodium	0 0060	traces
Silice	0 0188	0 0180
Arsenic (à l'état d'arséniate).	0 0000.6	traces
Iodures	traces	traces
Phosphates	traces	traces
Borates	traces	traces
Matières organiques et pertes	0 0045	0 0036
Poids du résidu séché à 120°	0 4600.6	0 2936
Bicarbonates primitivement dissous :		
Bicarbonate de calcium.	0 3344	0 2171
— de magnésium	0 1298	0 1249
— de sodium	0 0405 [1]	»
Minéralisation totale, moins l'acide carbonique libre	0 6188	0 4028

[1] Ou 0,0454 CO³NaH.

Voici maintenant les analyses de Filhol :

	BUVETTE	ROCHER
Bicarbonate de calcium.	0^{gr},2702	0^{gr},2206
— de magnésium	0 1081	0 1052
— d'ammonium.	0 0061	0 0054
— ferreux	0 0050	0 0080
— de manganèse	0 0013	0 0011
— de lithium	traces	traces
Chlorure de sodium.	0 0423	0 0339
Iodure	traces	traces
Sulfate de calcium	0 0292	0 0255
Azotate de potassium	0 0022	0 0019
Silicate de potassium	0 0072	0 0070
— de calcium	0 0255	0 0163
Phosphate tricalcique.	0 0209	0 0185
Arsenic.	0 0001	0 0001
Cuivre	»	traces
Matières organiques.	traces	traces
	0 5181	0 4435
Acide carbonique libre	0 0589	0 0636
— total	0 3057	0 2789
Résidu fixe calculé	0 3890	0 3300

RENNES-LES-BAINS (AUDE)

La station thermale de Rennes-les-Bains est située à 5 kilomètres de la commune de Rennes-le-Château et à 9 kilomètres de Couiza, station du chemin de fer de Carcassonne à Quillan. Elle est à l'altitude de 319 mètres et s'étend sur les rives de la Salz, un des affluents de l'Aude.

La station comprend trois établissements exploités par la même société et alimentés chacun par une source thermale. Ces trois établissements sont, en allant du Nord au Sud, le *Bain Doux*, le *Bain de la Reine* et le *Bain fort*. Ces trois sources, dont le débit total atteint 16 500 hectolitres, ont respectivement pour températures 36°,6 ; 38°,1 et 46°. Leur composition n'offre que des différences insignifiantes. Une quatrième source, dite *Source Marie*, alimente un petit établissement particulier, mais elle est fournie par une pompe et n'est autre qu'une dérivation de la source de la Reine dont elle possède la température (39°) et la composition ; de plus, le fonctionnement de la pompe diminue le débit de la source de la Reine, qui en est distante de 125 mètres ; l'eau est prise à une profondeur de 13^m,5.

Les trois établissements contiennent un ensemble de 80 baignoires et de 12 cabinets de douches ; on y regrette l'absence de piscines qui, eu égard au volume des sources, pourraient être alimentées à eau courante.

Indépendamment de ces sources thermales, on rencontre à Rennes plusieurs sources froides, utilisées en boissons : l'une, celle *du Pontet* (18°), en aval du bain Doux, offre une minéralisation voisine de celle des sources ci-dessus. Les autres, dont il sera question plus loin, sont des sources ferrugineuses.

La petite rivière qui porte le nom caractéristique de la *Salz* est aussi dans certains cas utilisée pour les bains, associée à l'eau thermale du bain Fort. Elle est alimentée par plusieurs sources salées situées dans le haut de la vallée de Sougraigne, mais sa constitution chimique se trouve nécessairement modifiée par l'apport des affluents d'eau douce.

Les eaux de Rennes-les-Bains ont été analysées par Ossian Henry en 1839 et ses analyses accusent une différence assez marquée d'une source à l'autre et en général une minéralisation beaucoup plus forte que celle qui s'observe aujourd'hui ; il est manifeste que cet excès de minéralisation provenait d'un mélange avec les eaux de la Salz. L'analyse de l'eau de cette rivière, à son passage à Rennes, a fourni à

Henry environ 2 grammes de chlorures et autant de sulfates ; cette composition doit nécessairement être variable.

La commission de revision de l'*Annuaire* a donné mission à M. Willm, en 1890 [1], de procéder à de nouvelles analyses des eaux de cette station, analyses qui ont montré l'identité des diverses sources thermales. La source du Pontet s'en distingue par une plus forte teneur en carbonates, notamment en carbonate de fer.

SOURCES DE RENNES-LES-BAINS (AUDE)

	SOURCES DE LA COMPAGNIE				SOURCE
	SOURCE DE LA REINE	BAIN DOUX	BAIN FORT	PONTET	MARIE
Acide carbonique des bicarbonates . . .	0gr,1480	0gr,1568	0gr,1477	0gr,2149	0gr,1467
— libre	0 0208	0 0047	0 0152	0 0240	0 0150
Carbonate de calcium	0 1488	0 1613	0 1471	0 2263	0 1520
— de magnésium	0 0155	0 0132	0 0165	0 0094	0 0118
— ferreux	0 0013	0 0015	0 0045	0 0078	traces
Sulfate de calcium.	0 0702	0 0879	0 0680	0 1502	0 0745
— de magnésium	»	»	»	0 0155	»
Chlorure de sodium	0 0907	0 1004	0 0995	0 0646	0 0923
— de potassium.	0 0124		0 0134	0 0071	0 0128
— de magnésium	0 0911	0 0915	0 0885	0 0643	0 0925
— de lithium. Iode	traces	traces	traces	traces	traces
Silice.	0 0318	0 0340	0 0372	0 0232	0 0340
Total par litre	0 4618	0 4898	0 4717	0 5684	0 4699

Aux carbonates neutres ci-dessus correspondent les bicarbonates :

Bicarbonate de calcium	0 2143	0 2323	0 2118	0 3259	0 2189
— de magnésium	0 0237	0 0201	0 0251	0 0143	0 0188
— ferreux.	0 0018	0 0020	0 0020	0 0108	traces
Minéralisation totale moins l'acide carbonique libre	0 5640	0 5682	0 5455	0 6759	0 5438
Poids du résidu sulfaté { observé. . .	0 5672	0 5988	0 5752	0 6852	0 5742
{ calculé . . .	0 5656	0 5971	0 5730	0 6847	0 5771
Alcalinité observée ($SO^4 H^2$ nécessaire).	0 1637	0 1735	0 1633	0 2389	0 1633

Sougraigne. Sources de la Salz. — L'eau sourd à l'altitude de 707 mètres (*Annuaire*), par plusieurs filons assez abondants pour avoir fait autrefois l'objet d'une exploitation [2]. La température de trois des

---

[1] *Recueil des travaux du Comité consultatif d'Hygiène*, t. XXI, p. 779-792.

[2] D'après l'*Annuaire* de 1853, le débit total des diverses sources salées atteindrait 1 208 hectolitres par vingt-quatre heures. Berthier avait trouvé dans cette eau 60 grammes de sel marin, 1gr,58 de chlorure de potassium ; 3gr,60 de sulfate de sodium ; 3 grammes de sulfate de calcium et 1gr,80 de sulfate de magnésium ; soit un rendement possible de 6 tonnes environ de sel marin par jour.

filons examinés le 8 septembre 1890 était de 9°. Le filon principal offre une densité de 1,0485.

Voici quelle est sa composition, qui ne s'éloigne guère de celle indiquée par Berthier :

Acide carbonique des bicarbonates. . . .	0^{gr},1285
— libre	0 0553
Carbonate de calcium	0 1460
— ferreux	0 0024
Sulfate de calcium	3 3970
— de magnésium	2 5450
— de potassium	2 6857
Chlorure de sodium.	56 4025
— de potassium	1 5936
— de lithium	0 0022
Bromure de sodium	0 0242
Silice	0 0216
Matière organique (par différence)	0 0292
Poids du résidu de 1 litre à 150° [1]. . . .	66 8494

Un autre filon, très voisin de celui-ci, avait une densité de 1,0450 et une minéralisation un peu plus faible ; un troisième filon en aval de ceux-ci, à une distance de 200 mètres, s'est montré un peu plus riche en sulfates et plus pauvre en chlorures ; densité : 1,0474.

Sources ferrugineuses de Rennes-les-Bains. — Ces eaux offrent une composition toute spéciale et exceptionnelle. Elles sont minéralisées par du sulfate ferreux, du sulfate d'aluminium et de l'acide sulfurique *libre ;* leur réaction acide est très énergique et leur saveur répond bien à leur composition. Ces eaux se rencontrent en amont de Rennes. Les unes, appartenant à la Société des eaux de Rennes, sourdent sur les rives d'un petit cours d'eau, la *Blanque,* avant sa jonction avec la Salz, ce sont les *sources Madeleine* n° 1 et n° 2 ainsi que la source du *Cercle,* plus près de Rennes, mais un peu plus élevée. Les autres sont la propriété de la commune de Rennes-les-Bains, et sont situées sur les rives de la Salz, également avant le débouché de la Blanque ; ce sont les sources d'*Amour* et des *Demoiselles* (la première est désignée par le cadastre sous le nom de *Source d'Oule.* Elle est bien captée).

Le titrage acidimétrique de ces eaux vient à l'appui de l'analyse élémentaire pour démontrer la présence de l'acide sulfurique libre, sauf dans la source Madeleine n° 2.

Voici en équivalents de potasse **KOH**, les résultats de ces déter-

---

[1] Par évaporation avec un poids connu de carbonate de sodium pur et sec.

minations pour 1 litre d'eau ; la deuxième ligne indique la quantité de potasse nécessaire par saturer les acides des sulfates ferreux et aluminique ; la troisième ligne indique la différence entre les deux premières, soit la quantité de potasse nécessaire pour l'acide libre :

	MADELEINE		CERCLE	SOURCE d'Oule	SOURCE des DEMOISELLES
	N° 1	N° 2			
Potasse totale nécessaire[1]	66éq,30	19éq,40	9éq,60	44éq,80	15éq,06
— nécessaire pour SO⁴Fe + (SO⁴)³Al².	31 30	19 35	7 43	37 20	8 85
— correspondant à l'acide libre. . .	35 00	0 05	2 17	7 60	6 21
Acide sulfurique libre correspondant. . .	0ᵍʳ,1715	0ᵍʳ,00025	0ᵍʳ,0106	0ᵍʳ,0372	0ᵍʳ,0304
— libre d'après l'analyse.	0 1701	»	0 0117	0 0369	0 0296

[1] L'équivalent correspond ici à 0 gr. 0056 de potasse et à 0 gr. 0049 d'acide SO⁴H².

Les résultats de l'analyse élémentaire conduisent pour ces eaux aux groupements ci-dessous :

	SOURCES DE LA SOCIÉTÉ			SOURCES DE LA COMMUNE	
	MADELEINE n° 1	MADELEINE n° 2	CERCLE	SOURCE D'OULE	SOURCE DES DEMOISELLES
Acide carbonique libre. . . .	0ᵍʳ,0367 (18ᶜᶜ,6)	0ᵍʳ,1168 (59ᶜᶜ,1)	0ᵍʳ,0084 (4ᶜᶜ,2)	0ᵍʳ,1663 (84 ,1)	0ᵍʳ,0852 (43ᶜᶜ,1)
Sulfate ferreux	0 1520	0 1140	0 0360	0 1543	0 0141
— d'aluminium (SO⁴)³ Al².	0 0644	0 0248	0 0154	0 0963	0 0399
— de calcium.	0 1390	0 1752	0 0784	0 3040	0 0933
— de magnésium	0 0268	0 0309	0 0199	0 0318	0 0105
— de sodium.	0 0069	0 0162	0 0129	0 0102	0 0072
— de potassium.	traces	traces	traces	traces	traces
Acide sulfurique libre.	0 1701	»	0 0117	0 0369	0 0296
Chlorure de sodium	0 0091	0 0111	0 0076	0 0229	0 0102
Silice.	0 0409	0 0264	0 0336	0 0754	0 0464
Phosphates . . :	traces	traces	traces	traces	traces
Arsenic.	indices douteux	indices douteux	indices douteux	indices douteux	indices douteux
Total par litre	0 6092	0 3986	0 2155	0 7318	0 2512
Poids du résidu calciné [1] . . .	0 3222	0 3180[2]	0 1762	0 5619	0 1881
— d'après le calcul	0 3237	0 3295	0 1775	0 5586	0 1891

[1] Ce résidu comprend les sulfates de calcium, magnésium et sodium ; ceux de fer et d'aluminium sont remplacés par les oxydes F²O³ et Al²O³ ; le chlorure de sodium est, sauf pour Madeleine n° 2, remplacé par du sulfate, plus ou moins complètement, par réaction de l'acide sulfurique.

[2] Moins un dépôt resté dans la bouteille. Il est à remarquer que cette eau est la seule qui se trouble instantanément au contact de l'air. Les eaux du Cercle et de la Source d'Oule ne se troublent que lentement ; celles de Madeleine n° 1 et des Demoiselles restent limpides durant tout le temps de l'évaporation.

On trouve dans le voisinage de la source Madeleine n° 1 des efflorescences cristallines qui représentent un mélange, en proportions variables, de sulfates ferrique $(SO^4)^3 Fe^2$ et d'aluminium $(SO^4)^3 Al^2$, l'un et l'autre avec 18 molécules d'eau de cristallisation.

CAMPAGNE (AUDE)

La station de Campagne est à 1 kilomètre du village de ce nom et à 2 kilomètres d'Espéraza, sur la ligne de Carcassonne à Quillan. Situé à 230 mètres d'altitude sur la rive droite de l'Aude, au confluent du Rieutort, l'établissement thermal qui peut loger 180 malades comprend 24 baignoires, des douches et des buvettes. On y utilise trois sources, de minéralisation presque identique mais de température un peu différente : la *Source du Pont*, 26° (on indique 29°) ; la *Source Buvette*, 24°,8, et la *Source Thérèse*, 20°,4. La première est la plus importante et sert aux

	PONT	BUVETTE	THÉRÈSE
Acide carbonique des bicarbonates	0gr,3534	0gr,3530	0gr,3479
— libre.	0 0802	0 0955	0 1252
	(40cc6)	(48cc3)	(73cc3)
Carbonate de calcium	0 3708	0 3747	0 3665
— de magnésium	0 0245	0 0213	0 0197
— ferreux.	0 0032	0 0013	0 0062
— manganeux.	traces	traces	traces
Sulfate de calcium	0 0318	0 0295	0 0284
— de magnésium.	0 0781	0 08 2	0 0900
— de sodium.	0 1650	0 1647	0 1556
— de potassium	0 0390	0 0381	0 0383
— de lithium	0 0021	0 0021	0 0021
Chlorure de sodium	0 0831	0 0828	0 0863
Silice	0 0182	0 0180	0 0189
Arsenic (à l'état d'arséniate sans doute) . .	0 0000,8	0 0000,8	0 0000,8
Iode.	traces	traces	traces
Total des matières dosées par litre	0 8159	0 8148	0 8121
Résidu séché à 130° (incomplètement déshydraté)	0 8186	0 8252	0 8204
Bicarbonates primitivement dissous :			
Bicarbonate de calcium	0 5340	0 5400	0 5278
— de magnésium	0 0373	0 0325	0 0300
— ferreux.	0 0044	0 0018	0 0086
Minéralisation totale moins l'acide carbonique libre.	0 9931	0 9918	0 9861

bains; elle fournit un volume de près de 3 000 hectolitres par jour ; le débit des deux autres, qui servent pour la boisson, est moins important (1 100 hectolitres environ pour la Buvette). Les eaux s'exportent.

La source Thérèse est manifestement sulfurée à son émergence, mais le principe sulfuré s'altère rapidement.

Les sources du Pont et Buvette ont été analysées par Balard en 1837, par Barruel en 1846, par Filhol en 1861 et en 1890 par M. Willm pour la revision de l'*Annuaire ;* les résultats obtenus par ce dernier, et qui sont consignés ci-dessus, ne diffèrent pas notablement de ceux de Filhol et de ses prédécesseurs.

Ces eaux laissent un résidu blanc qui ne se colore pas par la calcination et qui est donc exempt de matières organiques.

GINOLES (AUDE)

On rencontre dans cette commune, vers 280 mètres d'altitude, à 1 500 mètres ouest de Quillan, deux sources d'eaux salines froides.

Voici suivant Rivot la composition de ces eaux. La première colonne se rapporte à l'eau des bains ; la seconde à l'eau de la buvette :

Acide carbonique libre.	0^{gr},075	0^{gr},045
Carbonate de calcium	0 260	0 150
Sulfate de sodium	0 030	0 020
— de calcium.	0 145	0 025
— de magnésium	0 180	0 303
Chlorures	traces	traces
	0 615	0 498

SALSES (PYRÉNÉES-ORIENTALES)

Cette localité, située à 8 kilomètres de Perpignan sur la ligne de Narbonne, doit son nom à deux sources salées, distantes l'une de l'autre de 2 kilomètres. L'une, dite *Font-Estramé*, a une température de 19° ; l'autre porte le nom de *Font-Dame ;* elles sont très abondantes. La première renferme, suivant les analyses d'Anglada :

Carbonate de calcium	0^{gr},066
Chlorure de sodium	1 727
— de magnésium	0 516
Sulfate de sodium	0 096
— de calcium.	0 169
— de magnésium.	0 075
Silice	0 010
	2 659

Corbières et groupe de Balaruc. — On ne peut quitter les Corbières sans faire sur leur situation une observation qui ne manque pas d'intérêt. De l'examen de la carte il résulte que ces montagnes occupent, au Nord des Pyrénées méditerranéennes, une position analogue à celle que présente le groupe de Balaruc sur le revers méridional des Montagnes du Centre. Les deux groupes, séparés seulement par la plaine de l'Aude, sont en réalité symétriques. Ils sont en outre rapprochés par l'analogie de composition que présentent leurs sources minérales, toutes d'origine triasique à l'exception d'Alet, l'assimilation est donc complète et, comme on va le voir, elle se poursuit également dans les détails.

L'une des sources les plus remarquables du groupe de Balaruc est sans contredit celle de Cruzy signalée par l'énorme prédominance des sulfates de magnésium et de sodium qui forment 94 p. 100 du poids de la minéralisation totale. Elle a été obtenue au moyen d'un forage entrepris au fond d'un puits existant dans une ancienne carrière de plâtre et qui a recoupé des bancs d'anhydrite. D'un autre côté, à Fitou, commune du département de l'Aude, située à une vingtaine de kilomètres de Tuchan dans le prolongement de la lisière méridionale des Corbières et, comme la station de Salses, non loin de la rive occidentale de l'étang de ce nom, il y a un pointement de marnes irisées qui est figuré sur la carte géologique au millionième. Dans son *Traité de Minéralogie*, publié en 1856, Dufrénoy annonce qu'on y a découvert un filon de magnésie sulfatée de $0^m,08$ d'épaisseur, analogue à celui qui est connu depuis longtemps à Calatayud en Aragon. Ce filon est encaissé dans un de ces dépôts de gypse que l'on rencontre si fréquemment dans le keuper. Le sulfate de magnésium est également disséminé en petits grains dans la masse du dépôt.

On retrouve donc dans les marnes irisées des environs de Fitou et de Cruzy les conditions favorables à la recherche des eaux purgatives que présente déjà le groupe de Montmirail au pied du Mont-Ventoux.

C. — PETITES PYRÉNÉES DE LA HAUTE-GARONNE

Sources de Salies-du-Salat. — La région que Leymerie a décrite sous le nom de Petites-Pyrénées de la Haute-Garonne occupe, par rapport à la chaîne, une position analogue à celle des Corbières. C'est, à la surface de la plaine miocène et quaternaire de Saint-Gaudens, un relèvement, sous forme de voûte, des assises crétacées et nummulitiques placées à la partie supérieure de la série pyrénéenne, Du côté du sud l'accident est accompagné de failles qui ont mis à jour les deux termes les plus élevés du trias ; le muschelkalk et les marnes irisées ainsi que plusieurs pointements ophitiques. Cette disposition doublement favorable à l'existence de sources minérales est ce qui donne de l'intérêt aux Petites-Pyrénées.

Le bourg de Salies, situé en bordure sur la rive gauche du Salat, qui coule du sud vers le nord, est adossé à un monticule ophitique très ardu, au sommet duquel paraissent les ruines d'un château et d'une église. Il occupe le centre d'un pointement triasique qui s'étend au Nord-Ouest vers Montsaunès et dans le sens opposé vers le château de Castel-Bon dans la commune de Betchat.

Il y a deux sources minérales aux environs de Salies. Elles sont situées dans le vallon de Peyret qui, débouchant dans la vallée du Salat à une petite distance au Sud du bourg, remonte vers Montsaunès. La source salée, la plus importante, est à l'entrée du vallon ; la seconde, à sa naissance est une sulfurée calcique accidentelle. Elles sont froides l'une et l'autre. Un sondage exécuté il y a quelques années dans le vallon a rencontré, vers 200 mètres de profondeur, un gîte important de sel gemme actuellement exploité par dissolution. Les sources minérales du vallon de Peyret sont donc manifestement keupériennes [1].

SALIES-DU-SALAT (HAUTE-GARONNE)

Cette localité, située à 20 kilomètres au Nord-Ouest de Saint-Girons sur la ligne de Toulouse, renferme deux sources minérales l'une sulfurée calcique, utilisée en bains et en boisson ; l'autre chlorurée sodique qui a été exploitée autrefois pour la production du sel.

L'eau sulfurée présente une odeur hépatique très prononcée et une saveur marécageuse. Elle se trouble rapidement à l'air. Voici sa composition d'après Filhol :

Sulfure de calcium	0gr,1135
— de magnésium	traces
Carbonate de calcium.	0 1405
— de magnésium.	0 0220
Sulfate de calcium	1 2142
— de magnésium	0 2750
Chlorure de sodium.	traces
Silice.	0 0150
Matière organique	traces
	1 7802

[1] Par arrêté ministériel du 17 avril 1891, la Compagnie des Sels de Toulouse, concessionnaire des gîtes de Salies-du-Salat, a été autorisée à livrer à l'usage médical l'eau de ses

Quant à la source salée, Filhol lui a trouvé la composition suivante en 1849 :

```
Chlorure de sodium. . . . . . . . . . . .   30ᵍʳ,073
  —      de potassium. . . . . . . . . .    0  060
  —      de magnésium . . . . . . . . . .   0  438
Sulfate de calcium. . . . . . . . . . . .   3  372
Carbonate de calcium . . . . . . . . . .    0  035
Silicate de calcium. . . . . . . . . . . .  0  062
Alumine (?) . . . . . . . . . . . . . . .   0  025
                                           ─────────
                                           34  065
```

BOUSSAN (HAUTE-GARONNE)

Il convient de signaler également, mais seulement pour mémoire, la source de Boussan, qui sourd sur la rive droite de la Louge vers la pointe Nord-Ouest des Petites-Pyrénées. Cette source froide alimente un petit établissement comprenant 12 baignoires. Comme on pourra le remarquer d'après l'analyse qui en a été faite au laboratoire de l'Académie de Médecine en 1863, elle se distingue à peine des eaux douces de la région.

```
Bicarbonate de calcium . . . . . . . . . .   0ᵍʳ,372
  —        de magnésium . . . . . . . .      0  096
Chlorure de sodium . . . . . . . . . . . .   0  008
Sulfates et azotates . . . . . . . . . . .   traces
Silice à l'état de silicate. . . . . . . . . 0  005
                                            ─────────
                                            0  481
```

LE PLAN (HAUTE-GARONNE)

Vers le milieu d'un petit vallon débouchant à Cazères dans la vallée de la Garonne, la source *Castille* de la commune du Plan occupe, sur le flanc septentrional des Petites-Pyrénées, une position symétrique de celle de Boussan. C'est une eau ferrugineuse qui émerge d'une plage de galets, mais qui, étant en même temps calcaire, tire la plus grande partie de sa minéralisation du terrain sous-jacent. Dans l'analyse qu'en a faite Filhol et que nous reproduisons, il convient de noter la présence du manganèse qui a été également reconnu par H. Sainte-Claire Deville dans l'eau de la Garonne prise à Toulouse et qui est abondant dans les alluvions anciennes du fleuve.

```
Acide carbonique libre. . . . . . . . . . .  61ᶜᶜ·
Bicarbonate de calcium . . . . . . . . . .   0ᵍʳ,358
  —        de magnésium. . . . . . . . .     0  015
Oxyde de fer . . . . . . . . . . . . . . .   0  012
Manganèse. . . . . . . . . . . . . . . . .   0  005
Acide crénique combiné au fer. . . . . . .   0  020
Chlorure de sodium . . . . . . . . . . . .   0  035
  —        de potassium. . . . . . . . . .   traces
Arsenic et iode . . . . . . . . . . . . . .  traces
Silice . . . . . . . . . . . . . . . . . .   0  008
                                            ─────────
                                            0  453
```

sondages. Mais jusqu'ici aucune suite n'a été donnée à cette autorisation, si ce n'est peut-être dans le petit établissement de 18 baignoires existant aux abords de l'ancienne source salée de Salies.

D. — COLLINES DU BÉARN

Étendue de la région. Ressources hydrominérales qu'elle présente, Salies, Oraas, Ogeu. — Les sources figurées sur la carte hydrominérale, comme appartenant à cette région, sont, en allant de l'Ouest vers l'Est, Garris, Labets-Biscaye, Lacarry, Salies, Saint-Boès, Ogeu et Sévignacq. Il faudrait y joindre la saline d'Oraas qui a été mise dans ces derniers temps à contribution pour fournir un complément d'eau salée à l'établissement de Salies, dont elle est distante de 5 kilomètres vers le Sud-Ouest. Pour ne rien omettre, il conviendrait de signaler également les bains de Baure, situés à 4 kilomètres à l'Ouest d'Orthez sur la rive gauche du gave de Pau et dont la source sortant d'un calcaire bitumineux a une réputation locale.

Comme on peut le remarquer, sous la rubrique de *Collines du Béarn* on a réuni toutes les sources minérales disséminées dans la partie moyenne du département des Basses-Pyrénées, tout en reconnaissant que trois d'entre elles, Garris, Labets et Lacarry font partie du pays basque qui confine du côté de l'Ouest à l'ancienne province de ce nom.

Dans l'espace considérable qu'elles embrassent, ces collines, de l'altitude de 350 mètres qu'elles ont en moyenne dans le voisinage de la montagne, descendent vers le Nord à celle de 120 mètres. Elles sont pour la plus grande partie constituées par l'étage supérieur du terrain crétacé. Sur quelques points toutefois, comme cela a lieu aux environs d'Orthez, l'étage inférieur apparaît sous forme de boutonnière par suite d'un relèvement local. Mais c'est dans la présence du terrain triasique qui constitue des pointements nombreux fréquemment associés à des épanchements ophitiques qu'il faut chercher l'origine de la plupart des eaux minérales du Béarn. Rien n'est plus commun, en effet, que la réapparition de ce terrain au milieu de la formation crétacée dans la partie occidentale de la plaine sous-pyrénéenne, sans qu'on puisse, dans la plupart des cas, l'expliquer. On en trouve constamment quelques lambeaux à la surface du sol au voisinage des sources dont l'existence se trouve ainsi justifiée.

Garris, Labets et Lacarry, les trois stations qui dépendent de la Basse-Navarre, sont situées, la première à 2 kilomètres au Nord-Ouest de Saint-Palais sur la route de Bidache, la seconde à 4 kilomètres plus au Nord, dans la vallée de la Bidouze, la troisième au Sud-Ouest de Tardets. Ce sont trois sulfureuses accidentelles dont les sulfates terreux sont empruntés au trias.

Salies est de beaucoup la station la plus importante du Béarn. La réputation acquise par la région date même de l'application faite, il y a une trentaine d'années, des sources salées qu'on y rencontre au traitement des maladies scrofuleuses.

Il y a, dans l'intérieur de la ville, deux sources de cette nature : le *Bayaa* et le *Griffon*. Elles émergent l'une et l'autre de bancs de gypse fissuré, la première sur une des places, au fond d'un bassin voûté à 11 mètres de profondeur, la seconde d'un puits de 14 mètres, situé sur les bords du Saleys, ruisseau affluent du gave d'Oloron. Ces sources font partie d'une concession de gîtes salifères accordée en 1843 à la corporation du Part-Prenant qui les exploitait de temps immémorial pour la fabrication du sel. La source Carsalade, dont on trouve plus loin l'analyse, est complètement indépendante de la concession de Salies. Elle a été rencontrée en 1872 à 106 mètres de profondeur, dans une recherche entreprise sur la rive droite du Saleys, à 4 kilomètres de Salies, en vue de la découverte de sel gemme dans la région. Parvenue en ce point, la sonde est subitement descendue sans résistance dans un dépôt boueux, indice certain de la présence d'un de ces lacs souterrains que l'on rencontre constamment aux abords des sources salées.

Le sol de la région de Salies est en plein terrain crétacé. Le petit tunnel qui précède la gare du chemin de fer du côté du Nord, est encore en grande partie foncé dans ce terrain ; mais le vallon de Betmau situé à 1 kilomètre au Sud de la ville, à gauche de la route de Sauveterre, met à jour les marnes irisées. On ne les voit, il est vrai, que sur une faible épaisseur dans le fossé du chemin qui longe le ruisseau. Toutefois elles y étalent les vives couleurs par lesquelles elles décèlent d'habitude leur présence et il est impossible de se méprendre sur leur nature. Elles sont d'ailleurs associées dans le vallon à des pointements d'ophite, roche éruptive qui accompagne presque constamment le trias dans la région du Sud-Ouest.

Les bancs de sel exploités par dissolution au moyen d'un trou de sonde à Oraas dans la vallée du gave d'Oloron se trouvent dans les mêmes conditions de gisement. Ils appartiennent également au terrain keupérien. Le sondage n° 2, qui alimente les bains de Salies au moyen d'une conduite en fonte, est entré dans le gîte salifère à 64 mètres de profondeur et il a été poussé jusqu'à 190 mètres sans en sortir. A cette profondeur on a rencontré, sous un banc de sel, une abondante venue d'eau salée qui s'est élevée jusqu'à 10 mètres au-dessous du sol.

Le débit est de 70 à 120 mètres cubes par vingt-quatre heures.

Saint-Boès, à 5 kilomètres au Nord-Ouest d'Orthez sur la route de cette ville à Dax, possède une source sulfureuse accidentelle qui présente de l'intérêt à raison de son association avec des dépôts de bitume et de soufre et du voisinage de pointements ophitiques.

Le gros village d'Ogeu, une des stations du chemin de fer de Pau à Oloron, se trouve dans la plaine tourbeuse, élevée, traversée par le Gabarn, un des affluents du Gave, en amont de cette dernière ville.

Les bains sont à 2 kilomètres au Nord du village dans le vallon de l'Escou.

C'est la seule source du Béarn dont la température de 22° soit supérieure à la moyenne de la contrée. Il y a de nombreux pointements ophitiques à la surface de la plaine d'Ogeu.

Enfin, la source de Sévignacq est une sulfureuse accidentelle prenant naissance aux abords d'une exploitation souterraine de plâtre ouverte à plusieurs kilomètres au Nord-Est du village de ce nom, non loin du chemin de Nay.

D'après leurs gisements, toutes les sources du Béarn doivent être rapportées au terrain triasique. Les analyses que l'on en possède confirment cette appréciation en montrant la proportion considérable des éléments chlorurés sodiques et sulfatés calciques et magnésiens qu'elles empruntent à ce terrain. Pour le Bayaa elle s'élève à 994 p. 1 000 et dans l'eau de la saline d'Oraas elle est encore plus élevée ; elle atteint en effet 997 p. 1 000. La différence est représentée par une faible proportion de bicarbonates de calcium et de magnésium, que l'eau des sources enlève aux roches ambiantes dans son trajet souterrain.

A l'occasion de l'adduction à Salies de l'eau provenant de la saline d'Oraas, on a jugé à propos de passer en revue les gîtes salifères de la région du Sud-Ouest et notamment ceux des environs de Bayonne. C'est l'objet d'une note insérée dans le tome XIX du *Recueil des Travaux du Comité d'hygiène* pour l'année 1889. En la réduisant à ce qu'elle a d'essentiel, elle montre que d'Urcuit sur les bords de l'Adour ces gîtes s'étendent par Briscous vers Sainte-Marie de Villefranque dans la vallée de la Nive où ils sont exploités et que, dans ces derniers temps, leur existence a été reconnue entre cette rivière et Biarritz. On en a conclu que cette plage, déjà si favorisée sous le rapport du site et du climat, réunissait tous les éléments nécessaires à l'installation d'un établissement analogue à celui de Salies.

Ce qui n'était qu'une prévision, à l'époque de la rédaction de la *Notice géologique*, relative aux collines du Béarn, est devenue une réalité. Il existe actuellement, sur l'incomparable plage de Biarritz, un établissement de bains salés. L'eau qui l'alimente provient du puits du Centre dans la concession de Briscous, située à 18 kilomètres vers l'Est sur la route de Bayonne à Bidache. Ce puits peut fournir 626 mètres cubes d'eau par jour.

L'exploitation et la vente de l'eau minérale de Briscous a été autorisée par un arrêté ministériel du 22 avril 1893 sur avis conforme de l'Académie de Médecine.

SALIES-DE-BÉARN (BASSES-PYRÉNÉES)

Chef-lieu de canton de l'arrondissement d'Orthez, Salies-de-Béarn se trouve sur le chemin de fer de Puyoo à Mauléon, à 9 kilomètres de Puyoo, vers 40 mètres d'altitude.

On y exploite depuis fort longtemps, pour la fabrication du sel, une belle source connue sous le nom de *Bayaa* qui prend naissance sur une des places et qui provient de la dissolution par les eaux météoriques de gîtes salifères situés dans la profondeur ; sa température dans le bassin de captage est de 14 à 15°.

Dans ces derniers temps le Griffon est également entré dans l'alimentation courante des bains de Salies.

La densité de l'eau est de 21° Baumé soit 1,161. Le rendement journalier est de 460 hectolitres.

Depuis trente ans environ, cette eau, tout en continuant à servir à la fabrication du sel, a été employée au traitement de la scrofule. Il existe aujourd'hui deux établissements affectés à cet usage. Dans l'ancien sont placés les cabinets de bains de 2° classe, au nombre de 14. Pour les bains de 1re classe, on a construit un établissement comprenant 17 cabinets. L'eau salée est chauffée par un courant de vapeur. On y emploie aussi les eaux mères de la saline de Salies.

Depuis le développement pris par la station balnéaire, on a jugé insuffisant le rendement des sources Bayaa et Griffon. On y a adjoint l'eau d'une autre source, située à 5 kilomètres, au sud-ouest de Salies, la source d'Oraas où l'exploitation se fait au moyen d'un trou de sonde.

La composition des diverses eaux utilisées dans l'établissement de bains a été déterminée en dernier lieu par M. Willm[1]. La source d'Oraas n'a été soumise qu'à une analyse sommaire.

	BAYAA	ORAAS
Acide carbonique des bicarbonates.	0gr,3011	0gr,1232
— libre	0 0254	»
Carbonate de calcium.	0 2699	0 127
— de magnésium	0 0302	
— ferreux (avec manganèse)	0 0420	0 012
Silice (et alumine?)[1]	0 1840	non dosé
Chlorure de sodium.	245 4492	293 000
— de potassium	2 3040	non dosé
— de magnésium.	»	0 164
— de lithium.	0 0174	non dosé
— de rubidium.	traces	?
Bromure de sodium	0 1617	non dosé
Iodure de sodium.	traces	?
Sulfate de calcium	2 7404	4 200
— de magnésium	3 5768	3 557
— de sodium.	0 6674	»
Matières organiques, non dosées et pertes	0 7614	0 483
Poids du résidu par litre[2].	256gr,2044	301gr,540

[1] En partie en suspension en raison de la forte densité de l'eau.
[2] Par évaporation avec un poids connu de carbonate sodique pur et sec.

L'analyse de l'eau mère de Bayaa, marquant 34°,5 Baumé (densité = 1, 255), a fourni les résultats suivants :

Chlorure de magnésium.	231gr,8143
— de sodium	44 1722
— de potassium	35 8271
— de lithium.	1 0504
— de rubidium.	traces
Bromure de magnésium.	10 3132
Iodure de sodium.	0 0180
Sulfate de potassium	21 8303
— de sodium.	17 8152
— de magnésium.	15 0552
Total par litre.	377gr,8959

[1] Recueil des travaux du Comité consultatif d'hygiène, t. XIII et XIX.

Outre la source de Bayaa, on rencontre à Salies une autre source froide, la source Carsalade qui ne joue dans le traitement qu'un rôle très secondaire.

Voici quelle est sa composition :

Acide carbonique des bicarbonates. . . .	0gr,2916	
— libre	0 0352	
Carbonate de calcium.	0 2731	
— de magnésium	0 0132	
— ferreux	0 0481	
— de manganèse	0 0012	
Silice	0 0137	
Chlorure de sodium.	1 1220	
— de magnésium.	0 1097	
— de calcium.	0 1288	
— de lithium.	traces	
Iodure de sodium	traces	
Sulfate de sodium	0 0995	
— de potassium	0 0466	
Matière organique	0 0125	
Total par litre	1 8684	
Poids du résidu fixe[1].	1 8440	

Bicarbonates primitivement en dissolution :

Bicarbonate de calcium	0 3933	
— de magnésium	0 0201	
— ferreux.	0 0664	
— de manganèse	0 0017	

BIARRITZ-BRISCOUS (BASSES-PYRÉNÉES)

L'analyse faite en 1893 dans le laboratoire de l'Académie de Médecine assigne à l'eau de Briscous la composition suivante :

Chlorure de sodium.	295gr,659	
— de potassium	2 608	
— de lithium.	traces	
Bromure de sodium.	0 167	
Iodure de sodium.	traces	
Sulfate de calcium.	3 375	
— de magnésium	4 707	
— de sodium.	0 990	
Silice et alumine.	0 090	
Matière organique et perte	0 194	
	307 790	

---

[1] L'excédent sur le poids du résidu provient de la transformation de l'oxyde de fer en carbonate.

GARRIS (BASSES-PYRÉNÉES)

Commune à 2 kilomètres au nord-ouest de Saint-Palais.

La source qui dessert l'établissement thermal, est froide (12 à 13°) et présente un débit de 100 hectolitres par vingt-quatre heures.

Elle renferme, d'après les analyses de Salaignac :

Azote.	14cc,
Hydrogène sulfuré	1 8
Acide carbonique libre	11
Carbonate de calcium.	0gr,0497
— de magnésium.	0 0050
Sulfure de calcium	0 0298
Sulfate de calcium	0 0650
Chlorure de calcium	0 0250
— de sodium	0 1500
Silice.	0 0100
Oxyde de fer.	0 0010
Alumine (?).	0 0010
Matière organique (glairine).	0 0550
	0 3915

LABETS-BISCAYE (BASSES-PYRÉNÉES)

D'après une analyse d'Ossian Henry remontant à 1860 la source de Labets renferme :

Acide carbonique libre.	0gr,270
Hydrogène sulfuré.	0 008
Bicarbonates de calcium et de magnésium.	0gr,301
Sulfates de sodium, de calcium et de magnésium.	0 256
Sulfures de calcium et de sodium (?). . . .	0 054
Chlorure de sodium	0 210
Silice, alumine (?), fer.	0 050
	0 871

C'est une sulfurée calcique accidentelle.

LACARRY (BASSES-PYRÉNÉES)

Le village de Lacarry est situé au pied oriental du plateau d'Ahusquy, non loin du torrent l'Apphoura affluent du Saison. On y signale un petit établissement de bains renfermant six baignoires. La source qui l'alimente est froide et elle émerge manifestement d'un pointement triasique dont on voit un affleurement au hameau d'Atherey situé, dans la direction de la chaîne, à 3 kilomètres vers l'Est sur la route de Tardets à Larrau et à Sainte-Engrace.

La source de Lacarry n'étant pas pourvue de l'autorisation d'exploiter, on ne connaît pas exactement sa composition.

SAINT-BOÈS (BASSES-PYRÉNÉES)

La source de Saint-Boès, bien connue des minéralogistes, est située à Mounic, environ 2 kilomètres au sud de l'église. Elle émerge au fond d'un puits de 3m,50 de profondeur qui présente la coupe suivante à partir de la surface :

1° Terre végétale.

2° Argile ocreuse avec fragments de lignite d'un mètre d'épaisseur;

3° Sable et gravier imprégné de bitume 0ᵐ,30 ;

4° Banc de calcaire noirâtre et argiles bleuâtres avec amas de soufre natif ;

5° Argiles vineuses, bigarrées, avec veines de gypse blanc rosé.

L'eau de Saint-Boès offre des irisations provenant de la présence d'une pellicule superficielle de matière bitumineuse.

L'analyse qui en a été faite en 1872 au laboratoire de l'Académie de Médecine lui assigne la composition suivante :

Sulfure de calcium.	0ᵍʳ,063
Sulfate de calcium.	0 889
Carbonate de calcium	0 100
— de magnésium	0 067
Chlorure de sodium	0 097
Résidu insoluble.	0 040
	1 256

OGEU (BASSES-PYRÉNÉES)

L'eau d'Ogeu a été analysée en 1877 à l'École des Mines et des résultats obtenus on arrive par le calcul au groupement suivant :

Bicarbonate de calcium.	0ᵍʳ,2121
— de magnésium	0 0262
— ferreux.	0 0066
Silicate de sodium (SiO^3Na^2)	0 0032
— de magnésium	0 0125
Silice en excès	0 0033
Chlorure de sodium.	0 0731
Sulfate de sodium	0 0170
Matières organiques	0 0073
	0 3613
Résidu fixe par litre.	0 2860

On trouve à Ogeu un petit établissement renfermant 6 baignoires.

E. — CHALOSSE

Etendue, configuration et constitution géologique de la Chalosse. — Sous le nom de Chalosse on désigne la petite région naturelle qui s'étend au Sud de l'Adour entre Dax et Aire. Du côté du Nord elle confine aux Grandes Landes et vers le Sud elle est limitée par le Béarn. De l'Est à l'Ouest elle a environ 70 kilomètres de longueur et 25 dans le sens du méridien. C'est un pays de collines, découpé par de nombreuses vallées dont les plus importantes sont celles du Bahus, du Gabas, du Louts et des Luy de France et de Béarn, tous affluents de

l'Adour. Le sol qui s'abaisse du Sud vers le Nord, s'élève rarement au-
dessus de 150 mètres et il se termine brusquement sur les bords du
fleuve par une terrasse de laquelle on découvre une vaste étendue de
la plaine des Landes.

Les principales altitudes de la Chalosse sont en allant de l'Est vers
l'Ouest :

Point coté au-dessus d'Aire	97 mètres.
Sur la route de cette ville à Pau	169 —
Saint-Sever	102 —
Le Montsoué au sud-est de cette ville	167 —
Mugron	93 —
Le Pouy, à l'est du château de Gaujacq. . . .	134 —
Dax sur les bords de l'Adour	10 —
Point signalé sur le chemin de Benesse à Pouillon.	100 —

Au point de vue géologique la Chalosse a la plus grande analogie
avec les Petites-Pyrénées de la Haute-Garonne. C'est, à une bien plus
grande distance de la chaîne et par conséquent dans une région beaucoup plus déprimée, un accident de même nature, produit par une
cause identique. Il est constitué par deux protubérances parallèles à
l'axe de la chaîne pyrénéenne et provenant du relèvement des terrains
crétacé et nummulitique sous forme de voûtes dissymétriques, dont le
versant septentrional plonge fortement vers l'Adour, tandis que le
revers qui regarde la Montagne, offre au contraire une pente douce.
Ces voûtes s'abaissent également dans le sens longitudinal, de telle
sorte que leur relief est comparable à une ampoule. Les assises tertiaires plus récentes que le terrain nummulitique, telles que le falun
de Gaas, l'étage d'eau douce de l'Agenais, le falun de Saint-Avit et
de Saint-Paul se montrent sur les flancs de ces protubérances en
couches légèrement relevées vers leurs centres. L'étage d'eau douce
de l'Armagnac et la mollasse marine avec ses sables ferrugineux sont
également très développés en Chalosse.

Mais ce que les grandes rides crétacées et nummulitiques présentent
de plus remarquable, c'est d'être accompagnées, comme cela a lieu
à Salies-du-Salat, par des pointements de terrain triasique qui sont
corrélatifs de dislocations profondes du sol. On en compte trois principaux :

1° Celui qui s'étend au Nord du Luy de France sur les territoires de
Bastennes, Gaujacq, Bergouey et Saint-Cricq.

2° Celui qui, partant de Dax, s'avance vers le Sud jusqu'aux environs de Pouillon par Saint-Pandelon, Saugnac, Mimbaste et les Pouy d'Arzet et de Montpeyroux.

3° Enfin le Tuco de Tercis sur la route de Dax au Vimport.

Sur ces divers points, l'étage des marnes irisées est de beaucoup le plus développé. Le muschelkalk se montre néanmoins par lambeaux isolés. Enfin rien n'est plus commun que d'y rencontrer des épanchements ophitiques. Par suite du métamorphisme qu'ils ont exercé sur les assises ambiantes, ils ont contribué à maintenir la confusion qui a régné jusque dans ces derniers temps sur leur âge. La découverte faite en 1862 de puissants dépôts de sel gemme aux environs de Dax a beaucoup élucidé la question. Les nombreux puits foncés pour les mettre en valeur à Saint-Pandelon, Saugnac, Benesse, Mimbaste et Pouillon, en mettant à jour les roches les plus caractéristiques du keuper, ont en effet permis d'établir, avec les travaux similaires de la Lorraine, une comparaison qui n'a plus laissé aucune place au doute.

Importance de la Chalosse au point de vue hydrominéral. Groupe de Dax. — Par ses pointements triasiques constamment accompagnés de failles, la Chalosse présente des conditions essentiellement favorables à la genèse des sources thermo-minérales. C'est en effet, dans sa partie occidentale une région tellement riche en sources de cette nature que, comme la carte le montre, elle est comparable aux parties les mieux dotées de la chaîne pyrénéenne. Les plus importantes prennent naissance sur les bords de l'Adour dans l'intérieur même de la ville de Dax qui, tant pour ce motif qu'à raison de sa position, est le centre naturel du groupe.

Les sources qui en font partie, occupent des positions très remarquables. Comme le montre la figure de la page 313, elles sont en effet disposées sur quatre lignes parallèles, alignées suivant la direction E. 20° S. à O. 20° N. qui ne s'écarte guère de celle de l'axe de la chaîne pyrénéenne. Du Nord vers le Sud, elles se présentent dans l'ordre suivant :

1° Préchacq et les deux établissements voisins du Bulchéron et de Sainte-Marie dépendant de la commune de Gamarde. La partie inférieure de la vallée du Louts, dans laquelle ces établissements sont situés, correspond à une faille mise en évidence par les différences de niveau qui existent entre les exploitations de grès du terrain nummulitique ouvertes au droit de chacun d'eux. Prolongée vers le Nord-Ouest, la faille rencontre les bains de Préchacq dans la Barthe de l'Adour, à 2 kilomètres au nord du village de ce nom.

2° Dans la partie moyenne de son cours, le Luy de France est dirigé comme le Louts, E. 20° S.-O. 20° N. Il coule également dans une faille mise en relief à la hauteur de Gaujacq par l'opposition qui existe entre le flanc droit composé de terrain triasique, flanqué d'un revêtement crétacé, et la rive gauche où s'élève le piton de marne miocène lacustre de l'Amargnac, au sommet duquel est bâti, dans une position inexpugnable, le village de Castelsarrasin. Or Dax se trouve sur le prolongement Nord-Ouest de cette grande faille. On ne peut dès lors mettre en doute le rôle qu'elle joue dans la genèse des eaux thermales de cette ville et la relation qui les rattache à la petite station de Donzacq située non loin du Luy, sur le revers occidental du pointement triasique.

3° Une ligne droite tirée de la Bagnère-de-Tercis au bas du village de ce nom dans la direction indiquée, passe par le sommet du Montpeyroux où il y a un pointement triasique important donnant naissance à un certain nombre de sources salées parmi lesquelles il convient de citer celles du Hour et du Lanot.

4° Enfin une quatrième parallèle située à 2 kilomètres au Sud de la précédente, réunit les bains de Jouanin situés près du moulin de ce nom, dans la commune de Saubusse, à la source de Bidaous qui sourd dans un vallon de la commune de Pouillon, près du château de Saint-Martin.

Gisement des sources de Dax. — Les nombreuses sources thermales de Dax prennent toutes naissance dans la partie septentrionale de la ville le long du quai en bordure sur l'Adour connu sous le nom de promenade des Baignots. Elles sont alignées sur un espace d'environ un kilomètre suivant le cours du fleuve qui est de l'Est à l'Ouest avec un léger relèvement vers le Nord. A l'extrémité occidentale de la promenade on rencontre le monticule ophitique de forme conique connu sous le nom de Pouy d'Euze, au sommet duquel s'élève la tour qui a servi d'observatoire à Borda. A raison du voisinage du fleuve et de l'extension qu'y a prise le diluvium, les marnes irisées ne paraissent que par petits lambeaux au voisinage du Pouy. Elles se montrent cependant avec leurs nuances vives, sous le gravier diluvien et les sables de la mollasse marine, dans le fossé du chemin qui contourne le Pouy du côté de l'Ouest. Dans la même direction elles ont été mises à jour par une des tranchées du chemin de fer de Puyoo. Enfin, d'après le témoignage de Palassou, dont les études sur la région remontent à 1774, on a exploité du plâtre aux abords du Pouy d'Euze. D'après M. Thore, avant les travaux de nivellement exécutés sur la promenade des Baignots, on y voyait un affleurement de roche dolomitique dans lequel il a recueilli des échinodermes de la faune sénonienne. Rien n'est donc plus net que la dislocation à laquelle les sources thermales de Dax doivent leur existence. C'est un accident secondaire de la grande faille de la vallée du Luy dont la trace passe près du Pouy. Il est représenté de profil dans la figure ci-contre.

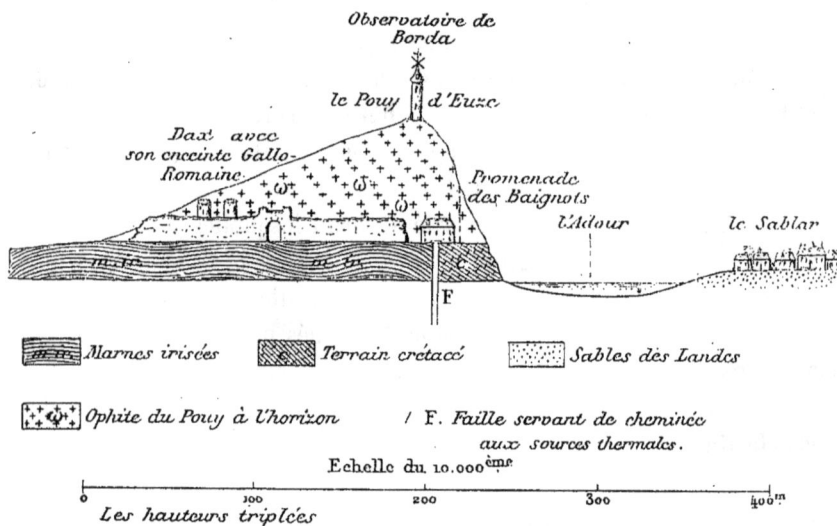

Fig. 20. — Vue perspective du gisement des sources de Dax, prise de la partie orientale de la promenade des Baignots.

Le débit des eaux thermales de Dax, qui est évalué à 21 000 hectolitres par vingt-quatre heures, n'est qu'un minimum, car il est de notoriété que quelques sources émergent dans le lit même du fleuve. La plus remarquable est sans contredit la fameuse *Fontaine Chaude* qui s'élève du fond d'un grand entonnoir dans la partie Nord-Est de la ville en répandant une abondante buée. Les eaux de Dax sont certainement du nombre de celles dont il est impossible d'expliquer l'origine sans faire intervenir une perte d'eau provenant d'une rivière passant sur une faille et c'est très vraisemblablement le Luy qui remplit cet office.

Toutes les eaux du groupe de Dax sont d'origine triasique, comme le prouve le tableau suivant :

	CHLORURES alcalins	SULFATES alcalins et terreux	TOTAL DES sulfates et chlorures	POIDS du résidu	
1. Dax. Bastion .	0,2782	0,5670	0,8452	1,0244	824 p. 1000
2. Préchacq . . .	0,4500	0,6100	1,0600	1,0270	Carbonates 100 p. 1000 975 p. 1000
3. Tercis.	2,2951	0,1020	2,3971	2,5779	930 p. 1000
4. Saubusse . . .	0,2220	0,0480	0,2700	0,2800	964 p. 1000
5. Gamarde . . .	0,2445	0,0978	0,3423	0,6128	560 p. 1000 Carbonates 340

Eugénie-les-Bains. — La station d'Eugénie-les-Bains, qui comprend quatre petits établissements, est située dans la vallée du Bahus au point désigné sur la carte de l'état-major sous le nom d'*Eaux thermales*, quoiqu'elle n'ait en réalité que des sources tempérées. Elle appartient à la partie orientale de la Chalosse et sa situation est assez remarquable. C'est, en effet, un peu au Nord d'Eugénie que les affleurements du terrain nummulitique superposés à la craie de Fargues et encore très apparents sur les flancs de la vallée au droit de Buanes et de Classun, disparaissent en plongeant sous la marne miocène de l'Armagnac. Il y a là une relation qu'il est impossible de méconnaître entre les sources d'Eugénie qui sont artésiennes et la terminaison vers l'Est de la protubérance de Saint-Sever, de beaucoup la plus importante de la Chalosse. Ces sources occupent dans cette direction une position symétrique à celle de Gamarde dans la vallée du Louts du côté de l'Ouest, toutefois avec cette différence que les premières sont sur le revers septentrional de la protubérance tandis que les secondes appartiennent plutôt au versant méridional. C'est pourquoi il ne faut pas chercher à les aligner.

DAX (LANDES)

Dax, l'ancienne capitale des Landes, aujourd'hui chef-lieu d'arrondissement de ce département, est une ville de 10 000 habitants construite sur la rive gauche de l'Adour. C'est une ancienne station romaine

(*Aquæ tarbelicæ*) qui a conservé jusque dans ces derniers temps l'enceinte et les fossés datant de la conquête de la Gaule. Le climat de Dax en fait une station d'hiver.

Au point de vue hydrominéral, la station de Dax est une des plus remarquables tant par le nombre et le volume des sources que par leur température. La plus importante de ces sources est la *Fontaine chaude* qui sourd sur une des places de la ville au fond d'une large excavation conique au centre d'un bassin carré en maçonnerie, de 420 mètres cubes de capacité ; il s'en dégage une grande quantité de gaz et beaucoup de vapeur, de sorte que surtout par les temps froids elle ressemble à une vaste chaudière en ébullition. Le débit est d'environ 15 000 hectolitres par vingt-quatre heures ; la température est de 60° (observée à 3 mètres de profondeur).

Après la Fontaine chaude, les sources les plus importantes sont celles du *Bastion* qui, avec la source *Sainte-Marguerite*, alimente le grand établissement thermal. La source du Bastion est à 59°, à la sortie du bassin de captage, et son volume journalier est de 5 000 hectolitres. Puis viennent la source du *Pavillon* dans l'établissement des Baignots (53°,5 à 54°,3), les sources de l'établissement Séris, qui ont de 38° à 52°5 et celles de l'établissement Saint-Pierre.

Outre les établissements qui viennent d'être cités, il en est quelques autres qui s'alimentent à la Fontaine chaude ; le plus important est celui des *Bains Romains*.

Les *Grands Thermes*, situés au bord de l'Adour, couvrent une superficie de 1 400 mètres. Ils datent de 1871 et ont été fondés par MM. les docteurs Delmas et Larauza. Ils se composent d'un bâtiment central et de deux ailes qui, se repliant à angle droit, forment un quadrilatère. Le rez-de-chaussée, ainsi que les étages du bâtiment central, sont aménagés pour le service médical et pour les pensionnaires ; le sous-sol est entièrement réservé à l'installation balnéaire. Il comprend une galerie de 200 mètres de développement sur laquelle s'ouvrent 65 cabinets, renfermant : 26 baignoires en marbre; 20 piscines à boues avec bains ou douches, 3 caisses à vapeur térébenthinée ; 4 douches de vapeur ; 6 douches minérales en jet et en pluie, 5 douches locales, 2 lits de sudation en marbre, construits sur la voûte de la source ; 4 lits pour application locale des boues. Il faut y ajouter une grande salle d'hydrothérapie ; 3 piscines de famille à eaux courantes avec douches ; un vaste bassin de natation dont on peut faire varier la température de 16 à 34° et au-dessus; enfin, 2 étuves, 1 salle de massage, une salle de pulvérisation et un cabinet d'électricité.

A côté des thermes, et communiquant avec eux par un conduit souterrain, se trouve un *hôpital* pour recevoir les enfants scrofuleux et rachitiques envoyés par les divers hôpitaux de France. Ce petit hôpital comprend 4 dortoirs à 4 lits, 1 réfectoire et 7 baignoires.

On vient d'adjoindre aux Grands Thermes un établissement spécial pour l'utilisation des eaux mères des salines de Dax dont il sera question plus loin.

L'*établissement des Baignots*, qui reçoit également des pensionnaires, est le plus ancien de Dax. Il est situé au Nord de la ville sur les bords de l'Adour; il a 12 cabinets de bains et douches et 6 piscines à boues. L'établissement *Séris*, un peu plus au Sud, est beaucoup plus modeste, les sources qui l'alimentent ne sont qu'incomplètement captées.

L'établissement *Louquet* ou Saint-Pierre a 9 cabinets de bains et une piscine.

Les données relatives à la constitution chimique des eaux de Dax étaient très incertaines avant les recherches de M. Hector Serres, pharmacien à Dax, qui, dans un travail d'ensemble a mis en évidence la similitude des sources de cette station. Il a reconnu que le résidu fixe de 1 litre de ces eaux était très voisin de 1 gramme, ainsi que l'établissent les chiffres suivants :

Fontaine chaude	$0^{gr},9932$
Demi-Lune.	0 9940
Bastion	1 0222
Saint-Pierre	0 9811

A la demande de la commission de revision de l'*Annuaire*, M. Willm a été chargé de procéder à un nouvel examen des eaux de Dax, en 1890. Les observations relatives aux températures ont été signalées plus haut. En présence de l'analogie évidente des sources de Dax, M. Willm s'est borné à l'analyse de l'une d'elles, la source du Bastion, la plus importante par son emploi ainsi que par son débit et sa température, après la Fontaine chaude. Les résultats analytiques ci-dessous ne diffèrent que fort peu de ceux obtenus par M. Serres et qui sont inscrits dans la deuxième colonne.

	SOURCE DU BASTION	
Acide carbonique des bicarbonates	0ᵍʳ,0914	0ᵍʳ,0966
— libre.	»	»
Carbonate de calcium	0 0840	0 0915
— de magnésium	0 0148	0 0156
— ferreux.	0 0026	traces
— manganeux.	»	traces
Silicate de magnésium.	0 0084	»
— de calcium	»	0 0432
Silice en excès	0 0328	»
Sulfate de calcium	0 3223	0 3592
— de magnésium.	0 1381	0 1689
— de sodium.	0 0501	0 0431
— de potassium	0 0565	traces
Chlorure de sodium.	0 2776	0 3008
— de lithium.	0 0006	»
Iodures	traces abond^tes	traces
Bromures	traces	traces
Matières organiques et eau restant à 150° . . .	0 0366	traces
Résidu par litre.	1 0244	1 0223
Bicarbonates primitivement dissous :		
Bicarbonate de calcium	0 1210	0 1317
— de magnésium	0 0226	0 0237
— ferreux.	0 0036	traces

Boues de Dax. — Ces boues végéto-minérales qui jouent un rôle très important dans le traitement hydrothérapique de Dax, ont pour origine le développement de certaines conferves (*oscilariées* et *anabaines*) au contact du limon de l'Adour baigné par les eaux thermales. Ces conferves se développent sous l'influence de la lumière avec une grande rapidité. Pendant leur période de développement elles dégagent des bulles de gaz composées d'après M. Serres de 64,23 p. 100 d'azote ; 36,03 d'oxygène et 0,74 d'acide carbonique. Les points principaux où se forment spontanément ces boues médicinales sont le *Roth* et le *Trou des pauvres*.

Les boues de Dax constituent un magma onctueux, noir, doué d'une odeur sulfurée spéciale ; elles tachent et corrodent le linge par suite de la présence d'oxyde ferrique. La couleur noire est due à du sulfure de fer ; elles font place au contact de l'air à une couleur de rouille par suite de l'oxydation du sulfure. Voici, d'après M. Willm quelle est leur composition après dessiccation à 100°, dans un courant de gaz carbonique pour en éviter l'oxydation.

Sable et silicates inattaquables par l'acide chlorhydrique	73,0	à 77 p. 100
Eau	6,9	
Matière organique.	6,0	
Oxyde ferrique	6,7	à 5 p. 100
Sulfure de fer.	4,3	à 2,7 p. 100
Alumine	1,7	à 1,5 p. 100
Oxyde de manganèse	0,22	
Chaux (silicate ou aluminate)	0,70	
Magnésie (id.)	0,30	
Sulfates de calcium et de magnésium. . . .	0,35	
Chlorure de sodium.	0,15	
Phosphates.	traces	
	100,32	

Les silicates insolubles renferment environ les 2/3 de silice ; leur composition ne peut avoir aucune importance thérapeutique. M. Serres a signalé dans ces boues, ou plutôt dans les conferves, des traces d'iode et Filhol compte au nombre des éléments qui constituent les boues le baryum, le strontium et le lithium ; ces éléments sont sans doute contenus dans les silicates insolubles. Enfin, l'arsenic, qui y a été aussi signalé n'a pas pu y être constaté par M. Willm.

Les bains de boues permettent de donner des bains qui dans la partie inférieure où se trouvent les boues, peuvent atteindre 43-44°, tandis que l'eau ne sera à la partie supérieure que de 36°. Dans certains cas, les boues ne sont appliquées que localement ou en frictions.

Eaux salées. — L'emploi thérapeutique de ces eaux tend à prendre une grande importance à Dax. Ces eaux proviennent des salines situées aux environs de Dax où l'on exploite un puissant gisement de sel gemme. Ce sont les eaux mères du salinage et même des eaux mères plus concentrées et préparées à dessein qui sont utilisées dans le nouvel établissement construit dans ce but. Voici quelle est la composition de ces eaux salées et il faut faire remarquer que celle des eaux-mères fortes peut varier dans d'assez grandes limites.

	EAU SALÉE (Dissolution du sel gemme.)	EAUX MÈRES du salinage.	EAUX MÈRES concentrées.
Chlorure de sodium	292^{gr},862	224^{gr},991	41^{gr},722
— de potassium.	4 470	45 080	40 975
— de magnésium	3 035	48 284	232 541
— de lithium	traces	0 127	0 536
Bromure de magnésium	traces	3 220	6 625
Iodures.	traces	traces	traces
Sulfate de sodium.	2 876	32 163	34 577
— de potassium.	3 175	6 960	24 699
— de magnésium	1 674	7 800	15 132
— de calcium.	2 606	néant	néant
	310^{gr},698	368^{gr},625 a	396^{gr},807

a. Non compris un dépôt salin formé spontanément pendant le transport en hiver, pesant 42 grammes par litre et renfermant 36 grammes de sulfate de sodium, 3 gr. 20 de chlorure de sodium et 2 gr. 70 de chlorure de magnésium.

GAMARDE (LANDES)

Bourg situé à 14 kilomètres Est de Dax, dans la petite vallée du Louts, cours d'eau qui se déverse dans l'Adour près de Préchacq. On y trouve deux établissements connus sous les noms de *Bûcheron* et de *Sainte-Marie*, appartenant aujourd'hui au même propriétaire ; ils ne sont guère fréquentés que par les habitants de la région, mais on boit les eaux de Gamarde, qui sont sulfurées, dans le grand établissement de Dax. Il existe une troisième source dite de Cassen, du nom de la commune où elle est située. Toutes ces eaux sont froides (14 à 15°). L'*Annuaire* de 1853 mentionne une analyse de l'eau de Gamarde indiquée comme provenant d'une source dite des *Deux-Louts*. Cette eau renfermerait d'après cette analyse, due à Salaignac, 0^{lit},168 d'hydrogène sulfuré, indication qui est certainement erronée. Outre 0,253 de carbonates et 0,126 de sulfate calcique, il y aurait 0^{gr},788 de chlorures, pour une minéralisation totale de 1^{gr},200.

Une analyse sommaire de M. Willm en 1890 assigne à la source Sainte-Marie la composition suivante :

Acide carbonique des bicarbonates. . .	$0^{gr},1848$	
— libre	0 0882	(44 ,6)
Hydrogène sulfuré	0 0187	(12 2)
		BICARBONATES
Carbonate de calcium.	0 2000	$0^{gr},2880$
— de magnésium	0 0084	0 0128
Sulfate de calcium	0 0633	
— de magnésium	0 0345	
Chlorure de sodium	0 2377	
— de potassium	traces	
— de magnésium.	0 0068	
Silice	0 0236	
Matière organique (par différence). . .	0 0385	
	0 6128	
Alcalinité observée (acide sulfurique né-cessaire)	0 2058	

PRÉCHACQ (LANDES)

A 12 kilomètres de Dax, sur la rive de l'Adour, établissement thermal alimenté par une eau thermale (52°) à saveur nauséabonde et à odeur sulfurée. Thore et Meyrac lui ont trouvé la composition suivante :

Carbonate de calcium.	$0^{gr},011$
Chlorure de sodium	0 334
— de magnésium.	0 116
Sulfate de sodium.	0 318
— de calcium	0 292.
Silice.	0 016
	1 087

C'est la source de l'Œil ; une autre source, accidentellement sulfureuse, est froide.
Les bains sont donnés dans une piscine de 20 mètres carrés, divisée en 2 compar-timents, pour les deux sexes. Il y a en outre quelques cabinets pourvus de baignoires. Dans un petit bâtiment spécial, on administre des bains de boues.

DONZACQ ET BASTENNES (LANDES)

Sur la rive droite du ruisseau d'Arrimblar affluent du Luy de France, on rencontre un petit établissement qui exploite deux sources froides sulfureuses calciques accidentelles. Elles dépendent de la commune de Donzacq[1]. Elles émergent du terrain nummulitique qui est exploité dans les carrières voisines du Cantaou, à proximité de son contact avec les marnes irisées qui constituent la plus grande partie du sol du pointement de Gaujacq. La composition de ces sources n'est que très imparfaitement connue. D'après quelques essais faits par M. Meyrac, pharmacien à Dax, sur l'une d'elles, son résidu fixe s'élèverait à $11^{gr},28$, et serait en grande partie composé de chlorure de sodium.

[1] Ce sont celles qui sont décrites dans l'*Annuaire* de 1854 comme appartenant au territoire de Bastennes situé de l'autre côté du ruisseau.

Un peu au-dessus de l'établissement, près du moulin d'Arrimblar et par conséquent sur le territoire de Bastennes, on voit sortir du fond de la vallée une source très puissante dont la température de 18° est notablement supérieure à la moyenne de la contrée. Elle est accompagnée d'un abondant dégagement de gaz, d'où le nom des Bouillons, sous lequel elle est connue. Cette source a un résidu fixe de 0gr,225 consistant principalement en bicarbonates de calcium et de magnésium.

Les Bouillons de Bastennes et les sources de Donzacq sourdent exactement de la faille très marquée dans le relief du sol qui limite du côté de l'Ouest le pointement triasique de Gaujacq [1].

TERCIS (LANDES)

Village à 6 kilomètres de Dax dans le vallon du Luy à 15 mètres d'altitude. La

---

[1] Sous quelque point de vue que l'on envisage ce pointement de Gaujacq, il présente beaucoup d'intérêt. C'est dans la plaine sous-pyrénéenne la région où le trias, l'agent minéralisateur, peut être le mieux étudié grâce aux nombreuses marnières qui y sont ouvertes.

Il occupe, entre la vallée du Luy de France au sud et celle du Louts au nord, un espace de forme trapézoïdale d'environ 25 kilomètres carrés qui est limité par quatre failles très nettes. Tandis qu'à la périphérie du pointement les terrains crétacés et nummulitiques apparaissent en couches fortement relevées ou plongeant même vers son centre, il s'y montre avec ses deux termes supérieurs, le muschelkalk et les marnes irisées, recouvert partiellement par la mollasse marine miocène. Comme cela arrive constamment, les failles entre lesquelles il est encadré sont jalonnées par une série d'épanchements ophitiques. Le plus remarquable est celui qui s'étend sous forme de dyke de 3 kilomètres de longueur sur le flanc septentrional du bassin aux environs de Bergoney. Le petit monticule sur lequel s'élève l'église isolée de Gaujacq est également constitué par l'ophite. Les terrains ambiants sont profondément métamorphosés par la roche éruptive et il n'est pas rare de rencontrer à son voisinage de petits amas de fer oligiste. Les gîtes de bitume qui ont été exploités il y a une cinquantaine d'années dans la mollasse à Bastennes et à Gaujacq, sont également en relation avec les failles et les épanchements ophitiques.

Le muschelkalk ne paraît dans le pointement que sous forme d'affleurements calcaires ou dolomitiques peu étendus qui reproduisent le faciès lithologique si typique de cet étage. Les marnes irisées au contraire y sont très développées et, quoiqu'elles soient assez fréquemment recouvertes par un dépôt meuble superficiel, on les reconnaît tant à leurs couleurs vives et variées qu'à leur cortège habituel de cargneules, de dépôts de gypse et de cristaux de quartz bipyramidés. A la métairie du Cassoura, au fond du vallon d'Arrimblar, on trouve, avec ces derniers, les cristaux prismatiques et diversement modifiés d'arragonite, qui font l'ornement de toutes les collections de minéralogie.

Au point de vue hydrominéral le pointement triasique de Bastennes et de Gaujacq est particulièrement intéressant. Sur le territoire de cette dernière commune on rencontre, en effet, des sources salées, corrélatives de la présence d'un gîte de sel gemme dans la profondeur. Elles sont figurées, sur la carte du dépôt de la guerre, sous le nom de *Puits salins*, dans le vallon de Larissan à 2 kilomètres au Nord-Ouest de l'église. Sur ce point on voit l'eau salée monter de la profondeur par deux orifices et se déverser dans le ruisseau voisin.

A une petite distance au-dessus du puits, le chemin creux qui monte à l'église recoupe une série d'assises minces, terminées par des faces planes très nettes et ayant l'apparence d'un calcaire marneux. Elles renferment en réalité une forte proportion de magnésie et elles rappellent complètement celles qui ont été désignées en Lorraine sous le nom de *dolomie moyenne*. La présence de ces calcaires dolomitiques en bancs fortement redressés au-dessus des *Puits salins* est très propre à fixer leur place dans la série keupérienne. Elle permet en effet de les assimiler à ceux qui ont été exploités de toute antiquité dans cette position à Dieuze, Vic et Moyenvic dans la vallée de la Seille et récemment dans celle de la Meurthe, au Sud-Est de Nancy.

Ce rapprochement entre l'hydrologie minérale de contrées placées aux deux pôles opposés du territoire français est ce qui donne de l'intérêt à l'étude du pointement de Gaujacq et c'est pourquoi on a jugé à propos de le signaler.

source qu'on y rencontre et qui est utilisée dans un établissement de bains (12 baignoires) fournit une eau thermale, à 37°,5, dite la *Bagnère*, onctueuse, d'une saveur piquante, légèrement salée et d'une odeur un peu hépatique. Le débit est de 980 hectolitres.

Elle renferme par litre, d'après une analyse de M. Coudanne en 1866 :

Bicarbonate de calcium	0gr,1357
— de magnésium	0 0123
— d'ammonium	0 0008
— de lithium	traces
— de fer	traces
Silicate de sodium	0 0290
Chlorure de sodium	2 1652
— de magnésium	0 1127
— de calcium	0 0172
Sulfate de calcium	0 0935
— de magnésium	0 0085
Borates. Phosphates. Iodures	traces
Alumine	traces
Matière organique	0 1030
	2 6779

SAUBUSSE (LANDES)

Les eaux et les boues de Saubusse, connues sous le nom de *Bain Jouanin* sont situés à 8 kilomètres de Dax, sur la rive droite de l'Adour et à 2 kilomètres du fleuve. L'eau se réunit dans une fosse de 1m,20 de profondeur, dont les parois sont maintenues par quelques planches et qui sert de piscine pour les deux sexes. La température de l'eau varie suivant les saisons entre 24 et 38°.

L'eau a pour composition d'après Thore et Meyrac :

Sulfate de calcium	0gr,048
Chlorure de sodium	0 080
— de calcium	0 095
— de magnésium	0 047
Matière gélatineuse	0 010
	0 280

Ces indications sont tirées de l'*Annuaire* de 1854.

POUILLON (LANDES)

Sur le territoire de Pouillon, bourg de 3 200 habitants appartenant à la partie méridionale de la Chalosse, se trouve la source de *Bidas* (Bidaous de la carte) très anciennement connue, car elle a été analysée au siècle dernier par Venel, Mitouard et Costel. Elle est située dans un petit vallon à 3 kilomètres au nord du bourg, à l'ouest de la route de Mimbaste, non loin du château de Saint-Martin. Elle sourd dans un petit bassin dont les parois sont recouvertes d'une patine ocreuse. L'eau est assez abondante, claire, d'une saveur salée et amère, d'une température de 20°. Elle est laxative.

D'après l'analyse qu'en a faite Meyrac, pharmacien à Dax, elle renferme :

Carbonate de calcium	0gr,057
Sulfate de calcium	0 492
Chlorure de sodium	1 359
— de magnésium	0 043
	1 951

La région de Pouillon est en grande partie recouverte par la mollasse marine avec ses sables fauves, agrégés sur quelques points par un ciment ferrugineux. Mais on observe, dans le vallon de Bidas, des affleurements très nets de marnes irisées [1].

EUGÉNIE-LES-BAINS (LANDES)

Cette commune, du canton d'Aire, a été formée, il y a une trentaine d'années, par la réunion de tout ou partie de celles d'Espérons, Damoulens et de Saint-Loubouer. Elle est située à 12 kilomètres de Grenade, première station après Mont-de-Marsan sur la ligne de Bordeaux à Tarbes. La station thermale occupe le centre de la commune, vers l'altitude de 80 mètres, au fond de la vallée de Bahus, un des affluents de gauche de l'Adour. Elle comprend quatre petits établissements distincts. Le plus important et le plus ancien est connu sous le nom de *Saint-Loubouer*. A la source la plus importante, fournissant un volume de 800 hectolitres par vingt-quatre heures, se sont jointes depuis quelques années, trois autres, moins abondantes, à la suite des travaux de sondages; elles sont connues sous les noms d'*Amélie*, du *Pré* et *Léon Dufour*. Indépendamment d'une buvette, qui est assez fréquentée, l'établissement de Saint-Loubouer renferme 32 baignoires, 2 salles de grandes douches, 1 appareil de pulvérisation et une caisse pour bains de vapeurs.

Les trois autres établissements, de création plus récente, sont connus sous les noms du *Bois*, *Nicolas* et *Mounon*, et alimentés par cinq sources artésiennes.

Le volume total débité par les sources d'Eugénie peut être évalué à 1 300 hectolitres. Leur température est comprise entre 16 et 19°,5. Elles ont été étudiées sur place en 1860 par le Dr Reveil. Le résultat de ses analyses établit l'identité de composition d'une source à l'autre. Il suffit donc de donner celle de l'une d'elles, la source de Saint-Loubouer :

Sulfure de calcium	0^{gr},0034
Hyposulfite de calcium	0 0034
Chlorures de sodium, potassium et calcium.	0 0249
Sulfate de calcium	0 0117
Silicates de calcium et de sodium	0 0352
Carbonates de sodium, de lithium et d'am-	
monium	0 0854
Bicarbonates de calcium et de magnésium.	0 1205
Matières organiques.	0 0370
	0 3215

On y a constaté en outre la présence d'arsenic, de phosphore, d'iode et de brome.

F. — ARMAGNAC

Sources minérales de l'Armagnac. Caractères de cette région. — Les sources thermales ou simplement tempérées qui prennent naissance dans la partie septentrionale du département du Gers, constituent au

[1] E. Jacquot, *Observations inédites*.

Nord du Béarn et de la Chalosse, un troisième groupe qui se rattache également aux Pyrénées par son alignement parallèle à l'axe de la chaîne. Ce sont notamment celles qui émergent sur un espace de 5 kilomètres aux abords du pointement crétacé et nummulitique de la métairie de Bordères, commune de Lavardens, savoir :

1° Les sources du Castéra-Verduzan dans la vallée de l'Auloue au hameau du Batiment sur la route d'Auch à Nérac ;

2° La source du Maska, dans le vallon de la Guzerde, au Sud-Est des précédentes [1] ;

3° Enfin la Fontaine-Chaude de Lavardens, dans le même vallon, à 1 kilomètre de distance à l'Est de la précédente.

Pour compléter le groupe il faut joindre à ces sources celles qui émergent à 40 kilomètres vers le Nord-Ouest dans une des digitations latérales du vallon du Luby, à Barbotan, hameau dépendant du bourg de Cazaubon, sur la route de Saint-Justin à Eauze.

Comme on l'a exposé au début de la description hydrominérale des Pyrénées, les sources de l'Armagnac sont toutes disposées sur la crête ou aux abords d'une grande ride crétacée qui s'étend, sur 75 kilomètres le longueur, du bourg de Roquefort à la métairie de Bordères. Cette ride orientée E.-23° S.-O. 23°N., à peu près comme l'axe de la chaîne, en est distante de 125 kilomètres. Aussi en dehors de la protubérance crétacée que l'on observe à son extrémité occidentale à Roquefort, sur la limite des Grandes et des Petites-Landes, est-elle peu apparente. Elle ne se manifeste plus que par quelques affleurements rocheux, disséminés, comme celui de Bordères, dans les dépressions du sol. Dans la plupart des cas ces affleurements, recouverts par des assises tertiaires, ne sont même mis à jour que par les exploitations de matériaux de construction auxquelles ils donnent lieu.

Tel est donc le caractère qui distingue essentiellement l'Armagnac de la Chalosse : plus d'accidents singuliers dans le relief du sol, plus de pointements triasiques, plus de roches éruptives. La région se présente sous la forme d'un plateau qui s'abaisse du Sud vers le Nord ou de la montagne à la plaine et qui est découpé par une série de vallées disposées en éventail. La constitution géologique du sol est d'une extrême simplicité. La puissante assise de marnes lacustres qui s'étend à la sur-

---

[1] La température de la source du Maska n'est que de 16° et à peine supérieure à celle de la moyenne de la contrée; mais il ne faut pas perdre de vue qu'elle est en rapport avec le faible volume de cette source qui émerge d'un marais tourbeux.

face du haut Armagnac, est profondément ravinée vers l'Ouest par les sables et les calcaires de la mollasse marine, d'où vient la désignation de Bas-Armagnac appliquée à la région déprimée qui en résulte. La vallée de l'Auloue d'où sourdent les sources du Castera ne diffère en aucune façon de celles du Gers et de la Baïse entre lesquelles elle s'intercale. Le vallon où les sources de Barbotan prennent naissance ne fournit pas davantage d'indications propres à expliquer leur gisement. Les sources thermales de la région semblent donc n'avoir aucune raison d'être. Mais c'est dans la profondeur qu'il faut rechercher leur origine et la ligne presque idéale le long de laquelle elles sont disposées est un sûr garant de l'existence d'une Chalosse souterraine avec ses inévitables pointements triasiques [1].

BARBOTAN (GERS)

Le hameau de Barbotan, dépendant de la commune de Cazaubon, est à 32 kilomètres de Mont-de-Marsan, à 120 mètres d'altitude.

Il y a à Barbotan deux établissements, d'importance inégale. Le principal renferme 3 piscines, 18 baignoires, 7 cabinets de douches et 9 cabinets de boues. Les sources sont au nombre d'une douzaine, y compris une buvette ferrugineuse. Elles sont

---

[1] En dehors des eaux utilisées dans les quatre établissements jalonnés par la ligne Roquefort-Lavardens, l'Armagnac possède quelques sources minérales, ou exploitées comme telles, qu'il convient de passer en revue au moins d'une manière sommaire.

Sur la carte de l'État-Major, le Moura est figuré sous la désignation de bains sulfureux dans la commune de Ramouzens du canton d'Eauze. La source qui est froide, émerge à la queue d'un petit étang placé vers la naissance de la vallée de l'Izaute. C'est d'après l'analyse qui en a été faite par Lidange pharmacien à Auch une eau bicarbonatée calcique devenue accidentellement sulfureuse par la faible proportion de sulfate de chaux qu'elle renferme et la place qu'elle occupe.

Les deux sources de même nature exploitées à Torts, commune de Ligardes, non loin de la route de Condom à Agen, méritent également d'être mentionnées parce qu'elles sont un cas particulier d'un fait assez général dans la région. Elles sourdent du calcaire gris de l'Agenais, assise constamment bitumineuse et fétide par percussion, qui, étant assez souvent associée à des marnes gypseuses, renferme tous les éléments nécessaires à la production des eaux sulfureuses accidentelles.

La statistique de 1883 signale encore, parmi les sources minérales autorisées dans la région la Horte, territoire de Bassoues sur le chemin de Montesquiou à Plaisance, et celle d'Aurensan située presque au sommet de la côte formant le flanc droit de la vallée du Larcis à la hauteur du village de ce nom.

Les sources de la Horte prennent naissance à la base du poudingue formant limite entre les deux étages des marnes de l'Armagnac et qui est le niveau le plus constant de la nappe aquifère d'eau douce où s'alimente la population dans l'arrondissement de Mirande. Elles sont surtout remarquables par leur débit élevé. Quant aux sources d'Aurensan elles émergent des sables bigarrés formant dans la région l'assise inférieure du dépôt diluvien.

On trouvera l'analyse de la source de Torts à Ligardes à la suite de celles qui s'appliquent aux eaux thermales de l'Armagnac.

thermales; les principales sont la source des *Douches*, 38°,7; de la *Piscine*, 33°,7 des *Bains chauds*, 35°; des *Bains tempérés*, 31°,2; de la *Buvette*, 32°,5. La température des *Boues* est de 36° au fond et de 26° à la surface. La source ferrugineuse n'a que 21°. A part cette dernière, toutes les eaux ont une odeur et une saveur hépatiques; elles sont minéralisées par du sulfure de calcium. On n'en possède que des analyses sommaires. D'après celles qui sont consignées dans l'*Annuaire* de 1854 et dues d'une part à Mermet, professeur à Pau, d'autre part à Alexandre, pharmacien à Mont-de-Marsan, l'eau de Barbotan renferme :

Acide carbonique libre.	152cc	122cc
Hydrogène sulfuré.	Indéterminé	Indéterminé
Carbonate de calcium	0gr,0203	0gr,0210
— de magnésium.	0 0015	0 0020
— ferreux.	0 0303	0 0312
Sulfate de sodium.	0 0318	0 0312
— de calcium.	»	0 0020
Chlorures de sodium et de magnésium	0 0212	0 0190
Silice et barégine.	0 0266	0 0290
	0 1317	0 1354
	(MERMET)	(ALEXANDRE)

D'après une autre analyse, la buvette sulfureuse laisse 0gr,310 de résidu salin.

La station de Barbotan tire sa principale renommée de ses bains de boues. Ils sont entretenus avec de la tourbe extraite d'un marais voisin et délayée dans l'eau minérale. Les sources de Barbotan sont très abondantes; celle des Douches donne 800 hectolitres par vingt-quatre heures, celle du Grand Bain, 490. Le volume total est de 2 500 hectolitres.

CASTÉRA-VERDUZAN (GERS)

Le hameau qui comprend cet établissement, fait partie de la commune du même nom, dans la vallée de l'Auloue, à 105 mètres d'altitude, sur la route d'Auch à Condom et à 23 kilomètres d'Auch. L'établissement thermal contient 26 baignoires, 3 cabinets de douches et une petite piscine. Il est alimenté par deux sources qui surgissent dans un marais voisin de la rivière et qui s'élèvent naturellement à une petite hauteur au-dessus du niveau du sol. Malgré leur voisinage, ces sources présentent quelques différences dans leur composition : l'une d'elles est ferrugineuse; l'autre est sulfurée calcique. Elles sont l'une et l'autre très volumineuses; la première donne 103 680 litres et la seconde 133 920 litres en vingt-quatre heures, de telle sorte que l'établissement dispose de 237 600 litres d'eau par jour. Leur température est de 23°,5. Ces sources, de même que celles de Barbotan, ont été exploitées par les Romains, comme l'atteste l'inscription suivante, découverte en 1826, par du Mège; NYMP. AUG. ainsi que la rencontre, dans le sol sur lequel l'établissement est fondé, de plusieurs médailles très frustes datant du haut empire.

Vers le milieu du siècle dernier, elles ont joui d'une assez grande réputation.

Analysées autrefois par Vauquelin, puis par Lidange, pharmacien à Auch, elles l'ont été plus récemment par Filhol, qui a donné les résultats suivants :

	GRANDE FONTAINE	PETITE FONTAINE
Hydrogène sulfuré	0^{gr},00026	»
Sulfure de calcium	0 00056	»
Carbonate de calcium.	0 23000	0^{gr},1440
— de magnésium.	0 20000	0 1420
— de fer	»	0 0270
— de manganèse	»	traces
Sulfate de sodium.	0 10700	0 1050
— de potassium	traces	traces
— de calcium.	0 51650	0 7260
— de magnésium.	0 24100	0 1260
Chlorure de sodium.	0 03090	0 0300
Borates. Iodures.	traces	traces
Oxyde de fer.	0 00150	»
Silice.	0 01300	0 0170
Ammoniaque	0 00180	0 0020
Arsenic.	»	traces
Matière organique	0 01800	0 0120
	1 36052	1 3310

Les gaz dégagés par 1 litre d'eau renferment :

Hydrogène sulfuré.	»	0^{cc},77
Acide carbonique.	»	34 00
Oxygène	»	3 60
Azote.	»	4 40

LAVARDENS (GERS)

L'eau de cette localité, située dans l'arrondissement d'Auch, canton de Jégun, est à peine tempérée, car elle ne marque que 19°, elle est en outre fort peu minéralisée; la source porte le nom de *Fontaine-Chaude*. Son analyse a conduit Lidange, pharmacien à Auch, aux résultats ci-dessous, que nous empruntons à l'*Annuaire :*

Acide carbonique libre.	28^{cc}
Carbonate de calcium.	0 190
— de magnésium.	0 045
— de fer	0 006
Sulfate de calcium	0 008
— de magnésium	0 076
— de sodium	0 054
Chlorure de sodium	0 044
— de magnésium.	0 015
— d'ammonium	traces
Silice et débris de végétaux	0 026
Résine (?)	0 003
	0 467

LIGARDES (GERS)

D'après une analyse faite au laboratoire de l'Académie de Médecine et remontant à 1863, les sources de Torts présenteraient la composition suivante :

Acide carbonique libre	0^{gr},105
Bicarbonate de calcium	0 480
— de magnésium.	0 060
— ferreux	0 021
— de manganèse, principe arsé- nical	indices
Sulfate de calcium.	0 260
— de sodium.	0 020
Chlorures de sodium et de calcium (?). . .	0 350
Silice et alumine (?).	0 047
Matières organiques.	indéterminée
	1, 238

CHAPITRE X

Orographie, hydrographie et constitution géologique de la Corse. — Dans la légende de la carte hydrominérale, l'île de Corse forme le dernier des cinq principaux massifs montagneux entre lesquels la France se trouve divisée. Avec son étendue superficielle de 8 747 kilomètres carrés, l'île embrasse 7 p. 100 de la superficie totale du territoire français.

Si on en excepte une bande plate et marécageuse de 3 à 4 kilomètres de largeur, disposée le long de la côte orientale et qui s'élargit vers son centre pour former la plaine d'Aleria, la contrée est entièrement montagneuse. Elle est traversée, dans la direction N. 30° O. à S. 30° E. par une chaîne élevée qui commence entre Calvi et l'Ile Rousse, pour se terminer, après quelques inflexions, au Nord-Est de Sartène. Cette chaîne centrale s'étale largement, surtout du côté du couchant où ses contreforts s'avancent jusqu'à la mer et y constituent des promontoires abrupts, abritant les magnifiques golfes de Galeria, de Porto, de Sagone, d'Ajaccio et de Valinco. Les principales sommités sont, au Nord de Corte :

Monte-Grosso	1 941	mètres.
Monte-Padro	2 383	—
Monte-Cinto, point culminant de l'île.	2 710	—

Et au Sud de Corte :

Monte-Rotondo	2 635	—
Monte-d'Oro.	2 391	—
Punta-della Capella	2 044	—

Dans la partie septentrionale de l'île, on trouve à l'Est de Corte un massif montagneux secondaire, distinct de la chaîne centrale et dont les

altitudes restent généralement comprises entre 1 000 et 1 200 mètres.
Ce massif qui, en s'avançant vers le Nord, constitue le cap Corse, atteint
exceptionnellement 1 766 mètres au mont San-Pietro, vers sa lisière
orientale au Nord-Est de Corte.

La coupe transversale suivante, prise dans la partie septentrionale de
l'île, un peu au Nord de Corte, et passant par le Monte-Cinto et le
San-Pietro est très propre à mettre en évidence la configuration du sol
de la Corse. Comme on pourra le remarquer plus loin, la distinction
entre la grande et la petite chaîne est capitale, au point de vue de
l'hydrologie minérale de l'île.

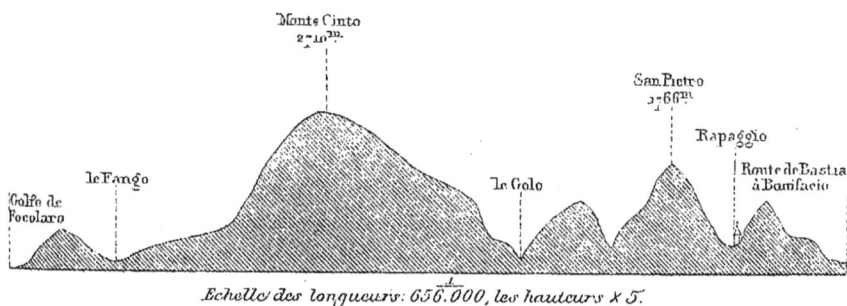

Echelle des longueurs: 656.000, les hauteurs X 5.

Fig. 21. — Coupe transversale de l'île de Corse par le Monte-Cinto et le San-Pietro.

Par suite de la configuration accidentée du sol, tous les cours d'eau
de l'île ont un caractère torrentiel bien net. Les principaux sont, sur le
versant oriental, le Golo qui sur sa rive gauche reçoit l'Asco. Viennent
ensuite le Fium' Alto, l'Alesani et le Tavignano. Sur le revers opposé
on rencontre successivement, en allant du Nord vers le Sud, à partir de
l'anse de Sagone, le Liamone formé de deux branches, le Grosso et le
Gruzzini, le Gravone et le Prunelli qui débouchent dans le golfe d'Ajaccio, le Taravo qui aboutit à la pointe de Porto-Pollo, enfin le Baracci
et le Rizzanèse qui se jettent dans la baie de Valinco.

La constitution géologique du sol de la Corse n'est pas définitivement
fixée. Le relevé qu'en a donné la carte au 1/500 000e publiée en 1840
d'après les études très sommaires de l'ingénieur Jean Reynaud, n'y recon-
naissait, en dehors des petits bassins miocènes de la baie de Saint-
Florent, des Bouches de Bonifacio et des dépôts récents de la plaine
d'Aleria, que deux terrains : le granite et le crétacé. Le développement
qu'acquièrent les terrains primaires dans la région occidentale et l'exis-

tence du miocène sont les seuls résultats qui aient survécu à cette grossière ébauche. D'ores et déjà on peut considérer, comme entrant pour une part plus ou moins considérable dans la constitution du sol de la Corse, les terrains suivants, qui ont été figurés en partie sur la carte géologique au $\frac{1}{1.000.000^e}$.

1° Le micaschiste ;

2° Un terrain de transition antérieur au silurien, caractérisé par un développement considérable d'assises de calcaire magnésien à sa partie supérieure et faisant suite à celui dont le général de La Marmora a reconnu l'existence en Sardaigne ;

3° Le terrain carbonifère ;

4° Le trias ;

5° Le terrain nummulitique ;

Et parmi les roches éruptives :

1° La diorite ;

2° La granulite ;

3° Le porphyre pétrosiliceux ;

4° Enfin la serpentine, très développée dans la petite chaîne orientale de l'île.

L'île de Corse forme avec la Sardaigne un système complètement indépendant, qui n'a aucune analogie avec les Alpes sur le prolongement desquelles on le place bien inconsidérément. Au point de vue hydrominéral, la Corse aurait plutôt quelques affinités avec les Pyrénées ; mais le rapprochement que l'on en a fait également sous le rapport géologique ne repose sur aucune base sérieuse.

Généralités sur l'hydrologie minérale de la Corse. — La Corse tient, parmi les départements français, un des premiers rangs pour sa richesse en eaux minérales. La statistique publiée en 1883 par l'administration des mines y signalait quinze établissements sur lesquels dix étaient alimentés par des sources sulfureuses et cinq par des eaux ferrugineuses. La publication de 1892, qui a recensé les sources exploitées au 1er juillet de cette année, a éliminé deux établissements appartenant à la première catégorie, Sollacaro et Santa-Lucia-di-Tallano, mais pour ce dernier au moins, le retranchement n'était pas motivé, car la source de Santa-Lucia figure, sous le nom de Caldane, sur la carte du Dépôt de la Guerre.

On n'est pas complètement fixé sur les divisions à établir dans l'hydrologie minérale de la Corse, circonstance qui tient à ce qu'un certain nombre de sources sont exploitées sans autorisation et n'ont jamais été analysées. Toutefois, à ne considérer que l'ensemble, on reconnaît sans peine que la plus grande partie des sources de la Corse appartiennent à deux catégories parfaitement définies, d'une part celle des sulfurées sodiques, de l'autre celle des bicarbonatées ferrugineuses.

Les analyses que Poggiale a faites des sources de Saint-Antoine-de-Guagno et de Caldaniccia ne permettent pas de mettre en doute l'existence dans l'île d'eaux sulfurées sodiques complètement assimilables à celles des Pyrénées. Les sources de cette catégorie y tiennent même la première place tant par l'espace considérable sur lequel elles s'étendent que par leur nombre et leur thermalité. On peut y comprendre avec certitude Zigliara, Guitera, Vico, Pietrapola et, avec quelques doutes, Santa-Lucia-di-Tallano. Les sources de cette catégorie appartiennent toutes à la grande chaîne qui traverse l'île dans une direction voisine du Nord-Ouest au Sud-Est. Elles en occupent même toutes le versant occidental, à l'exception de Pietrapola qui est sur le revers opposé de la montagne près de sa terminaison méridionale.

Les eaux bicarbonatées ferrugineuses dont le type est bien connu sous le nom d'Orezza forment un second groupe bien compact, mais peu étendu dans la petite chaîne à l'Est du San-Pietro. Il est figuré dans la coupe de la page 471, par Rapaggio, qui en occupe la partie centrale.

De l'étude qu'a faite Loetscher des eaux de Puzzichello situées dans la plaine à l'Ouest d'Aleria, il résulte que ce sont des eaux sulfureuses calciques accidentelles, froides [1]. On peut également comprendre dans cette catégorie la Caldane de Barracci, territoire d'Olmeto qui prend naissance à une petite distance de l'embouchure du torrent de ce nom dans le golfe de Valinco. Il a été reconnu en effet que cette source thermale ne devait sa sulfuration qu'au dépôt tourbeux qu'elle traverse en arrivant au jour.

Enfin, d'une analyse exécutée en 1884 dans le laboratoire du bureau d'essais de l'Ecole des mines sur une eau provenant de Migliacciaro on peut inférer que les sources d'origine triasique sont également représentées dans l'île.

De là quatre catégories d'eaux minérales que l'on peut ranger dans l'ordre suivant, qui semble le plus naturel :

1° Sources sulfurées sodiques ;

---

[1] *Examen des eaux minérales sulfureuses de Puzzichello*, île de Corse, par J.-B. Loetscher, professeur de chimie à l'Institut Paoli. Ajaccio, 1842.

2° Sources sulfurées calciques, accidentelles ;

3° Sources d'origine triasique ;

4° Enfin sources bicarbonatées ferrugineuses.

1° SOURCES SULFURÉES SODIQUES

Saint-Antoine-de-Guagno et Vico. — La plupart des sources sulfurées sodiques prennent naissance sur le versant occidental de l'île. Les premières que l'on rencontre dans la direction du Nord sont celles de Saint-Antoine-de-Guagno et de Vico. Ce gros bourg, de près de 2 000 habitants, se trouve sur la route d'Ajaccio à Calvi par Evisa.

Les bains de Guagno sont situés vers l'altitude de 600 mètres dans une vallée dirigée Est-Ouest, à 10 kilomètres environ de Vico sur le Fiume Grosso qui descend du Monte-Rotondo et non loin de son confluent avec le Liamone. Ils sont entourés de hautes montagnes boisées et bien près de l'axe de la grande chaîne. Ils sont d'ailleurs reliés à Vico par une bonne route.

L'établissement, qui est la propriété du département, paraît tenir dans l'île un des premiers rangs au point de vue de ses installations. On y utilise deux sources assez volumineuses, dont l'une a une température de 55°. Un hôpital militaire est annexé à la station.

Les deux sources de Vico séparées par une distance de 15 mètres à peine prennent naissance sur les bords du torrent qui descend de Balogna un peu en amont de son confluent avec le Lagone. Elles sont situées à 300 mètres au-dessous de la route d'Ajaccio, à laquelle elles sont reliées par un sentier muletier. Elles émergent d'un granite chloriteux verdâtre.

Il n'y a à Vico d'autre installation qu'un simple hangar abritant une piscine taillée dans la roche vive d'où émerge la source chaude dite Caldanelle à la température de 35° 1/2.

Caldaniccia. — Les bains de ce nom appartiennent à la banlieue d'Ajaccio ; à vol d'oiseau ils ne sont qu'à 6 kilomètres de distance de cette ville. On s'y rend par la route de Corte à laquelle ils sont reliés par une avenue. Ils sont figurés sur la carte du Dépôt de la Guerre, un peu au-dessus de la naissance du delta du Gravone, auquel sa fertilité a valu la qualification de Campo dell' Oro. Quoiqu'elles prennent naissance à quelques mètres seulement au-dessus du niveau de la mer, les sources de Caldaniccia, qui ont été captées en 1885, ont une température voisine de 40°.

Zigliara et Guitera. — Les sources de ce nom appartiennent au bassin du Taravo, le premier torrent que l'on rencontre en suivant la côte vers le Sud, à partir du golfe d'Ajaccio.

Les sources de Zigliara, d'une température de 32°, prennent naissance à 4 kilomètres au Sud-Est du village de ce nom, sur un affluent de droite du Taravo. Sur la carte du Dépôt de la Guerre, l'établissement, qui est à l'altitude d'environ 200 mètres et sur la route d'Ajaccio à Sartène, est désigné sous le nom de Bains de Taccana[1].

Ceux de Guitera se trouvent à 2 kilomètres au Sud du village de ce nom, sur la rive droite du Taravo, à l'altitude de 438 mètres. Ils sont rattachés par un chemin de montagne à la route de Sartène. En ligne droite, ils ne sont qu'à 6 kilomètres du mont Formicola, qui fait partie de la chaîne centrale de l'île (altitude 1 963 mètres). La source qui alimente l'établissement a une température de 37°.

Santa-Lucia-di-Tallano. — La Caldane de Santa-Lucia est, contrairement à sa désignation, une source sulfureuse froide. Elle émerge vers l'altitude de 60 mètres, à 4 kilomètres au Sud du bourg de ce nom, sur la rive gauche du Fiumicicoli, branche méridionale du Rizzanèse qui débouche également dans le golfe de Valinco. C'est la plus méridionale des sources sulfureuses appartenant au versant occidental de la Corse.

Pietrapola. — Pietrapola, la dernière des stations de la Corse alimentées par des eaux sulfurées sodiques, occupe sur le versant oriental de la grande chaîne une position symétrique de celle de Guitera sur le revers opposé. Par suite de l'obliquité de cette chaîne rapportée à la direction générale Nord-Sud de l'île, elle ne se trouve plus, dans ces parages, qu'à 16 kilomètres du rivage de la mer.

Pietrapola, simple hameau de la commune d'Isolaccio, est situé, vers l'altitude de 230 mètres sur les bords du ruisseau d'Abatesco,

---

[1] Une source d'eau minérale dite d'Altaccio est figurée sur la carte de l'État-Major vers l'altitude de 700 mètres à la naissance du ruisseau qui passe aux bains de Taccana. Elle émerge un peu au-dessus du raccord sur la route de Sartène au chemin qui conduit à ces bains.

qui descend du col de Bianca. L'établissement est adossé vers l'Ouest à la chaîne qui atteint, par des pentes abruptes, des hauteurs comprises entre 1 900 et 2 000 mètres. Il est en outre dominé au Nord et au Sud par les contreforts de la montagne, de telle sorte qu'il occupe avec le chef-lieu de la commune, le centre d'un immense cirque ouvert seulement du côté de la mer.

La station est aussi remarquable par le nombre et le volume de ses sources que par sa position. On n'en compte pas moins de huit sur lesquelles quatre sont très importantes. Le débit de ces sources est tel que, comme cela arrive dans quelques établissements des Pyrénées, l'eau thermale non utilisée forme un ruisseau qui se déverse dans le torrent d'Abatesco.

Les huit sources de Pietrapola ont des températures comprises entre 35 et 58°. Ce sont :

        1° La grande source. . . . .   55°
        2° La petite source . . . .   55° 1/2
        3° Le Pozzo spiritato . . . .   58°
        4° La source de la Doccia. . . . .   57°
        5° Une source voisine de la précédente . . . .   43°
        6° La source de la Leccia. . . . .   39°
        7° La source du plateau. . . . .   35°
        8° Enfin la source de l'Occhiera . . . .   44°

Les sources sulfurées sodiques situées sur le versant occidental de l'île émergent toutes du granite qui contitue la presque totalité du sol de cette région. Quant à celles de Pietrapola, elles sortiraient également soit de cette roche, soit de la granulite qui paraît constituer le noyau de la haute chaîne dans sa partie méridionale.

GUAGNO (CORSE)

Guagno ou Sant'Antonio di Guagno est situé dans un vallon à 73 kilomètre d'Ajaccio, par Vico, au milieu de hautes montagnes. On y trouve deux sources thermales : la *Grande source* (51°) qui débite 864 hectolitres par 24 heures, et la *Petite source* ou source *des Yeux* (37°) dont le volume journalier est de 93 hectolitres. Les eaux, connues très anciennement, ont été régulièrement utilisées depuis 1711 et surtout depuis 1810. Elles desservent trois établissements :

L'*établissement thermal* (militaire et civil) se compose de trois corps de bâtiments qui circonscrivent une vaste cour. L'aile gauche, en entrant, est occupée par des piscines destinées aux militaires et aux malades envoyés de France et d'Algérie pour le compte du gouvernement; par des cabinets de bains pour les officiers et par des douches. L'aile droite est réservée aux malades civils. Le bâtiment du milieu renferme

2 grands réservoirs alimentés par la source principale. Deux cents personnes peuvent se baigner à la fois dans les pisines. Il y a, outre les piscines communes, 32 cabinets de bains, 25 piscines à 4 places; 4 à 10 places et 2 à 20 places. Au premier étage se trouvent les chambres des baigneurs.

L'*hôpital militaire* peut recevoir plus de 200 malades.

L'eau de Guagno est limpide, à odeur sulfurée, à saveur douceâtre et salée; elle est onctueuse au toucher et laisse déposer des filaments blancs de glairine. Elle a pour composition d'après Poggiale, qui l'a analysée en 1852 (la première colonne indique le groupement donné par Poggiale; la deuxième colonne, le groupement modifié pour substituer le carbonate de calcium au chlorure):

Acide carbonique libre.	15^{cc}	
Acide sulfhydrique	traces	
Sulfure de sodium.	0^{gr},024	0 024
Carbonate de sodium	0 131	0 115
— de calcium	traces	0 015
— de magnésium	traces	traces
Chlorure de sodium	0 044	0 062
— de calcium.	0 017	»
Silice, fer et alumine	0 046	0 046
Iodures et azotates alcalins.	traces	traces
Matière organique (glairine)	traces	
	0 262	0 262

Cette composition rapproche l'eau de Guagno des sulfurées thermales des Pyrénées.

CALDANICCIA (CORSE)

Caldaniccia est un hameau de l'arrondissement d'Ajaccio, à 10 kilomètres environ de cette ville, dans une petite plaine près du torrent du Gravone. On y trouve un établissement thermal, mais il est insuffisant; de plus la région est insalubre à cause du voisinage des marais du Campo dell'Oro. Aussi les baigneurs résident de préférence à Ajaccio.

L'eau de Caldaniccia est sulfurée et thermale. Sa température est de 38°,75 et son débit de 200 hectolitres par 24 heures. Poggiale qui en a fait l'analyse en 1836, lui assigna la composition suivante. (Nous en avons seulement modifié le groupement, pour faire disparaître le sulfate du calcium incompatible avec le carbonate de sodium) : .

Sulfure de sodium (ou sulfhydrate ?) . . .	0^{gr},071
Barégine	0 039
Chlorure de sodium.	0 223
Sulfate de sodium.	0 189
— de calcium.	0 117
Carbonate de calcium	0 020
— de magnésium.	0 028
Silice	0 129
Perte	0 057
	0 873

GUITERA (CORSE)

A la hauteur de Guitera, le Taravo coule à la jonction du granite qui se montre sur la rive droite; tandis que la rive opposée très escarpée est occupée par le gneiss et le micaschiste. La source est captée dans la première roche au moyen d'un puits de 1m,80 de profondeur et de 4 mètres de diamètre. Elle alimente une piscine et deux petits établissements contenant l'un 25 et l'autre 8 cabines. La température de l'eau est de 37°, son débit de 60 litres à la minute.

D'après une analyse très sommaire exécutée par O. Henry dans le laboratoire de l'Académie de médecine, la source de Guitera, qui a d'ailleurs tous les caractères des eaux sulfurées alcalines, onctuosité, odeur, etc., présenterait la composition suivante :

Bicarbonates de calcium et de magnésium .	0gr,015
Carbonate et sulfate de sodium	0 017
Sulfure de sodium.	quantité indéterminée
Chlorure de sodium.	0 040
Acide silicique et alumine (?)	0 010
Glairine et matières organiques	traces
	0 082

PIETRAPOLA (CORSE)

Village de 150 habitants encaissé entre de belles montagnes, à 7 kilomètres de Migliacciaro, qui se trouve sur la route nationale de Bastia à Bonifacio. L'établissement thermal est construit sur un petit plateau et renferme 14 baignoires et des douches. Il est alimenté par huit sources thermales dont les principales sont désignées sous les noms de *Pozzo Spiritato* (58°); *Doccia* (57°); *Grande Source*, 55° et *Occhiera* 44°. O. Henry a fait l'analyse de l'eau de ces sources et lui assigne la composition suivante :

Bicarbonates de calcium et de magnésium.	0 200
Carbonate, silicate et sulfate de sodium . .	0 080
Sulfure de sodium.	0 021
Chlorure de sodium.	0 060
— de potassium. . . . , ...	traces
Silice et glairine.	0 020
	0 381

2° SOURCES SULFURÉES CALCIQUES ACCIDENTELLES

Puzzichello. — Les bains de Puzzichello sont figurés sur la carte du Dépôt de la Guerre. Ils sont situés à l'altitude de 85 mètres sur un petit ruisseau, affluent du Tavignano et à 9 kilomètres à l'Ouest d'Aleria, ils appartiennent au territoire de la commune d'Aghione.

Quoique la station de Puzzichello ne soit située qu'à 16 kilomètres au Nord de celle de Pietrapola, il n'y a entre elles aucune analogie.

Par suite de la direction oblique de la chaîne principale de l'île, la première est en plaine, tandis que la seconde est dans la dépendance de la haute montagne. Les deux sources de Puzzichello émergent d'assises tertiaires ; celles de Pietrapola appartiennent au contraire au terrain primaire. Il en résulte que, contrairement aux indications des statistiques de 1883 et 1892, les premières sont à la température moyenne du lieu, tandis qu'on trouve au contraire à Pietrapola les eaux les plus chaudes de la Corse.

Enfin, quatrième caractère qui différencie les deux stations, l'examen que Loetscher a fait des premières sources les range dans la catégorie des sulfureuses accidentelles, qui n'a aucun rapport avec celle des sulfurées sodiques, à laquelle appartiennent les eaux de Pietrapola.

Il y a donc, entre les deux stations, une opposition bien tranchée qu'il convenait de faire ressortir.

On a été amené à attribuer également à la catégorie des eaux sulfurées calciques accidentelles la source thermale rencontrée dans la vallée du Baracci, à 2 kilomètres du port de Propriano et qui a été autorisée, en août 1881.

PUZZICHELLO (CORSE)

Village situé à 15 kilomètres d'Aleria. L'établissement thermal, bien installé, contient 14 cabinets de bains, deux douches, deux piscines, deux buvettes et une installation de bains de boues. Les eaux sont sulfurées calciques; leur température est de 16°,8 et leur débit journalier de 150 hectolitres environ.

Une analyse de Lœtscher, faite en 1842, lui assigne la composition suivante :

Hydrogène sulfuré	30^{cc},93	0^{gr},0470
Carbonate de calcium	0^{gr},2175	
— de magnésium	0 1010	
Sulfate de calcium	0 0999	
— de magnésium	0 0407	
— de sodium	0 1314	
Chlorure de sodium	0 0692	
— de magnésium	0 0124	
Silice	0 0100	
Matière bitumineuse	0 0045	
Glairine	indéterm.	
	0 6866	

SOURCE BARACCI, COMMUNE D'OLMETO (CORSE)

Une analyse faite au laboratoire de l'Académie de médecine en 1880 assigne à la

source Baracci la composition suivante (modifiée de manière à substituer le carbonate de calcium au sulfate) :

Carbonate de sodium	0gr,081
— de calcium	0 010
Sulfate de sodium	0 072
Chlorure de sodium	0 130
Silice	0 071
	0 364

3° SOURCES D'ORIGINE TRIASIQUE

L'analyse faite en 1884 dans le laboratoire du Bureau d'essais de
l'École des Mines sur une eau minérale provenant de Migliacciaro lui
assigne une origine franchement triasique. Elle corrobore l'appréciation
du professeur Dieulafait qui, dans une communication à l'Académie
des sciences, a annoncé qu'il avait reconnu en Corse l'existence de ce
terrain.

MIGLIACCIARO (CORSE)

Commune de Solaro [1], source Saint-André (arrondissement de Corte). Composition
d'après une analyse de l'Ecole des Mines en 1884 :

Acide carbonique des bicarbonates	1gr,5382
— — libre	0 3920
Bicarbonate de calcium	1gr,9080
— de magnésium . . . . `.`	0 5303
— ferreux	0 0139
Chlorure de sodium	6 3993
— de potassium	0 1830
Sulfate de calcium	0 0163
Silice	0 0550
Matière organique	0 0030
	9 1088
Résidu fixe par litre	8 3400

4° SOURCES FERRUGINEUSES

Les remarquables sources acidules ferrugineuses de la Corse, connues
sous le nom générique d'Orezza, forment un groupe compact au Sud du

---

[1] Le lieu de l'origine de l'eau analysée soulève quelques difficultés. D'après les indications
portées sur le bulletin, Migliacciaro appartiendrait à la commune de Solaro située à 6 kilomètres de la côte orientale dans le canton de Prunelli-di-Fiumorbo de l'arrondissement de
Corte. Or on ne trouve à Solaro aucun hameau de ce nom, tandis qu'il en existe un très en
vue sur la route de Bastia à Bonifacio à 10 kilomètres plus au nord dans la commune de
Serra-di-Fiumorbo qui fait partie du même canton. C'est pourquoi, on est porté à penser que
la désignation de la commune de Solaro introduite par le bureau de l'Ecole des Mines est
inexacte.

Golo, vers la limite des arrondissements de Bastia et de Corte. Elles sont toutes situées à l'Est du San-Pietro dans la petite chaîne de la côte orientale, à la naissance des vallées de Fium'Alto et de l'Alesani. Les communes dans lesquelles elles sont exploitées, San Gavino d'Ampugnani, Rapaggio, Stazonna et Tarrano dépendent des cantons de Porta, de Piedicroce et de Valle d'Alesani. Cette partie de l'île est représentée comme étant couverte de magnifiques forêts de châtaigniers plusieurs fois séculaires; c'est la Castagniccia.

D'après le service des mines de la Corse, les sources ferrugineuses émergent de schistes anciens et la proportion relativement considérable de fer qu'elles renferment proviendrait de la décomposition des pyrites contenues dans les schistes. L'acide carbonique serait fourni par l'action qu'exercent les pyrites en décomposition sur les calschistes également très développés dans la région.

Toutefois, en présence de l'extension que prennent dans la petite chaîne orientale les pointements de serpentine, on est assez disposé à penser qu'ils ne sont pas sans influence sur la genèse des sources ferrugineuses. C'est à la région de ces sources qu'appartient la belle roche ornementale connue sous le nom de *Verde di Corsica*, qui a été employée à la décoration de la chapelle Sixtine et de la villa Médicis.

OREZZA, COMMUNE DE RAPAGGIO (CORSE)

Le village de Rapaggio, dépendant du canton de Piedicroce, arrondissement de Corte, est situé au milieu de basses montagnes, à 603 mètres d'altitude et à 50 kilomètres de Bastia. On y trouve deux sources, celle d'en haut ou *Sorgente Soprana* celle d'en bas, *Sorgente Sottana*. La dernière est celle, de beaucoup la plus employée, qui a valu leur réputation aux eaux d'Orezza. Sa température est de 11° et son débit de 1 440 hectolitre. Elle n'est utilisée qu'en boisson et s'exporte en grande quantité.

L'eau est limpide, pétillante, à saveur acidule et styptique, mais elle se trouble rapidement à l'air. La source d'en haut possède une odeur hépatique prononcée. Sa composition a été établie par Poggiale, en 1853 :

Acide carbonique libre et provenant des bicarbonates	1248cc (2gr,4678)
Acide carbonique libre (donné par le calcul).	1067 (2 1100)
Carbonate de calcium.	0 602
— de magnésium	0 074
— de lithium	traces
— ferreux.	0 128
— de manganèse et de cobalt . . .	traces
Sulfate de calcium.	0 021
Chlorures alcalins	0 014
Alumine et silice	0 010
Arsenic	traces
Fluorure de calcium.	traces
Matière organique	traces
	0849

Source Peretti a Rapaggio (Corse)

D'après une analyse exécutée dans le laboratoire de l'Académie de médecine la source Peretti, autorisée en 1886, présente la composition suivante :

Carbonate de calcium	0ᵍʳ,388
— de magnésium	0 067
— ferreux.	0 091
Sulfate de calcium.	0 018
Chlorure de sodium	0 010
Silice	0 010
	0 584

La source Peretti à un débit de 50 mètres cubes en 24 heures.

Source du Pasteur, a Rapaggio (Corse)

La source du Pasteur, autorisée en 1892, a été analysée dans le laboratoire de l'Académie de médecine. Elle renferme :

Acide carbonique libre	2ᵍʳ,0460
Bicarbonate de calcium.	0 6924
— de magnésium	0 0291
— ferreux.	0 0066
— de potassium.	0 0067
— de sodium	0 0121
— de lithium	traces à peine sensibles
Sulfate de calcium	0 0024
Chlorure de sodium.	0 0212
Silice.	0 0150
Matières organiques	traces
	0 7855

Sources Tascavuota, a Rapaggio, et Piane a Stazzona (Corse)

Dans la partie supérieure de la vallée du Fium'Alto on trouve, non loin des précédentes, deux autres sources qui émergent de micaschistes feuilletés et soyeux dirigés Nord-Sud comme la chaîne du San-Pietro et inclinés de 42° vers l'Ouest. Ce sont, d'une part, la source Tascavuota qui appartient encore au territoire de Rapaggio et, de l'autre, la source Piane dépendant de la commune de Stazzona. Les analyses exécutées au laboratoire de l'Académie de Médecine en 1877 assignent à ces sources les compositions respectives suivantes :

	TASCAVUOTA	PIANE
Acide carbonique libre.	1gr,206	1gr,190
Carbonate de calcium.	0 421	0 384
— de magnésium.	0 017	0 019
— de lithium.	traces	»
— ferreux	0 051	0 041
Sulfate de calcium	0 010	0 010
Chlorures de sodium et de potassium.	0 018	0 012
Acide silicique.	0 004	0 004
	0 521	0 470

SOURCE SIALA, COMMUNE DE PIEDICROCE (CORSE)

Elle a été obtenue au moyen d'un forage et a été autorisée en 1890.
D'après l'analyse du laboratoire de l'Académie de médecine elle renferme :

Acide carbonique libre.	0gr,920
Bicarbonate de calcium	1gr,227
— de magnésium	0 034
— ferreux.	0 015
— alcalin	0 010
Chlorure de sodium	0 008
Silice	0 005
	1 299

PORTA (CORSE)

On rencontre dans cette commune une source minérale sortant d'un terrain granitique ; sa température est de 15° et son débit journalier de 43 hectolitres. D'après
O. Henry, elle a pour composition par litre :

Acide carbonique libre.	traces
Bicarbonates de calcium et de magnésium.	0gr,490
— de fer.	0 020
Sulfates de sodium et de calcium	0 271
Chlorures de sodium et de magnésium. . .	0 310
Silice, alumine, matière organique.	0 080
Azotates	traces
	1 171

CALDANE, COMMUNE DE SAN-GAVINO D'AMPUGNANI, ARRONDISSEMENT
DE CORTE (CORSE)

Cette source située dans la vallée d'Orezza renferme d'après l'Ecole des Mines
(1878).

Acide carbonique des bicarbonates 0gr,7068
    —   libre 1 5222

Bicarbonate de calcium. 1gr,0152
    —   de magnésium. 0 1136
    —   ferreux 0 0153
Chlorure de sodium 0 0489
Sulfate de sodium 0 0295
    —   de potassium. . . . .   traces
    —   de magnésium 0 0033
Silice. 0 0260
Matières organiques . . . .   traces
                                                  ‾‾‾‾‾‾‾
                                                  1 2518
Résidu fixe par litre 0 8847

Valle d'Alesani (Corse)

Sur les bords de l'Alesani, à 2 kilomètres de Perelli (arrondissement de Corte), on trouve deux sources minérales très voisines, à saveur ferrugineuse. Leur température est de 13°. La plus éloignée de la rivière, qui est la plus importante, débite 43 hectolitres par 24 heures. Elles abandonnent l'une et l'autre un dépôt ocracé. Analysées par O. Henry elles ont fourni les résultats suivants :

	1re SOURCE	2e SOURCE
Acide carbonique libre.	2/3 du volume	2/3 du volume
Bicarbonates alcalino-terreux.	0gr,240	0gr,270
— de sodium.	0 150	0 157
— ferreux.	0 109	0 109
Chlorure de sodium	0 120	0 130
Sulfates de calcium et de sodium.		
	0 619	0 666

Pardina, commune de Tarrano, arrondissement de Corte (Corse)

Cette source située dans la vallée d'Alesani a été analysée à l'Ecole des Mines en 1873. Des résultats obtenus on peut conclure au groupement suivant :

Acide carbonique des bicarbonates 0gr,2476
    —   —   libre 1 4939

Bicarbonate de calcium 0 3470
    —   de magnésium 0 0358
    —   ferreux. 0 0200
Chlorure de sodium. 0 0120
    —   de potassium . . . .   traces
Sulfate de magnésium 0 0102
Silice. 0 0030
Matière organique 0 0080
                                                  ‾‾‾‾‾‾‾
                                                  0 4360
Résidu fixe par litre 0 3100

ORNASO, ARRONDISSEMENT DE CORTE (CORSE)[1]

Composition calculée d'après une analyse de l'Ecole des Mines en 1877.

Acide carbonique des bicarbonates	1gr,2038
— . — libre	0 2313
Bicarbonate de calcium. . . . . `. . `	1gr,3060
— de magnésium	0 1398
— de sodium	0 5152
— de potassium	0 0074
— ferreux.	0 0182
Chlorure de sodium.	0 2601
Sulfate	traces
Silice.	0 0235
Matière organique.	0 0062
	2 2764
Résidu fixe par litre	1 6520

[1] Il a été impossible de se rendre compte de la position occupée par cette source dans le groupe très compact d'Ornaso. Ornaso n'est ni le nom d'une commune ni celui d'un hameau et on l'a en vain cherché sur la carte du Dépôt de la guerre.

CHAPITRE XI

Considérations à l'appui de l'institution de ces deux groupes, comme régions hydrominérales distinctes. — Les sources minérales qui alimentent les établissements de Saint-Amand dans le Nord et de Bagnoles dans l'Orne ont des températures notablement supérieures aux moyennes des régions où elles prennent naissance. De là découle la nécessité de ne point les confondre avec celles de la plaine et de les décrire à part en recherchant dans la constitution géologique du sol l'explication de leur thermalité. Nulle difficulté d'ailleurs pour les sources de Saint-Amand, qui, se trouvant sur le prolongement exact de la lisière septentrionale de l'Ardenne, sont manifestement dans la dépendance de ce massif montagneux[2].

---

[1] Dans le chapitre II, à l'article : *Répartition des sources minérales à la surface de la France*, page 48, on trouve le *Bocage vendéen* signalé parmi les trois massifs montagneux, hydrominéraux secondaires. L'institution du Bocage vendéen reposait uniquement sur la foi des renseignements fournis par les rapports des médecins-inspecteurs qui attribuaient à la source de Bilazais, comprise dans ce massif, une température de 23 à 25°. On en avait conclu qu'elle devait son existence à une faille.

L'indication était, il est vrai, en contradiction avec les statistiques de l'administration des Mines qui assignaient à cette source la température moyenne du lieu. Mais on avait pensé que l'inspection médicale était bien placée pour avoir, à cet égard, une appréciation motivée.

D'une enquête récemment faite sur les lieux et dont nous sommes redevable à l'obligeance de M. Mouret, ingénieur en chef des ponts et chaussées du département des Deux-Sèvres, il résulte que les renseignements donnés par cette inspection sont inexacts. La source de Bilazais n'est qu'une simple sulfureuse calcique accidentelle, froide. L'erreur une fois constatée, le Bocage vendéen considéré comme région hydrominérale distincte n'a plus aucune raison d'être et la carte doit être rectifiée dans ce sens.

On trouvera donc la source minérale de Bilazais décrite plus loin à sa place dans la partie de la plaine qui comprend le département des Deux-Sèvres, c'est-à-dire dans le Poitou.

[2] Vers l'extrémité orientale du massif ardennais, Aix-la-Chapelle occupe une position analogue à la Fontaine-Bouillon de Saint-Amand. D'une des stations à l'autre il n'y a pas identité absolue de gisements, les sources ayant leurs réservoirs dans des assises d'âges différents ; mais l'analogie de position est frappante.

Bagnoles-de-l'Orne, hameau de Couternes sur la Vée, un des affluents de la Mayenne, entre Domfront et Alençon, se trouve au centre du Bocage Normand. L'existence des sources thermales y est justifiée par les alternances de pointements de roches cristallophylliennes et de terrains de transition en couches fortement relevées que l'on observe dans la région.

VI. — ARDENNE

Saint-Amand. — La Fontaine-Bouillon, la plus importante des sources de Saint-Amand est figurée sur la carte de l'état-major à 4 kilomètres à l'Est de cette ville sur la lisière de la forêt de Raismes, non loin des bords de la Scarpe et à une altitude voisine de 24 mètres. La station de ce nom semble donc appartenir à la plaine; mais la thermalité de ses sources qui est comprise entre 19 1/2 et 23° centigrades, est corrélative d'un réservoir situé à une profondeur qui n'est pas inférieure à 400 mètres. Son gisement doit donc être rapporté aux terrains inférieurs aux assises tertiaires et crétacées qui forment le sol de la région. La carte géologique au $\frac{1}{1\,000\,000^e}$ fournit également, sous ce rapport, une indication précieuse. On peut remarquer en effet que Saint-Amand est situé sur le prolongement de la lisière septentrionale du massif ardennais.

Ainsi déterminé d'une manière générale, le gisement des sources de Saint-Amand ne nous paraît pas avoir été jusqu'ici fixé dans ses détails d'une manière complètement satisfaisante. On s'accorde à le placer soit dans le calcaire carbonifère, soit dans une assise schisteuse un peu plus élevée appartenant au même terrain et dans laquelle la pyrite de fer se trouve avec une telle surabondance qu'elle aurait donné lieu, aux environs de Liège, à des exploitations pour la fabrication de l'alun et de l'acide sulfurique.

La première hypothèse a été émise dans le Mémoire sur les Stations d'eaux minérales de la France, inséré dans le tome XIV du *Recueil des Travaux du comité d'hygiène publique* (1885), d'après un renseignement obligeamment fourni par M. l'ingénieur en chef Olry. La seconde hypothèse a été développée plus récemment par M. Gosselet, professeur de géologie à la Faculté des sciences de Lille, qui a fait une étude approfondie de la constitution du sol de la région[1]. Il faut reconnaître

---

[1] *Leçons sur les nappes aquifères du nord de la France*, professées par M. Gosselet, professeur à la Faculté des sciences de Lille en 1886-1887.
Bulletin de la Société géologique de cette ville.

qu'elle rend mieux compte que la première de la composition des eaux de Saint-Amand, qui sont presque exclusivement sulfatées calciques, magnésiennes et sodiques, leur sulfuration étant purement accidentelle.

Dans les deux hypothèses, ces eaux proviendraient du terrain carbonifère et c'est ce qui paraît bien établi par les résultats qu'a donnés un sondage entrepris au lieu dit le Clos, à 3 kilomètres de la Fontaine-Bouillon. Après avoir traversé les assises tertiaires et crétacées superposées au bassin houiller, ce sondage, rencontrant à 120 mètres de profondeur le calcaire carbonifère, a immédiatement donné lieu à une fontaine artésienne d'eau sulfureuse.

Comme M. Gosselet le reconnaît dans son étude sur les nappes aquifères du Nord, il reste toujours une difficulté à résoudre, car la faible profondeur à laquelle se trouve l'assise d'où l'eau émerge n'est pas suffisante pour expliquer la température de la Fontaine-Bouillon. Il faudrait donc, pour combler la différence, faire appel à la chaleur développée par les réactions chimiques et c'est ce qui a été proposé. Mais l'hydrologie minérale ne saurait accepter une pareille solution. Les réactions invoquées ne peuvent en effet produire qu'une élévation de température insignifiante sur une nappe d'eau un peu considérable. La conclusion à tirer de cette discussion est que la thermalité des sources de Saint-Amand tient à des accidents non encore reconnus, dissimulés qu'ils sont par les terrains qui recouvrent ceux dans lesquels elles ont leurs réservoirs.

La station possède quatre sources dont la plus remarquable est sans conteste la *Fontaine-Bouillon*. Elle emprunte son nom aux dégagements bruyants de gaz qui s'en échappent. On évalue son débit à 3 400 hectolitres par vingt-quatre heures. La *Vieille-Chapelle*, d'un rendement de 1 450 hectolitres, est également une source puissante. Le *Pavillon ruiné* et la petite fontaine également connue sous le nom de l'*Évêque d'Arras* sont au contraire des sources d'un faible débit.

Il faut y ajouter les nombreux griffons qui se font jour au fond des cases du pavillon des bains de boues et dont le volume est naturellement inconnu.

C'est par les bains de cette nature que Saint-Amand est surtout connu. Les boues y proviennent du suintement des sources à travers des dépôts superficiels marno-sableux et bourbeux. Les éléments en sont délayés et en même temps le principe sulfureux s'y développe par la décomposition du sulfate de chaux que les sources renferment. Le pavillon affecté à ces sortes de bains est divisé en 68 cases où les boues sont renouvelées de temps en temps au moyen d'apports empruntés aux terrains voisins.

A raison de l'éloignement de la ville, l'établissement est disposé pour servir d'hôtel.

Les eaux de Saint-Amand étaient connues des Romains ; à la fin du xviie siècle, à la suite de la conquête de la Flandre par Louis XIV, elles ont été fort en vogue.

Meurchin et Givenchy-lès-Labassée. — Dans la région du Nord, il n'y a pas d'autres sources thermo-minérales naturelles que celles de Saint-Amand. Toutefois la statistique de 1892 fait figurer dans le département du Pas-de-Calais deux sources obtenues artificiellement et qui ne sauraient être passées sous silence, quoiqu'elles paraissent être restées jusqu'ici à peu près sans emploi. Ce sont celles de Meurchin et de Givenchy-lès-Labassée, qui occupent dans l'arrondissement de Béthune, sur la lisière septentrionale du bassin houiller du Nord, à une quarantaine de kilomètres vers l'ouest de Saint-Amand, une situation identique à celle de cette station.

Un puits foncé en 1865 dans la concession de Meurchin pour l'exploitation de la houille, parvenu à 240 mètres de profondeur et prolongé par une galerie de recoupe, a mis à jour, dans un banc calcaire, deux sources sulfureuses artésiennes qui se sont élevées jusqu'à 9 mètres en contre-bas du sol. La source principale, d'une température comprise entre 40 et 42 degrés, n'a pas donné en vingt-quatre heures moins de 1 200 hectolitres d'eau auxquels s'ajoutait le débit variable de la seconde source. L'eau, refroidie par son ascension dans le puits, ne marquait plus que 26 degrés à sa surface.

Ces puissantes sources thermales ont naturellement apporté un obstacle insurmontable à l'exploitation de la houille et le puits de Meurchin a dû être abandonné. Mais en revanche, par arrêté du 25 mars 1872, la compagnie concessionnaire a été autorisée à livrer à la consommation l'eau minérale rencontrée.

Nous en donnons plus loin l'analyse.

La source du puits de Meurchin démontre bien mieux encore que la Fontaine-Bouillon qu'on ne saurait expliquer de pareilles manifestations sans faire intervenir un accident qui se trouve d'ailleurs indiqué par la situation de ces sources à la lisière septentrionale du bassin houiller du Nord. En effet, étant donnée la température moyenne de la région, cette source ne devrait pas marquer, d'après la profondeur du puits, plus de 17 à 18 degrés. L'excédent de 22 degrés afférent à la température observée montre que le réservoir de la source n'est pas à moins de 700 mètres au-dessous du fond du puits, soit à près d'un millier de mètres en contre-bas de la surface du sol.

La source de Givenchy-lès-Labassée a une origine analogue à celle de Meurchin. Elle provient d'un sondage tubé entrepris pour la recherche de la houille aux abords du canal qui traverse le territoire de cette commune. Le forage paraît avoir rencontré le calcaire carbonifère. Il donne, par vingt-quatre heures, 20 000 litres d'eau à la température de 19 degrés[1].

---

[1] Les eaux de Saint-Amand, de Meurchin et de Givenchy sont les seules sources thermo-minérales autorisées, pouvant être considérées comme se trouvant dans la dépendance du massif ardennais. En dehors de ce petit groupe, il y a toutefois, dans la région du Nord, d'autres manifestations hydrominérales qui présentent assez d'intérêt pour mériter d'être signalées.

Depuis longtemps déjà, Berthier que l'on trouve toujours au premier rang pour élucider les questions de chimie minérale, a appelé l'attention sur les eaux que l'on rencontre dans le poudingue placé vers la base du terrain crétacé du Nord et auquel les mineurs ont donné le nom de *tourtia*. Elles forment une nappe puissante que les puits foncés dans le bassin rencontrent invariablement avant d'atteindre les gîtes houillers. Les analyses que Berthier a faites de cette nappe dans la concession de Vicoigne située près de Raismes à 5 kilomètres au nord-ouest de Valenciennes ont été publiées dans l'*Annuaire* de 1851-54.

A une époque beaucoup plus rapprochée, de 1880 à 1882, le bureau d'essai de l'École des Mines a analysé les eaux du *tourtia* rencontrées dans deux des fosses de la concession d'Aniche et dans le puits de Roucourt, localités situées à l'est un peu sud de Douai. Enfin le bureau a également examiné l'eau salée des houillères de Ferfay, village du Pas-de-Calais, à l'ouest de Béthune.

Cette dernière, dont le niveau n'est pas indiqué, a une minéralisation presque exclusivement composée de chlorures et qui s'élève à $16^{gr},47$ par litre.

Quant à la nappe du *tourtia*, elle est en grande partie composée de chlorure et de sulfate de sodium et sa minéralisation se rapproche constamment de $3^{gr},5$ par litre.

Le *Torrent d'Anzin* constitue une seconde nappe beaucoup plus limitée que la précédente et n'ayant avec elle aucun rapport. D'après les renseignements fournis par les ingénieurs du département du Nord, les sables ferrugineux du Torrent auraient une épaisseur moyenne de 9 mètres et ils recouvriraient entre Denain au sud et Saint-Vaast (Belgique) au nord, une surface de forme ellipsoïdale d'une superficie approximative de 26 kilomètres carrés. Le Torrent formait donc à l'origine un vaste lac souterrain de cette étendue. Mais, comme il constituait un très sérieux obstacle à l'exploitation de cette partie du bassin et qu'il ne recevait, d'un autre côté, que très peu d'eau d'infiltration de la surface, on est parvenu, au moyen de puits spéciaux munis de puissantes machines d'épuisement, à réduire de plus de moitié la superficie de la nappe.

D'après l'analyse que le bureau d'essais de l'École des Mines a faite de l'eau du *Torrent* extraite du puits Joseph Périer de la concession d'Anzin, celle-ci a une minéralisation beaucoup plus élevée que celle de la nappe du tourtia et comparable à celle de l'eau salée de Ferfay.

Nous reproduisons les analyses de ces deux nappes qui figurent déjà, mais partiellement, dans l'*Annuaire* de 1851-54.

Laifour. — Entre Mézières et Givet, la frontière française englobe une partie assez notable du massif ardennais. La Meuse, qui la recoupe

Analyse reproduite par l'*Annuaire* de 1851-54, page 603.

ANALYSE D'UNE EAU MINÉRALE DU DÉPARTEMENT DU NORD, PAR BERTHIER
(Extrait des analyses de substances minérales, travaux de 1840, *Annales des Mines*, t. II, 4ᵉ série, 1842.)

Un litre d'eau provenant de la concession de Vicoigne a fourni par l'évaporation 3ᵍʳ,50 de sels rendus anhydres par la calcination au rouge naissant. L'analyse de ces sels a donné :

Chlorure de sodium	1ᵍʳ,383
Sulfate de calcium	0 200
— de magnésium	0 117
— de sodium	1 800
	3 500

Eaux des houillères d'Aniches (Nord) analysées par le bureau d'essai de l'Ecole des Mines en 1880 (nappe du *tourtia*).

	FOSSE Saint-Louis	FOSSE Fénelon
Acide carbonique libre	0ᵍʳ,1734	0ᵍʳ,0564
Bicarbonate de calcium	0 1812	0 1052
— de magnésium	0 1153	0 1443
— ferreux	0 0121	0 0133
— de sodium	0 8470	0 5589
Sulfate de sodium	1 0481	1 4381
Chlorure de sodium	1 1597	0 6332
— de potassium	0 0366	0 0228
Silice	0 0545	0 0520
	3 4545	2 9678

Eaux du puits de Roucourt (Nord) analysées par le bureau d'essais en 1882.

	NIVEAU de 165 mètres	NIVEAU de 235 mètres
Bicarbonate de calcium	0ᵍʳ,2016	0ᵍʳ,2189
— de magnésium	0 0308	0 0425
— ferreux	0 0382	0 0411
— de sodium	0 0348	0 0587
Sulfate de sodium	0 4021	0 3655
Sulfure de sodium	»	0 0016
Chlorure de sodium	3 2785	2 3882
— de potassium	0 0244	0 0225
Silice	0 0300	0 0350
Matières organiques	0 0012	0 0088
	4 0476	3 1770

Eaux salées des houillères de Ferfay (Pas-de-Calais) rencontrées à 492 mètres et analysées par le bureau d'essais de l'Ecole des Mines en 1882.

Bicarbonate de calcium	0ᵍʳ,0806
— de magnésium	0 0183
— ferreux	0 0071
Chlorure de sodium	14 5084
— de potassium	0 0183
— de calcium	1 1544
— de magnésium	0 6333
Sulfate de sodium	traces
Silice	0 0480
Matières organiques	0 0030
	16 4714

en y traçant de nombreux méandres, met à jour toutes les assises appartenant aux terrains cambrien et dévonien qui entrent dans la constitution du sol de cette région. Parmi les sources ferrugineuses qui en dérivent se trouve celle de Laifour, village situé à 20 kilomètres au nord de Mézières. Elle est produite par la décomposition des schistes pyritifères de l'étage de Revin qui est traversé sur ce point par des filons de diorite et de porphyrite[1].

SAINT-AMAND (NORD)

Les eaux de Saint-Amand ont été principalement étudiées par Kuhlmann. Nous donnons ci-dessous la composition assignée par ce savant aux deux sources principales. Nous y joignons une analyse de l'Ecole des Mines faite en 1882 et se rapportant à une source non spécifiée.

Eau du Torrent d'Anzin, fosse Joseph Périer (Nord), analysée au bureau d'essais de l'Ecole des Mines en 1881 et 1882.

	NIVEAU de 69 mètres	NIVEAU de 75 mètres
Chlorure de sodium	6^{gr},9686	7^{gr},0107
— de potassium	0 1006	0 0915
Sulfate de calcium.	1 4960	0 2512
— de magnésium	0 0081	0 9189
— de protoxyde de fer	0 6067	1 3249
— de peroxyde de fer	1 1410	0 7170
— de sodium.	1 7725	2 0275
Silice.	0 0700	0 0580
Matières organiques	0 0020	0 0018
	13 0655	12 4015

On a naturellement recherché les causes de la minéralisation des nappes aquifères rencontrées par les puits d'exploitation des houillères du Nord et du Pas-de-Calais. La présence de sels de fer dans l'eau du Torrent d'Anzin ne soulève pas de difficultés. C'est, en effet, la conséquence nécessaire de l'abondance de la pyrite dans les sables qui renferment cette nappe. On éprouve, au contraire, quelque embarras pour rendre compte de l'existence du chlorure de sodium qui constitue manifestement la caractéristique de l'eau du Torrent aussi bien que de celle du tourtia. Faut-il y voir la preuve de l'existence de quelques lambeaux de terrain triasique entre la craie et les assises paléozoïques comme l'a proposé M. Delanoüe dans la discussion soulevée sur cette question au sein de la Société géologique de France (*Bulletin de la Société*, t. X, deuxième série, séance du 10 janvier 1853)? Est-il possible d'admettre au contraire, avec les ingénieurs belges, que l'eau salée des nappes n'est autre chose qu'un reliquat des anciennes mers carbonifères? La question posée nous semble insoluble faute de données précises.

[1] Dans ses leçons sur les nappes aquifères du Nord, M. Gosselet a fait, au sujet de Laifour, un rapprochement intéressant. Le fer contenu dans les sources si renommées de la station de Spa, située dans l'Ardenne, au sud-est de Liège, n'aurait pas d'autre origine que celui de l'eau de Laifour.

	KUHLMANN [1]	KUHLMANN [2]	MINES [3]
Acide carbonique des bicarbonates.	0gr,141	0gr,145	0gr,1866
— libre.	0 235·	0 488	0 0058
Carbonate de calcium	0 066	0 045	0 1650
— de magnésium.	0 079	0 101	0 0378
— ferreux	traces	traces	0 0025
Sulfate de calcium.	0 870	0 841	0 1224
— de magnésium . . . .·. . . .	0 152	0 128	0 0864
— de sodium	0 234	0 170	0 0870
Chlorure de sodium	0 018	0 018	0 0937
— de potassium.	traces	traces	traces
— de magnésium	0 095	0 077	»
Silice	0 020	0 028	0 0180
Matière organique	traces	traces	0 0085
	1 534	1 408	0 6243
Hydrogène sulfuré ou sulfures	»	traces	»
Bicarbonates primitivement en solution :			
Bicarbonate de calcium.	0 0950	0 2376	»
— de magnésium	0 1204	0 0576	»
— ferreux.	traces	0 0034	»
Acide carbonique total	190cc (0gr,3757)	320cc (0gr,634)	97cc 0 1924

[1] Fontaine-Bouillon et l'avillon ruiné.
[2] Fontaine de l'Évêque d'Arras.
[3] Sans indication de source.

Les boues de Saint-Amand, qui ont une réputation très ancienne, exhalent une odeur sulfurée prononcée. Leur température est de 25°, mais on peut l'élever davantage par l'addition d'eau thermale réchauffée artificiellement. La composition de ces boues a été établie par E. Pallas, en 1822. Nous la reproduisons ici d'après l'*Annuaire* de 1854.

Acide carbonique.	0gr,100	
Hydrogène sulfuré	0 330	
Carbonate de calcium.	15 699	
— de magnésium	5 680	
Fer.	14 500	
Soufre	2 000	
Silice.	304 000	
Matière extractive . . . . · ·	} 80 250	
Matière végéto-animale.	}	
Eau..	577 170	
	999 729	

MEURCHIN (PAS-DE-CALAIS)

La composition de l'eau de Meurchin d'après une analyse de M. Gossart, exécutée en 1870, serait la suivante :

Acide carbonique.	17^{cc},5
Hydrogène sulfuré	6 0
Azote.	23 4
Sulfure de calcium	0 011
Sulfate de sodium	1 258
— de potassium	0 081
— de calcium	0 624
Chlorure de sodium	1 105
— de magnésium.	0 275
Silice.	0 028
Ammoniaque. Fer. Aluminium. Lithium .	traces
Fluor. Acide phosphorique	traces
Matière organique	0 013
	3 395

GIVENCHY-LÈS-LABASSÉE (PAS-DE-CALAIS)

D'après une analyse exécutée au laboratoire de l'Académie de Médecine en 1890 l'eau de Givenchy renferme :

Sulfate de calcium	0^{gr},936
— de magnésium	0 709
— de sodium.	0 835
Chlorure de sodium, ...	1 409
Oxyde de fer.	0 046
	3 935

La source artésienne débite 20 000 litres par vingt-quatre heures.

LAIFOUR (ARDENNES)

Composition de l'eau de la source ferrugineuse de Laifour d'après une analyse de M. Amstein citée dans l'*Annuaire* de 1851-54, page 467.

Acide carbonique.	0^{lit},019
Carbonate de calcium.	
— de magnésium.	0^{gr},0031
— de fer	0 0400
Sulfate de calcium	0 0365
— de magnésium	0 0291
Chlorure de sodium.	0 0037
— de calcium.	
— de magnésium.	0 0014
Silice	0 0045
Perte.	0 0077
	0 1260

VII. — BOCAGE NORMAND

Bagnoles-de-l'Orne. — La station de Bagnoles-de-l'Orne appartient à la région couverte de grandes forêts qui s'étend, sans discontinuité, sur une distance de 80 kilomètres, des environs d'Alençon à Mortain par Domfront. Le terrain silurien recouvre la contrée avec ses deux séries de roches si dissemblables au point de vue de la résistance qu'elles opposent aux agents atmosphériques, les unes schisteuses et tendres, les autres au contraire quartzeuses et dures. Comme cela a lieu dans toutes les régions où ce terrain est développé, Bretagne, Anjou, Manche, Mayenne, les quartzites en couches relevées presque verticalement sont restées en saillie à la surface du sol occupée par les schistes. Ils forment donc, dans l'espace signalé, une petite chaîne au relief abrupt, dirigée E. 17° S. à O. 17° N., s'élevant en moyenne à une centaine de mètres au-dessus du terrain ambiant.

La station de Bagnoles est adossée au revers méridional de cette petite chaîne au point où la Vée en sort après l'avoir traversée dans une fracture étroite. Les grès quartzeux à bilobites qui en constituent le sol, sont, dans toutes les régions siluriennes, le niveau le plus constant et le plus important des sources d'eau douce. Ils donnent lieu ici à des eaux chaudes venant de la profondeur par suite, sans doute, de dislocations locales. Remarquons que les roches granitoïdes, sans le secours desquelles il serait impossible d'expliquer la minéralisation des sources de Bagnoles, affleurent au contact des grès. On n'éprouve donc aucune difficulté pour définir leur gisement.

BAGNOLES (ORNE)

La principale source exploitée à Bagnoles est désignée sous le nom de Grande Source. Elle marque 27°, et fournit en nombre rond 4 000 hectolitres d'eau en vingt-quatre heures.

Elle est à la fois sulfatée et chlorurée sodique. Par sa composition elle a donc quelques affinités avec les sources de Plombières; mais elle est beaucoup plus minéralisée.

D'après les analyses exécutées en 1854 et 1857 dans le laboratoire de l'Ecole des Mines, les ferrugineuses de Bagnoles ne se distingueraient de la source principale que par une simple proportion d'oxyde de fer. Elles proviendraient par conséquent de l'action exercée sur des roches ferrifères par quelques filets égarés de cette source.

Le tableau ci-joint indique le groupement hypothétique des éléments, calculé d'après les données analytiques de l'Ecole des Mines (1854 et 1857).

	SOURCE Ferrugineuse (21°)	SOURCE Ferrugineuse (30°)	SOURCE Nouvelle (41°)	SOURCE Ancienne (41°)	SOURCE Ferrugineuse
Acide carbonique des bicarbonates	0^{gr},0656	0^{gr},2554	0^{gr},2812	0^{gr},3130	0^{gr},1570
— libre	0 0464	0 0446	0 0568	0 0100	0 1260
Bicarbonate de sodium	0 0511	0 3416	0 3866	0 3868	0 0926
— de calcium	0 0385	0 0540	0 0514	0 0565	0 0514
— de magnésium	0 0160	0 0320	0 0320	0 0736	0 0320
— ferreux	0 0022	traces	traces	0 0022	0 0889
Sulfate de sodium	0 0834	0 2165	0 2290	0 2414	0 0259
Chlorure de sodium	0 0160	0 0401	0 0401	0 0561	0 0214
Silice	0 0280	0 0670	0 0700	0 0770	0 0300
Matière organique	traces	traces	traces	traces	traces
Total par litre	0 2352	0 7512	0 8091	0 8936	0 3422
Matières fixes correspondant à ce total	0 2024	0 6235	0 6685	0 7370	0 2633

CHAPITRE XII

Généralités sur les sources minérales de la Plaine. — Sous le nom générique de *Plaine* on a groupé toutes les sources minérales non comprises dans les sept massifs montagneux précédemment décrits. C'est de beaucoup la plus grande étendue du territoire de la France continentale, d'où il y a lieu de conclure que l'expression dont on s'est servi comporte une interprétation très large. Elle s'applique, en effet, à des régions plus ou moins accidentées et même à des contrées qui, comme la Bretagne et le Cotentin, se rapprochent de la montagne par la constitution géologique de leur sol, presque exclusivement composé de roches anciennes.

Il y a une distinction capitale à établir entre les sources minérales des massifs montagneux et celles de la plaine. En effet, tandis que les premières sont presque toutes thermales, les secondes ont, sous le rapport de leur gisement, la plus grande analogie avec les sources d'eau douce. A de très rares exceptions près, elles reproduisent, comme ces dernières, la température moyenne du lieu.

Il ne faut pas s'attendre à retrouver dans la plaine l'uniformité de composition qui caractérise les diverses sources des massifs montagneux. Disséminées en effet sur des espaces considérables et placées par conséquent dans les circonstances de gisement les plus diverses, les sources du pays plat ne sauraient bien évidemment avoir aucun trait commun. Tout au plus peut-on y signaler quelques petits groupes régionaux, rattachés par la communauté de leur origine, tels que ceux de Contrexéville-Vittel en Lorraine, Evian-Thonon sur les bords du lac Léman, les Fumades-Euzet dans la plaine d'Alais, Miers-Gramat dans le département du Lot.

Les deux catégories de sources que l'on rencontre le plus fréquemment dans la plaine sont les ferrugineuses et les sulfureuses calciques;

accidentelles. C'est ce que la carte met bien en évidence, quoiqu'on n'y ait figuré, parmi les premières, que quelques types propres à servir de points de repère.

Le fer sous des formes très diverses : oxyde, hydroxyde, carbonate, sulfure, etc., est tellement répandu dans la nature, et ces minéraux sont si facilement altérables qu'on n'éprouve aucune difficulté à expliquer la minéralisation des eaux qu'il caractérise. On trouve donc des sources ferrugineuses dans un très grand nombre de terrains depuis les plus anciens jusqu'aux plus modernes. Dans quelques cas elles n'y constituent que de simples accidents ; mais elles proviennent le plus souvent de véritables nappes aussi étendues que les assises sédimentaires dans lesquelles elles prennent naissance.

La chaux sulfatée qui, sous forme d'anhydrite et de gypse, constitue l'élément minéralisateur essentiel des eaux sulfureuses accidentelles, est également très commune. Indépendamment des amas et des couches qu'elle forme dans beaucoup de terrains, notamment dans le trias et dans quelques étages du système tertiaire, elle existe à l'état de traces dans un grand nombre de marnes et d'argiles où sa présence est révélée par les efflorescences qui se manifestent à la suite des pluies. D'un autre côté elle peut résulter de l'action exercée sur des roches calcaires par des pyrites en voie de décomposition.

Quant à l'élément réducteur, il provient soit des roches ambiantes, lorsqu'elles sont bitumineuses, soit des matières organiques disséminées, sous diverses formes, dans les parties les plus superficielles du sol.

Pour introduire un ordre méthodique dans la description des sources minérales de la plaine, on a jugé à propos de les réunir par régions et de les passer en revue en faisant le tour du Plateau Central. La plupart d'entre elles ne comportent qu'une simple mention avec indication de leurs gisements. Quant aux groupes, il a paru qu'il convenait de s'y arrêter et de consacrer à chacun d'eux une notice spéciale.

Dans chaque région nous nous proposons de faire connaître la composition des sources qui présentent le plus d'intérêt.

PLAINES DU NORD, FLANDRE, ARTOIS ET PICARDIE

Caractères et hydrologie minérale de ces régions. — Comme le montre la carte, les plaines du Nord recouvertes tout entières à l'exception du Boulonais, par des assises tertiaires ou crétacées sont singulièrement pauvres en sources minérales. Dans son étude sur les nappes aquifères du département du Nord, M. Gosselet n'indique qu'une seule source minérale. C'est celle de Féron, village de l'arrondissement d'Avesnes, situé à la lisière de l'Ardenne. Elle émerge des sables du Gault, assise crétacée, composée dans ces parages de grosses concrétions de limonite très propres à expliquer sa minéralisation.

Dans l'Artois on ne trouve également à signaler que les eaux ferrugineuses des environs de Boulogne. La fontaine de fer que l'on rencontre à 600 mètres au nord de cette ville sur la route de Calais émerge d'une assise crétacée composée de sables et de grès ferrugineux reposant sur le calcaire portlandien. La source de Wière-au-Bois est sur le même horizon.

Quant à la Picardie, elle est un peu plus riche en eaux minérales. On y trouve les sources ferrugineuses récemment découvertes à Amiens et celles de Fontaine-Bonneleau, connues de temps immémorial. La station de Pierrefonds, près de Compiègne, appartient également à cette région.

EAUX FERRUGINEUSES DE LA VILLE D'AMIENS

La découverte des eaux ferrugineuses dans l'intérieur de la ville d'Amiens remonte à l'année 1877. C'est en creusant un puits dans la rue du Petit-Saint-Jean appartenantes au quartier S. S. O. de la ville pour y rechercher de l'eau douce que l'on a mis à jour la première source de cette nature. Elle a été rencontrée à une vingtaine de mètres de profondeur et elle s'est élevée à $2^m,30$ en contre-bas du niveau du sol. Elle est puisée à l'aide d'une pompe.

Le fer paraît s'y trouver à l'état de carbonate ferreux; il donne lieu, par l'exposition de l'eau à l'air, à un abondant dépôt ocracé qu'on arrête en partie en y ajoutant de l'acide tartrique.

En 1881 une seconde source ferrugineuse a été rencontrée dans les mêmes circonstances, rue des Huchers.

Le gisement de l'eau minérale d'Amiens a été rapporté aux terrasses de la vallée de la Somme. Mais elle provient plutôt de la craie qui forme le sous-sol de la ville et qui peut seule rendre compte de son élévation dans les puits.

Les analyses exécutées au laboratoire de l'Académie de médecine assignent à ces sources les compositions suivantes, qui ne présentent pas de différences essentielles.

	LES HUCHERS	PETIT SAINT-JEAN
Carbonate de calcium	0gr,250	0gr,420
— de magnésium	0 065	0 018
— ferreux	0 022	0 033
Chlorure de sodium	0 053	0 026
Sulfate de calcium	0 012	0 010
Silice		0 003
	0 402	0 510

FONTAINE-BONNELEAU (OISE)

Le village de Fontaine-Bonneleau est situé à 25 kilomètres au nord de Beauvais, vers la naissance de la Celle, petite rivière qui se jette dans la Somme à Amiens. On y rencontre trois sources ferrugineuses très voisines qui émergent dans un marais. Elles sont captées séparément dans de petits bassins en pierre d'où elles s'écoulent à la rivière. Leur débit est de 4 000 à 4 500 hectolitres par vingt-quatre heures.

Les sources de Bonneleau, qui sont utilisées depuis de longues années, ont eu beaucoup de vogue au milieu du siècle dernier.

L'analyse faite par O. Henry à l'occasion de l'autorisation d'exploiter, qui remonte à 1838, leur assigne la composition suivante :

Bicarbonate de calcium	0^{gr},357
— de magnésium	0 140
Crénate et apocrénate de fer.	0 063
— de manganèse	Traces très sensibles
Chlorure de sodium et de magnésium . . .	0 011
Arsenic	traces
Sulfate de calcium et de magnésium	indices
Silice, alumine(?) sels de potasse et d'ammoniaque, phosphates, matières organiques, acides sulfhydrique et carbonique.	0 040
	0 611

PIERREFONDS (OISE)

Pierrefonds, bourg du département de l'Oise situé 16 kilomètres au sud-est de Compiègne sur la lisière de la forêt de ce nom, possède des sources sulfurées calciques froides, 12°. Elles prennent naissance à l'extrémité d'un petit étang vaseux qui rend parfaitement compte de leur nature. Elles appartiennent d'ailleurs à la nappe de l'argile plastique et elles paraissent provenir de la décomposition des pyrites que cette assise renferme.

L'établissement hydrominéral occupe le fond du vallon de Berne à l'altitude de 87 mètres. Il renferme 44 baignoires, huit salles de douches, deux salles affectées à la pulvérisation de l'eau sulfureuse et de l'eau ferrugineuse, enfin une dernière salle où sont installées des douches pharyngiennes.

D'après l'analyse faite par O. Henry en 1845, l'eau de Pierrefonds présenterait la composition suivante :

Azote.	Traces
Hydrogène sulfuré libre	0^{gr},0022
Acide carbonique libre	indéterminé
Bicarbonate de calcium.	0 2400
— de magnésium.	
Sulfure de calcium	0 0156
Sulfate de calcium	0 0200
— de sodium	
Chlorure de sodium	0 0220
— de magnésium.	
Sels de potassium	0 0300
Acide silicique et alumine	
Fer, matière organique.	
	0 3276

NORMANDIE

Constitution géologique de la haute et de la basse Normandie. Sources propres à ces régions. — En Normandie, on ne trouve, à une exception près, que des eaux minérales ferrugineuses. Elles y sont très nombreuses. Sous le rapport du gisement des sources de cette nature, la haute et la basse Normandie présentent un contraste frappant. Dans la première région comprenant la Seine-Inférieure et l'Eure, le terrain crétacé est l'élément minéralisateur unique. Dans la seconde, qui correspond aux départements de la Manche, du Calvados et de l'Orne et où dominent les schistes des terrains de transition, les eaux ferrugineuses dérivent généralement de la décomposition des pyrites. Elles appartiennent à des niveaux très variés dont la détermination n'est pas sans présenter quelque intérêt.

Le département de la Seine-Inférieure tient, en Normandie, une place à part par sa richesse en sources ferrugineuses.

Les plus connues sont celles de Forges-les-Eaux, bourg situé sur le chemin de fer de Paris à Dieppe et aux abords de celui d'Amiens à Rouen. Elles sont en rapport avec l'accident remarquable du pays de Bray qui consiste en un relèvement mettant à jour, dans la plaine recouverte par les assises supérieures de la craie, la partie inférieure de cette formation et même les couches les plus élevées du terrain jurassique. Les sources de Forges émergent vers la limite des deux systèmes, de grès et de sables assez riches en hydrate de fer pour avoir été anciennement exploités comme minerais.

Elles appartiennent d'ailleurs à une nappe aussi étendue que l'assise elle-même. Celle-ci donne en effet naissance vers le Sud-Est aux sources de Gournay et au Nord-Ouest à celles de Quiévrecourt près de Neufchâtel.

A l'encontre de ce qui a lieu pour le niveau de Forges, localisé dans le pays de Bray, il existe dans le département de Seine-Inférieure une nappe ferrugineuse très étendue dont le gisement doit être rapporté à la décomposition de la glauconie que renferme l'étage du terrain crétacé connu sous ce nom. C'est à cette nappe qu'appartiennent, dans les environs du Havre, les sources de Graville-Sainte-Honorine et de Bléville, celle de Rolleville dans la vallée de Montivilliers, celle de Nointot aux environs de Bolbec, enfin celles de Villequier et de Saint-Wandrille-Rançon sur les bords de la Seine non loin de Caudebec. Près de Fécamp il y a un second groupe qui comprend l'Epinay, l'Abbaye de Valmont dans la vallée de ce nom, Coutremoulins sur un affluent du ruisseau de Valmont et Oberville sur le Durdent. Les sources ferrugineuses de Rouen et celles de Ry, dans le canton de Darnetal, doivent être rapportées au même niveau. Enfin dans la partie du département qui touche à celui de la Somme, sur le revers septentrional du Bray, Aumale a une source ferrugineuse qui paraît être également dans la dépendance de la craie glauconieuse.

Autant les nappes d'eau de la haute Normandie sont uniformes et étendues, autant celles de la partie basse de la région sont variées. Les sources de la basse Normandie qui sont figurées sur la carte ou décrites plus loin peuvent, en effet, être réparties de la manière suivante entre les terrains très divers auxquels elles empruntent leur minéralisation. Dans la Manche, Jobourg appartient au terrain granitique.

Saint-Lô, Dragey et Auctoville émergent de schistes cambriens pyritifères.

Saint-Sauveur-le-Vicomte, Boulon et Saint-Germain, sont dans la dépendance d'autant de nappes du terrain silurien.

Le terrain jurassique peut réclamer Brucourt dans le Calvados et Courtomer dans l'Orne. Enfin la source de la forêt de Bellême dans ce dernier département est d'origine crétacée.

FORGES-LES-EAUX (SEINE-INFÉRIEURE)

La réputation des eaux de Forges date du séjour qu'y firent en 1633 Louis XIII, Anne d'Autriche et le cardinal de Richelieu. Les sources, qui sont au nombre de trois, prirent les noms de Royale, Reinette et Cardinal. Elles sont froides (7°) et assez abondantes : leur débit total est d'environ 330 hectolitres par jour.

L'établissement thermal est construit sur pilotis, à l'altitude de 120 mètres au milieu d'un parc traversé par la rivière d'Andelle. Il renferme 14 cabinets de bains, 2 piscines et une salle pour inhalations ferrugineuses.

D'après l'École des Mines, 1879, l'eau de Forges a pour composition :

		Bicarbonates
Acide carbonique des bicarbonates. . . .	0^{gr},1378	
— — libre.	«	
Carbonate de calcium	0^{gr},1138	0^{gr},1638
— de magnésium.	0 0294	0 0448
— ferreux	0 0088	0 0122
Silicate de magnésium.	0 0031	
— de sodium.	0 0085	
Silice en excès.	0 0105	
Chlorure de sodium	0 0204	
Sulfate de sodium	0 0094	
— de potassium	0 0035	
Matière organique	0 0040	
	0 2114	

GOURNAY (SEINE-INFÉRIEURE)

Il y a à Gournay deux sources connues sous les noms de *Fontaine de Jouvence* et *Fontaine des Malades*.

La première a été examinée en 1810 par Dupray. Comme il fallait s'y attendre, eu égard à l'époque reculée à laquelle remonte cette analyse, elle est très sommaire et incomplète. On peut toutefois la placer en regard de celle de l'eau de Forges, parce qu'elle n'en diffère guère dans ses éléments essentiels, sauf toutefois sous le rapport de la proportion du fer qui paraît avoir été exagérée.

Carbonate de calcium	0gr,073
— de magnésium	0 032
— ferreux	0 093
Sulfate de calcium	0 077
	0 275

BLÉVILLE (SEINE-INFÉRIEURE)

Au pied de la falaise de Bléville, village situé à 2 kilomètres au nord du Havre, il y a une source ferrugineuse qui se trouve recouverte dans les grandes marées. D'après une analyse faite en 1810 par Dupray et qui est trop défectueuse pour pouvoir être citée, elle contiendrait 0,1142 de carbonate ferreux par litre [1].

SAINT-WANDRILLE-RANÇON (SEINE-INFÉRIEURE)

Au commencement du XVIIIe siècle, on a découvert à Rançon hameau dépendant de la commune de Saint-Wandrille, à 3 kilomètres N.-E. de Caudebec, trois sources ferrugineuses qui ont joui à cette époque d'une certaine réputation. Il n'en existe plus qu'une. Analysée en 1842 par Girardin et Preisser, elle a donné les résultats suivants :

Carbonate de calcium	0gr,202
— et crénate ferreux	0 024
Chlorure de calcium (?)	0 011
— de magnésium (?)	0 006
Sulfate de calcium	0 015
Acide silicique	}
Acides crénique et apocrénique	} traces
Matières organiques	}
	0 258

[1] Berthier qui a publié tant d'excellentes analyses, a examiné, à l'article : *Minéraux silicés du fer* dans son *Traité des essais par la voix sèche*, 1834, t. II, p. 244, la glauconie qui accompagne la chaux phosphatée noduleuse au bas de la falaise du cap la Hève près du Havre. Elle est en petits grains d'un vert grisâtre. L'analyse est donnée sous la forme élémentaire suivante.

Protoxyde de fer	0 195
Potasse	0 106
Alumine	0 069
Silice	0 497
Eau	0 120
	0 987

On peut en conclure que le protoxyde de fer entre, en poids, pour près d'un cinquième dans la roche qui constitue l'élément minéralisateur des sources ferrugineuses du groupe du Havre et plus généralement de la plupart de celles du département de la Seine-Inférieure.

ROUEN (SEINE-INFÉRIEURE)

D'après l'*Annuaire* de 1851-54, il existe à Rouen deux sources ferrugineuses. La première prend naissance aux pieds de la montagne Sainte-Catherine, dans l'enclos Saint-Paul, dépendant du prieuré des filles de l'ordre de Saint-Benoît. La seconde, beaucoup plus connue sous le nom de Pré-Thuilleau, émerge dans un jardin public du quartier de Martainville. C'est une source artificielle prenant naissance au fond d'un puits de 5 mètres de profondeur prolongé par un forage tubé de 8 mètres. On y a établi une pompe qui sert à puiser l'eau.

L'analyse faite à l'appui de l'autorisation d'exploiter qui remonte à 1878 assigne à la source de Rouen la composition suivante [1] :

Carbonate de calcium.	0gr,091
— de magnésium	0 035
— ferreux.	0 044
Sulfate de calcium	0 039
Chlorure de sodium	0 018
	0 227

VALMONT (SEINE-INFÉRIEURE)

Composition de la source de l'Abbaye de Valmont, d'après une analyse de M. Marchand [2].

Acide carbonique libre.	766cc
Bicarbonate de calcium.	0gr,4154
— de magnésium.	0 0576
— d'ammonium	0 0033
— ferreux.	0 0077
Sulfate de calcium	0 0108
— de potassium.	0 0047
Chlorure de sodium.	0 0730
— de potassium	0 0095
— de calcium	0 0045
— de magnésium	traces
Nitrate de calcium.	0 0038
Silice.	0 0126
Matière résineuse.	0 0009
	0 6038

M. Marchand signale en outre des traces de cuivre dans l'eau de Valmont.

---

[1] L'*Annuaire* de 1851-54 donne à la page 651 les analyses d'une eau artésienne obtenue dans un sondage entrepris à Sotteville-lès-Rouen pour y rechercher la houille. Cette eau qui a jailli avec abondance à un mètre au-dessus de la surface du sol est principalement chlorurée sodique, sa température est de 24° et demi.

D'après l'analyse de MM. Morin, Boutan et Bidart, elle renfermerait 12gr,150 de résidu fixe. O. Henry y a trouvé 12gr,800 de chlorures de sodium, de potassium, de magnésium et de calcium sur 15gr,30.

L'eau de Sotteville étant cité dans l'*Annuaire*, il a paru qu'il convenait d'en faire au moins mention, sans l'introduire toutefois dans le cours de la rédaction, car elle n'a aucun emploi dans la thérapeutique.

[2] *Bulletin de la Société géologique de Normandie*, t. VI, année 1879. Compte rendu de l'Exposition géologique et paléontologique du Havre en 1877.

BRUCOURT (CALVADOS)

À Brucourt, village situé à 4 kilomètres de Cabourg dans la vallée de la Dives, on rencontre une source ferrugineuse, qui, à raison de sa proximité des plages normandes, a une certaine notoriété. Elle émerge de l'argile d'Oxford, qui constitue le sol de la partie inférieure de cette riche vallée.

La source de Brucourt a une minéralisation assez forte, résultat de la présence d'une proportion considérable de carbonate et surtout de sulfate de calcium.

À l'occasion de la demande en autorisation d'exploitation, qui remonte à 1885, cette source a été l'objet d'une analyse faite dans le laboratoire de l'Académie de médecine. Elle a donné les résultats suivants :

Carbonate de calcium.	0gr,950
— de magnésium	0 240
Peroxyde de fer.	0 066
Sulfate de calcium.	0 642
— de magnésium.	0 109
Chlorure de sodium.	0 012
— de magnésium.	0 048
Silice	0 054
	2 121

BOULON (CALVADOS)

En 1892, on a découvert à Bretteville, sur le territoire de Boulon, une source ferrugineuse dite *Yvette* émergeant des grès pourprés qui constituent, dans toute la région de l'Ouest, la base du système silurien. Il y a là, pour les sources de cette catégorie, un niveau naturel, la coloration intense des grès étant due à des oxydes de fer et de manganèse.

Le village de Boulon est situé au sud de Caen dans la région parcourue par la Laize, affluent de droite de l'Orne. Le profond sillon tracé par ce cours d'eau dans le relief du sol met à jour, sous le terrain jurassique qui recouvre cette partie du Calvados, une série d'assises paléozoïques, notamment l'étage de Saint-Lô et le silurien à la limite desquels gisent les grès pourprés. La nappe qui donne naissance à la source de Boulon, se présente donc dans des conditions normales.

L'analyse faite au laboratoire de l'Académie de médecine assigne à cette source la composition suivante :

Acide carbonique libre.	0gr,0250
Bicarbonate de calcium.	0 1540
— de magnésium	0 0260
— ferreux	0 0040
— de manganèse	0 0207
Chlorure de sodium	0 0340
— de potassium.	0 0030
Silice	0 0120
Matières organiques	0 0020
	0 2557

AUCTOVILLE (CALVADOS)

Bourg de 1 000 habitants à une vingtaine de kilomètres au sud de Bayeux.

Dans le résumé des travaux statistiques de l'administration des mines publiée en 1844 la source ferrugineuse qu'on rencontre dans cette commune est signalée, parmi quelques autres, comme appartenant à l'étage inférieur du terrain de transition. C'est bien le niveau que lui assigne la carte géologique au millionième :

D'après une analyse de Quevenne elle contient :

Acide carbonique libre.	0lit,921
Carbonate de calcium	0 020
Peroxyde de fer	0 014
Manganèse	traces
Sulfate de calcium.	0 037
Chlorure de sodium. . . . . }	
— de calcium . . . . : . }	0 035
— de magnésium . . . . }	
Phosphate de calcium et alumine	0 004
Acide silicique.	0 050
Matière organique azotée et eau de cristallisation des sels.	0 020
	0 180

JOBOURG (MANCHE)

La commune de Jobourg, située à l'extrémité nord-ouest de la presqu'île du Cotentin non loin du cap la Hague, possède une source ferrugineuse dite du Romaret, qui a été analysée en 1881 au bureau d'essais de l'École des Mines. Elle renferme :

D'après sa composition, cette source a très vraisemblablement son gisement dans la syénite très développée dans cette partie de la presqu'île.

Acide carbonique libre	0gr,844
Bicarbonate de calcium.	0 0354
— de magnésium	0 0079
— ferreux.	0 0295
Sulfate de calcium	0 0105
Chlorure de sodium	0 0561
— de potassium	traces
Silice.	0 0075
Matière organique	0 0032
	0 1501

SOURCE *HOUEL*, AU HAMEAU DE SAINT-BARTHÉLEMY, COMMUNE DE SAINT-GERMAIN-DE-CORBEÏS (ORNE)

La source dite *Houël*, qui prend naissance au hameau de Saint-Barthélemy dans la commune de Saint-Germain-de-Corbeïs, à une petite distance à l'ouest d'Alençon, appartient, comme la précédente, à une nappe du système silurien, un peu plus élevée dans l'assise. Elle émerge au contact du grès armoricain et des schistes qui lui sont superposés. C'est un niveau marqué, dans le département voisin du Calvados, par les gites ferrifères exploités à Saint-Rémy, canton de Thury-Harcourt, à 25 kilomètres au Sud de Caen. Elle tire surtout son intérêt de ce rapprochement.

D'après une analyse faite en 1870 au laboratoire de l'Académie de médecine elle renferme :

Carbonate de calcium.	0gr,191
— de magnésium	0 011
— ferreux.	0 024
Sulfate de calcium	0 058
Chlorure de sodium	0 039
Silice	0 005
	0 328

La Herse, commune de Bellême (Orne)

Sous le nom de *Herse* on désigne une source ferrugineuse assez importante que l'on rencontre dans la forêt de Bellême à 2 kilomètres au nord du bourg. L'agent minéralisateur de cette source ne paraît être autre que l'étage crétacé, connu sous le nom de sables du Perche qui avec l'argile à silex constitue le sol de la forêt.

D'après une analyse de M. Charault contrôlée par O. Henry, la composition de cette source peut être représentée de la manière suivante :

Acide carbonique	7cc,192
Oxygène	5 020
Azote.	17 256
Carbonate de calcium.	0gr,1107
— de magnésium	0 0030
Sulfate de calcium	0 0049
— de magnésium.	0 0023
— de sodium.	
Chlorure de sodium,	0 0085
— de magnésium.	
— de calcium	0 0253
Sesquioxyde de fer	0 0092
Acide silicique	0 0304
Iodure de potassium	traces
Matières organiques	traces
Principe arsenical	traces
	0 1943

Mesnil-sur-l'Estrée (Eure)

Village de 560 habitants situé à la pointe sud-est du département de l'Eure, non loin de Dreux. Le prieuré d'Hendreville qui en dépend, possède un puits de 42m,75 de profondeur creusé, sur toute sa hauteur, dans la craie blanche à silex. D'après une tradition locale, l'eau qui en provient, passe pour être apéritive et digestive. Son exploitation a été autorisée en 1867 sur le rapport de Gobley et en conformité de l'analyse suivante qui accuse une proportion d'azotates alcalins dont il est difficile de déterminer l'origine, étant donnée la nature calcaire du terrain d'où elle émerge.

Carbonate de calcium	0gr,340
— de magnésium.	0 076
Chlorure de sodium.	0 135
Sulfate de sodium.	0 030
Azotates alcalins.	0 303
Résidu insoluble	0 016
	0 900

ILE-DE-FRANCE, ENVIRONS DE PARIS

Sources minérales de l'Ile-de-France. — Le bassin tertiaire parisien présente des conditions favorables à la genèse des deux catégories d'eaux minérales que l'on est habitué à rencontrer dans la plaine. Il y a des sources sulfurées calciques accidentelles à Enghien, à Livry-Sévigné et à Thieux. D'un autre côté, les eaux ferrugineuses d'Auteuil, de Passy, de Montmorency et de Trianon près Versailles sont bien connues.

Enghien. — Les premières sont la conséquence du développement qu'acquiert le gypse à la partie supérieure du terrain tertiaire éocène parisien. Elles ne dérivent pas toutefois directement de cette assise. Leur origine se rattache au phénomène très général qui a recouvert d'éboulis les pentes des coteaux à la suite du creusement des vallées et qui se continue sous nos yeux. La nappe à laquelle appartiennent les sources d'Enghien émerge en effet des roches éboulées et remaniées qui remplissent le vallon dominé par les collines de Deuil, de Montmorency, de Sanois et d'Argenteuil où cette ville d'eau est bâtie. Elle y trouve à la fois du plâtre et des matières organiques d'origine végétale dont l'action réductrice explique sa minéralisation. D'après M. l'ingénieur Sauvage [1], elle est alimentée par la nappe d'eau douce propre au grès de Beauchamp qui, étant subartésienne, perce la mince assise de calcaire lacustre de Saint-Ouen sur laquelle reposent les roches éboulées. Ainsi s'explique le débit considérable des sources d'Enghien, évalué à 6 480 hectolitres par vingt-quatre heures. Contrairement à ce qui a lieu pour la température qui reste comprise entre 12 et 14°, il varie dans des proportions assez étendues suivant les saisons. Il est également dans la dépendance de la pression hydrostatique exercée par les eaux du lac.

Livry-Sévigné. — Les éboulis sur les pentes sont un phénomène tellement commun et le gypse acquiert un tel développement dans le bassin de Paris que l'on ne peut être surpris d'y voir se reproduire les circonstances de gisement auxquelles les sources d'Enghien doivent leur existence. C'est ce qui arrive notamment à Livry, gros bourg du

---

[1] Notice sur les sources minérales des départements de Seine-et-Oise, de Seine-et-Marne et du Loiret, *Annales des Mines*, t. XVIII, 7° série, 1880.

département de Seine-et-Oise, situé aux abords de la route nationale de Metz, aux pieds des coteaux ardus du Raincy et de Clichy-sous-Bois, dans lesquels de nombreuses carrières de plâtre sont ouvertes. Au hameau connu sous le nom d'Abbaye, à la base de ces coteaux, il y a quatre sources sulfurées calciques accidentelles qui rappellent celles d'Enghien, toutefois avec cette différence que deux d'entre elles sont également ferrugineuses par suite de la présence, dans les roches éboulées, de sables de Fontainebleau ferrifères.

L'exploitation de ces sources qui a été autorisée en décembre 1878, est abandonnée déjà depuis quelque temps.

Thieux. — La découverte des eaux minérales de Thieux, village du département de Seine-et-Marne appartenant au canton de Dommartin-en-Goël, remonte à l'époque de la construction du chemin de fer d'Hirson par Soissons et Laon. En faisant un forage pour l'établissement de la voie, on a mis à jour une nappe sulfureuse qui, comme celles d'Enghien et de Livry, a été rapportée à l'action exercée par les matières organiques sur les dépôts de gypse que la sonde avait traversés. Le sondage de la voie ayant dû être remblayé, un puits a été foré pour mettre la nappe à jour. L'autorisation de l'exploiter remonte à 1861. Elle a donné lieu à quelques expéditions de bouteilles ; mais depuis une douzaine d'années toute exploitation a cessé à Thieux.

Forges-les-Bains. — Forges, village du département de Seine-et-Oise situé à 2 kilomètres au Sud-Est de Limours, vers l'altitude de 110 mètres, a un établissement de bains dans lequel on traite les maladies scrofuleuses. L'administration générale de l'assistance publique y possède également un hôpital affecté à cet objet.

Ils sont l'un et l'autre alimentés par des sources de la nappe de l'argile plastique qui paraissent tirer leur minéralisation des roches de l'étage du gypse qui y seraient directement superposées. Elles sont très abondantes et à une température de 13°.

Viry-Châtillon. — Pour ne rien omettre, il faut encore signaler l'autorisation d'exploiter, accordée en 1887, à une source prenant naissance au lieu dit le Pied-de-Fer-d'Aiguemont, dans la commune de Viry-Châtillon, située sur la rive gauche de la Seine, près de Juvisy, et à 26 kilomètres en amont de Paris. Elle a été rencontrée dans un parc situé non loin de la route de Viry à Châtillon. Elle émerge au fond d'une galerie de 60 mètres de longueur foncée dans l'argile à meulières de Brie. Son débit serait de 10 160 litres par vignt-quatre heures. Enfin, elle présenterait cette particularité intéressante d'être minéralisée par du phosphate tricalcique.

La source de Viry a donné lieu à quelques expéditions de bouteilles à titre d'échantillons.

Sources ferrugineuses. — Les eaux ferrugineuses du bassin de Paris ont une triple origine.

Celles d'Auteuil et de Passy appartiennent à la nappe de l'argile plastique qui affleure un peu au-dessus du niveau de la Seine entre la manutention militaire et le Point-du-Jour. Elles proviennent de la décomposition des pyrites que l'on trouve accidentellement dans cette assise.

Le second niveau qui est très rapproché du premier, se trouve dans le calcaire glauconieux qui forme la base du calcaire grossier parisien. Il n'a été signalé jusqu'ici qu'à Brignancourt, village du département de Seine-et-Oise situé au Nord-Ouest de Pontoise. Il est toutefois assez logique d'admettre qu'il n'est pas localisé sur ce point et qu'il s'étend dans tout le bassin tertiaire avec l'assise d'où il dérive.

Le troisième niveau d'eau est géologiquement beaucoup plus élevé. Il se rencontre à la base des sables de Fontainebleau et de Versailles au contact des marnes à huîtres ou, à défaut de cette assise, à la surface des glaises et marnes vertes. Cette nappe extrêmement étendue dans le bassin tertiaire parisien, notamment vers l'Ouest, donne naissance à un très grand nombre de sources d'eau douce. La plupart de celles des vallées de la Bièvre et de l'Yvette n'ont pas d'autre provenance. La nappe devient accidentellement ferrugineuse, quand les sables sont imprégnés d'hydrate ferrique. Ainsi s'explique la minéralisation des sources de Montmorency, de Montlignon, du Petit Trianon, de Porchefontaine, de Saint-Remy-lès-Chevreuse, etc.

Provins. — Les eaux ferrugineuses signalées à Provins proviennent d'une nappe d'infiltration située dans la vallée du Durtein à la surface de l'argile plastique sous des dépôts tourbeux et limoneux qui renferment de la pyrite. Elles sont recueillies au fond d'un puits de 11 mètres de profondeur, pourvu d'une pompe et employées en boisson.

Enghien-les-Bains (Seine-et-Oise)

Bourg de 2 700 habitants situé à 8 kilomètres de Paris dans une plaine attenante vers le Sud à la vallée de la Seine et dominée dans les autres directions par une ceinture de coteaux assez élevés. Le principal groupe d'habitations s'élève à l'altitude de 44 mètres dans le voisinage de la digue du lac. Comme ville d'eaux, Enghien ne date que de 1766, époque à laquelle le père Cotte, curé de Montmorency, découvrit la source qui, après avoir porté son nom pendant plus d'un siècle, est aujourd'hui dite du Roi.

Les sources sulfurées calciques que l'on y rencontre forment deux groupes assez distincts. Le premier comprend cinq sources, toutes situées vers l'extrémité méridionale du lac et portant les noms du Roi, Deyeux, Peligot, Bouland et de la Pêcherie. Le groupe du Nord est constitué par les sources découvertes à partir de 1860, soit au fond même de l'étang, soit au moyen de sondages sur sa rive occidentale. Il y en a quatre, savoir : le Lac, les Roses ou Puisaye, le Nord ou Levy et Coquil.

Peu d'eaux minérales ont été l'objet de travaux chimiques aussi considérables que celles d'Enghien ; c'est la conséquence de leur voisinage d'un grand centre intellectuel. En 1775, Fourcroy fit de ces eaux une étude qui a exprimé pendant longtemps l'état de la science chimique et que l'on peut encore consulter avec fruit. Dans des temps plus rapprochés, elles ont été l'objet des recherches de Maigne, Deyeux, Longchamps, O. Henry, Fremy père, Rivet, Lecomte, Puisaye et du docteur Réveil.

Les essais sulfhydrométriques exécutés sur les eaux d'Enghien montrent que le principe sulfureux y est plus abondant que dans les sources des Pyrénées et de la Corse ; mais il faut remarquer qu'il représente une combinaison d'une autre nature. Dans leur trajet des griffons aux baignoires, elles perdent peu de ce principe.

Les eaux d'Enghien sont actuellement exploitées par une société anonyme qui est propriétaire de toutes les sources. Il y a deux établissements contenant environ 80 baignoires, des cabinets de grandes douches et de douches locales, des salles de pulvérisation et d'inhalation, enfin un service hydrothérapique.

COMPOSITION DES EAUX MINÉRALES D'ENGHIEN (*De Puysaye et Leconte*, 1853)

	SOURCES				
	COTTE	DEYEUX	PELIGOT	BOULAND	PÊCHERIE
Azote	0gr,0196	0gr,0213	0gr,0233	0gr,0226	0gr,0148
Acide carbonique libre.	0 1196	0 1177	0 1396	0 1213	0 1815
Hydrogène sulfuré libre	0 0255	0 0294	0 0157	0 0248	0 0463
Carbonate de calcium	0 2179	0 1811	0 1896	0 2282	0 2978
— de magnésium.	0 0168	0 0582	0 0075	0 0583	0 0872
— de sodium	»	»	»	»	0 0677
— de potassium	»	»	»	»	0 0168[2]
Sulfate de calcium.	0 3191	0 3542	0 2770	0 3582	0 1761
— de magnésium	0 0905	0 0131	0 0918	0 0222	»
— de sodium	0 0503	»	0 0423	0 0319	»
— de potassium	0 0089	0 0064	0 0091	0 0105	»
— d'aluminium[1]. . . .	0 0390	0 0330	0 0333	0 0454	0 0221
Chlorure de sodium	0 0392	0 0322	0 0365	0 0610	0 0430
— de magnésium	»	0 0072	»	»	»
Silice	0 0288	0 0151	0 0179	0 0384	0 0510
Oxyde de fer	traces	traces	traces	traces	traces
Matière organique azotée.	indét.	indét.	indét.	indét.	indét.
	0 8105	0 7005	0 7055	0 8541	0 7617

[1] La présence de l'alumine (0gr.0066 à 0gr.0136) est déjà improbable et celle de son sulfate est tout à fait inadmissible dans une eau à caractère alcalin.

[2] On ne voit pas pourquoi les auteurs ont fait figurer dans le tableau de cette source les carbonates alcalins, en présence d'un excès de sulfate calcique sans parler du sulfate d'aluminium.

Les analyses exécutées par le Dr Réveil, sur les eaux d'Enghien ont été publiées dans les *Annales de la Société d'hydrologie de Paris*, t. XI, 1865. Comme elles s'appliquent aux sources les plus importantes de la station et qu'elles présentent d'ailleurs de l'intérêt, on a jugé à propos de les reproduire :

	SOURCE DU LAC	SOURCE DES ROSES	SOURCE DU NORD
Acide carbonique des bicarbonates.	0^{gr},2658	0^{gr},2400	0^{gr},3028
— — libre	0 0134	0 0187	»
Hydrogène sulfuré libre	0 0462	0 0364	0 0359
Azote.	traces	traces	traces
Sulfure de calcium.	0 0290	0 0259	0 0234
Carbonate de calcium	0 2890	0 2665	0 3280
— de magnésium.	0 0110	0 0095	0 0192
Sulfate de calcium.	0 2380	0 3053	0 1564
— de magnésium	0 0900	0 0957	0 0840
— de potassium.	0 0224	0 0133	0 0117
— de sodium	0 0121	0 0048	0 0043
— de baryum.	0 0003	0 0002	0 0001
Silice.	0 0520	0 0483	0 0613
Alumine (?).	0 0060	0 0043	0 0071
Lithine. Fer	traces	traces	traces
Acide borique	traces	traces	traces
Matière organique azotée.	0 1530	0 1052	0 1588
	0 9028	0 8790	0 8543

Tels sont les groupements auxquels peuvent conduire les analyses du Dr Réveil. Étant donnée la quantité d'acide carbonique fixe (carbonates neutres), l'hydrogène sulfuré doit être considéré en partie comme combiné en partie comme libre. L'absence de chlore a lieu d'étonner, à peu près autant que la présence de l'alumine et de l'acide borique.

FORGES-SUR-BRIIS OU FORGES-LES-BAINS (SEINE-ET-OISE)

Analyse de O. Henry, 1842.

	SOURCE FROMANT	SOURCE VUITEL	SOURCE VITTOZ
Carbonates de calcium et magnésium.	0^{gr},120	0^{gr},185	0^{gr},105
Sulfates —	0 065	0 075	0 080
Chlorures de sodium et de magnésium.	0 130	0 140	0 115
Matière organique.	indéterm.	indéterm.	indéterm.
	0 315	0 400	0 300

VIRY-CHATILLON (SEINE-ET-OISE)

La source de Viry-Châtillon a été l'objet de trois analyses distinctes faites par

MM. Bourgoin, Chastaing et Lextroit. Nous reproduisons avec quelques réserves ces analyses qui n'offrent pas de différences essentielles :

	BOURGOIN	CHASTAING	LEXTROIT
Acide carbonique libre.	86cc,490	86cc,490	23cc260
Phosphate tricalcique	0 1790	0 1506	0 1776
Bicarbonate de calcium.	0 2190	0 2190	0 2108
— de magnésium.	0 0225	0 0240	0 0320
Azotate de calcium.	0 0411	0 0452	0 0410
Sulfate de calcium	0 0319	0 0459	0 0459
Chlorure de sodium	0 0413	0 0413	0 0402
— de potassium.	traces	traces	traces
Silice	0 0180	0 0180	0 0167
Matières organiques	0 0020	0 0020	traces
	0 5518	0 5460	0 5642

PASSY-AUTEUIL (SEINE)

Les eaux sulfatées ferrugineuses de Passy sont connues depuis fort longtemps. Elles ne sont employées qu'en boisson ; mais leur forte teneur en sulfate de fer nécessite leur dépuration préalable par aération. Ces eaux ont été analysées en 1832 par O. Henry.

L'eau d'Auteuil, de même nature, a été découverte en 1850 et également analysée par O. Henry.

	PASSY				AUTEUIL
	SOURCES ANCIENNES		SOURCES NOUVELLES		
	N° 1	N° 2	N° 1	N° 2	
Acide carbonique libre. . .	Indét.	Indét.	Indét.	Indét.	"
Carbonate de calcium. . . .	"	"	"	0gr,014	"
Sulfate de calcium.	1gr,5360	2gr,774	1gr,620	2 800	1gr,740[1]
— de magnésium . . .	0 2000	0 300	0 170	0 530	0 110
— de sodium	0 2800	0 340			0 292
— d'aluminium	0 1100	0 248	traces	traces	0 051
— de potassium. . . .	"	traces	0 039	0 077	"
— ferroso-ferrique. . .	0 0456	0 412			
— ferroso-aluminique.	"	"	"	"	0 715[2]
Chlorure de sodium	0 2600	0 226	0 153	0 210	0 120
— de magnésium . .					
Silice.	0 0800	0 060	0 053	0 050	0 140
Matière organique	Indét.	Indét.	très sensible	sensible	0 073
Sel de manganèse.	"	"	"	"	0 014
Azotates	"	"	"	"	traces
Arsenic (dans le dépôt). . .	"	"	"	"	traces
	2 5116	4 360	2 035	3 681	3 255

[1] Avec traces de strontium.
[2] Soit 0gr,220 de sulfate ferreux et 0gr,495 d'alumine, que O. Henry envisageait comme unis et formant une espèce d'alun (SO³)⁴Al²Fe.

TRIANON (SEINE-ET-OISE)

La source du petit Trianon émerge dans le saut de loup, formant la clôture du parc, à une petite distance au nord de la porte d'entrée.

Voici la composition de cette eau, d'après M. Chatin :

Acide carbonique libre	Indét.
Bicarbonate de calcium.	0gr,21
— ferreux	0 02
Sulfate de magnésium	0 . 05
Chlorure de sodium.	0 02
Silice et alumine	0 01
Azotates	traces
Cuivre. — Arsenic	traces
Matière organique azotée	0 03
Iode (0mgr,01 au moins)	traces
	0 34

MONTMORENCY (SEINE-ET-OISE)

L'eau ferrugineuse de l'Hôtel-des-Sources renferme, d'après une analyse du Bureau d'essais de l'École des Mines faite en 1882 :

		Bicarbonates	
Acide carbonique des bicarbonates	0gr,0565		
— — libre	0 0733		
Carbonate de calcium.	0 0203	0 0292	
— de magnésium	0 0105	0 0160	
— ferreux.	0 0214	0 0295	
Chlorure de sodium.	0 1019		
— de potassium	traces		
Sulfate de calcium	0 1336		
Matière organique	0 0080		
Silice.	0 0456		
	0 3413		
Résidu observé.	0 4175		

MONTLIGNON (SEINE-ET-OISE)

A Montlignon, dans le prolongement vers le nord-ouest du coteau de Montmorency, il y a également une source ferrugineuse, appartenant à la nappe des glaises et marnes vertes.

D'après une analyse fort ancienne faite par Beauchêne, Morelot, Sédillot jeune et Bouillon-Lagrange, sa composition serait représentée ainsi qu'il suit :

Acide carbonique.	quantité indéterminée
Carbonate de calcium.	0gr,0285
— de magnésium.	0 0571
— ferreux	0 1142
Sulfate de calcium	0 0285
Chlorure de sodium	0 1713
— de calcium (?)	0 1142
	0 5138

BRIGNANCOURT (SEINE-ET-OISE)

La source Saint-Jean, dont l'exploitation a été autorisée en mai 1889, jaillit au fond d'un puits de 8 mètres de profondeur creusé dans la vallée de la Viosne au lieu dit : les Roches-Santeuil.

D'après l'analyse faite au laboratoire de l'Académie de médecine, elle renferme :

Bicarbonate de calcium.	0gr,3857
— de magnésium	0 0432
— ferreux.	0 0046
Sulfate de calcium	0 0707
— de sodium	0 0207
— de potassium.	0 0063
— de lithium	0 0077
Silice.	0 0160
	0 5549 [1]

PROVINS (SEINE-ET-MARNE)

On possède plusieurs analyses de l'eau ferrugineuse de Provins. Nous plaçons en regard celle faite par Vauquelin et Thenard publiée dans le tome LXXXVI des *Annales de chimie* et celle exécutée dans le laboratoire de l'Académie de Médecine. Elles offrent quelques différences ; mais elles sont d'accord pour signaler la forte proportion de fer contenue dans l'eau de cette provenance.

	VAUQUELIN et THÉNARD	ACADÉMIE de MÉDECINE
Acide carbonique libre. . . . . :	»	0gr,040
Carbonate de calcium	0gr,5525	0 5300
— de magnésium. . . . . —	0 0225	0 0750
— ferreux	»	0 1060
Oxyde de fer.	0 0760 [1]	»
Manganèse.	0 0170	»
Arsenic	»	0 0003
Sulfate de calcium	»	0 0300
Chlorure de sodium.	0 0425	0 1600
— de calcium	traces	»
Acide silicique	0 0250	»
Matière grasse.	quantité inappréciable	»
	0 7355	0 9013

[1] Correspond à 0 gr, 111 de carbonate ferreux.

CHAMPAGNE

Sources minérales de la Champagne. — La vaste plaine crayeuse, qui s'étend à l'est du bassin tertiaire parisien, est assez mal partagée sous

[1] C'est encore aux analyses de Berthier qu'il faut recourir pour expliquer la minéralisation de l'eau de Brignancourt. Comme on l'a vu pour la craie de Normandie, le calcaire grossier

le rapport hydrominéral. On n'y trouve guère que quelques sources ferrugineuses. Toutefois, la source de *Sermaize* tranche sur ce fond monotone et elle appelle naturellement l'attention.

Sermaize. — À 1 500 mètres à l'est du bourg de ce nom, l'une des stations du chemin de fer de Paris à Avricourt, sur les bords d'un petit ruisseau affluent de la Saulx, vers l'altitude de 120 mètres, il existe une source froide sulfatée calcique et magnésienne dite des *Sarrazins* qui a donné lieu à la création d'un établissement balnéaire. La composition de cette source est corrélative d'un réservoir placé dans la profondeur, car les roches crétacées ambiantes ne sauraient l'expliquer. C'est donc une source artésienne naturelle, originairement tempérée et refroidie dans le voisinage de la surface du sol, à raison de son faible volume.

Les études entreprises pour l'exécution de la carte géologique détaillée de la France ont bien mis en évidence l'accident singulier auquel la source des *Sarrazins* doit son existence. C'est une double cassure produisant dans le relief du sol une dépression au fond de laquelle les assises de l'étage portlandien et du terrain crétacé inférieur sont réduites à un état fragmentaire par une foule d'accidents de détail. Des bords de la Saulx où elle semble commencer vers le nord, la double cassure s'étend dans la direction du sud-est vers Joinville sur la Marne, où elle est encore très apparente. La route de Paris à Strasbourg, qui la traverse à l'est de Saint-Dizier, montre bien la double dislocation et la dépression qu'elle a produite. Sur ce point elle a une largeur d'un kilomètre et demi et du côté de l'ouest on y descend par une pente abrupte qui a tous les caractères d'un relief de faille.

Le point d'émergence de la source des *Sarrazins* près de Sermaize coïncide avec la faille orientale. Rien n'est plus démonstratif pour la théorie de la genèse des eaux minérales que cette coïncidence relevée dans les plaines de la Champagne. C'est pourquoi on a cru devoir y insister.

Après Sermaize, il convient de mentionner les sources ferrugineuses

---

renferme dans ses assises inférieures des grains de glauconie verts, grisâtres, de la grosseur d'une tête d'épingle. Inattaquables par l'acide chlorhydrique à froid, ils se dissolvent à chaud et font gelée avec les acides forts. Berthier en donne la composition, à l'article des minéraux silicés du fer, dans son *Traité des Essais par la voie sèche*.

Protoxyde de fer	0gr,247
Magnésie.	0 166
Chaux	0 033
Potasse	0 017
Alumine	0 011
Silice	0 400
Eau	0 126
	1 000

prenant naissance tant aux abords de Saint-Dizier que dans les communes voisines de Bettancourt-la-Ferrée et de Louvemont. Plus au sud, à Attancourt, dans la vallée de la Marne, il y a également des sources ferrugineuses utilisées en été par la population de Wassy.

Lanappe aquifère à laquelle ces sources appartiennent est à la base du terrain crétacé, dans l'étage néocomien, représenté par des sables ferrugineux avec minerais de fer géodiques. Elle en dérive de la manière la plus naturelle, l'assise ferrifère étant superposée à une argile imperméable.

Au sud-est de Chaumont, dans le massif jurassique de la montagne de Langres, la carte de l'état-major a figuré la fontaine Sainte-Barbe, qui dépend de la commune d'Essey-les-Eaux. Ce village occupe le fond de la vallée du Rognon et la source sourd sur le flanc gauche vers la partie supérieure des marnes liasiques.

On ne saurait quitter la Champagne sans signaler, au moins pour mémoire, les sources ferrugineuses que l'on rencontre dans la montagne de Reims. Elles proviennent de la décomposition des pyrites que renferme l'argile plastique à la base du terrain tertiaire parisien. De là elles s'étendent avec l'assise dans le Laonnais et le Soissonais ; mais elles ne sont guère utilisées.

Comme on peut le remarquer, elles sont sur l'horizon des sources de Pierrefonds.

SERMAIZE (MARNE).

Nous donnons ici les analyses faites simultanément par O. Henry et par Calloud, pharmacien à Vitry-le-François, en 1850-1851 :

Acide carbonique libre	indéterminé	indéterminé
Bicarbonate de calcium	0gr,570	0gr,4800
— de magnésium	0 054	0 0077
— de strontium	traces	0 0200
— ferreux	»	0 0101
Crénate de fer	0 013	
Sulfate de magnésium	0 680	0 7000
— de calcium	0 126	0 0850
— de sodium		0 0450
Chlorure de magnésium	0 040	0 0100
Iodure	traces	traces
Silice	0 050¹	0 0100
Phosphate d'aluminium	»	traces
Manganèse	traces	»
Sels de potassium	indice	»
Matière organique	indéterminé	0 1100
	1 533	1 4778

¹ Avec alumine et chaux.

SAINT-DIZIER (HAUTE-MARNE).

La source ferrugineuse de Saint-Dizier, connue sous le nom de *Fontaine Marina*, est située au milieu d'une forêt, à 2 kilomètres de cette ville. C'est une buvette assez fréquentée par les habitants.

D'après une analyse exécutée en 1858 au laboratoire de l'Académie de médecine, elle présente la composition suivante :

Acide carbonique libre	0gr,1627
Acide sulfhydrique	0 0216
Carbonates de calcium et de magnésium	0 0431
— ferreux	0 1100
Sulfate de sodium	0 0300
— de potassium	0 0320
— de calcium	0 0297
— de magnésium	0 0480
Chlorure de magnésium	0 0322
Phosphates, alumine (?) et silice	0 0700
Iode et brome	indices
	0 3950

Le fer désigné sous la notation de carbonate comprend le dépôt ocracé que l'eau abandonne à son point d'émergence.

LORRAINE

Hydrologie minérale de la Lorraine. — La Lorraine, comprise entre les Vosges, à l'Est, et la plaine de la Champagne, à l'Ouest, est une des contrées naturelles les mieux définies de la France orientale. Le pays messin y est enclavé, et, s'il s'en distingue par ses accidents, il s'y rattache par la constitution de son sol. Il en forme dès lors une partie intégrante essentielle.

Envisagée dans son ensemble, la Lorraine est une région de collines d'élévation moyenne, où toutes les assises secondaires, depuis le trias jusqu'au sommet du terrain jurassique, s'échelonnent de l'Est vers l'Ouest, en s'étalant largement. Elle est surtout caractérisée par le développement qu'y acquiert la première formation, et par les riches gisements de sel gemme qu'elle renferme dans la vallée de la Seille, aux environs de Dieuze, et dans celle de la Meurthe, au Sud-Est de Nancy.

Le terrain triasique justifie en Lorraine sa qualification d'agent minéralisateur par excellence, en donnant naissance au groupe de Contrexéville-Vittel, de beaucoup le plus étendu et le plus intéressant de ceux que renferme la plaine.

On en rencontre un second, qui ne manque pas d'intérêt, dans les marnes ferrugineuses du lias.

Groupe de Contrexéville-Vittel. — Les sources de Contrexéville, de

Vittel et de Martigny-les-Bains forment, dans la partie occidentale du département des Vosges, un des groupes les plus importants parmi ceux qui appartiennent à la plaine. Il comprend également, en effet, les sources moins connues de Remoncourt, du Rond-Buisson à Norroy, du Moulin d'Heucheloup à Hagécourt, enfin celles de Circourt et de Saint-Vallier. Il faut encore y joindre deux sources du département de la Haute-Marne : La Rivière-sous-Aigremont, à la naissance d'un petit affluent de l'Apance, et Maynard, sur les bords de cette rivière, en amont de Bourbonne. Ainsi constitué, le groupe appartient tout entier à la nappe que l'on rencontre dans l'étage dolomitique placé à la partie supérieure du muschelkalk, très développé dans la région. Il est donc encore d'origine triasique ; mais à l'encontre des sources beaucoup plus communes qui dérivent des marnes irisées, celles-ci ne renferment que des proportions insignifiantes de chlorure. Elles sont surtout caractérisées par la présence des sulfates de calcium et de magnésium qui entrent pour les trois quarts dans le poids du résidu fixe [1].

VITTEL (VOSGES)

Village de l'arrondissement de Mirecourt sur la ligne qui relie Nancy à Langres. L'établissement thermal, de création moderne, auquel est joint un hôtel, a pris rapidement un grand développement. Il com-

---

[1] Le groupe hydrominéral de Contrexéville soulève deux objections qu'il convient de résoudre.

Son origine étant donnée, on voit bien comment les sources de Remoncourt, de Vittel, de Contrexéville, de Martigny-les-Bains, de La Rivière et Maynard, alignées sur un espace d'une quarantaine de kilomètres, parallèlement à la chaine des Vosges peuvent dépendre d'une même nappe aquifère. Il n'y a pas davantage de difficultés pour expliquer la source du Rond-Buisson située sur les bords du Vair en aval et à l'Ouest de Contrexéville, la pente de la vallée rendant compte de cette disposition. Mais on voit moins bien comment les sources de Hagécourt et surtout celles de Circourt et de Saint-Vallier, situées vers l'Est, peuvent se rattacher au groupe. Pour le comprendre il faut se reporter aux relevés géologiques entrepris pour l'exécution de la carte détaillée de la France où les failles qui accidentent la région sont mises en évidence.

C'est à des accidents de cette nature que l'on doit la dispersion du groupe dans la direction de l'Est.

D'un autre côté, les sources appartenant à la nappe de l'étage supérieur du muschelkalk sont toutes subartésiennes. Or la pente normale des couches qui, dans les plaines de la Lorraine, est perpendiculaire à l'axe de la chaine des Vosges, mais faible, est impropre à expliquer le fait. Il résulte en réalité d'un relèvement latéral des assises du trias qui peut atteindre 30°, comme on le voit dans une carrière ouverte près de la Chapelle-Saint-Éloi, au Nord de Vittel.

La source de Dolaincourt, qui prend naissance dans le vallon de la Sennone au Nord-Est de Neufchâteau, ne se rattache ni au groupe de Contrexéville, ni à celui des eaux ferrugineuses. Quoique son gisement ait beaucoup d'analogie avec ces dernières, c'est une sulfurée accidentelle dont l'origine doit être rapportée à la matière bitumineuse existant dans les marnes supérieures du lias d'où elle émerge. Comme elle monte du fond à la faveur d'une faille, elle parait avoir son réservoir dans les marnes irisées.

prend des cabinets de bains et de douches; mais les eaux sont presque exclusivement utilisées en boissons. On y trouve trois sources alimentant les buvettes situées dans le parc et dans une grande galerie vitrée servant de promenoir. Ces sources portent les noms de *Grande Source*, source *Marie* et source des *Demoiselles*; leur température est de 11° à 11°,5 et leur débit total de 2 150 hectolitres par vingt-quatre heures. Une quatrième source plus fortement minéralisée, la *Source Salée*, est située à 3 kilomètres de l'établissement et, par suite, peu fréquentée; son volume journalier est de 750 hectolitres, et sa température de 11,6.

Les eaux de Vittel ont été analysées en 1856 par O. Henry et leur étude a été reprise en 1879 par M. Willm, sur la demande de la Commission de l'*Annuaire*. Les résultats en sont consignés dans le tableau ci-dessous. Les analyses de Henry signalaient une quantité de sulfate de magnésium deux fois plus forte, au détriment du sulfate de calcium et une teneur en sels alcalins dix ou douze fois trop considérable.

	GRANDE SOURCE	SOURCE DES DEMOISELLES	SOURCE MARIE	SOURCE SALÉE
Acide carbonique des bicarbonates . .	0gr,2582	0gr,2510	0gr,2540	0gr,2835
— libre.	0 0656	0 0864	0 2295	»
Carbonate de calcium	0 2859	0 2808	0 2848	0 3188
— de magnésium	0 0043	0 0019	0 0020	0 0028
— ferreux.	0 0027	0 0022	0 0017	0 0005
Silicate de magnésium (SiO³Mg)¹ . . .	0 0171	0 0176	0 0278	»
— de sodium (SiO³Na²)	0 0097	0 0071	»	0 0342
— de potassium	0 0109	0 0109	0 0072	0 0110
Silice en excès.	0 0022	0 0018	0 0018	0 0019
Sulfate de calcium.	0 6039	0 6123	0 6484	1 4215
— de magnésium	0 2393	0 2298	0 2676	0 8216
— de lithium.	0 0002,5	traces	traces	traces
Chlorure de sodium	0 0063	0 0084	0 0165	0 0155
— de potassium	»	»	0 0043	»
Alumine. Phosphates. Fluorures . . .	traces	traces	traces	0 0014
Matière organique et pertes.	0 0114,5	0 0262	0 0123	0 0118
Résidu fixe, par litre	1 1940	1 1990	1 2744	2 6410
Bicarbonates primitivement dissous :				
Bicarbonate de calcium	0 4117	0 4044	0 4101	0 4591
— de magnésium	0 0065	0 0030	0 0031	0 0043
— ferreux	0 0038	0 0030	0 0024	0 0006
Minéralisation totale sans l'acide carbonique libre.	1 3241	1 3245	1 4014	2 7828

¹ La teneur en silicates répond à l'alcalinité de l'eau après séparation des carbonates.

MARTIGNY-LÈS-LAMARCHE (VOSGES)

La station thermale de Martigny-les-Bains est, comme Vittel et Contrexéville, située sur la ligne de Nancy à Langres, à 10 kilomètres sud-ouest de Contrexéville, à 360 mètres d'altitude. Comme pour les stations précédentes, les eaux sont principalement utilisées en boissons. L'établissement comprend un hôtel pour les baigneurs et une installation balnéaire. Il y a deux sources contiguës qui jaillissent d'un bassin cimenté où se trouvent les buvettes à côté de l'établissement. Ces deux sources portent les nos 1 et 2 et offrent une composition quasi identique. Une troisième source sourd dans le parc, mais n'est pas captée, ou très imparfaitement.

Les eaux de Martigny ont été analysées en 1879 par M. Willm qui leur assigne la composition suivante :

	SOURCES	
	N° 1	N° 2
Acide carbonique des bicarbonates.	0^{gr},2408	0^{gr},2450
— libre.	0 0060	0 0465
Bicarbonate de calcium.	0 2690	0 2727
— de magnésium	0 0030	0 0030
— ferreux.	0 0014,5	0 0023
Silicate de magnésium (SiO^3Mg)[1]	0 0192	0 0184
— de sodium (SiO^3Na^2).	0 0112	0 0117
— de potassium.	0 0063	0 0065
Silice en excès	0 0018	0 0018
Sulfate de calcium	1 5939	1 5759
— de magnésium	0 2700	0 2780
— de lithium	0 0002,4	0 0002,4
Chlorure de sodium.	0 0087	0 0091
Phosphates. Fluorures	traces	traces
Matière organique et pertes	0 0250	0 0293,6
Résidu fixe, par litre.	2 2098	2 2090
Bicarbonates primitivement en dissolution :		
Bicarbonate de calcium.	0 3873	0 3927
— de magnésium	0 0046	0 0046
— ferreux.	0 0020	0 0032
Minéralisation totale, moins l'acide carbonique libre. .	2 3202	2 3315

[1] La teneur en silicates répond à l'alcalinité après séparation des carbonates.

Le dépôt abandonné par les eaux de Martigny, sur leur parcours, renferme, outre le carbonate calcique, la silice, etc., 10,14 p. 100 d'oxyde ferrique et 0,21 de phosphate de fer.

Une analyse antérieure de M. Jacquemin attribuait à ces eaux une quantité d'alcalis beaucoup plus considérable, comme pour les eaux de Vittel, d'après les analyses de O. Henry. Il est à remarquer que presque toutes les eaux similaires sont pauvres en alcalis et en chlorures.

CONTREXÉVILLE (VOSGES)

Le village, qui fait partie du canton de Vittel, arrondissement de Mirecourt, est desservi par la ligne de Nancy à Langres. Il se trouve à l'altitude de 342 mètres dans un petit vallon orienté Sud-Nord, sur les bords de la petite rivière le Vair.

Les eaux minérales qu'on y rencontre ont été signalées pour la première fois en 1760 par Bagard, médecin du roi Stanislas; un peu plus tard, vers 1774, elles furent fréquentées par les habitués de la cour de Versailles. Fould, devenu acquéreur des sources en 1864, y fit entreprendre de nouveaux travaux de captage et fonda l'établissement actuel. Celui-ci, entouré d'un vaste parc, comprend un hôtel pour les baigneurs, une installation balnéaire comportant 46 cabinets de bains et 5 cabinets de douches ; mais l'eau est principalement employée en boisson.

Quatre sources principales sont utilisées; ce sont celles du *Pavillon*, du *Prince* ou des *Bains*, du *Quai* et *Souveraine*. Elles sont à la température de 11°5.

La source du Pavillon est la plus ancienne et la plus importante ; son débit est de 1 800 hectolitres. Elle jaillit par 6 robinets, au milieu du parc, dans un pavillon octogone auquel aboutissent trois galeries couvertes.

La source du Quai fournit 965 hectolitres et celle du Prince ou des Bains, 172. Ces trois sources abandonnent lentement un dépôt ocreux très adhérent aux parois du bassin et des verres. — La *Souveraine* débite 130 hectolitres d'eau à 10° ; elle alimente une buvette et n'est pas ferrugineuse.

Parmi les analyses assez nombreuses des eaux de Contrexéville, nous rappellerons celles de O. Henry, qui figurent dans l'ancien *Annuaire*. Elles sont loin de s'accorder avec les analyses plus récentes; elles accusent une minéralisation beaucoup trop élevée, surtout en sels de sodium et de magnésium.

D'après l'analyse de Debray, exécutée en 1864, la source de *Pavillon* offre la composition suivante [1] :

Acide carbonique des bicarbonates	0gr,2766
— — libre.	0 0800
Bicarbonate de calcium	0gr,402
— de magnésium	0 035
— ferreux	0 007
— de lithium	0 004
Silice	0 015
Sulfate de calcium.	1 565
— de magnésium	0 236
— de sodium.	0 030
Chlorure de sodium.	0 004
— de potassium	0 006
Fluorure de calcium. Arsenic	traces
	2 304
Résidu fixe correspondant.	2 166

[1] La plupart des ouvrages et prospectus qui reproduisent les résultats de Debray contiennent deux erreurs capitales, on n'y trouve que 1gr,165 de sulfate de calcium (le total est le même) ; les chiffres afférents aux sulfates de sodium et de magnésium sont intervertis.

Une analyse de l'École des Mines, de 1859, attribue à cette source une minéralisation *fixe* de 2gr,580, avec deux fois plus de magnésium, trois fois plus de sodium et aussi plus de calcium, mais une quantité très insuffisante d'acides pour leur saturation. La source des Bains offre un écart du même genre. Quant à la source du *Quai*, les résultats obtenus à l'École des Mines peuvent conduire au groupement :

		Bicarbonates.
Carbonate de calcium	0 3250	0 4682
— de magnésium.	0 0084	0 0128
— ferreux	traces	
Sulfate de calcium	1 4035	
— de magnésium	0 1380	
— de sodium	0 1640	
Chlorure de sodium	0 0162	
— de potassium	traces	
Silice.	0 0110	
	2 0661	2 2137
Résidu fixe.	1 9800	

NORROY-SUR-VAIR (VOSGES)

Une source analogue aux précédentes se rencontre à Norroy-sur-Vair; elle est désignée sous le nom du bois voisin : *le Rond-Buisson*. Elle a été analysée en 1876 à l'École des Mines; les résultats obtenus correspondent au groupement suivant :

Acide carbonique libre.	0 0496
Bicarbonate de calcium	0gr,4000
— de magnésium.	0 0065
— ferreux	0 0096
Silicate de magnésium	0 0227
Silice en excès	0 0104
Sulfate de calcium.	1 6893
— de magnésium	0 3096
— de sodium	0 0231
Chlorure de sodium	0 0115
Matière organique	0 0073
	2 4900
Résidu fixe par litre	2 3630

HAGÉCOURT (VOSGES)

Il y a à Hagécourt deux sources du type de Contrexéville. Celle du moulin de *Heucheloup* est assez anciennement connue. En 1887, on en a utilisé une seconde, dite du *Coin du Bois*, qui est peu distante de la première.

Composition de ces deux sources d'après les analyses du laboratoire de l'Académie de Médecine :

	HEUCHELOUP
Carbonate de calcium	0gr,178
— de sodium	0 010
Sulfate de calcium.	1 819
— de magnésium	0 407
Oxyde de fer.	traces
	2 414

	SOURCE DU COIN-DU-BOIS
Acide carbonique libre	0gr,1660
Bicarbonate de calcium.	0 4099
Sulfate de calcium	1 6170
— de magnésium	0 4380
— de potassium	0 0044
— de sodium	0 0027
Chlorure de sodium.	0 0011
Fer et alumine (?)	0 0030
Silice (?)	0 0820
Matières organiques	0 0085
	2 5666

REMONCOURT (VOSGES)

Village situé à 8 kilomètres, au Nord-Est de Vittel. La source, qui a été autorisée en mars 1889 sous le nom de *Bienfaisante du Rey*, fait partie du groupe de Contrexéville.

L'analyse exécutée au laboratoire de l'Académie de Médecine lui assigne un résidu fixe de 2gr,6179 comparable à celui des sources similaires. Les sulfates y entrent pour 2gr,1474, savoir :

Sulfate de calcium	1gr,9554
— de magnésium	0 0320
— de sodium	0 1600
	2 1474

SAINT-VALLIER (VOSGES)

La source *Valère* de Saint-Vallier prend naissance sur les bords d'un petit affluent de la Moselle, entre le village de ce nom et Frizon. Elle est signalée comme étant ferrugineuse; mais par son gisement dans l'étage dolomitique du muschelkalk, elle appartient en réalité au groupe de Contrexéville-Vittel.

L'analyse de l'eau de cette source, qui a été faite en 1869 dans le laboratoire de l'Académie de médecine, conduit à la même conclusion, comme le prouvent les résultats suivants :

Bicarbonate de calcium.	0gr,278
Sulfate de calcium	1 302
— de magnésium	0 605
Chlorure de sodium	0 014
Résidu insoluble	0 050
	2 249

CIRCOURT (VOSGES)

La source de Circourt, connue sous le nom *des Saumeures*, est à une petite distance au sud de celle de Saint-Vallier. Elle paraît ne pas être pourvue de l'autorisation d'exploiter, et c'est pourquoi on ne trouve pas son analyse dans les archives de l'Académie de médecine.

D'un essai porté à notre connaissance, on peut conclure qu'elle ne diffère guère de la précédente par sa composition. Le résidu fixe serait un peu plus élevé : 2gr,492, et les sulfates de calcium et de magnésium y entreraient pour 2gr,266.

LA RIVIÈRE-SOUS-AIGREMONT (HAUTE-MARNE) [1]

Cette source, située au Sud-Ouest de Lamarche, fournit une eau sulfatée calcique, du type de celle de Vittel. Elle renferme, d'après une analyse de l'École des Mines, en 1883 :

Acide carbonique des bicarbonates	0gr,2528
Bicarbonate de calcium.	0gr,3974
— de magnésium.	0 0114
— ferreux	0 0040
Sulfate de calcium	1 6028
— de magnésium	0 4755
— de sodium	0 0671
Chlorure de sodium	0 0122
— de potassium	traces
Silice.	0 0185
Matière organique.	0 0020
	2 5909
Résidu fixe par litre	2 4600

Eaux ferrugineuses de la Lorraine. — Le terrain du lias est en Lorraine le siège d'une nappe d'eau minérale ferrugineuse donnant naissance à un grand nombre de sources. Elle se montre un peu au-dessus du grès médioliasique et elle paraît emprunter sa minéralisation aux ovoïdes calcaro-ferrugineux et pyritifères que l'on rencontre dans les marnes à ce niveau. A cette nappe appartiennent les sources de Mont-Saint-Martin et de Gorcy, situées non loin de la frontière de Belgique et celle de Nancy. Quoiqu'elles soient séparées par une distance de plus de 100 kilomètres, elles sont rattachées par les sources de même nature qui émergent dans les coteaux encaissant la vallée de la Moselle à Pont-à-Mousson et dans le pays annexé à Corny, Fey, Ars, Rombas, Betange et la Chaudebourg près Thionville. La nappe ferrifère se manifeste également sur les flancs de la côte de Delme entre Metz et Château-Salins. Enfin il nous semble qu'il faut également rapporter à ce niveau la fontaine ferrugineuse d'Aroffe, village du département des Vosges situé au Nord-Est de Neufchâteau.

La source de ce groupe la plus connue est la Bonne-Fontaine de Lorry-devant-Metz, à 3 kilomètres au Nord-Ouest de cette ville. Langlois, pharmacien principal de l'armée, a donné de cette source, très fréquentée au printemps, une analyse que l'on peut reproduire avec

---

[1] La source Maynard de la commune de Bourbonne aurait sa place marquée à la suite de celle La Rivière. On en a en vain recherché l'analyse ; mais son gisement ne laisse aucun doute sur son attribution au groupe de Contrexéville-Vittel. C'est, vers le sud, la dernière de cette remarquable série.

Elle n'est pas figurée sur la carte du Dépôt de la guerre ; mais en se reportant à la figure 14, p. 220, on peut suppléer à ce défaut d'indication, en la mettant près de la fontaine du Franc-Rupt qui est une source d'eau douce.

confiance comme représentant la composition du groupe. Celles des sources de Nancy et d'Aroffe, exécutées la première par Mathieu de Dombasle et la seconde au laboratoire de l'École des Mines, n'en diffèrent que par des détails secondaires.

BONNE-FONTAINE DE LORRY-DEVANT-METZ

(Pays annexé.)

La *Bonne-Fontaine* de Lorry-Devant-Metz peut être considérée comme le type des sources ferrugineuses liasiques de la Lorraine. Elle est située le long du chemin qui relie ces deux localités et captée dans une colonne. C'est certainement la plus connue et la plus fréquentée dans la région.

D'après Langlois, elle présente tous les caractères d'une eau acidule ferrugineuse; sa saveur est fortement astringente.

Le dépôt ocracé qu'elle forme renferme une certaine proportion de carbonates de calcium et de magnésium. Langlois a reconnu la présence de l'arsenic dans ce dépôt; mais il l'a en vain cherché dans l'eau, quoiqu'il ait opéré sur le résidu de l'évaporation de 50 litres.

L'analyse qu'il a faite de l'eau de la *Bonne-Fontaine* a donné les résultats suivants:

Acide carbonique	$0^{lit},060$
Azote	0 021
Oxygène.	0 007
Carbonate de calcium	$0^{gr},376$
— de magnésium	0 008
— ferreux	0 025
Sulfate de calcium	0 340
— de magnésium	0 086
— de potassium	0 049
Chlorure de calcium	0 012
	0 896

NANCY (MEURTHE-ET-MOSELLE)

La source qui prend naissance au pied du Cavalier du bastion Saint-Thibault à Nancy a été, de la part de Mathieu de Dombasle, l'objet d'un examen dont les résultats assez sommaires ne diffèrent guère de ceux de l'analyse précédente.

Le résidu fixe est de $0^{gr},76$ avec $0^{gr},35$ de carbonate de calcium, $0^{gr},04$ de carbonate ferreux et $0^{gr},33$ de sulfate de calcium.

FONTAINE-ROUGE DE PONT-A-MOUSSON (MEURTHE-ET-MOSELLE)

La *Fontaine-Rouge*, qui prend naissance dans la côte de Mousson dominant la petite ville qui porte ce nom, provient également de la nappe des ferrugineuses liasiques, quoique sa minéralisation en sulfates terreux soit bien supérieure à celle du type.

La source dite de la *Fontaine-Rouge*, connue depuis plusieurs siècles, a été analysée en 1860 par M. Grandeau qui y a trouvé un résidu total de $3^{gr},8615$, les sels étant à l'état cristallisé. Si l'on ramène ce résidu aux sels anhydres, il s'abaisse à 2,7042.

Voici, en convertissant en outre l'oxyde ferrique en carbonate ferreux neutre quelle est la composition de cette eau :

Acide carboniqne dégagé par l'ébullition .	0^{gr},1542 [1]
Carbonate neutre de calcium	0^{gr},4835
— — de magnésium	0 0260
— — ferreux	0 0264
Silice.	0 0092
Alumine (? ?)	0 0408
Sulfate de calcium. . . . . . . } anhydres {	0 8284
— de magnésium . . . . } anhydres {	0 8935
Chlorure de sodium.	0 3892
— de potassium	0 0152
Total	2 7122

AROFFE (VOSGES)

A l'extrémité méridionale de la Lorraine la *Fontaine de fer* à Aroffe est encore une source du niveau de Lorry. Elle s'y rattache d'ailleurs également par sa composition, comme cela résulte des données suivantes empruntées à une analyse faite au Bureau d'essais de l'École des Mines en 1884 :

Acide carbonique libre	0$_{gr}$,0839
Bicarbonate de calcium.	0 4116
— de magnésium	0 0798
— ferreux	0 0255
Sulfate de calcium	0 1551
— de sodium.	0 0180
Chlorure de sodium	0 0185
— de potassium	0 0015
Acide arsénique	absence
Silice.	0 0150
Matières organiques.	0 0122
	0 7372

Dépôt dans les bouteilles : peroxyde de fer, 0,0140 par litre.

DOLAINCOURT (VOSGES) [2]

L'analyse faite en 1875 à l'appui de l'autorisation d'exploiter a donné les résultats suivants :

Bicarbonate de calcium	0^{gr},018
— de magnésium	0 015
— de sodium (?).	0 780
Sulfure de sodium (?)	0 057
Sulfate de sodium	0 103
Chlorure de sodium	1 243
Résidu insoluble.	0 050
	2 266

[1] Il en faudrait 0,2364 pour dissoudre les carbonates neutres à l'état de bicarbonates.

[2] En se reportant à la note de la page 519, on reconnaîtra que la source de Dolaincourt inscrite à la suite des ferrugineux de la Lorraine n'en fait pas partie.

FRANCHE-COMTÉ ET BOURGOGNE

Constitution géologique et hydrologie de ces provinces. — Envisagées en dehors du Jura et du Morvan, et restreintes à la plaine, la
Franche-Comté et la Bourgogne comprennent le département de la
Haute-Saône et une partie de ceux du Doubs, de la Côte-d'Or, de
Saône-et-Loire et de l'Yonne. Le terrain jurassique occupe la plus
grande partie de la contrée. Dans la région occidentale de l'Yonne, il
est recouvert par le terrain crétacé. Enfin, le trias s'y retrouve entre
Vesoul, Lure et Baume-lès-Dames, sur le prolongement des affleurements de la Lorraine.

La contrée est très riche en sources minérales ferrugineuses. Ce sont,
dans le département de l'Yonne, Toucy et Appoigny provenant d'une
nappe rapportée aux grès crétacés de la Puisaye; dans la Haute-Saône,
Étuz dont on place l'origine dans des alluvions recouvrant le second
étage du terrain jurassique, dans la Côte-d'Or, la source des dartreux
d'Alise-Sainte-Reine et celle de Diancey, qui paraît provenir de la
lixiviation des couches pyriteuses et bitumineuses du lias, enfin celles
des environs de Mâcon.

Entre Vesoul et Lure, c'est-à-dire dans la partie triasique du département de la Haute-Saône, on rencontre la source de Velleminfroy et
celle de Genevrey, récemment découverte à 10 kilomètres au Nord
de la première. Par sa composition, ce petit groupe se rapproche de
celui de Contrexéville. Il paraît également provenir de l'étage dolomitique du muschelkalk, car, si les sources qui en font partie émergent
des marnes irisées, non loin des points où elles sont recouvertes par
l'infràlias, elles ont des températures de 3 à 4 degrés supérieures à la
moyenne de la contrée. On peut en conclure qu'elles ont leurs réservoirs dans la profondeur et qu'elles surgissent à la faveur de failles.
Celle qui sert de cheminée à la source de Genevrey a été parfaitement
reconnue par les ingénieurs des mines de la circonscription. Dans leur
rapport à l'appui de l'autorisation d'exploiter cette source, laquelle ne
remonte pas au delà du 10 février 1894, elle est signalée comme étant
dirigée N. 20° E. et ramenant le calcaire à gryphées arquées au-dessous
du grès infraliasique.

Nous ne connaissons pas la composition des sources ferrugineuses signalées de Toucy et d'Appoigny; mais il a été fait en 1884 au laboratoire d'essais de l'École des mines une analyse de l'eau minérale de Montfort, commune de Montigny-la-Resle, localité située à 10 kilomètres d'Appoigny, vers l'est. Quoiqu'elle s'applique à une nappe de l'étage néocomien un peu inférieure à celle d'où sortent les sources de cette localité et de Toucy, elle donnera une idée approximative de leur composition. C'est pourquoi nous avons jugé à propos d'en transcrire les résultats.

Source de *Montfort*, commune de Montigny-la-Resle (Yonne)

Composition de l'eau minérale de Monfort, d'après un analyse faite au Bureau d'essais de l'École des Mines en 1884 :

Bicarbonate de calcium	0gr,3773
— de magnésium	0 0165
— ferreux	0 0059
Sulfate de calcium	1 3016
— de magnésium	0 5622
— de sodium	0 1205
Chlorure de sodium	0 1223
— de potassium	0 0311
— de lithium	traces très faibles
Silice	0 0160
Matières organiques	0 0035
	2 5569

Etuz (Haute-Saône)

L'eau d'Etuz est une simple ferrugineuse rapportée aux alluvions anciennes qui recouvrent le terrain jurassique dans la vallée de l'Oignon.

De l'analyse à l'appui de l'autorisation d'exploiter, qui remonte à 1865, on déduit la composition suivante :

Bicarbonate de calcium	0gr,331
— de magnésium	0 038
— ferreux	0 139
Chlorures et matière organique	faib. proportion
Résidu insoluble	0 011
	0 519

Fontaine *Sainte-Reine* a Mâcon (Saône-et-Loire)

Dans une propriété particulière appartenant à la partie septentrionale de la ville de Mâcon, il existe une source ferrugineuse dite : *Sainte-Reine*. Une analyse de Rivot, reproduite dans l'*Annuaire* de 1851-54, a permis d'établir le groupement suivant, qui représente la composition de cette source :

Bicarbonate de calcium	0gr,4867
— de magnésium	0 0192
— ferreux	0 0289
Chlorure de sodium	0 0472
— de magnésium	0 0268
Sulfate de calcium	0 0309
— de magnésium	0 0237
	0 6634

A la place qu'elle occupe, la Fontaine Sainte-Reine dérive vraisemblablement des sables ferrifères pliocènes de Chagny.

CRÈCHES (Saône-et-Loire)

Village à 4 kilomètres de Mâcon, au sud, sur la route de Lyon. En 1848, on y a découvert, dans une prairie située au bord d'un petit ruisseau, trois sources ferrugineuses. Elles ont eu à cette époque une telle vogue, que Rivot a été amené à rechercher leur composition. Les résultats de ses analyses figurent dans l'*Annuaire* de 1851-54, à la page 459. On peut en déduire les groupements suivants :

	N° 1 SOURCE au-dessous du pont.	N° 2 SOURCE au-dessus du pont.	N° 3 SOURCE du RÉSERVOIR
Acide carbonique libre.	0^{gr}.0396	0^{gr}.0398	0^{gr}.0032
Bicarbonate de calcium	0 2980	0 1544	0 1825
— de magnésium	0 0298	0 0472	0 0303
— ferreux	0 0510	0 0445	0 0445
Chlorure de sodium.	0 0350	0 1138	0 0963
Sulfate de sodium.	0 0490	0 0222	0 0070
— de calcium	0 0340	»	»
— de magnésium.	0 0352	0 0157	0 0316
Totaux par litre	0 5320	0 3978	0 3922

Le gisement de ces sources ne diffère vraisemblablement pas de celui de la Fontaine Sainte-Reine.

VELLEMINFROY (Haute-Saône)

La commune de Velleminfroy, arrondissement de Lure, renferme une source d'eau minérale, dont l'exploitation a été autorisée en 1859. D'après les observations de l'ingénieur Descos, elle sort d'une fissure dans les calcaires magnésiens des marnes irisées; mais elle dérive manifestement des dolomies du muschelkalk sous-jacentes, car sa température de 14° est supérieure à la moyenne de la région et elle s'y rapporte d'ailleurs par sa composition.

A la suite du captage qu'en a fait cet ingénieur, son débit a été porté à 73 000 litres par vingt-quatre heures. L'analyse à laquelle il l'a soumise a donné les résultats suivants :

$$\begin{array}{lr}
\text{Carbonates de calcium et de magnésium. .} & 0^{gr},850 \\
\text{Sulfate de calcium. . . . .} & 0\ \ 690 \\
\text{— \quad de magnésium . . . .} & 1\ \ 030 \\
\text{Chlorure de sodium . . . .} & 0\ \ 053 \\
\text{— \quad de calcium (?). . . . .} & 0\ \ 060 \\
\hline
& 2\ \ 683
\end{array}$$

SOURCE SAINTE-MARIE, commune de GENEVREY (Haute-Saône)

Elle est située sur les bords d'un petit ruisseau prenant naissance à *Vide-Barils* et qui, coulant du nord vers le sud, se jette dans la Colombine, près de Velleminfroy, après avoir parcouru les territoires de Genevrey, Châteney et Châtenois. Sa température constante de 15° dépasse d'environ 4° la moyenne de la région. C'est ce qui l'a fait découvrir tout récemment. On cherchait une source froide pour la laiterie de la ferme voisine de Coursemey. L'excédent sur la moyenne a attiré l'attention et l'étude du sol n'a pas tardé à mettre en évidence les accidents auxquels elle doit son existence.

C'est ainsi que s'est trouvé constitué le petit groupe Velleminfroy-Genevrey de la Franche-Comté, complètement analogue à celui de Contrexéville en Lorraine, mais jusqu'ici beaucoup moins étendu.

La source Sainte-Marie est assez puissante; son débit est de 52 mètres cubes par vingt-quatre heures.

D'après l'analyse faite dans le laboratoire de l'Académie de médecine, elle renferme :

Acide carbonique libre	0gr,0191	
Carbonate de calcium.	0	60365
Sulfate de calcium	1	22058
— de magnésium	0	53448
— de sodium	0	33749
— de potassium.	0	07796
— de lithium.	0	00623
Chlorure de calcium (?).	0	00964
	2	79003

LYONNAIS ET BRESSE

Sources minérales appartenant à ces régions. — En dehors de la station de Charbonnières, décrite à sa place dans le chapitre consacré aux Montagnes du Centre, on trouve, aux environs de Lyon, quelques sources minérales d'ordre secondaire qui ne sauraient être passées sous silence. On peut citer, en première ligne, la buvette assez fréquentée de Reyrieux, bourg du département de l'Ain situé près de Trévoux, à la pointe sud-ouest de la Bresse. Les trois sources assez voisines exploitées dans cette localité émergent d'une assise sableuse occupant une place assez élevée dans le terrain pliocène de la contrée.

A Neuville, gros bourg du département du Rhône situé au sud de Trévoux, sur la rive gauche de la Saône, il y a également trois sources ferrugineuses qui paraissent être placées dans les mêmes conditions de gisement que celles de Reyrieux.

La monographie du Mont-d'Or lyonnais signale encore à Saint-Didier, sous le hameau du Bois, l'existence d'une source de même nature qui se déverse dans le ruisseau de Limonest [1].

---

[1] *Monographie géologique du Mont-d'Or Lyonnais et de ses dépendances*, par Albert Falsan et Arnould Locard, 1886.

On peut également y réunir, quoiqu'elle fasse déjà partie du Dauphiné, la source de Mureils située dans la vallée de la Galaure au nord-est de Saint-Vallier. Cette source, autorisée en 1875, présente de l'intérêt, parce qu'elle peut être donnée comme exemple des eaux ferrugineuses de la mollasse marine dans la région et qu'avec la Bauche, qui appartient au même niveau, elle prouve l'extension considérable de ce terrain dans le bassin du Rhône.

REYRIEUX (AIN)

Les analyses faites en 1862 dans le laboratoire de l'Académie de médecine sur les sources de Reyrieux, à l'occasion de la demande en autorisation de les exploiter, leur assignent la composition suivante [1] :

Bicarbonates de calcium et de magnésium .	0gr,350
— de sodium	0 011
Crénate de protoxyde de fer.	0 070
Manganèse.	indices
Arsenic	id.
Sulfate de calcium.	0 010
— de magnésium	0 022
— de sodium	
Chlorure de sodium	0 090
Sels de potassium	indices
Silice, alumine (?), matière organique . . .	0 030
	0 583

NEUVILLE-SUR-SAÔNE (RHÔNE)

Composition de la source de Neuville d'après une analyse d'Ossian Henry remontant à 1860.

Acide carbonique libre	0gr,0300
Azote et oxygène	indéterminé
Bicarbonate de calcium	0 2430
— de magnésium	0 1020
Crénate de fer.	0 1400
Sulfates	0 0210
Chlorure.	0 0140
Crénates et bicarbonates alcalins	0 0800
Matière organique.	0 0520
	0 6520

[1] Dans ce groupement, il conviendrait de remplacer le bicarbonate de sodium par celui de calcium et le sulfate de calcium par celui de sodium; les quantités indiquées sont, du reste, équivalentes.

MUREILS (DRÔME)

D'après une analyse de Bouis remontant à 1875, la source ferrugineuse de Mureils présente la composition suivante.

Carbonate de calcium	0gr,385
— de magnésium	0 040
Oxydes de fer et de manganèse	0 020
Chlorure de sodium	0 025
Sulfate de calcium	0 012
Résidu insoluble.	0 018
	0 500

SAVOIE

Constitution géologique et sources minérales du Chablais. — La Savoie appartient presque tout entière à la chaîne des Alpes. Les sources minérales comprises dans les trois principales divisions entre lesquelles elle peut être partagée : la *Maurienne*, la *Tarentaise* et le *Faucigny* ont été, en conséquence, décrites dans le chapitre VIII. Seule la petite région située au Nord des précédentes et connue sous le nom de *Chablais* peut être considérée comme faisant partie de la plaine.

Les terrains jurassique, nummulitique et glaciaire sont très étendus dans le Chablais, mais le trias y est également représenté, et, au point de vue hydrominéral, il appelle plus particulièrement l'attention.

Les principales sources minérales du Chablais sont celles d'*Évian* et de *Thonon*.

Groupe d'Evian et de Thonon. — Les deux stations d'Evian et de Thonon, cette dernière de création assez récente, occupent les pentes du coteau en bordure sur la rive méridionale du lac Léman, près de l'embouchure de la Drance. Les sources qui alimentent ces stations émergent de terrasses diluviennes ou glaciaires formant, à l'ouest des escarpements de Meillerie, une bande assez large dans la direction de Genève. Elles sont bicarbonatées calciques et ne diffèrent des sources d'eau douce très communes dans les terrains de cette nature que par la proportion de magnésie qu'y décèle l'analyse; ce qui explique très bien leur action thérapeutique.

C'est encore au trias qui joue, comme on l'a vu, un rôle prépondérant dans l'hydrologie minérale de la chaîne alpine qu'il faut rapporter la minéralisation des sources de ce groupe. En effet en dehors des bandes formées par ce terrain dans les hautes montagnes de la Savoie et du Dauphiné, Alphonse Favre en a signalé une qui, partant de Vinz-en-Salaz, au nord-ouest du Môle de Bonneville, s'avance vers Bogève et pénètre dans la vallée de Boëge, le long de laquelle elle s'étend par Villard et les deux Habère, passe ensuite dans celle du Brevon, en touchant à Lullin, Vailly et la Vernaz, où elle atteint celle de la Drance. Elle s'y avance vers le nord-ouest jusqu'à Armoy et Féterne, c'est-à-dire à quelques kilomètres seulement de Thonon et d'Evian. Il y a là, au point de vue du gisement de ces sources, un rapprochement dont il est impossible de méconnaître l'intérêt. On est, en effet, amené, tant par cette constatation que par ce qu'on sait du développement du trias dans le bas Valais, à admettre qu'il a dû fournir une forte proportion de roches magnésifères aux dépôts diluviens ou glaciaires de la région. Favre a reconnu que la plupart des blocs erratiques qu'on y rencontre proviennent des quartzites placées à la base de cette formation.

La nappe aquifère qui donne naissance aux sources d'Evian et de Thonon, paraît être assez étendue. Dans la direction de l'est on trouve en effet :

1° La source Grande-Rive à 1 kilomètre d'Evian, sur le territoire de cette commune ;

2° La source Petite-Rive à 1 kilomètre plus loin, dans la commune de Mailly.

Dans la direction opposée, c'est-à-dire vers Genève, on rencontre :

1° A 3 kilomètres d'Evian, les sources d'Amphion, commune de Publier, sur la rive droite du promontoire placé à l'embouchure de la Drance dans le lac ;

2° Et beaucoup plus loin vers l'ouest, sur le petit lac, presque en face de Coppet, celle de Chens-Cusy signalée par la statistique de 1883 comme analogue à celle d'Evian.

ÉVIAN (HAUTE-SAVOIE)

La petite ville d'Evian est située à 10 kilomètres à l'est de Thonon, sur la rive méridionale du lac de Genève, en face de Lausanne. La station thermale, aujourd'hui très importante, est de création toute moderne ; sa fondation ne remonte qu'à 1826 et se compose actuellement de deux établissements; l'un qui appartient à la *Société des eaux minérales de Cachat*, l'autre à la commune d'Evian.

L'établissement Cachat se compose d'un groupe de bâtiments contenant dix-huit cabines de bains pour dames et vingt-sept pour hommes installées dans le bâtiment élevé à gauche de l'entrée. Une installation hydrothérapique très complète occupe le bâtiment de droite et comporte deux grandes salles de douches; des douches en cercle, en colonne, douches écossaises, douches dorsales, etc., etc. A côté de chaque salle de douches sont installés des bains spéciaux, des bains de vapeur avec lits de repos; des bains de fumigation simples ou aromatisés.

La buvette *Cachat* se trouve dans la cour de l'établisssement. D'autres buvettes sont situées sur une terrasse qui domine cette cour et qui sont alimentées par les sources *Bonnevie*, *Guillot*, *Montmasson*. A ces sources est venue s'en joindre une *nouvelle*, non encore dénommée, qui est très abondante.

L'établissement du Casino renferme dix cabinets de bains pour les dames et autant pour les hommes, ainsi qu'un établissement hydrothérapique installé comme celui du grand établissement. Il utilise deux sources, dites des *Cordeliers* et de *Clermont*.

Toutes les eaux d'Evian sont froides (10 à 12°). Leur débit total dépasse 3 000 hectolitres par vingt-quatre heures.

La source Cachat, la plus réputée d'Evian, a été analysée en 1807 par Tingry; en 1824 par Peschier; en 1844 par Barruel. La source Bonnevie l'a été en 1858 par Cahours; la source Guillot par P. Morin de Genève et par M. Brun, auquel on doit du reste un travail d'ensemble sur les eaux d'Evian. Quant aux sources de la commune, leur analyse a été exécutée en 1882 par Barral. En 1889 la commission de l'*Annuaire* a chargé M. Willm de reprendre l'étude de ces eaux. Les résultats que nous consignons ci-dessous confirment en grande partie ceux de M. Brun et montrent que les eaux d'Evian, très peu minéralisées, sont essentiellement des eaux alcalines, dans lesquelles le bicarbonate de magnésie paraît constituer le principe thérapeutique le plus saillant par sa proportion relative.

Les eaux d'Evian s'exportent en grande quantité.

FORMULES	SOURCE CACHAT	SOURCE BONNEVIE	SOURCE GUILLOT	SOURCE MONTMASSON	SOURCE CACHAT NOUVELLE	SOURCES DE LA COMMUNE	
						SOURCE DES CORDELIERS	SOURCE DE CLERMONT
Acide carbonique des bicarbonates	0gr,2627	0gr,2632	0gr,2567	0gr,2607	0gr,2587	0gr,2552	0gr,2556
— libre	0 0105	0 0265	0 0247	0 0227	0 0248	0 0186	0 0261
Carbonate de calcium	0 1960	0 1870	0 1845	0 1910	0 1883	0 1805	0 1840
— de magnésium	0 0816	0 0392	0 0892	0 0853	0 0868	0 0892	0 0837
— de sodium	0 0056	0 0019	0 0013	0 0037	0 0028	0 0032	0 0074
Phosphates de fer et de calcium	0 0008	0 0003	0 0008	0 0006	0 0006	0 0008	0 0003
Sulfate de sodium	0 0079	0 0075	0 0102	0 0057	0 0092	0 0081	0 0080
— de potassium	0 0052	0 0041	0 0043	0 0041	0 0044	0 0040	0 0052
Chlorure de sodium [1]	0 0030	0 0028	0 0029	0 0030	0 0023	0 0020	0 0022
Azotate de sodium	0 0029	0 0027	0 0026	0 0025	0 0031	0 0016	0 0020
Silice	0 0142	0 0141	0 0139	0 0140	0 0142	0 0140	0 0142
Total par litre	0 3172	0 3096	0 3097	0 3099	0 3117	0 3034	0 3070
Résidu observé à 110° [2]	0 3210	0 3180	0 3176	0 3184	0 3190	0 3032	0 3062
— converti en sulfates	0 4250	0 4156	0 4142	0 4164	0 4178	0 4062	0 4126
— calculé d'après les métaux	0 4247	0 4164	0 4144	0 4164	0 4173	0 4080	0 4114
Les carbonates neutres ci-dessus correspondent aux bicarbonates :							
Bicarbonates de calcium	0 2822	0 2693	0 2657	0 2750	0 2711	0 2606	0 2650
— de magnésium	0 1244	0 1360	0 1360	0 1299	0 1323	0 1360	0 1275
— de sodium (CO_3 Na H)	0 0089	0 0031	0 0032	0 0059	0 0044	0 0051	0 0117

[1] Avec de faibles indices d'iode.
[2] La différence représente approximativement la matière organique.

Les sources d'Evian ne sont pas isolées et la nappe dont elles dépendent paraît même très étendue sur la rive méridionale du Léman. Dans la direction de l'est, elle se manifeste par les sources de *Tivoli* ou de *Grande-Rive*, et par celle de *Petite-Rive*.

Vers l'ouest aux abords du delta de la Drance, se trouvent les sources d'*Amphion*, celle de Thonon et beaucoup plus loin celle de Chens-Cusy.

Néanmoins la composition des eaux de ces sources n'est pas nécessairement identique; les dépôts alluviens présentant à cet égard des conditions assez variables. Ainsi les eaux d'Amphion sont notablement moins minéralisées encore que celles d'Evian.

THONON-LÈS-BAINS (HAUTE-SAVOIE)

La ville de Thonon, chef-lieu d'arrondissement située sur la rive de lac du Genève, possède au lieu dit : *la Versoye*, à 2 kilomètres vers le sud, une source minérale froide, alcalino-calcaire et magnésienne, analogue aux eaux d'Evian.

L'autorisation d'exploiter cette source, remonte à l'année 1864. L'analyse qu'en a faite Bouis vers cette époque, a donné les résultats suivants, qui ne diffèrent guère de ceux afférents aux eaux d'Evian.

Bicarbonate de calcium	0^{gr},300
— de magnésium	0 100
— de sodium	0 020
Oxyde de fer et acide phosphorique	0 009
Sulfate de calcium	0 088
Chlorure de sodium	0 008
Azotates	traces
Silice	0 010
Matières organiques	indéterminée
	0 535[1]

AMPHION (HAUTE-SAVOIE)

Les bains d'Amphion, dépendant de la commune de Publier, sont à 3 kilomètres à l'ouest d'Evian, sur le bord du Léman. Leur notoriété est antérieure à celle d'Evian. Ils étaient fréquentés aux XVIe et XVIIe siècles par les princes de la maison de Savoie. L'établissement thermal est entouré d'un beau parc dans lequel se trouve une source ferrugineuse froide (8°) ayant un débit de 2 260 hectolitres, utilisée en bains et en boisson.

Les trois autres sources sont alcalines et froides (12°). Elles ont été analysées en 1864 au Bureau d'essais de l'École des mines. Des résultats obtenus on peut déduire les groupements ci-dessous :

---

[1] Pour faire la comparaison avec les eaux d'Evian, il ne faut pas perdre de vue qu'il importe de rétablir les bicarbonates dans les analyses auxquelles elles ont donné lieu.

	ANCIENNE SOURCE	NOUVELLE PETITE SOURCE	PRÈS DE L'HÔTEL	BATIMENT NEUF
Acide carbonique des bicarbonates. .	0gr,1463	0gr,1912	0gr,2912 [1]	0gr,2234 [2]
— libre	0 0767	0 0738		
Bicarbonate de calcium.	0 2395	0 2905	0 4294	0 3265
— de magnèsium	traces	0 0064	0 0192	0 0256
— ferreux.	traces	0 0178	traces	traces
— de sodium.	»	0 0059	0 0267	0 0107
Chlorure de sodium.	0 0151	0 0336	0 0112	0 0112
— de calcium	0 0176	»	»	»
Sulfate de sodium	traces	0 0178	traces	0 0107
— de potassium	traces	traces	traces	traces
Silice.	traces	traces	traces	traces
	0 2722	0 3720	0 4865	0 3847
Résidu fixe par litre	0 2450	0 2250	0 3340	0 2680
D'après les métaux dosés, ce résidu devrait être.	0 1990	0 2705	0 3409	0 2730

[1] et [2] Insuffisance d'acide carbonique pour les bicarbonates : 0 gr. 0142 et 0 gr. 0044.

CHENS-CUSY (HAUTE-SAVOIE)

Commune située sur les bords du lac de Genève à 15 kilomètres environ à l'ouest de Thonon. La source de *Tougues* qui y jaillit est analogue aux précédentes. Sa température est de 10° et elle fournit un volume de 1 440 hectolitres par vingt-quatre heures.

LANGUEDOC

Étendue et constitution géologique du Languedoc. Divisions à y introduire. — Le Languedoc s'étend sur le revers méridional des Montagnes du Centre, entre le Rhône à l'est et la Garonne à l'ouest. Cette vaste contrée qui, entre les deux fleuves, n'a pas moins de 250 kilomètres de largeur, est limitée du côté du sud par le golfe du Lion, puis par les Pyrénées et les Corbières. Elle correspond en conséquence aux parties des six départements : Gard, Hérault, Aude, Ariège, Haute-Garonne et Tarn, situées en plaine.

Le sol du Languedoc est, en grande partie, constitué par les divers étages de la formation tertiaire. Les quatre divisions qui y sont généralement admises : éocène, oligocène, miocène et pliocène, y sont toutes représentées. On y rencontre toutefois des collines crétacées ou jurassiques qui, perçant le manteau tertiaire, s'élèvent à d'assez grandes hauteurs au-dessus de la plaine. La montagne d'Alaric, qui atteint, à l'est de Carcassonne, l'altitude de 600 mètres, est le plus remarquable de ces accidents orographiques.

Le Languedoc se divise assez naturellement en deux régions distinctes : celle de l'Est, comprenant les deux départements du Gard et de l'Hérault, tandis que celle de l'Ouest réunit les plaines de l'Aude et de la Garonne.

Le groupe de Balaruc, rattaché à la Montagne-Noire, à raison de ses sources thermales, s'interpose entre ces deux grandes régions.

Dans le Languedoc oriental, les plaines d'Alais et de Nîmes présentent, au point de vue hydrominéral, des différences essentielles qui comportent une nouvelle subdivision.

Plaine d'Alais. Groupes des Fumades et d'Euzet. — La partie orientale de la plaine d'Alais renferme des sources sulfurées calciques accidentelles dont l'origine est mise en évidence par l'odeur bitumineuse qu'elles exhalent. Il y a deux groupes disposés sur le revers occidental d'une chaîne de collines orientée N. 25° E. et qui atteint son point culminant au signal désigné sous le nom de Guidon du Bouquet (altitude 631 mètres). Celui des Fumades, commune d'Allègre, se trouve au nord sur un plateau dominant l'Auzon, un des affluents de la Cèze, vers 210 mètres. On y rencontre deux autres petits établissements portant les noms de leurs propriétaires : Roustan et Justet. Le groupe d'Euzet, qui comprend les sources de cette commune et de celles de Saint-Hippolyte-de-Caton et de Saint-Jean-de-Ceyrargues, est à une vingtaine de kilomètres vers le sud.

D'après M. l'Ingénieur en chef des mines Parran qui a fait une étude des gîtes minéraux et des sources de la région [1], celles-ci sont artésiennes et en général volumineuses. Elles émergent du terrain tertiaire lacustre éocène qui renferme à la fois des lignites et des calcaires asphaltiques. Elles viennent au jour à l'aide des dislocations dont on trouve des traces très nettes dans les exploitations des gîtes d'asphalte. Les eaux des Fumades, limpides à leur arrivée au jour, deviennent louches par leur exposition à l'air. Elles laissent déposer au fond du puisard une vase noire épaisse de sulfure de fer. Elles renferment des filaments blanchâtres mucilagineux analogues à la glairine. Elles sont principale-

---

[1] *Notice sur un gisement d'asphalte aux environs d'Alais*, par M. Parran, ingénieur des mines, *Annales des Mines*, t. IV, 5e série, 1853.

ment minéralisées par les sulfates de calcium et de magnésium, avec une très faible proportion de chlorure.

En dehors des eaux sulfureuses accidentelles qui constituent la principale richesse de la plaine d'Alais, on trouve, aux environs de cette ville, deux sources ferrugineuses qui méritent au moins une mention. Ce sont celles de Saint-Martin-de-Valgalgues et de Saint-Félix de-Pallières, situées la première à une petite distance au nord d'Alais, la seconde à 16 kilomètres vers le sud-ouest, à la lisière méridionale des Montagnes du Centre.

Plaine de Nîmes. Vergèze. — Dans la partie du Languedoc située au sud de Nîmes vers Montpellier et Béziers, l'influence volcanique est prédominante dans la genèse des eaux minérales. Elle résulte de la présence, le long de la côte méditerranéenne, de pointements basaltiques déjà signalés dans le Roussillon à propos des sources des Albères.

Vergèze, village à 15 kilomètres au sud-ouest de Nîmes dans la plaine parcourue par le Vistre, est un des points où cette influence se manifeste avec le plus d'évidence. On y connaît depuis longtemps, sous le nom des Bouillons ou des Bouillants, une source qui arrive au jour au fond d'une dépression du sol en formant une mare à la surface de laquelle s'élèvent d'énormes bulles de gaz. En 1878 en fonçant un puits de 4^m,50 de profondeur dans la propriété Daunis, à 50 mètres de cette mare, on a découvert une nouvelle source caractérisée, comme la première, par son abondant dégagement gazeux.

D'après M. l'Ingénieur en chef Aguillon, ces sources proviennent d'une nappe située dans les graviers blancs subapennins qui s'étendent à une petite profondeur au-dessous du sol de la plaine du Vistre. Mais il est manifeste qu'elles procèdent, comme les sources des Albères, des pointements volcaniques qui jalonnent cette partie de la côte de la Méditerranée.

Elles se rattachent ainsi aux *Boulidous*, ou sources d'acide carbonique de l'Hérault dont M. Aguillon signale des exemples à Vic-lès-Étangs, à Mireval près de Frontignan, et à Pérols, au sud de Montpellier.

Palavas. — Dans le Languedoc oriental il faut encore signaler la plage de la Méditerranée, de Palavas, reliée à Montpellier par un petit chemin de fer et qui est très fréquentée. On y trouve une source ferrugineuse rencontrée à 65 mètres de profondeur dans un forage exécuté pour y rechercher de l'eau douce. La source monte jusqu'à 0^m,80 au-dessous de la surface du sol. Elle est très gazeuse, légèrement sulfureuse; mais elle perd rapidement son odeur par son exposition à l'air. Son débit est de 515 litres à l'heure.

LES FUMADES (GARD)

Sous ce nom de Fumades on désigne un hameau de la commune d'Allègre.

L'établissement, propriété de la Compagnie générale des eaux minérales et des bains de mer, exploite trois sources : *Etienne*, *Thérèse* et *Zoé*, remarquables par leur volume qui est, pour chacune d'elles, d'environ 1 500 hectolitres par vingt-quatre heures. L'analyse suivante se rapporte à l'une d'elles.

Température = 14°.   Densité = 1 00245 à 15°

			BICARBONATES
Acide carbonique des bicarbonates .	1gr,2954		
— libre	0 0378		
Carbonate de calcium.	1 2729	1gr,8330	
— de magnésium.	0 1645	0 2517	
— ferreux	0 0009	0 0013	
Sulfure de calcium	0 0781		
Hyposulfite de calcium	0 0152		
Sulfate de calcium	0 2612		
— de magnésium	0 2306		
— de sodium	0 0267		
— de potassium	0 0018		
Chlorure de sodium.	0 0074		
Silice.	0 0337		
Alumine (et traces de glucine) . . .	0 0052		
Cuivre	traces		
Matière organique	indéterminée		
Total par litre. . . .	2 0982		

(Groupement calculé d'après l'analyse de M. Béchamp. *Compt. rend.*, LXII, p. 1088, 1866.)

FONT-BELLE, COMMUNE D'ALLÈGRE (GARD)

Les quatre sources *Pierre*, *Romaine*, *Julia et Roustan* qui alimentent l'établisse-ment de ce dernier nom, sont situées au quartier de Font-Belle, voisin du hameau des Fumades.

Les analyses faites au laboratoire de l'Académie de médecine leur assignent la composition suivante :

	PIERRE	ROMAINE	JULIA	ROUSTAN
Acide sulfhydrique . . . . . :	»	0gr,025	0gr,026	0gr,027
Carbonate de calcium.	0gr,050	0 336	0 224	0 220
— de magnésium . :	0 317	0 099	0 097	0 112
Sulfate de calcium	1 700	1 040	1 120	1 042
— de magnésium	»	0 546	0 538	0 522
Sulfure de calcium	0 036	»	»	»
Chlorure de sodium.	0 022	»	»	»
Matières non dosées et perte.	»	0 485	0 361	0 304
	2 125	2 536	2 340	2 200

Euzet (Gard)

O. Henry assigne aux eaux de cette station la composition suivante, insérée dans l'*Annuaire* de 1854 :

	SOURCE LAVALLETTE	SOURCE MARQUISE
Hydrogène sulfuré.	0gr,0047	Indices
Acide carbonique.	Indéterminé	Indéterminé
Carbonates de calcium et de magnésium	0 733	0gr,776
Sulfate de calcium	1 660	1 933
Sulfates de sodium et de magnésium	0 491	0 466
Chlorures de sodium et de magnésium.	0 080	0 030
Silice, fer, alumine, matière organique.	0 166	0 135
	3 130	3 340

Saint-Hippolyte-de-Caton (Gard)

D'après une analyse de Bouis remontant à 1863, la source de Saint-Hippolyte renferme beaucoup d'acide carbonique. L'acide sulfhydrique n'a pas été déterminé. Voici la composition résultant de l'analyse.

Acide carbonique libre	0gr,850
Carbonate de calcium	0 326
Sulfate de calcium	0 114
— de magnésium	0 165
— de sodium	0 053
Chlorure de sodium	0 023
Alumine et oxyde de fer.	0 006
Silice	0 015
Matières organiques et eau	0 145
	0 847

Saint-Jean-de-Ceyrargues (Gard)

Les sources *Anna* et *Sophie*, exploitées dans cette localité, proviennent, comme toutes celles de la plaine d'Alais, de puits peu profonds. Elles sourdent de bas en haut. D'analyses remontant en 1865 on déduit les compositions suivantes :

	ANNA	SOPHIE
Carbonate de calcium.	0gr,200	0gr,156
Sulfate de calcium	1 583	1 101
— de magnésium	0 179	0 344
— de sodium	0 488	0 142
Chlorure de sodium.	0 011	0 008
Résidu insoluble	0 031	0 025
Matières organiques et fer	traces	traces
	2 492	1 776

Saint-Martin-de-Valgalgues (Gard)

Le groupement suivant est établi d'après une analyse faite à l'École des Mines en 1875 :

Acide carbonique des bicarbonates	0gr,1524
— — libre.	0 0621
Bicarbonate de calcium.	0 2237
— de magnésium	0 0129
— ferreux.	0 0107
Silice.	0 0120
Sulfure de sodium	0 0094
Sulfate de magnésium.	0 0345
— de potassium.	0 0178
— de lithium	faibles traces
Chlorure de sodium.	0 0158
— de magnésium.	0 0061
Matière organique	0 0150
	0 3579
Poids du résidu fixe	0 2740

Saint-Félix-de-Pallières (Gard)

La source ferrugineuse de Saint-Félix prend naissance le long d'un petit affluent du Gardon d'Anduze. Elle sourd au fond d'une excavation de 2 mètres de profondeur.

M. l'ingénieur Aguillon place son gisement dans les calcaires magnésiens caverneux qui reposent sur les grès et les poudingues de l'étage inférieur du terrain triasique. Elle pourrait également être en relation avec les gîtes de pyrites de fer et autres sulfures métalliques de la montagne de Pallières qui n'en est pas très éloignée.

D'après une analyse de Bouis qui remonte à 1877, la source ferrugineuse de Saint-Félix présente la composition suivante :

Carbonate de calcium	0gr,064
— de magnésium	0 033
— ferreux	0 045
Sulfate de calcium.	0 025
Chlorure de sodium.	0 076
Résidu insoluble.	0 022
	0 265

COMPOSITION DES EAUX DE VERGÈZE (GARD)

	SOURCE DALIMBERT (16°-17°)	SOURCE DES BOUILLANTS	SOURCE GRANIER (15-17°)
Acide carbonique des bicarbonates. .	0gr,8108	0gr,4744	0gr,5918
— libre	1 4801	1 1736	0 8082
Carbonate d'ammonium.	»	0 0092	traces
— de calcium	0 9175	0 5123	0 6650
— ferreux	0 0042	0 0119	0 0085
Sulfate de calcium.	0 0202	0 0197	0 1813
— de magnésium	0 0443	0 0300	0 0217
— de sodium	0 0014	0 0038	»
— de potassium	0 0032	0 0052	0 0050
Chlorure de sodium	0 0290	0 0541	0 0455
— de magnésium	»	»	0 0146
Silice	0 0223	0 0220	0 0220
Alumine	0 0011	0 0008	0 0011
Oxyde de cuivre (carbonate?).	0 0003	»	»
Arsenic	traces	»	»
Manganèse	traces	traces	traces
Acides acétique et butyrique.	»	0 0022	0 0024
Matière organique	0 0036	0 1200	0 0800
	1 0471	0 7912	1 0471

(Groupement d'après les analyses de M. Béchamp, 1866-1867.)

PALAVAS (HÉRAULT)

		BICARBONATES
Acide carbonique des bicarbonates.	1gr,3698	
— libre	1 7538	
Carbonate de calcium . . .	1 4000	2gr,0160
— de magnésium	0 0600	0 0915
— ferreux	0 0986	0 1360
		2 2435
Sulfate de magnésium	0 0462	
Chlorure de sodium	0 1141	
— de potassium	0 0305	0 2358
— de lithium	traces	
Silice	0 0230	
Matière organique	0 0220	
	1 7944	2 4793
Résidu fixe	1 7900	

École des Mines, 1865. — Groupement calculé d'après les données de l'analyse.

Languedoc occidental. Montégut-Ségla, Foncirgue et Trébas. — La partie occidentale du Languedoc est beaucoup moins bien dotée sous le rapport hydrominéral que les plaines d'Alais et de Nîmes. Dans le bassin de la Garonne, on trouve deux sources minérales qui appartiennent manifestement à la plaine et méritent une mention. Ce sont d'une part Montégut-Ségla, situé sur la rive gauche de cette rivière à proximité de la route de Toulouse à Bagnères-de-Luchon et à 25 kilomètres au sud de la première ville, de l'autre Foncirgue, commune du Peyrat, non loin de Lavelanet, à l'est de Foix. D'après les analyses exécutées sur ces sources, elles appartiennent à la classe des bicarbonatées à bases terreuses avec une proportion inusitée d'alcalis.

On n'éprouve aucune difficulté à expliquer l'existence de la source de Foncirgue qui prend naissance au pied d'un coteau constitué par le terrain nummulitique en couches relevées par le soulèvement des Pyrénées. Mais l'existence d'une source comme celle de Montégut-Ségla émergeant d'une des terrasses de la vallée de la Garonne ne peut guère se concevoir sans l'intervention de débris de roches granitiques très rares dans ces sortes de dépôts.

Trébas, village situé sur la rive droite du Tarn, à 25 kilomètres en amont d'Albi, possède une source minérale qui ne nous est connue que par l'analyse très imparfaite de l'*Annuaire* de 1851-54. D'après cette analyse, elle appartiendrait à la catégorie des eaux ferrugineuses [1].

L'*Annuaire* a également donné les analyses de deux sources ferrugineuses prenant naissance, la première à Bourassol, territoire de Toulouse, la seconde à Sainte-Madeleine, dans la commune de Flourens. A raison de leur voisinage d'une grande ville, ces sources présentent quelque intérêt et c'est ce qui a engagé à reproduire les analyses de l'*Annuaire*.

Bourassol est à 1 kilomètre à l'ouest de l'entrée du faubourg Saint-Cyprien, sur la route de Lombez, au bas de la première terrasse diluvienne du fleuve.

Sainte-Madeleine de Flourens se trouve à 4 kilomètres de Toulouse, sur la rive opposée. Elle paraît appartenir, au contraire, au terrain tertiaire miocène, qui forme le fond du sol de tout le pays toulousain.

MONTÉGUT-SÉGLA, COMMUNE DE MURET (HAUTE-GARONNE)

La station de ce nom est placée à 25 kilomètres de Toulouse sur la route de

---

[1] C'est à tort que l'*Annuaire* a placé cette source dans l'arrondissement de Moissac (Tarn-et-Garonne). Elle se trouve dans le Tarn, à 120 kilomètres de cette ville, vers l'est.

Bagnères-de-Luchon. La source, qui a été analysée en 1848 par Filhol, est froide (12°). Voici les résultats de cette analyse, d'après l'*Annuaire* de 1853.

Acide carbonique.	0gr,0710
Carbonate de calcium.	0gr,2740
— de magnésium	0 0020
Bicarbonate de sodium	0 0190
Silicate de sodium (Si³O⁷Na²)	0 0310
— de potassium	0 0060
Sulfate de magnésium	0 0130
Chlorure de magnésium.	0 0170
Oxyde de fer et alumine	0 0020
Matière organique	0 0010
	0 3650

O. Henry y a signalé des traces d'iode.

FONCIRGUE (ARIÈGE)

Les eaux de Foncirgue se trouvent dans la commune de Peyrat, canton de Mirepoix, à 304 mètres d'altitude près de la route de Limoux à Foix : elles desservent un établissement thermal, pourvu d'un hôtel. L'eau, qui est à 20°, sourd au pied d'une montagne calcaire ; analysée par Fau, pharmacien à Lavelanet, elle renferme d'après cet auteur :

Acide carbonique libre	27cc
Carbonate de calcium.	0gr,1897
— de magnésium.	0 0115
Sulfate de magnésium	0 0127
— de sodium	0 0012
— de calcium	0 0333
Chlorure de magnésium	0 0017
— de calcium	0 0036
Matière organique, et magnésie.	0 0422
Oxyde de fer et phosphate calcique. . . .	0 0077
Silice.	0 0024
Perte.	0 0071
	0 3131

TRÉBAS, CANTON DE VALENCE, ARRONDISSEMENT D'ALBI (TARN).

Source froide (17°), à odeur sulfurée très prononcée. Découverte en 1834, elle a été analysée par Lamotte père et fils. L'analyse consignée dans l'*Annuaire* de 1851-54 y signale une quantité indéterminée d'hydrogène sulfuré, 333 centimètres cubes d'acide carbonique, 0gr,44 de carbonate de calcium, 0,1061 de carbonate ferreux, puis des sulfates alcalino-terreux et du chlorure de sodium (0gr,432).

SOURCE FERRUGINEUSE DE BOURASSOL, TERRITOIRE DE TOULOUSE (HAUTE-GARONNE)

Il y a deux analyses de cette source. La première a été faite en 1824 par une commission composée de docteurs en médecine, d'un professeur de physique et d'un pharmacien. La seconde, postérieure de deux années, est due au professeur Saint-André. Elles sont suffisamment concordantes, sauf en ce qui concerne la proportion de carbonate de calcium, sans qu'on puisse expliquer l'écart de $0^{gr},14$ qui existe de l'une à l'autre dans le dosage de cet élément.

	ANALYSE de LA COMMISSION	ANALYSE SAINT-ANDRÉ
Acide carbonique	$0^{gr},053$	indéterminé
Hydrogène sulfuré.	0 022	—
Carbonate de calcium	0 2576	$0^{gr},1140$
— de magnésium	»	0 0042
— ferreux.	0 0709	0 0438
Chlorure de sodium.	0 0584	0 0400
— de magnésium.	0 0252	0 0072
Sulfate de calcium	0 0092	0 0071
Silice.	0 0100	0 0011
Matière organique albumineuse	0 0206	0 0027
Perte.	0 0075	»
	0 4594	0 2201

SOURCE SAINTE-MADELEINE DE FLOURENS (HAUTE-GARONNE)

Analysée par MM. Pailhès, Lamotte, Tarbes, pharmaciens, et par les Drs Lafont, Gouzy et Duffoure, l'eau de cette source a fourni par litre :

Carbonate de calcium. . . . . $0^{gr},3128$
— de magnésium. 0 0151
— ferreux 0 0812
Sulfate de sodium 0 0773
— de calcium 0 0202
Chlorure de sodium. 0 1935
— de magnésium. 0 0208
Silice. 0 0117
Matière bitumineuse 0 0078
— végétale 0 0106
0 7510

GASCOGNE

Étendue et constitution géologique de la Gascogne. — La Gascogne est la grande plaine qui s'étend du golfe de ce nom à la Garonne. Elle confine donc au Languedoc du côté l'ouest, embrassant les départements de la Gironde, du Lot-et-Garonne, des Landes et les parties de ceux des Basses et des Hautes-Pyrénées, situées en dehors de la montagne. On peut y distinguer un certain nombre de petites régions naturelles qui ont toutes une signification très précise, tirée de la constitution géologique de leurs sols et des cultures qui en sont la conséquence. Ainsi, la Gironde comprend le Médoc, le Fronsadais, l'Entre-Deux-

Mers et le Bazadais. Les Landes tienne. ⸱⸱ans la contrée la plus grande place. Elles forment entre l'embouchure de la Gironde et celle de l'Adour, une vaste plaine sableuse de forme triangulaire, qui a son point culminant à l'altitude de 160 mètres, près de Mézin et qui s'abaisse vers l'ouest par une pente insensible, jusqu'aux bords du golfe, en passant sous la chaîne des Dunes. L'Agenais qui correspond à la plus grande partie du département de Lot-et-Garonne, est formé par les marnes et les calcaires d'eau douce de ce nom. Le Marsan, qui s'étend au nord de l'Adour, forme la transition entre les Landes et la Chalosse. Le pays de ce nom, ainsi que l'Armagnac et le Béarn, font encore partie essentielle de la Gascogne ; mais au point de vue hydrominéral, ils ont été rattachés à la chaîne des Pyrénées, comme se trouvant dans sa dépendance, à raison de leurs accidents, qui en reproduisent si fidèlement la direction.

Envisagée en dehors de ces trois régions qui ont été décrites à leur place dans le chapitre ix, la Gascogne est une grande plaine exclusivement tertiaire, où les sources ferrugineuses sont extrêmement nombreuses.

Sources ferrugineuses de la Gascogne. — Parmi les nappes aquifères de la Gascogne une des plus étendues est certainement celle que l'on observe au contact de l'étage perméable comprenant les sables et les calcaires caverneux de la mollasse marine et des marnes miocènes lacustres qui sont au contraire imperméables. On peut admettre qu'elle embrasse tout l'espace triangulaire ayant pour base le littoral du golfe de Gascogne entre Bordeaux et Bayonne et pour sommet les environs de Lectoure où on rencontre les derniers vestiges de l'assise marine dans la direction de l'est. C'est à cette nappe aquifère que le bas Armagnac, quelques parties du Béarn, la Chalosse, le Tursan, le Marsan, le Bazadais et les vallées du plateau landais au sud de Bordeaux doivent d'être si bien dotés en sources d'eau douce. Les sables siliceux de la mollasse marine sont habituellement agrégés par une faible proportion d'hydrate ferrique, d'où la désignation de sables fauves sous laquelle ils sont connus.

Les sources ferrugineuses de la Gascogne appartiennent presque toutes à ce niveau. Comme celles des sables de Fontainebleau, ce sont de simples accidents en rapport avec l'abondance du ciment ferrifère.

On n'a fait figurer sur la carte que les principales sources de cette catégorie, savoir, dans les landes des environs de Bordeaux : Saucats à la naissance du vallon de ce nom et le Credo près Villandraut; dans le Bazadais, Cours, canton de Grignols, qui appartient encore au département de la Gironde, et Casteljaloux, qui dépend du Lot-et-Garonne; enfin, dans le Marsan, le chef-lieu du département des Landes et Villeneuve. Il y en a un très grand nombre d'autres. Ainsi la statistique de 1883 cite Cestas, dans une position analogue à Saucats au sud-ouest de Bordeaux. On signale également Belloc près de Bazas et Bernos dans la vallée du Ciron, au sud de cette ville.

La source qui sourd dans le faubourg de Campet à la sortie de Mont-de-Marsan sur le chemin de Brocas, est exploitée dans un petit établissement balnéaire.

Dans un travail étendu qui embrasse les eaux du département de la Gironde, Fauré, pharmacien à Bordeaux, a publié les analyses d'un certain nombre de sources ferrugineuses ; nous les reproduisons. On connaît également la composition de celles de Cestas, de Cours, de Casteljaloux et de Villeneuve.

SOURCE DE MONREPOS, PRÈS BORDEAUX (GIRONDE)

La source de Monrepos, qui figure déjà dans la statistique de l'administration des mines pour l'année 1844, émerge du coteau boisé de Cypressat, près Bordeaux. C'est la seule, de celles analysées par Fauré, qui paraît ne point rentrer, sous le rapport de son gisement, dans la catégorie uniforme des ferrugineuses de la Gascogne. Elle renferme :

Carbonate de calcium.	$0^{gr},215$
— ferreux	0 018
Crénate ferreux.	0 020
Sulfate de calcium	0 021
Chlorure de sodium.	0 055
— de magnésium.	0 017
Silice et matières organiques	0 018
	0 364

CESTAS (GIRONDE)

Bourg des Grandes-Landes au sud-ouest de Bordeaux. Deux sources se faisant jour dans la propriété du docteur Rollet, vers la naissance de la vallée des Eaux-Bourdes, ont été autorisées en 1881, sous les noms des *Fontaines* et des *Sablons*. D'après les analyses exécutées au laboratoire de l'Académie de médecine, elles présentent les compositions suivantes :

	LES FONTAINES	LES SABLONS
Carbonate de calcium	0gr,150	0gr,142
— de magnésium.	0 024	0 022
— ferreux	0 018	0 015
Chlorure de sodium	0 030	0 030
Sulfate de calcium	0 008	0 008
Pertes et matières non dosées	0 016	0 009
	0 246	0 226

Saucats, Crédo, Belloc et Bernos (Gironde)

	SAUCATS [1]	CREDO [2]	BELLOC [3]	BERNOS [4]
Acide carbonique.	10cc	indéter.	11cc	10cc,5
Carbonate de calcium.	0gr,217	0gr,137	0gr,182	0gr,171
— ferreux.	0 012	0 012	0 016	0 019
Crénate de fer	0 032	0 018	0 026	0 038
Sulfate de calcium	0 058	0 014	0 069	0 032
Chlorure de sodium	0 047	0 033	0 027	0 042
Silice et matière organique.	0 012	0 016	0 011	0 011
	0 378	0 230	0 331	0 313

[1] Canton de Labrède.
[2] Près Villandraut.
[3] Canton et commune de Bazas.
[4] Canton de Bazas.

Cours (Gironde)

Acide carbonique	indét.
Carbonate de calcium	0gr,184
— ferreux	0 030
Sulfate de calcium.	0 009
Chlorure de sodium	0 018
Silice	0 011
Matière organique.	0 006
Pertes	0 005
	0 263

(Drs Espic et Boucherie. *Annuaire* 1853.)

Casteljaloux (Lot-et-Garonne)

Casteljaloux confine, du côté de l'est, au Bazadais. C'est un bourg de 3 700 habitants, chef-lieu de canton de l'arrondissement de Nérac. Il se trouve à 20 kilomètres au sud de Marmande, sur la route nationale de Périgueux en Espagne, par Saint-Jean-Pied-de-Port, à l'entrée des Petites-Landes, c'est-à-dire la région de ce nom qui s'étend à l'est de la route de Bordeaux à Bayonne, par Mont-de-Marsan. On y rencontre plusieurs sources ferrugineuses qui émergent, comme celles du Bazadais, des sables fauves de la mollasse marine, lesquels ne sont recouverts, dans ces parages, que par une très faible épaisseur de sable des Landes.

En 1842, on y a autorisé, sous la désignation de *Levadou*, du nom de son propriétaire, une source ferrugineuse émergeant près d'une autre très anciennement connue.

D'après l'analyse qu'en a faite O. Henry, elle renferme [1] :

Carbonates de calcium . . . . }	0gr,450
— de magnésium . . . . }	
— et crénate ferreux.	0 048
Crénate de manganèse	0 005
Chlorures de sodium (dominant) . . . .)	
— de calcium . . . . }	0 025
— de magnésium . . . .)	
Sulfates de sodium et de calcium	traces
Silicates de sodium . . . . }	0 011
— de calcium. . . . . }	
Silice.	0 · 020
	0 559

SOURCE DE LA PLATEFORME

Acide carbonique libre	0gr,0239
Bicarbonate de calcium.	0 4730
— de magnésium	0 0236
— de fer	0 0164
Sulfate de magnésium	0 0150
— de sodium	0 0043
— de potassium	0 0105
Chlorures de sodium	0 0515
Silice.	0 0108
Matière organique	0 0122
	0 6173
Résidu fixe par litre..	0 4500

École des Mines, 1877. — Groupement calculé d'après l'analyse des Mines.

VILLENEUVE-DE-MARSAN (LANDES)

Bourg situé dans la région des Petites-Landes et traversé par la route nationale de Bordeaux à Tarbes et à Bagnères-de-Bigorre. On y a autorisé en 1875 l'exploitation d'une source ferrugineuse qui prend naissance à la métairie du Brousté, sur les bords du Midour. Elle émerge d'un banc de calcaire coquillier de 2 mètres de puissance superposé à des marnes d'eau douce d'un gris bleuâtre et recouvert par des grès ferrugineux dépendant de la mollasse marine.

L'analyse faite par Bouis au laboratoire de l'Académie de médecine à l'appui de l'arrêté d'autorisation a donné :

Carbonate de calcium	0gr,150
— de magnésium	0 010
— ferreux	0 043
Sulfate de sodium	0 010
Chlorure de sodium	0 012
Résidu insoluble	0 012
	0 237

[1] L'analyse s'applique à la source de la page 490 de l'*Annuaire* de 1851-54 ; mais elle est rectifiée par la dose de silice qui est seulement de 0,02, au lieu de 0,08, chiffre inexact et d'ailleurs complètement invraisemblable.

SOURCE DU PARC-DE-PAU (BASSES-PYRÉNÉES)

Presque toutes les sources minérales du Béarn ont été rattachées aux Pyrénées, comme se trouvant dans la dépendance manifeste de ces montagnes. Dans la plaine on n'a à signaler que la source ferrugineuse qui émerge sur les bords du Gave à l'extrémité occidentale du parc du château de Pau. Elle sort de l'assise placée à la partie supérieure du terrain nummulitique qui est connue sous le nom de poudingue de Palassou.

Nous donnons sa composition déduite d'une analyse remontant à 1862.

Bicarbonate de calcium		0^{gr},203
— de magnésium.		0 012
— ferreux		0 036
Chlorures et matière organique		traces
Silice		0 014
		0 265

QUERCY, ROUERGUE ET PÉRIGORD

Hydrologie minérale de ces régions. — Si de la Gascogne on remonte vers le nord, en suivant la lisière occidentale des Montagnes du Centre, la première région que l'on rencontre est celle des hauts plateaux calcaires connue sous le nom de Quercy. Vient ensuite la partie du Rouergue située à l'ouest de Villefranche. Séparée du Plateau Central par une grande faille et entièrement recouverte par des formations secondaires où dominent le lias et le terrain jurassique, elle appartient évidemment à la plaine.

En s'avançant davantage vers le Nord, on rencontre le Périgord, dont le sol est presque exclusivement formé par les terrains jurassique et crétacé. Les études géologiques partielles auxquelles cette dernière région a donné lieu, notamment le relevé de la feuille de Brives exécuté par M. l'Ingénieur en chef Mouret la représentent comme extraordinairement disloquée. Les terrains sédimentaires sont non seulement séparés du massif cristallin par de grandes failles longitudinales, mais ils sont encore découpés transversalement par des accidents qui se prolongent fort loin vers l'ouest. On rencontre donc dans le Quercy, la plaine du Rouergue et le Périgord des conditions favorables à la formation des sources minérales.

Trois groupes d'inégale importance sont figurés sur la carte dans ces régions. Ils se présentent dans l'ordre suivant en partant du sud :

1° Vaour et Feneyrols dans la vallée de l'Aveyron, un peu en aval du coude où cette rivière quitte décidément le Plateau Central pour couler vers l'ouest ;

2° Villefranche-de-Rouergue à 40 kilomètres plus au nord sur la même rivière, à la limite des roches cristallines et des terrains stratifiés ;

3° Enfin, à 60 kilomètres plus haut dans la même direction, le groupe assez important formé par les stations de Gramat, de Miers et de Bio.

Les villages de Feneyrols et de Vaour, disposés symétriquement par rapport au cours de l'Aveyron, le premier sur la rive droite dans le département du Tarn-et-Garonne, le second sur la rive gauche dans le Tarn forment un petit groupe hydrominéral dont le gisement se rattacherait au terrain permien d'après la carte géologique au millionième. Il est connu tant par les analyses exécutées en 1857, au laboratoire de l'École des mines sur deux sources qui appartiennent à la première localité, que par celle de Vaour, faite à l'Académie de médecine. Ce sont des sulfatées calciques, légèrement magnésiennes, avec une proportion assez notable d'alcalis.

A Villefranche-de-Rouergue on ne trouve que de simples sulfureuses calciques accidentelles. Elles sont rapportées aux marnes et aux calcaires liasiques, assises qui sont presque constamment gypseuses et bitumineuses. Elles ne paraissent pas d'ailleurs avoir plus d'importance que les précédentes.

Le seul groupe hydrominéral du Périgord qui présente de l'intérêt est celui de Gramat, chef-lieu de canton de l'arrondissement de Gourdon, situé au sud de la vallée de la Dordogne, à une dizaine de kilomètres à l'ouest de la lisière du Plateau Central. Il comprend, indépendamment de la station de ce nom, celle de Miers, qui appartient au canton et celle de Bio, qui dépend du canton voisin de Saint-Céré, arrondissement de Figeac.

Toutes les sources de ce groupe sont laxatives, circonstance qui tient à ce qu'elles renferment une assez forte proportion de sulfates de sodium et de magnésium.

Miers paraît être la station la plus importante du groupe. La source qui est figurée sur la carte de l'état-major, émerge au fond d'un petit vallon situé à un kilomètre au sud du bourg et dont le sol est formé par les assises supérieures du lias. Mais ce terrain ne saurait rendre compte de la minéralisation de l'eau et à l'inspection de la feuille géologique de Brives on est amené à en rechercher l'origine dans un pointement de trias avec amphibolites massifs qui affleure à 10 kilomètres environ vers l'est. Miers y est rattaché par une grande faille transversale à peu près perpendiculaire à la lisière du Plateau Central. Il y a en outre, autour de ce bourg, une foule d'accidents de détail qui suffisent pour expliquer l'existence de sources artésiennes minéralisées dans la profondeur.

La source de Bagnères-Saint-Félix dont l'analyse a été empruntée à l'*Annuaire* de 1851-54 se rattache au groupe de Miers tant par sa composition que par sa situation au nord de cette localité sur les bords de la Dordogne.

Il n'y a, au contraire, aucun rapport entre ce groupe et Duravel qui appartient à une région du Lot fort éloignée.

FENEYROLS CANTON DE SAINT-ANTONIN, ARRONDISSEMENT DE MONTAUBAN (TARN-ET-GARONNE)

	SOURCES	
	DE L'ÉGLISE	DE LA BAMBOUZOLLE
Acide carbonique des bicarbonates.	0gr,2156	0gr,2088
— libre.	0 0384	0 0212
Bicarbonate de calcium	0 3528	0 3416
— de magnésium.	traces	traces
— ferreux	traces	traces
Sulfate de calcium.	0 9928	1 0617
— de magnésium	0 0900	0 0810
— de potassium	0 3352	0 4034
Chlorure de potassium.	0 0347	0 0286
— de sodium	»	»
Silice	0 0250	0 0200
	1 8305	1 9363
Poids du résidu fixe.	1 7330	1 8260

Groupement déduit de l'analyse exécutée à l'École des Mines en 1867.

VAOUR (TARN)

La source de Vaour appartient à la commune. Elle sourd vers l'altitude de 450 mètres au centre d'un cirque formé par des assises marneuses avec quelques intercalations grèseuses. De l'analyse faite au laboratoire de l'Académie de médecine on déduit la composition suivante :

Carbonate de calcium.	0gr,207
Sulfate de calcium.	1 715
— de magnésium.	0 584
Chlorure de sodium.	0 028
Résidu insoluble.	0 015
	2 549

L'eau de Vaour est légèrement purgative.

Source dite: *Notre-Dame-des-Treize-Pierres*, territoire de Villefranche-de-Rouergue (Aveyron)

La source de Notre-Dame, depuis longtemps en usage, a été autorisée en 1871. Elle est située dans le vallon des Imberts, à 2 kilomètres, au nord-ouest de la ville. Elle émerge des calcaires du lias.

L'analyse faite par Bouis à l'appui de l'autorisation d'exploiter, assigne à cette source la compositiou suivante :

Carbonate de calcium.	0gr,210
— de magnésium.	0 021
Sulfate de calcium	1 645
— de magnésium	0 215
Chlorure de sodium	0 009
Résidu insoluble	0 011
	2 111

Sources dites: *Les Carriettes*, a Villefranche-de-Rouergue (Aveyron)

Ces sources émergent de puits peu profonds, creusés dans le terrain d'alluvion qui forme une partie du sol de la ville. Elles sont très peu abondantes. D'après l'analyse que O. Henry a faite de l'une d'elles en 1854, elles renferment :

Acide sulfhydrique.	0gr,004
Bicarbonates de calcium et de magnésium.	0 880
Sulfures de calcium et de magnésium (traces).	0 082
Sulfates de calcium.	0 250
— de magnésium . . . . . . · ·	} 0 300
— de sodium	
Chlorures de sodium, de potassium et de	} 0 020
magnésium. . . . . ·· . . .	
Silice, alumine (?) phosphate terreux,	} 0 050
matières organiques et perte	
	1 582

Miers (Lot)

La station de Miers est le centre d'un petit groupe qui comprend les sources de Lagarde à Bio et celles de Gramat. Toutes ces sources sont froides (15°) ou à une température qui s'éloigne peu de la moyenne de la contrée. Le débit est très faible.

Miers est un village de l'arrondissement de Gourdon, situé non loin du point où la Dordogne débouche du Plateau Central pour entrer dans la plaine. Son altitude est de 360 mètres. L'eau de Miers n'est employée qu'en boisson. Elle est sulfatée sodique, calcique et magnésienne. Elle a été analysée en 1872 à l'École des Mines. Des résultats obtenus on peut déduire les groupements ci-dessous qui se rapportent à deux états d'une seule et même source. No 1, échantillon au commencement du jaugeage, l'eau étant très base dans le puits; no 2, au moment où ayant monté elle approche de son orifice d'écoulement.

	SOURCE n° 1	SOURCE n° 2
Acide carbonique des bicarbonates.	0gr,1876	0gr,1696
— libre.	0 0045	0 0088
Bicarbonate de calcium.	0 2778	0 2524
— de magnésium	0 0064	0 0064
— ferreux.	0 0244	0 0200
Silicate de magnésium.	0 0200	0 0015
Silice en excès	0 . 0150	0 . 0241
Sulfate de sodium	1 4669	1 5100
— de magnésium.	1 2882	1 3320
— de calcium	1 2312	1 2305
— de potassium	0 0159	0 0194
Chlorure de sodium.	0 0365	0 0327
Matière organique	0 0017	0 0014
	4 3840	4 4304
Résidu fixe, par litre.	4 3200	4 3700

D'après une analyse faite antérieurement par Boulay et O. Henry et insérée dans l'ancien *Annuaire*, l'eau de Miers aurait une minéralisation de 5gr,35 nombre certainement trop fort et où figure par exemple la silice pour la quantité anormale de 0gr,480.

BIO (LOT)

	SOURCE LAGARDE
Acide carbonique libre	78cc
Hydrogène sulfuré.	12cc
Bicarbonate de calcium	0gr,401
— de magnésium.	0 097
Sulfate de calcium.	1 . 732
— de magnésium.	0 286
— de sodium.	0 688
Chlorure de sodium	0 104
— de magnésium	0 078
— de potassium	traces
Silice et oxyde ferrique	0 028
Matière organique azotée	0 076
	3 490

(O. Henry. *Annuaire* 1854.)

GRAMAT (LOT)

La source de Gramat ne vient qu'en troisième ligne dans le groupe de Miers. Elle est, en effet, beaucoup moins minéralisée que les deux précédentes.

L'autorisation d'exploiter cette source remonte à l'année 1818. A cette époque, les autorisations de cette sorte étaient accordées sur l'avis conforme d'un certain nombre de délégués choisis parmi les professeurs de la Faculté de médecine de Paris. Il a paru de quelque intérêt de reproduire l'analyse sommaire qui a motivé l'autorisation. Il est dit, dans la délibération de l'assemblée des professeurs,

que les résultats sont conformes à ceux d'une analyse exécutée par Vauquelin,
en 1816 [1].

Acide carbonique libre	$0^{lit},014$
Sulfate de calcium	$1^{gr},691$
— de magnésium	0 285
— de sodium	0 157
Carbonate de calcium	0 348
— de magnésium	0 023
Chlorure de magnésium	0 080
	2 584

BAGNÈRES-SAINT-FÉLIX (LOT)

L'*Annuaire* signale dans cette localité, voisine des communes de Condat et de
Martel, une source qui a pour composition, outre des quantités indéterminées d'acides
carbonique et sulfhydrique :

Carbonate de calcium	0 45
— de fer	0 03
Sulfate de magnésium	1 00
— de calcium	0 86
Chlorure de magnésium	0 14
Matière organique	0 01
Pertes	0 20
	2 69

DURAVÉL (LOT)

Village du canton de Puy-l'Évêque situé dans la région sud-est du département
qui confine au Lot-et-Garonne. On y a autorisé en 1887 une source dite le *Cousta-
lou*, qui émerge d'une grotte ouverte dans le calcaire marneux de l'oolithe inférieure,
au voisinage de gîtes sidérolithiques ferrifères. Elle est signalée comme ferrugineuse; mais l'analyse excutée à l'appui de l'autorisation d'exploiter ne justifie
guère cette appréciation. Nous en donnons les résultats :

Carbonate de calcium	$0^{gr},200$
— de magnésium	0 004
— alcalin	0 020
Fer et alumine (?)	0 005
Chlorure de sodium	0 006
Silice	0 005
	0 240

ANGOUMOIS ET SAINTONGE

Hydrologie minérale de ces régions. — L'Angoumois, correspondant
au département de la Charente, forme la bordure occidentale des Montagnes du Centre à la hauteur du Limousin. C'est une région en grande

---

[1] Extrait des registres des délibérations de l'assemblée des professeurs de la faculté de
médecine de Paris.

partie crétacée, avec une bande jurassique à la lisière de la montagne et vers le Nord. La Saintonge avec laquelle on a formé le département de la Charente-Inférieure présente à l'Ouest la même composition.

Dans ces régions il n'y a que deux groupes de sources minérales à citer. Ce sont, pour la Charente, celui d'Abzac dans la vallée de la Vienne, à 8 kilomètres au nord de Confolens, non loin de la lisière occidentale du Plateau Central, constitué dans ces parages par des schistes cristallins et, pour la Charente-Inférieure, la Rouillasse-de-Soubise sur la rive gauche de la Charente, près de son embouchure. Le premier groupe est chloruré sodique. Quant au second, il comprend deux sources : une ferrugineuse dérivant du grès vert de la craie, niveau plusieurs fois déjà signalé comme donnant assez habituellement naissance à des eaux minérales, et une sulfureuse calcique accidentelle.

ABZAC (CHARENTE)

Les sources chlorurées sodiques d'Abzac, au nombre de trois, sont connues sous le nom d'Availles, chef-lieu de canton de la Vienne, bien qu'elles prennent en réalité naissance dans la première commune, mais, il est vrai, à 100 mètres de distance seulement, de la limite séparative de la Charente avec le département voisin. Elles émergent, dans la vallée de la Vienne, d'un marais tourbeux, recouvrant le granite, à la lisière occidentale du Plateau Central. Leur débit est évalué à 16 000 litres par jour.

Ces sources, qui ont joui jadis d'une certaine réputation, sont actuellement à peu près délaissées.

L'analyse faite par O. Henry, à l'appui de l'autorisation d'exploiter les sources d'Abzac, a donné les résultats suivants :

Bicarbonate de calcium. . . . . }	
— de magnésium. . . . . . . }	0gr,032
Chlorure de sodium	2 250
— de calcium . . . . }	
— de magnésium. . . . . }	0 671
Sulfate de sodium.	0 025
— de calcium	0 095
Silice et oxyde de fer.	traces
Matière organique	0 017
	3 090

SOURCES FERRUGINEUSES DE L'ARRONDISSEMENT DE BARBEZIEUX (CHARENTE)

Dans sa description géologique du département de la Charente [1], Coquand a signalé l'existence d'un certain nombre de sources ferrugineuses. Elles seraient com-

---

[1] *Description physique, géologique, paléontologique et minéralogique du département de la Charente*, par H. Coquand, professeur de géologie à la faculté des sciences de Besançon. Besançon, 1858.

posées de carbonates calciques, magnésiens et ferreux et elles proviendraient, d'après cet auteur, de la réaction des pyrites que renferme l'étage campanien de la craie sur les roches ambiantes.

La principale de ces sources, connue sous le nom de *Font-Brune*, appartient au territoire de Barbezieux. On en cite trois autres dans l'arrondissement de ce nom, savoir : la *Font-Rouillée*, à Cordéon et une dans chacune des communes de Passirac et d'Yviers.

Il est assez remarquable de voir ces sources prendre toutes naissance le long de la ligne séparative du terrain crétacé supérieur et du terrain tertiaire, désigné sous le nom de *Brandes*, qui le recouvre.

POITOU ET BERRY

Constitution géologique et hydrologique de ces régions. — Le Poitou et le Berry occupent, à la pointe nord-ouest et sur la lisière septentrionale des Montagnes du Centre, des positions analogues à celle que présente l'Angoumois plus au sud. Ce sont encore des régions en bordure à la périphérie du Plateau Central.

Envisagé en dehors des terrains primordiaux de la Vendée et des Deux-Sèvres, le Poitou forme, entre ces terrains à l'ouest et les Montagnes du Centre à l'est, un détroit en grande partie constitué par des assises jurassiques et crétacées.

Le Berry, qui correspond aux départements de l'Indre et du Cher, et qui recouvre tout l'espace compris entre la Loire et la Gartempe, présente la même composition, sauf à sa pointe occidentale, où les argiles et les sables tertiaires recouvrant le terrain jurassique donnent lieu à un petit pays plat et couvert d'étangs, connu sous le nom de Brenne.

Comme la carte hydrominérale le montre, ces deux régions sont également très pauvres en eaux minérales. La première ne possède que les deux stations de la Roche-Posay et de Bilazais. La Roche est un bourg de 1 300 habitants situé dans la vallée de la Creuse sous le parallèle de Châtellerault. Il y a trois sources peu minéralisées qui prennent naissance dans un petit vallon latéral au sud du bourg, vers l'altitude de 80 mètres. Elles paraissent emprunter leurs éléments fixes qui sont mal connus aux sables verts de la craie, substratum de l'assise d'où elles émergent. Elles seraient donc subartésiennes.

La source minérale d'Azay-le-Ferron, la seule que renferme le Berry en dehors des eaux ferrugineuses, aurait la même origine. Elle appartient à la Brenne.

LA ROCHE-POSAY (VIENNE)

Les sources de la Roche-Posay, aujourd'hui à peu près délaissées, ont joui, vers le milieu du XVIIᵉ siècle, d'une certaine vogue provoquée par Milon, premier médecin de Louis XIII. Leur composition est mal connue. On ne possède en effet à cet égard qu'une analyse qualitative très sommaire faite par O. Henry sur 250 grammes de chacune des sources mis à sa disposition. Des essais auxquels il s'est livré il semble résulter qu'elles sont surtout composées de sulfate de calcium très dominant, d'un peu de chlorure de sodium et de carbonate ferreux.

Les boues qu'elles déposent renferment des traces de sulfure de fer et une matière organique en flocons verdâtres.

BILAZAIS (DEUX-SÈVRES)

La source de Bilazais est le produit du captage de trois ou quatre griffons très voisins, situés au nord-ouest du village qui est sur le plateau, à l'est du Thouet, à 14 kilomètres environ de Thouars. Elle est recueillie dans un grand réservoir, d'où elle est transportée au moyen de tonneaux, à l'hospice d'Oiron, qui est propriétaire de la source et qui sert d'établissement pour les malades. L'eau, qui est à la température moyenne du lieu, a un débit moyen d'environ 5 700 litres par jour.

D'après une analyse qui en a été faite il y a plus de trente ans, par M. Poirier, pharmacien à Loudun, elle appartient à la catégorie des sulfurées calciques accidentelles. Elle renfermerait :

Acide carbonique libre	0ᵍʳ,02300
Hydrogène sulfuré libre et combiné. . . .	0 00432
Hyposulfite de calcium . . . . }	
— de sodium . . . . }	0 050
Sulfate de calcium	0 028
— de sodium	0 058
Carbonate de calcium.	0 500
— de sodium.	0 150
Chlorure de sodium	0 150
Silice.	0 050
Alumine (?).	0 062
Glairine	0 290
Chlorure de potassium . . . . }	
— de magnésium. . . . . }	
Carbonate de manganèse . . . . }	traces
Sulfate de fer. . . . . }	
	1 338

DUN-LE-POËLIER (INDRE)

Village de 1 300 habitants, situé sur la rive droite du Fouzon, dans la partie septentrionale de l'arrondissement d'Issoudun. En 1886, on a autorisé l'exploitation d'une source rencontrée au fond d'un puits de 5ᵐ,60 de profondeur, foncé dans la propriété de l'*Hermitage*, aux abords de la route de Graçay à Romorantin. Elle émerge sous des alluvions sableuses et argileuses, de grès cénomaniens du terrain crétacé. C'est donc encore la glauconie qui est ici l'agent minéralisateur.

D'après l'analyse qui en a été faite au laboratoire de l'Académie de médecine, la source de l'*Hermitage* renferme:

Bicarbonate de calcium.	0gr,1207
— de magnésium	0 0088
— ferreux.	0 0150
Sulfate de calcium	0 0233
Chlorure de sodium	0 0114
— de potassium	traces
Silice.	0 0160
Matières organiques	0 0035
	0 1987

VENDÉE ET BRETAGNE

Caractères de ces régions au point de vue hydrominéral. — La Vendée et la Bretagne séparées des Montagnes du Centre par le détroit du Poitou, leur sont assimilables au point de vue de leur constitution géologique, car les terrains primaires et de transition y dominent. Sous le rapport hydrominéral ces régions n'ont plus aucun rapport avec les plaines de l'Ouest. Elles ne se différencient pas de la partie occidentale du Plateau et elles se rattachent vers le Nord au Cotentin; elles sont également très pauvres en sources, circonstance qui résulte, comme on l'a vu, de l'absence des failles.

La Vendée, passée sous silence dans les statistiques de 1883 et de 1892, ne figure sur la carte qu'à l'occasion des analyses exécutées dans le laboratoire de l'École des Mines en 1869 et 1873 sur les sources de Faymoreau et de Moutiers-les-Maufaits. La première est une eau ferrugineuse provenant de la décomposition des pyrites que renferment les schistes houillers du bassin de Chatonnay. La seconde est plus difficile à caractériser. Par suite de la faible quantité d'eau soumise à l'analyse on n'a pu doser, parmi les éléments basiques, que la chaux et la magnésie. Les sulfates et surtout les chlorures paraissent dominer dans l'eau de Moutiers. Elle émerge à 20 kilomètres à l'est de la ville des Sables-d'Olonne et sur la feuille géologique de ce nom elle est représentée comme provenant d'une faille qui sépare le terrain jurassique des schistes sériciteux avec pointement de granulite.

La plupart des sources de la presqu'île de Bretagne appartiennent à la catégorie des ferrugineuses. Une des plus connues est celle de Préfailles, commune de la Plaine, qui coule vers le bas de la falaise, située au sud de l'embouchure de la Loire près de la pointe de Saint-

Gildas. Elle émerge de schistes talqueux renfermant du mispickel, du fer oxydulé et du fer oligiste. Cette source, qui appartient à l'État, est recouverte à marée haute, ce qui s'oppose à ce qu'elle soit convenablement aménagée. Il en existe une semblable à Pornic au sud de la Plaine et on en signale au nord de Nantes, deux autres à la Chapelle-sur-Erdre et à Riaillé, qui ont également leur gisement dans les schistes anciens.

Les sources ferrugineuses de Dinan, de Saint-Servan et de Pontivy dans les départements des Côtes-du-Nord, d'Ille-et-Vilaine et du Morbihan sourdent au contraire des roches granitiques. Dans les terrains de cette nature, les sources minérales offrent, sous le rapport du gisement, la plus grande analogie avec les sources d'eau douce. Comme ces dernières, elles prennent naissance au contact de la roche vive imperméable et de l'arène superficielle qui résulte de son altération par les agents atmosphériques. Elles ne sont que de simples accidents résultant de la présence de minéraux ferrifères dans la roche cristalline.

Les statistiques de 1883 et de 1892 signalent à Kerlouan, arrondissement de Brest, sur la côte septentrionale du Finistère, une source émergeant du granite recouvert par un banc de tourbe et qui serait sulfurée, iodo-chlorurée sodique ; mais l'analyse ne nous semble pas justifier cette classification.

Dans l'énumération des sources minérales de la Bretagne il faut encore citer celle qui a été mise à jour par un forage entrepris, il y a une dizaine d'années, dans l'intérieur de la ville de Redon.

EAU FERRUGINEUSE DE FAYMOREAU, ARRONDISSEMENT DE FONTENAY-LE-COMTE (VENDÉE)

Une analyse faite en 1868 à l'École des Mines permet de calculer approximativement le groupement probable des éléments ; approximativement, car une portion indéterminée de l'hydrate de fer se trouvait précipitée. On a calculé, à l'état de carbonate ferreux, l'acide carbonique en excès sur les autres carbonates :

Carbonate de calcium	0gr,0621
— de magnésium	traces
— ferreux	0 0870 (?)
Oxyde ferrique en excès	0 0065 (?)
Silice	0 0160
Sulfate de sodium	0 0895
— de potassium	traces
— de calcium	0 0877
— de magnésium	0 0330
Chlorure de sodium	0 0643
Matière organique	traces
	0 4461
Le poids du résidu sec est de	0 3400

Une analyse partielle de l'École des Mines, exécutée en 1873 accuse pour ;cette eau un résidu de 7 gr, 06 par litre, dont 4 gr, 067 d'acide chlorhydrique, 0 gr, 137 d'acide sulfurique (SO³) 1 gr, 320 de chaux et 0 gr, 146 de magnésie; les autres principes n'ont pas été dosés.

Pornic. — Préfailles (Loire-Inférieure)

Calcul fait d'après l'analyse de A. Bobierre et Moride consignée dans l'*Annuaire*; les indications de ces auteurs se rapportent à la composition centésimale du résidu. Voici la composition de ces eaux rapportée au litre.

	PORNIC	PRÉFAILLES
Carbonate de sodium	0gr,0806	0gr,1008
— de calcium	0 0640	0 0375
— de magnésium	0 0339	0 0406
— ferreux	0 0058	0 0180
Sulfate de sodium	0 0677	0 0598
Chlorure de sodium	0 0585	0 0252
Silice	0 0079	0 0304
Alumine ?	0 0090	»
Matière volatile ?.	0 0610	0 0288
Pertes.	0 0056	0 0599
	0 3940	0 4010

Riaillé (Loire-Inférieure)

Gros bourg de 2 400 habitants, chef-lieu de canton de l'arrondissement d'Ancenis. La source dite le *Haut-Rocher* émerge dans la vallée de l'Erdre, au Sud-Ouest du bourg, de quartzites ampéliteux noirs, appartenant au terrain silurien supérieur. Sa température est de 12°. Son débit de 5 800 litres.

Une analyse faite en 1856 au laboratoire de l'Académie de médecine lui assigne la composition suivante :

Carbonate de calcium	0gr,056
— de magnésium	0 009
— alcalin	0 053
— ferreux.	0 012
Silice	0 010
	0 140

La Chapelle-sur-Erdre (Loire-Inférieure)

Dans cette même vallée de l'Erdre, à 10 kilomètres au nord de Nantes et par con-séquent à une assez grande distance de Riaillé, on a figuré sur la carte la source de la Chapelle. D'après une analyse exécutée par MM. Prével et Lesant en 1821 et que nous empruntons au *Journal de pharmacie*, elle renferme :

Carbonate de calcium.	0gr,0033
— de magnésium	0. 0166
— ferreux.	0 0199
Sulfate de calcium	traces
Chlorure de calcium (?)	0 0017
— de magnésium (?)	0 0315
Acide silicique	0 0100
Matière grasse	0 0050
— extractive.	0 0033
Perte	0 0050
	0 0963

DINAN (CÔTES-DU-NORD)

La source de Dinan est située à 2 kilomètres environ au nord de la ville, au fond d'un petit vallon latéral à la pittoresque vallée de la Rance. Elle sourd d'un puits peu profond non loin du point où le vallon est traversé par la route et le chemin de fer de Dinard. Aux abords de la buvette de Dinan il y a une promenade plantée d'arbres, dans un site très agreste.

L'eau de Dinan renferme, d'après Malaguti (1863) :

Acide carbonique libre.	0gr,059096
Sulfate de calcium	0 005416
— de magnésium.	0 000924
— de potassium	0 002950
Chlorure de sodium.	0 032890
— de potassium	0 013030
Bicarbonate de sodium.	0 055033
— de calcium	0 026040
— de magnésium	0 004119
— de fer	0 013813
— de manganèse	0 002732
Silicate de magnésium (en suspension).	0 018059
Phosphate ferreux	0 000150
Arséniate ferreux.	0 000078
Silice.	0 001834
Matière organique azotée.	0 002600
Lithine (au spectroscope).	traces
	0 179668

KERLOUAN (FINISTÈRE)

Kerlouan, bourg de 2 700 habitants sur les bords de la Manche, au nord de Brest. En 1878 on a autorisé, en faveur de la Société des pêcheries et des grèves de cette localité, une source peu abondante rencontrée sur le rivage, en creusant un vivier pour y conserver des crustacés. L'eau émerge au lieu dit le *Louch-an-Dreft* d'un sol granitoïde recouvert par des marais tourbeux. Il est à peine nécessaire d'ajouter que cette eau, classée dans la statistique de 1893, comme sulfurée, iodo-chlorurée sodique n'a jamais été utilisée. Elle paraît provenir de simples infiltrations de la mer.

D'après l'analyse du laboratoire de l'Académie de médecine, elle présenterait la composition suivante :

Carbonate de calcium.	0gr,147
— de magnésium	0 105
Sulfate de calcium.	0 012
— de magnésium.	0 030
Chlorure de sodium	0 280
Sulfates alcalins	0 115
Silice	0 012
Iode.	traces
	0 701

SOURCE CHLORURÉE SODIQUE DE REDON (ILLE-ET-VILAINE)

La Société des émeris de l'Ouest dont le siège est à Redon sur les bords de la Vilaine a été autorisée en 1886 à livrer à la consommation une eau minérale rencontrée dans la cour de son usine, à la suite du creusement de deux puits instantanés. Cette eau a été mise à jour sous une couche de graviers diluviens de 15m,50 d'épaisseur. Elle s'est élevée à 2m,60 de la surface du sol, où elle est puisée par une pompe. Son débit est de 165 litres par minute.

La source de Redon n'est nullement affectée par les marées. D'après l'analyse exécutée à l'appui de l'autorisation d'exploiter, elle offre la composition suivante :

Acide carbonique libre.	0gr,1855
Bicarbonate de calcium.	0 1833
— de magnésium	0 6798
— ferreux	0 1523
Manganèse	traces.
Chlorure de sodium	4 1833
— de potassium	0 0016
— de calcium	0 0576
— de magnésium.	0 1106
Iodure de magnésium	traces.
Bromure de magnésium.	traces.
Sulfate de calcium	0 0099
Silice.	0 0012
	5 3796

ANJOU ET MAINE

Constitution géologique et hydrologie de ces régions. — Au point de vue de la constitution géologique du sol, l'Anjou, qui correspond au département de Maine-et-Loire, et le Maine qui comprend ceux de la Mayenne et de la Sarthe, peuvent être divisés en deux parties presque équivalentes, mais bien distinctes. Celle de l'ouest ne diffère en aucune façon de la Bretagne à laquelle elle confine et dont elle forme le prolongement. La partie orientale au contraire constitue, avec ses assises jurassiques et crétacées, la ceinture du bassin tertiaire parisien. De là des différences très tranchées, sinon dans l'hydrologie minérale de ces régions, du moins en ce qui concerne la provenance des sources qu'elles renferment.

On n'y rencontre guère, en effet, que des eaux minérales ferrugineuses et, si sur la carte elles paraissent être plus nombreuses que dans la presqu'île de Bretagne, c'est peut-être uniquement parce qu'elles ont été, surtout en Anjou, l'objet d'études chimiques plus étendues. L'*Annuaire* de 1851-54 renferme à cet égard des renseignements que nous avons utilisés.

Dans la partie occidentale du département de Maine-et-Loire et dans la Mayenne, la plupart des sources ferrugineuses proviennent de la décomposition des pyrites que renferment les schistes anciens. A cette catégorie appartiennent notamment sur la rive gauche de la Loire, les sources de Martigné-Briand, du Prieuré de Thouarcé et de Chalonnes, qui paraissent dériver du terrain anthraxifère.

Il semble en être de même pour les sources de Château-Gontier, de Grazay, de Bourgneuf, de Chantrigné et de Niort, que la statistique de 1844 a rapportées à tort au terrain tertiaire moyen.

Dans la Sarthe et dans l'arrondissement de Baugé, le terrain crétacé est au contraire l'agent minéralisateur habituel des sources ferrugineuses.

Les sources ferrugineuses sont très nombreuses dans le département de Maine-et-Loire [1]. Elles ont été, de la part de Menière et Godefroy, l'objet d'analyses qui se trouvent résumées dans le tableau des pages 474 et 475 de l'*Annuaire* de 1851-54. Il y a deux groupes principaux : le premier est situé aux environs d'Angers et des Ponts-de-Cé ; le second s'étend de Chalonnes, sur la rive gauche de la Loire, le long de son affluent, le Layon, vers Martigné-Briand [2].

[1] C'est pour signaler cette généralité que l'on a jugé à propos de donner, sur la carte, aux deux chefs-lieux d'arrondissement, Segré et Baugé, le signe caractéristique des eaux ferrugineuses.

[2] Dans une revue des sources ferrugineuses de l'Anjou, il est impossible de ne pas citer les remarquables travaux analytiques exécutés dans le laboratoire d'Angers par l'Ingénieur des Mines Le Chatelier à l'appui de son mémoire sur l'emploi des eaux corrosives pour l'alimentation des chaudières à vapeur. (*Annales des Mines*, t. XX, 3° série, 1842.) Les eaux qui séjournent dans les fosses des anciennes carrières de schistes ardoisiers des environs d'Angers dont il a été amené à rechercher la composition, doivent se rapprocher en effet, sous ce rapport, des eaux ferrugineuses de la région. Les résultats sont tels qu'on devait les attendre de la réaction qui se produit dans les pyrites sous l'influence des agents atmosphériques. Les sulfates entrent presque exclusivement dans la composition des eaux analysées. On y remarquera la présence du nickel et du cobalt qui proviennent manifestement des pyrites.

Le Chatelier a tiré de ses analyses une conclusion très importante. Tout en admettant que les eaux vitrioliques analysées sont corrosives, il ajoute qu'il n'a jamais rencontré d'eaux

MARTIGNÉ-BRIAND (MAINE-ET-LOIRE)

Bourg de 1 700 habitants de l'arrondissement de Saumur à 30 kilomètres au sud-est d'Angers. On y signale l'existence de trois filets d'eau ferrugineuse tellement rapprochés, qu'ils peuvent être considérés comme les griffons d'une source unique qui est connue sous le nom de *Jouannet*.

Elle est figurée sur la carte du Dépôt de la guerre à 2 kilomètres au nord-ouest du bourg, à proximité de la route de Thouarcé. L'eau est limpide et inodore, sa saveur est styptique et astringente. A l'air elle se couvre d'une pellicule irisée, se trouble et laisse déposer un précipité contenant indépendamment du sesquioxyde de fer, des carbonates de calcium et de magnésium. Sa température est de 13°, son débit de 6 mètres cubes par vingt-quatre heures.

D'après une analyse de Godefroy, professeur de chimie et de pharmacie à l'école préparatoire d'Angers qui remonte à 1845, la source Jouannet présente la composition suivante :

Acide carbonique.	0^{lit},032
Azote.	0 016
Carbonate de calcium.	$\overline{0^{gr},0400}$
— de magnésium. :	0 0903
— ferreux.	0 0141
Sulfate de sodium	0 2283
Chlorure de sodium.	0 1396
— de calcium (?).	·0 0140
— de magnésium (?)	0 0163
Acide silicique	0 0100
Matière organique	0 0100
Manganèse et bitume	traces
	$\overline{0 \quad 5626}$

Godefroy a en outre signalé des traces d'arsenic dans l'eau de Jouannet.

contenant des acides libres en dissolution. L'acide sulfurique correspond toujours exactement aux bases.

Les analyses ont porté sur les eaux de quatre fosses, savoir :

A. Ancienne carrière d'ardoises abandonnée dite du Pré Pigeon, à Angers ;

B. Puisard de la carrière d'ardoises de la Gravelle à Saint-Barthélemy, canton nord-est d'Angers.

C. Carrière d'ardoises des Grands Carreaux, à Trélazé, canton sud-est d'Angers.

D. Vieille carrière d'ardoises de la Pouëze canton du Lion-d'Angers, arrondissement de Segré.

Les résultats des analyses sont consignés dans le tableau suivant :

	A PRÉ PIGEON	B LA GRAVELLE	C TRÉLAZÉ	D LA POUÈZE
Sulfate d'aluminium.	0gr,251	0gr,032	0gr,232	Il n'a été fait
— de peroxyde de fer.	traces	0 063	0 005	qu'une ana-
— de calcium.	0 752	0 869		lyse qualita-
— de magnésium.	0 109	0 726		tive de l'eau
— de nickel et de cobalt.	0 013	traces	non dosés	de la Pouëze.
— alcalin.	0 144	0 044		
Chlorure de sodium.	0 069	0 081		
Silice gélatineuse	0 023	» »	0 030	
	1 361	1 815	» »	» »

THOUARCÉ (MAINE-ET-LOIRE)

Bourg de 1 500 habitants, chef-lieu de canton de l'arrondissement d'Angers, à 3 kilomètres au nord-ouest de Martigné-Briand. On y rencontre deux sources connues sous le nom du Prieuré et qui ont la plus grande analogie avec la précédente.

L'analyse faite au laboratoire de l'Académie de médecine à l'appui de l'autorisation d'exploiter, qui remonte à l'année 1869, leur assigne la composition suivante :

Carbonate de calcium.	0gr,170
— de magnésium	0 057
Sesquioxyde de fer	0 020
Chlorure de sodium	0 093
Sulfate de sodium	0 024
Manganèse.	traces
Matière organique	0 010
Résidu insoluble.	0 007
	0 381

CHALONNES-SUR-LOIRE (MAINE-ET-LOIRE)

Chalonnes, chef-lieu de canton de l'arrondissement d'Angers, est un gros bourg de 4 600 habitants situé sur la rive gauche de la Loire.

D'après l'analyse de Menière et Godefroy la source ferrugineuse que l'on y rencontre présente la composition suivante :

Bicarbonate de calcium	0gr,063
— de magnésium	0 058
— ferreux.	0 012
— de manganèse.	0 030
Sulfate de calcium	0 075
— d'aluminium (?).	0 033
Chlorure de calcium (?)	0 067
— de magnésium (?)	0 075
Acide silicique.	0 078
Matière organique azotée	0 033
	0 524

CHÂTEAU-GONTIER (MAYENNE)

La source ferrugineuse que possède la ville de Château-Gontier est connue sous le nom d'*Eau de Pougues-Rouillée*. Elle émerge de schistes paléozoïques rapportés par la carte géologique au millionième à l'étage de Saint-Lô.

D'après l'analyse qu'en a faite en 1849 O. Henry, cette eau présenterait la composition suivante :

Acide carbonique libre	1/8 du volume
Bicarbonate de calcium. . . . . }	0gr 4556
— de magnésium . . . . }	
Oxyde de fer carbonaté . . . . }	0 1040
— crénaté et apocrénaté. . . . . . . }	
Manganèse.	traces
Sulfates de sodium et de calcium	0 1000
— de magnésium.	0 5200
Chlorure de sodium (dominant). . . . . . }	0 2004
— de magnésium . . . . }	
Silice et alumine silicatée.	0 0170
Principe arsenical sensible dans le dépôt de la source	traces légères
	1 3970

BAUGÉ (MAINE-ET-LOIRE)

L'*Annuaire* de 1851-1854 (p. 472-475) signale diverses sources ferrugineuses, arsenicales, dans l'arrondissement de Baugé. Ce sont les sources de la *Roche-Domeray*; de la *Fontaine-Rouillée*, à Chaumont; de la *Courrière*, près Montigné et trois sources à Durtal, à l'endroit désigné sous le nom de *Bouillant*. Ces eaux ont été analysées par Charles Ménière et Godfroy, mais il n'est pas possible d'admettre le groupement de leurs analyses, groupement dans lequel figurent à la fois des bicarbonates alcalino-terreux et des sulfates de fer et d'aluminium. La minéralisation totale de ces sources est comprise entre 0^{gr},324 et 0^{gr},534.

La même objection est à faire à d'autres analyses des mêmes auteurs, portant sur diverses sources de Maine-et-Loire.

RUILLÉ (SARTHE)

Bourg de l'arrondissement de Saint-Calais, situé à 40 kilomètres au sud un peu est du Mans, sur la rive droite du Loir. On y signale une source ferrugineuse dite *Tortaigne* prenant naissance dans un petit vallon latéral près des dernières maisons. D'après le relevé de la feuille géologique du Mans, elle émerge de graviers diluviens; mais il est très probable qu'elle tire sa minéralisation des sables ferrugineux du Perche, qui en forment le substratum.

L'*Annuaire* de 1851-54 a publié une analyse de cette source exécutée en 1807 par Dessaigne et Gendron. Nous ne la reproduisons qu'à titre de document.

Acide carbonique libre.	33^{cc}.
Carbonate de calcium	0^{gr},097
Sulfate de calcium	0 042
Chlorure de sodium (?)	0 159
— de calcium (?)	0 183
Silice et oxyde de fer	0 027
Alumine (?)	0 014
Matière animale.	0 024
	0 546

LE LUART (SARTHE)

La commune du Luart appartient au canton de Tuffé, arrondissement de Mamers. La source ferrugineuse que l'on y rencontre émerge des sables du Perche, comme on peut le voir sur la feuille géologique de Nogent-le-Rotrou.

TOURAINE, ORLÉANAIS ET BEAUCE

Hydrologie minérale de ces régions. — La Touraine, l'Orléanais et la Beauce possèdent également quelques sources ferrugineuses ; mais, comme cela a lieu presque constamment, leur réputation est toute locale.

Il suffira donc de signaler la source peu abondante qui sourd au fond d'un puits d'un mètre de profondeur dans le vallon crétacé de Semblançay au nord-ouest de Tours.

Celles de Saint-Denis, sises sur les coteaux de la rive droite de la Loire, à 6 kilomètres au nord-est de Blois, ont été mises en grande faveur à la fin du xvıe siècle par l'usage qu'en fit la reine Marie de Médicis. Elles sont aujourd'hui à peu près délaissées.

Il en est de même de celle de Beaugency, qui a été exploitée pendant quelque temps dans un petit établissement.

Enfin, parmi les sources ferrugineuses de la Beauce qui ont eu au siècle dernier une certaine réputation, il convient de citer la fontaine de Segray, commune de Pithiviers-le-Vieil. D'après la note de M. l'ingénieur Sauvage, déjà citée, elle était tarie, lorsqu'il y a quelques années on l'a retrouvée par hasard. Elle émerge au fond d'un puits de $3^m,50$ de profondeur, foncé dans un petit vallon boisé, parcouru par l'Essonne, et constitué par le calcaire de Beauce. Son débit est peu considérable. L'eau, limpide au moment où elle sort du puits, se trouble au bout de quelque temps, en formant un dépôt ocreux.

SEMBLANÇAY (INDRE-ET-LOIRE)

Bourg de 1 100 habitants situé à la naissance d'un petit affluent de la Loire à 20 kilomètres au nord-ouest de Tours. L'exploitation de la source qu'on y trouve a été autorisée par arrêté ministériel du 1er frimaire an XII. C'est encore une ferrugineuse dont la réputation ne dépasse pas les limites de la région.

SAINT-DENIS-LÈS-BLOIS (LOIR-ET-CHER)

Les sources de Saint-Denis émergent du calcaire inférieur de Beauce, sur le flanc droit de la vallée de la Loire. Leur exploitation a été autorisée en 1851, en conformité des analyses suivantes, que l'on doit à O. Henry.

	SOURCE MÉDICIS	SOURCE RENEAULME	SOURCE SAINT-DENIS
Acide carbonique libre	125cc	125cc	166cc
Bicarbonate de calcium	0gr,134	0gr,150	0gr,370
— de magnésium.	0 027	0 030	0 050
Oxyde ferreux, carbonaté et crénaté . . .	0 045	0 057	0 056
Sulfates de sodium et de calcium . . .	0 018	0 070	0 035
Chlorure de sodium	0 026	0 170	0 162
Iodure et azotate	traces	traces	traces
Sels de potassium et de calcium (crénates).	0 054	0 034	0 060
Ammoniaque	traces	traces	traces
Silice (et alumine?)	0 007	0 007	0 044
	0 311	0 518	0 777

(O. Henry, *Annuaire* 1853.)

Le dépôt ocracé accuse des traces d'arsenic.

Ces eaux déposent sur leurs parcours des conferves vertes.

PITHIVIERS-LE-VIEIL (LOIRET)

L'analyse faite en 1879 à l'appui de l'autorisation d'exploiter la nouvelle fontaine de Segray ne s'écarte pas beaucoup de celle exécutée en 1839 par O. Henry sur l'ancienne source et qui est publiée dans l'*Annuaire* de 1851-54, page 487. Elle a donné les résultats suivants :

Acide carbonique libre	0gr,060
Bicarbonate de calcium	0 210
— de magnésium	0 055
— ferreux.	0 093
Chlorure de sodium.	0 032
Silice.	0 030
	0 420

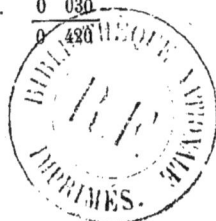

TABLE DES MATIÈRES

PREMIÈRE PARTIE

GÉNÉRALITÉS

DEUXIÈME PARTIE

DESCRIPTION DES RÉGIONS HYDROMINÉRALES DE LA FRANCE

37

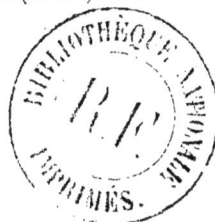

INDEX ALPHABÉTIQUE

DES NOMS DE LIEUX

CITÉS

DANS LE COURS DE LA DESCRIPTION DES EAUX MINÉRALES DE LA FRANCE

NOTA. — *En vue de faciliter les recherches, on a figuré, en caractères bien distincts, les numéros des pages où se trouvent les analyses des eaux minérales entreprises pour la revision de l'Annuaire de* **1851-54.**

On a employé les abréviations suivantes :

g. groupe de sources (les noms des groupes sont également imprimés · en caractères distincts); — *d.* département; — *f.* fleuve ; — *r.* rivière ; — *m.* montagne.

A

Aarr (Suisse). 49.
Aarau (Suisse), 307.
Aas, 321, 332.
Abatesco, *r*, 475.
Abrest, 118, **125.**
Abzac, **558.**
Accous, 399, 404.
Adour, *f*, 314, 316, 317, 318, 397, 400, 404, 445, 450, 451, 452, 453, 455, 458, 460, 461, 468, 548.
Agen, 466.
Agenais, 89, 451, 548.
Aghione, 478.
Ahusquy 421, 449.
Aigoual, *m*, 188.
Aiguebelle, 245.
Aiguilles-Rouges, *m*, 234, 235, 240, 241.
Aiguillette (l'), *m*, 235.
Aillevilliers, 216.
Ain, *d*, 307, 311, 531, 532.
Aire, 450, 451, 464.
Aires (les), 197, 201.
Aix (Provence), 66, 303, **305, 306.**
Aix-la-Chapelle (Allemagne), 68, 486.
Aix-les-Bains, *g*, 3, 14, 51, 53, 66, 71, 72, 276, 280, 281, **282, 283, 284,** 287.
Aizac, 90, 171, 172, **178.**
Ajaccio, 470, 471, 474, 475, 476, 477.
Alagnon, *r*, 158.

Alais, 42, 89, 497, 539, 540, 542.
Alaric, *m*, 538.
Albères, *m*, 316, 327, 417, 540.
Albertville, 236, 240, 245, 246, 255, 272, 273, 274.
Albi, 545, 546.
Alençon, 16, 487, 495, 506.
Alória, 470, 471, 473, 478.
Alesani (vallée d'), 481, **484.**
Alet, 53, 430, **432, 433,** 440.
Algérie, 59.
Alise-Sainte-Reine, 528.
Allan, 186, **187.**
Allègre, 539, 541.
Allemagne, 59, 60.
Allevard, 15, 17, 245, **247, 248, 249,** 271, 272
Allier, *d*, 93, 111, 113, 116, 120, 121, 124, 125, 126, 127, 129, 143.
Allier, *r*, 87, 89, 92, 107, 118, 127, 129, 132, 167.
Allonzier, 276.
Alpes, *m*, 4, 14, 17, 21, 22, 26, 44, 48, 51, 52, 53, 65, 71, 234, 236, 237, 238, 239, 240, 254, 269, 276, 296, 304, 307, 315, 320, 323, 324, 401, 472, 533.
Alpes Bernoises (Suisse), 234.
Alpes (Basses-), *d*, 234, 235, 236, 267, 268, 270.
Alpes (Hautes-), *d*, 234, 236, 259, 260, 261, 291, 294, 295.
Alpes (Maritimes), *d*, 234, 235, **247.**

ÉVREUX, IMPRIMERIE DE CHARLES HÉRISSEY

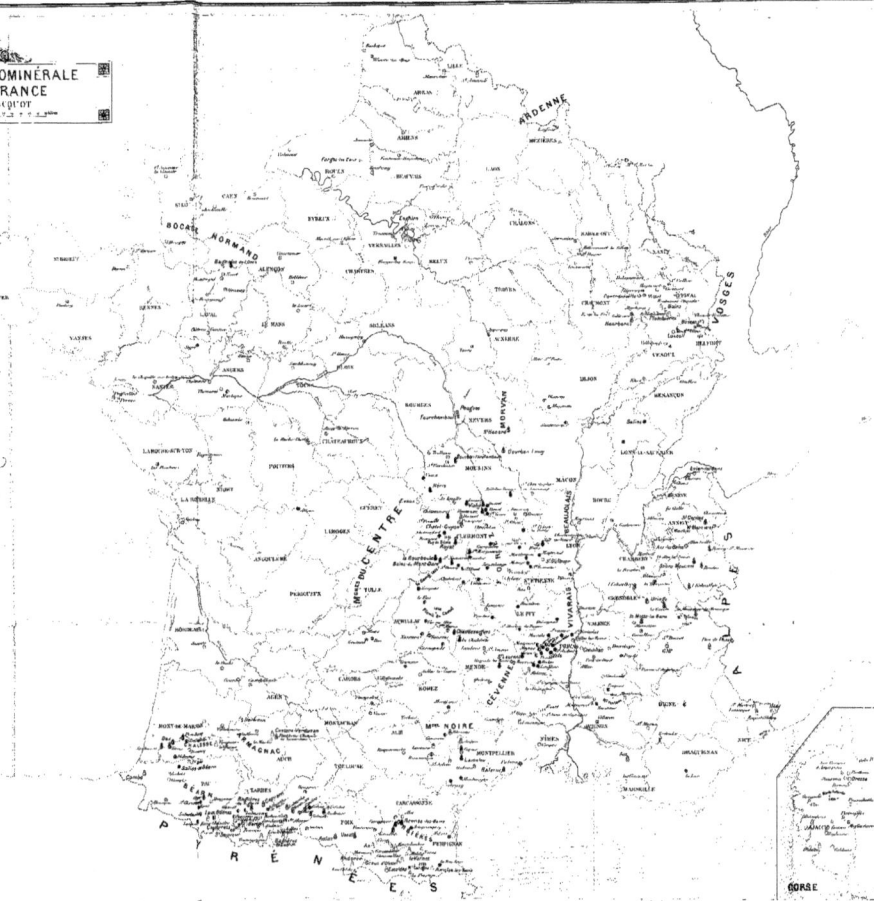

CARTE HYDROMINÉRALE
DE LA FRANCE
PAR E. JACQUOT

LÉGENDE

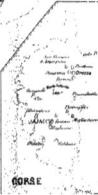

CORSE